MIT LUST UND LIEBE
FÜR DIE LUST UND LIEBE

GYNÄKOLOGISCHE PSYCHOSOMATIK
UND SEXUALMEDIZIN

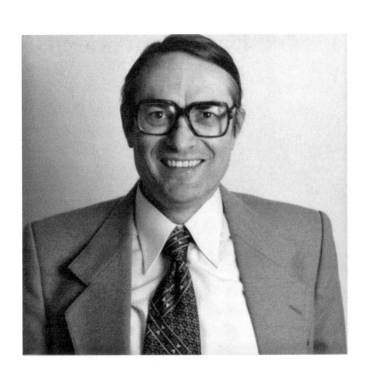

HANS MOLINSKI

MIT LUST UND LIEBE
FÜR DIE LUST UND LIEBE

Gynäkologische Psychosomatik
und
Sexualmedizin

AUSGEWÄHLTE BEITRÄGE

Herausgeber:
Piet NIJS & Gotthart KUMPAN

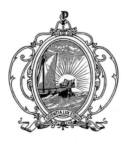

PEETERS
LEUVEN – PARIS – WALPOLE, MA
2014

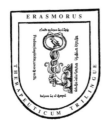

Foundation *Erasmorus*: therapeuticum trilingue
(Leuven, Belgium)

Umschlagfoto: *Liebesglück*. Aquarell und Kreide (Piet Nijs, 1992)

ISBN 978-90-429-3163-3
D/2014/0602/97

A catalogue record for this book is available from the Library of Congress.

© 2014, Peeters, Bondgenotenlaan 153, B-3000 Leuven, Belgium

INHALTSVERZEICHNIS

TEIL 1
GEBURTSHILFLICH-GYNÄKOLOGISCHE PSYCHOSOMATIK.
DIE BIO-PSYCHO-SOZIAL ORIENTIERTE SPRECHSTUNDE

TEIL 2
DIE PSYCHOSOMATIK DER FRAU

TEIL 3

SEXUALMEDIZIN

GELEITWORT

„Mit Lust und Liebe für die Lust und Liebe" ist ein Sammelband der wichtigsten Beiträge, die *Prof. Dr. med. Hans Molinski* in verschiedenen Zeitschriften publiziert hat.

In Deutschland haben die gynäkologische Psychosomatik und die Sexualmedizin wesentliche Impulse von *Hans Molinski* erhalten. Ihm verdanken sie auch eine Blütezeit, die leider wieder im Abklingen ist.

Als Psychiater und Psychoanalytiker war *Hans Molinski* in den Arbeitsfeldern der Gynäkologie und der Geburtshilfe (Frauenklinik Düsseldorf) klinisch tätig.

Sein Anliegen war es, die Psychosomatik und Sexualmedizin für die niedergelassenen Ärztinnen und Ärzte, also die Nicht-Psychiater und Nicht-Psychotherapeuten, innerhalb der „alltäglichen" Sprechstunde praktikabel zu gestalten.

Als Mitbegründer der Deutschen Gesellschaft für Praktische Sexualmedizin und der Gesellschaft für Psychosomatische Gynäkologie und Geburtshilfe war es ihm möglich, diese praxisorientierten Elemente im deutschsprachigen Raum zu etablieren.

1966 initiierten *Masters und Johnson* dank ihrer Laboruntersuchungen ein neues therapeutisches Verfahren mit systematisch programmierten Übungen. *Molinski* modifizierte das Verfahren und betonte immer wieder, dass die sexuelle Physiologie im Wesentlichen Lust- und Liebespsychophysiologie ist.

Sexuelle Störungen sind psychosomatische Störungen: PatientInnen oder Paare mit psychosomatischen Störungen sind nicht (mehr) oder noch nicht fähig, ihren Körper als Lust- und Beziehungsleib miteinander zu erleben. Ohne Lust kommt nichts, geschieht nichts.

Hiermit tritt *Hans Molinski* in die Fußspuren von *Jores*, einer der „founding fathers" der Psychosomatischen Medizin in Deutschland.

Jores beschrieb als wesentliches Merkmal des psychosomatischen Patienten die Dysphorie, d. h. diese(r) PatientIn ist nie gutgelaunt, nie wohlgestimmt.

Und weiter im Sinne von *Jores* – die psychosomatischen Störungen sind die körperlichen Begleitsymptome und Ausdruck der Dysharmonie des Patienten. Er ist nie im Einklang mit sich selbst, mit den Mitmenschen, mit dem Leben. Ärger und Wut hemmen die Lebenslust, auch und vor allem wenn diese verleugnet werden.

Diese Thematik hat *Hans Molinski* nicht nur wissenschaftlich untersucht. Hans Molinski hatte die einmalige Fähigkeit, den verleugneten Ärger bei den Patienten zum Vorschein kommen zu lassen, wie die Life-Interviews in den von ihm durchgeführten Kursen (Düsseldorf) immer wieder exemplarisch bestätigten. Der ihm eigene Begegnungsstil war kein Privileg für Patienten. Auch Kollegen und Kolleginnen (!) sind in der Begegnung mit *Hans Molinski* mit dieser provokativen Dynamik konfrontiert worden, mit der Erfahrung, dass verleugneter Ärger, Wut, Frustration, Unwahrheit ... die wahre Begegnungsfreude – in wechselseitigem Respekt – sabotieren können.

Paracelsus hatte seinerzeit bestätigt: „das Grundprinzip der Medizin ist die Liebe, die Menschenliebe", in die jetzige Sprache der Psychosomatik übersetzt durch den Begriff „tender loving care".

Es geht dabei um die Haltung der Begünstigung von Wachstum in der Begegnung, die sich verwirklicht in der Konfrontation, so *Hans Molinski*.

Impulse zu einer Weiterentwicklung geben, war ein Lebens- und Arbeitsmotiv von *Hans Molinski*. Er war ein „anstößiger" Mensch im originellen Sinn des Wortes.

Die Theraphie nach Masters und Johnson ist zwar höchst effektiv, bleibt schlieslich, ähnlich wie die klassische Psychoanalyse, elitär und mit "therapeutischer Doppelbelastung" nur geeignet für finanziell potente Paare.

Es war das Anliegen von Hans Molinski mit seiner modifizierten Sexualtherapie gerade die Mehrheit der Patienten einen Zugang zu dem sexualtherapeutischen Fortschritt zu bieten, gerade innerhalb einer (allgemein) ärtzlichen, bzw. psychosomatischen Sprechstunde.

Auch dieses Bemühen von Hans Molinski ist ein konkreter Ausdruck der kollektiven Menschenliebe (Paracelsus).

Hans Molinski's Leben und Wirken wurden von der Hoffnung getragen, zu einer Re-Humanisierung der sich technisch immer einseitiger entwickelnden Medizin beizutragen.

Und in diesem Sinne auch etwas zu einer Re-Humanisierung unserer technokratischen Gesellschaft beizutragen, „die sich ansonsten immer mehr unpersönlich und beziehungslos entleert" (*Molinski*, 1993).

Ein Geleitwort ist auch ein Dankeswort.

Die Herausgeber danken den *Kindern Molinski*, die den Nachlass von *Molinski's* Arbeiten sorgfältig bewahrt haben. Ohne die wertvolle Vor- und Mitarbeit von *Molinskis* Tochter *Stefanie* und ihres Ehemannes *Prof.*

Dr. Thomas Selhorst hätte das Buch kaum in der vorliegenden Form erscheinen können.

Der Verleger *Paul Peeters* und die Mitarbeiter des Verlages Peeters Press, insbesondere *Herr Bert Verrept*, haben mit größter Zuverlässigkeit und Effizienz das Projekt dieses Sammelbandes qualitätvoll gestaltet.

Wir sind den Herausgebern der wissenschaftlichen Fachzeitschriften dankbar für die Genehmigung der Wiedergabe der verschiedenen Artikel in diesem Sammelband.

Dr. med. Gotthart Kumpan, mein guter Freund aus Berlin und der Gynäkologe, der an den meisten aller *Molinski-Kurse* in der Universitäts-Frauenklinik in Düsseldorf von 1980 bis 1993 teilgenommen hatte, sei hier besonders gedankt. Unermüdlich hat er mit Begeisterung die 'Geburtsarbeit' dieses Sammelbandes begleitet.

Die Beiträge dieses Sammelbandes sind zu erleben wie Bach-Musik: viele Wiederholungen der Grundmelodie, aber immer mit neuen Aspekten.

Manchmal scheint die Thematik nicht mehr aktuell (z. B. „Paragraph 218"); aber die wesentliche Dynamik mit ihrer praktischen Relevanz wird immer mit klinischem Scharfsinn dargestellt, jenseits von vorübergehenden (auch politischen) Modewellen.

Es ist die Hoffnung der Herausgeber, dass dieser Sammelband dazu beitragen kann, dass sich eine neue Welle von Lust und Liebe für die Sexualmedizin und die Psychosomatik im deutschsprachigem Raum ausbreiten kann, mit weniger Frust und mit mehr Lust für die psychosomatisch tätigen Ärztinnen und Ärzte und als echte Arbeitsfreude bei ihrem Lebenswerk.

Prof. Dr. med. Piet Nijs
Leuven (Belgien)

TEIL I

GEBURTSHILFLICH-GYNÄKOLOGISCHE PSYCHOSOMATIK.

DIE BIO-PSYCHO-SOZIAL ORIENTIERTE
SPRECHSTUNDE

GEBURTSHILFLICH-GYNÄKOLOGISCHE PSYCHOSOMATIK

SONDERSTELLUNG VON KRANKENGUT UND THERAPEUTISCHEN VERFAHREN

Die *geburtshilflich-gynäkologische* Psychosomatik nimmt hinsichtlich des Krankengutes und damit auch hinsichtlich der therapeutischen Verfahren eine Sonderstellung ein. Zwar fing die Psychosomatik auch in der Frauenheilkunde mit der Beobachtung an, dass eine Gruppe von Symptomen und Erkrankungen – mancherlei Zyklusstörungen. Blutungen, Schmerzzustände. Hyperemesis gravidarum – nur unter Einschluss *psychischer* Faktoren zu behandeln und erklären sei. Bald aber wurde klar, dass die Behandlung sog. psychogener Körpersymptome nur den eher kleineren Anteil der geburtshilflich-gynäkologischen Psychosomatik ausmachen kann. Wie in wohl keinem anderen Fach hat es der Gynäkologe in weitem Ausmaß mit „gesunden" Patienten zu tun; gesund in dem Sinn, dass keine wesentlichen körperlichen oder psychischen Symptome vorliegen. Das gilt für die Mehrzahl von Patientinnen in der kontrazeptiven Sprechstunde, in der psycho-prophylaktischen Geburtsvorbereitung, in der Schwangerenbetreuung, im Kreißsaal und bei den routinemäßigen Voruntersuchungen.

Frauen, die den Gynäkologen aufsuchen, sind aber häufig an konflikthaften Wendepunkten ihres Lebens: Es geht um die Beziehung zum Mann, um Schwangerschaft, Kontrazeption oder umgekehrt gerade um Infertilität oder das Aussetzen der reproduktiven Fähigkeiten. In nicht wenigen sog. Problemfällen wird dabei das diagnostische und therapeutische Handeln des Arztes erschwert, weil es infolge neurotischer Verzerrung der Wirklichkeit zu unrealistischen Ängsten und Befürchtungen, zu somatisch nicht begründbaren Nebenwirkungen oder zu Missverständnissen zwischen Arzt und Patientin kommt.

Der Gynäkologe hat es also nicht nur mit etablierter Krankheit, sondern weitgehend auch mit sozial-medizinischen Aufgaben, mit Hilfe in Krisenzeiten, mit Prophylaxe zu tun. Als Leitfaden der Darstellung werden daher nicht, wie sonst üblich, Krankheitseinheiten gewählt. Vielmehr sollen diejenigen Aufgabenbereiche der Geburtshilfe und Gynäkologie abgehandelt werden, welche eine *psychosomatisch orientierte Vorgehensweise* erforderlich machen. Es handelt sich dabei um außerordentlich umfangreiche Bereiche, so dass an vielen Stellen kurze Bemerkungen genügen müssen.

KOMPETENZBEREICH VON GYNÄKOLOGE UND PSYCHIATER

Die Darstellung der psychosomatischen Probleme in Geburtshilfe und Gynäkologie erfordert einen zweiten einleitenden Hinweis. Es ist für manche durchaus nicht selbstverständlich, dass die psychosomatische Praxis des Gynäkologen und die psychosomatische Praxis des Psychiaters bzw. Psychotherapeuten zwei unterschiedliche Dinge sind: sowohl hinsichtlich der Aufgaben als auch hinsichtlich der psychosomatischen Methodik.

Wenn der Frauenarzt beim Vorliegen psychosomatischer Schwierigkeiten den Psychiater hinzuzieht, ist das sicherlich gute Medizin, verdient aber noch nicht den Namen psychosomatische Medizin. Statt einer Integration beider Aspekte ist lediglich Psychiatrie zur Gynäkologie hinzugefügt. Aus der Einsicht heraus, dass nicht jede gynäkologische Patientin mit psychosomatischen Schwierigkeiten zum Psychiater geschickt werden kann, haben aufgeschlossene Gynäkologen alsbald die psychotherapeutische Sprechstunde des Gynäkologen entwickelt. Im Wesentlichen führen diese Kollegen eine konventionelle gynäkologische Praxis durch, um aber in einem Zweitberuf, meist abends, formale Psychotherapie auszuüben. Auch eine solche Vorgehensweise stellt noch keine psychosomatische Medizin im eigentlichen Sinn des Wortes dar und darf nicht als Leitbild gelten. Denn die Trennung zwischen somatischer und psychologischer Medizin bleibt: zwar nicht in Form zweier verschiedener Spezialärzte, wohl aber in Form ein und desselben Arztes in zwei getrennten Rollen.

Psychosomatische Medizin ist vielmehr verwirklicht, wenn derjenige Arzt, der durchaus im Rahmen seines Faches bleiben möchte, den Patienten als einheitliche Persönlichkeit behandelt, statt dass der eine Arzt oder die eine Prozedur sich um das „Soma", der andere Arzt oder die andere Prozedur sich um die „Psyche" des Patienten kümmern. Während der Gynäkologe seiner üblichen Tätigkeit nachgeht, sich mit Anamnese, Befunden, Therapie befasst, ist seine Aufmerksamkeit nicht ausschließlich auf objektive organische Tatbestände, sondern gleichzeitig auch interpersonal ausgerichtet. Die *interpersonale* Psychiatrie hat uns gelehrt, in wie weitem Ausmaß eine sog. psychogene Symptomatik ein interpersonales Phänomen sein kann. In der psychosomatischen Ausbildung muss der Gynäkologe deshalb die Fähigkeit erwerben, wahrzunehmen, was der Patient bewusst oder unbewusst an ihn heranträgt und er soll auch lernen, wahrzunehmen, wie er selber bewusst oder unbewusst darauf reagiert. Über die Brücke einer somatischen Behandlung tritt der Arzt in eine interpersonale Interaktion ein, und er geht mit dem, was sich zwischen ihm und der Patientin konstelliert, sachgemäß um. M. BALINT hat von der Droge „Arzt" gesprochen, denn er wusste, dass das Arzt-Patienten-Verhältnis oft mehr zur Heilung beiträgt als alle Medikamente. Innerhalb dieser interpersonalen medizinischen Praxis muss der Gynäkologe es lernen, in kleinen Bemerkungen, Handlungen und Verhaltensweisen Fingerzeige zu erkennen, die er aufgreift. Wenn der Gynäkologe es seiner Patientin langsam und schrittweise ermöglicht, oft über einen Zeitraum wiederholter Arztbesuche hinaus, ihre Problematik zu verbalisieren und bewusster werden zu lassen, kann diese in vielen Fällen eine gesündere Lösung finden.

Zwar wäre es ein Irrtum zu meinen, psychosomatische Medizin sei das, was Psychiater oder Psychotherapeut tun. Aber natürlich gibt es immer auch die schwereren Fälle, für die Spezialkenntnisse und Spezialfähigkeiten notwendig sind. Darüber hinaus hat der Psychiater in der Psychosomatik im Wesentlichen lehrende und wissenschaftliche Funktionen auszuüben. Dafür ist es am günstigsten, wenn der Psychiater ein festes Mitglied der Frauenklinik ist und sein Arbeitszimmer mitten im Bereich der Stationen hat. So sieht er ein sehr viel weiteres Patientengut, und er kann sich besser mit den wissenschaftlichen Problemen und Frage-stellungen des ihm neuen Faches identifizieren. Vor allein aber kann er gerade so am besten der Aufgabe gerecht werden, zur Entwicklung psychosomatischer Methoden und Methoden der Gesprächsführung beizutragen, die den speziellen Verhältnissen in der Gynäkologie gerecht werden.

Die psychosomatische Abteilung an einer Frauenklinik sollte aber eine relativ eng begrenzte Größe nicht überschreiten. Denn sonst läuft sie Gefahr, ein Eigendasein zu führen, u.a. ein eigenes Krankengut anzuziehen, statt zum Wohle der Gynäkologie eng in die Klinik integriert zu bleiben. Eine zu große psychosomatische Abteilung würde dazu neigen, aus der Gynäkologie etwas herauszunehmen, statt umgekehrt etwas hineinzutragen, und die Fragmentierung, die es gerade zu reduzieren gilt, würde eher gefördert werden. Psychosomatik in der Gynäkologie darf nicht ein eigenes Fach sein, sondern muss ein Aspekt bleiben. Die folgende Abhandlung will den gesamten Aufgabenbereich in Geburtshilfe und Gynäkologie aufzeigen, so dass die Frage der kompetenzspezifischen Unterschiede in der therapeutischen Methodik nicht fortgeführt werden kann.

FAMILIENPLANUNG

Ovulationsauslösung, Insemination, Kontrazeption, Interruptio, alles ist möglich geworden. Der Mensch hat heute Macht über Konzeption und Kontrazeption und weiß genau, dass er alles von seiner Willensentscheidung her bestimmen kann. Reproduktionsfördernde oder -hemmende Maßnahmen sind somit zu einem umfangreichen Aufgabengebiet des Gynäkologen geworden.

Schwangerschaft als Konflikt

Der bewusste Entschluss zu einem Kind schließt keineswegs die Wirksamkeit untergründiger Ängste und Befürchtungen aus. Eine Frau, die Heirat ablehnt, falls nicht zuvor ihr Wunsch nach Schwangerschaft in Erfüllung geht, kann gleich nach der Konzeption eine Hyperemesis gravidarum entwickeln. Eine Frau, die nach dem ersten Kind nicht mehr konzipierte und deshalb „pausenlos in ärztlicher Behandlung" war, wie sie es in ihrer drängenden Ungeduld ausdrückte, entwickelte eine schwere Symptomatik, sobald sie nach der Gabe ovulationsauslösender Mittel erfuhr, dass sie endlich konzipiert habe: Sie hatte ganz plötzlich den zwanghaften Gedanken und auch Impuls, ihrer einzigen Tochter ein Messer durch die Brust, zu treiben, und sie musste sich ständig ihre Freunde und Verwandten im Sarg vorstellen. Umgekehrt schließt der bewusste Entschluss gegen ein Kind keineswegs die Wirksamkeit des Verlangens nach einem Kind aus. Das wird in den Abschnitten über Kontrazeption und Interruption näher ausgeführt werden. Rein empirisch zeigt uns also die klinische Erfahrung eine große Anzahl von Fällen von Schwangerschaftskonflikt. Eine zusätzliche theoretische Überlegung sagt uns, dass Schwangerschaft unausweichlich mit *Konflikt* einhergehen muss. Überall wo zwei Menschen es miteinander zu tun haben, ist ein mindestens partieller Interessenkonflikt wirksam.

Diese Universalität des *Schwangerschaftskonfliktes* resultiert daraus, dass die Einstellung zum Kind von einem außerordentlich mannigfaltigen Motivationsgefüge abhängt, in dem die unterschiedlichsten Wünsche, aber auch Ängste und Befürchtungen eine Rolle spielen. Da der Wunsch nach dem Kind in unserer Gesellschaft tabuisierter ist als die Angst vor dem Kind, seien wenigstens zwei oder drei der vielen Motive aufgeführt, aus denen heraus ein Kind gewünscht wird. Dabei ist zu bemerken, dass der Wunsch nach dem Kind und der Entschluss zu einem Kind unterschiedliche Dinge sind. Der Entschluss zu dem Verzicht auf ein Kind bzw. der Entschluss zu einem Kind sind nicht etwa Anzeichen einer Konfliktlosigkeit: sie stellen vielmehr einen Versuch der Konfliktlösung dar.

Bei Mann und Frau findet sich das Bedürfnis, Zärtlichkeit zu spenden: d.h. das Bedürfnis. die Bedürfnisse eines anderen Wesens, insbesondere eines kleinen, hungrigen, vielleicht nassen und kalten und hilfsbedürftigen Wesens, zu befriedigen. Wer würde nicht gerne ein Baby haben, um dieses eigene Bedürfnis zu stillen? Wer möchte sich nicht gerne verewigen, sei es in biologischer Hinsicht durch die Fortsetzung des Namens und der Familie, sei es in materieller Hinsicht über die Erben, sei es in der Fortsetzung des eigenen Tuns und Denkens durch den Nachfolger. Den Mann drängt es oft, durch ein Kind die eigene Potenz unter Beweis zu stellen; die Frau möchte sich und anderen ihre genitale Intaktheit beweisen. Auf einer psychisch reifen Stufe spielt der Wunsch nach dem Kind mit dem geliebten Partner eine Rolle. Hinsichtlich der meist bewusstseinsnäheren Ängste vor dem Kind sei lediglich angeführt, dass sie z.T. auf einem realem Interessenkonflikt beruhen. Das Kind kostet u. a.

Geld, Zeit und Mühe. Teilweise handelt es sich aber auch um neurotische Ängste und Befürchtungen.

Schwangerschaftskonflikt heißt also, dass treibende Kräfte unterschiedlicher Zielrichtung wirksam sind und gegeneinander stehen.

Übrigens ist Schwangerschaft schon rein biologisch betrachtet durch Ambiguität, durch Züge gekennzeichnet, welche sich scheinbar wechselseitig ausschließen und damit unausweichlich Konflikthaftigkeit mit sich bringen. Ist der Fetus ein Teil der Mutter? Ist der Fetus ein unabhängiges Wesen? Unter biologischen Gesichtspunkten müssen beide Fragen gleichzeitig bejaht und verneint werden.

Schwangerschaftskonfliktlösung

Wenn der Gynäkologe seine therapeutischen Maßnahmen im Dienste der Familienplanung daraufhin prüft, was sie zur Schwangerschaftskonfliktlösung beitragen, wird er gewahr, dass diese lediglich die äußere Realität ändern. Die Anzahl der Kinder wird beeinflusst, und das soziale Feld wird so abgeändert, wie es der bewussten Willenseinstellung entspricht. Die äußeren Maßnahmen des Gynäkologen verändern wohl den Inhalt des Konfliktes, heben aber nicht die konflikthafte innere Einstellung des Patienten auf.

Eine solche *äußere Hilfe* genügt für die psychisch gesunde Frau. Denn die gesunde Frau kommt spontan zu einer für sie selber akzeptablen Lösung ihres speziellen Schwangerschaftskonfliktes.

Bei einer Vielzahl von neurotisch strukturierten Frauen wirkt der Schwangerschaftskonflikt jedoch trotz der konzeptionsfördernden oder konzeptionshemmenden Mittel fort, freilich in einer veränderten Form. Er ist auf die Mittel selbst oder auf die Person des Arztes verschoben. Es kommt zu nervösen Symptomen, zu somatisch nicht begründbaren Nebenwirkungen, zu Missverständnissen mit dem Arzt; und das, obgleich mit der Verschreibung der Mittel doch lediglich der bewusste Wille der Patientin erfüllt wird.

Bei diesen Frauen kann sich der Gynäkologe nicht mehr mit der somatisch orientierten Diagnostik und Therapie begnügen. Er kann sich der Aufgabe der Schwangerschaftskonfliktlösung nicht mehr entziehen, muss also *psychosomatisch* orientiert vorgehen. Oft muss er einer schwankenden Patientin helfen, zu einem Entschluss zu kommen. Direkter Rat und seine persönliche Meinung werden aber an dem ihm zunächst ja unbekannten konkreten Konflikt der Frau vorbeigehen, solange deren geheime Wünsche, Befürchtungen und Phantasien noch nicht zum Vorschein gekommen sind. Wenn der Arzt aber den Vorstellungen der Patientin und vielleicht auch ihrer scheinbaren Unvernunft eine Daseinsberechtigung zubilligt und erst einmal wirklich zu Ende hinhört, werden Arzt und Patientin nicht mehr aneinander vorbeireden und gemeinsam eine Lösung finden, die für die Frau unter Berücksichtigung ihrer Konflikte akzeptabel ist (30).

Kontrazeption

Die schier endlosen Möglichkeiten der Verschiebung des Schwangerschaftskonfliktes auf das kontrazeptive Mittel können an den Ängsten, Befürchtungen und Nebenwirkungen aufgezeigt werden, welche mitunter bei oraler Kontrazeption auftreten (27, 28, 29). Nur zwei Beispiele seien angeführt.

Zu den real begründeten Konflikten gehört, wie schon gesagt, der Umstand, dass das Kind Geld, Zeit und Mühe kostet und damit manche Befriedigungsmöglichkeiten der Mutter beschneidet. Das Kind stellt – natürlich nur unter anderem – einen Mitesser, einen oralen Konkurrenten dar. Es ist daher nicht verwunderlich, dass Frauen mit einer bestimmten Persönlichkeitsstruktur – vor allem Frauen, die in ihrem eigenen oralen Erleben gehemmt sind – Schwangerschaft mit dem angstgetönten Gefühl verbinden, es sei so, als wenn sie von innen aufgefressen würden. Die aus diesem Gefühl resultierenden Impulse können die Grundlage von Hyperemesis gravidarum und vielfältiger anderer psychosomatischer Symptomatik während Schwangerschaft und Geburt werden (31). Hier aber interessiert ein anderer Zusammenhang. Wort und Vorstellung Krebs sind ein optimaler symbolischer Ausdruck für die Gefahr bzw. für das Gefühl, von innen aufgefressen zu werden. Bei manchen Frauen klingt diese Angst nun schon beim bloßen Gedanken an eine Schwangerschaft an, wenn der Gedanke nämlich beim Thema Geschlechtsverkehr oder Kontrazeption verweilt. Allgemein bekannt ist die unbelehrbare Angst einer breiten Öffentlichkeit, orale Kontrazeptive würden Krebs verursachen. Manche äußern aber auch die Furcht, Kondom könne Krebs verursachen; manche wiederum haben die Vorstellung, gerade ungeschützter Geschlechtsverkehr ohne Kondom würde zu Krebs führen. In welchem Ausmaß derartige untergründige Ängste stärker als alles bewusste Wissen sein können, zeigt der Fall einer Frauenärztin, welche letztere Angst im Verlauf einer psychoanalytischen Behandlung mit dem Hinweis begründete, dass die erste Frau ihres Mannes ja deshalb an Unterleibskrebs gestorben sei. Die den Schwangerschaftskonflikt begründende Phantasie, dass man selber von innen her aufgefressen werden könnte, wird hier also von Schwangerschaft und Kind weg auf die kontrazeptiven Mittel, ja sogar auf den Geschlechtsverkehr verschoben.

Andere Ängste der oralen Kontrazeption gegenüber werden ausgerechnet von deren praktisch 100% sicheren Wirksamkeit ausgelöst. Frauen, die trotz aller realen Hindernisse unbedingt ein weiteres Kind haben wollen – es handelt sich meist um Frauen mit sog. archaischer Mütterlichkeit (31) – brauchen die Hoffnung, dass sie wenigstens per Versagen der kontrazeptiven Methode entgegen aller guten Absicht doch schwanger werden könnten. Derartige Frauen werden unter der Einnahme der Pille nicht selten depressiv oder frigide. Viele Untersucher sind schnell mit der Erklärung zur Hand, dass es sich um Nebenwirkungen auf endokriner Grundlage handle. Es sei aber daran erinnert, dass

Depression und Frigidität auch bei allen anderen kontrazeptiven Methoden gehäuft zur Beobachtung kommen. *R.W. Lidz* (23) hat das für das intrauterine Pessar beschrieben. *M.E. Paniagua* et al. (37) haben eine Studie über die Folgen von Tubenligatur vorgelegt. 519 Mütter mit jeweils mindestens 3 lebenden Kindern wurden sterilisiert. Der Verlauf wurde von einem großen Team von wissenschaftlichen Mitarbeitern über Jahre hindurch verfolgt. Obgleich 92% der Frauen auch rückblickend Zufriedenheit über die Sterilisation äußerten, zeigten 26% eine Verminderung und 5%, einen Ausfall des sexuellen Verlangens; 20% eine Verminderung und 6% einen Ausfall der sexuellen Befriedigung. *Eicher* et al. (9) kommen zu ähnlichen Ergebnissen.

Sowohl beim Mann als auch bei der Frau kommen ähnliche Fehlauffassungen, Ängste und Befürchtungen auch bei allen anderen kontrazeptiven Methoden vor, wenn nämlich der Schwangerschaftskonflikt infolge einer neurotischen Persönlichkeitsstruktur nicht zu einer psychischen Lösung gekommen ist.

Es gibt auf pharmakologischen Wirkungen beruhende Nebenwirkungen der oralen Kontrazeptiva. Davon unterschieden werden sollten psychische und nervöse Nebenwirkungen, wie etwa Angaben über verändertes Erleben und Befinden, depressive Verstimmungen, körperliche Missempfindungen, Nervosität, Schlafstörungen, Müdigkeit, Übelkeit, Reizbarkeit, Potenzstörungen usw. Alle diese Symptome stehen mit den angedeuteten Ängsten und Befürchtungen im Zusammenhang; noch verbreiteter ist aber die bloße Angst vor etwaigen Nebenwirkungen. Es wird in der Diskussion um die Nebenwirkungen nicht immer genügend beachtet, dass die tatsächlich vorkommenden körperlichen und nervösen Nebenwirkungen viel seltener sind als die bloße Angst vor etwaigen Nebenwirkungen, und dass die Patientin diese Angst vor Nebenwirkungen weitgehend mit dem tatsächlichen Vorhandensein von Nebenwirkungen verwechselt (28).

Es liegen drei eingehendere Monographien zur Psychologie der *Kontrazeption* vor. *P. Petersen* (39) und *W. Pasini* (38) finden keinen großen Unterschied zwischen psychologischen Beobachtungen bei intrauterinem Pessar und oralen Kontrazeptiva. *Pasini* betont die therapeutische und präventive Funktion der Kontrazeption, während *P. Nijs* (36) viele Fälle beschreibt, welche den interpersonalen Aspekt bei Kontrazeption demonstrieren.

Interruptio

Eine Reihe von Faktoren erschwert oder verhindert gar das Erstellen zuverlässiger Statistiken über psychische Folgen nach Interruptio. Der Gynäkologe sieht die Patientin nur wenige Tage lang, und für eine katamnestische Untersuchung fehlt ihm meist das psychiatrische Rüstzeug. Wenn nach einiger Zeit Schwierigkeiten auftreten, geht die Patientin am ehesten zum Nervenarzt. Dieser aber kann seine Beobachtungen nicht prozentual auf eine Anzahl vorgenommener Interruptiones beziehen. Eine Anzahl besonders gewichtiger Folgeerscheinungen sind schleichend und unauffällig und kommen eher beiläufig anlässlich späterer psychiatrischer Behandlungen zur Beobachtung: eine gebrochene Beziehung zu dem Mann von damals oder zum Mann überhaupt, langsam eintretende Frigidität, eine ungünstige Wende im Lebenslauf.

Dennoch können aus manchen statistischen Arbeiten Rückschlüsse gezogen werden. *A.L.* ROBERT und *W.* PASINI (45) haben 50 Frauen untersucht, die zwei oder mehr ärztlich indizierte oder illegale Interruptiones gehabt hatten. Der Befund unterstützt die hier vorgetragene Auffassung über den *Schwangerschaftskonfiikt.* Ausgerechnet bei diesen Frauen mit wiederholten Interruptiones war meist ein besonders intensiver Schwangerschaftswunsch zu erkennen; zur Kontrazeption aber hatten sie eine ambivalente Einstellung. Von psychologischem Interesse ist darüber hinaus, dass diese Gruppe von Frauen durch eine unglückliche Beziehung zur eigenen Mutter gekennzeichnet war. Nach *D.R.* McCoy (25) sind bei eindeutiger psychiatrischer Indikation die schwersten psychiatrischen Folgeerscheinungen zu erwarten. Dieses Ergebnis überrascht nicht, denn es handelt sich ja um besonders ich-schwache Patienten. *D.* BECK (4) untersuchte 50 Fälle von Interruptio bei psychiatrischer Indikation. 27 Patientinnen äußerten Schuldgefühle, teils bewusster Art, teils in Form somatischer Symptome.

In der folgenden Bemerkung über die *Gesprächsführung* ist von der Schwangerschaftskonfliktberatung die Rede; also von dem Arzt, der als Berater fungiert, nicht vom Gutachter. Beide Funktionen erfordern 1. eine unterschiedliche Gesprächsführung und schließen sich 2. weitgehend wechselseitig aus (30).

Unsere Aufgabe ist es, mit der Patientin so zu sprechen, dass sie die in ihr wirksamen Tendenzen selber erkennen kann. Dazu muss man die Patientin frei reden lassen, statt zu versuchen, bestimmte exakte Fakten, die für relevant gehalten werden, zu erfragen. Das gesamte Motivationsgefüge, Lebensgefühl und Lebensschicksal sollten zum Ausdruck kommen. Die Patientin muss ihre Belastungsfähigkeit abzuwägen lernen. Haben in der Vorgeschichte leichtere Schwierigkeiten zu schweren Folgen geführt? Oder haben umgekehrt schwere Schicksale kaum pathologische Folgen nach sich gezogen? Es dürfen nicht nur die Belastungen zur Sprache kommen, sondern auch all die positiven Möglichkeiten, die der Patientin zur Verfügung stehen. Hat sie vielleicht eine frohe Natur, einen hilfsbereiten Mann, Organisationstalent?

Eine solche Gesprächsführung setzt voraus, dass der Arzt auf die Haltung „mein Urteil sagt mir, dass diese oder dass die andere Entscheidung die richtige Lösung für die Patientin darstellt" verzichtet. Tut er das nicht, kann er der Patientin nicht zu ihrer eigenen Konfliktlösung verhelfen. Der Arzt muss vielmehr die Patientin ihre Geschichte erzählen, ihr Material entfalten, ihren Standpunkt erläutern und ihre Schlussfolgerungen ziehen lassen, selbst wenn diese nicht mit seinem eigenen Urteil oder seiner eigenen Anschauung übereinstimmen.

Trotz der Bereitschaft, die Patientin ihre eigene Konfliktlösung finden zu lassen, wird der Arzt im Anschluss an diesen Prozess nicht die Rolle eines kritiklosen Erfüllungsgehilfen akzeptieren. Niemals zu schaden – bleibt das oberste Gesetz seines Handelns. Der Schwangerschaftskonflikt kann nicht dadurch zum Verschwinden gebracht werden, dass er dem Arzt zugeschoben wird.

Manche Ärzte glauben jedoch, der Patientin Schuldgefühle abnehmen zu können, wenn sie selber die Verantwortung für die Interruptio übernehmen und diese „indizieren". Eine Besänftigung der augenblicklichen Verfassung mag resultieren, Schuldgefühle lassen sich jedoch nicht so einfach abnehmen. Übrigens macht derjenige Arzt, der die Verantwortung abzunehmen bemüht ist, die Patientin ebenso unmündig, wie es am Gutachter mit Recht kritisiert wird. Es ist schon viel gewonnen, wenn der Arzt sich so verhält, dass er die Schuldgefühle der Patientin nicht vermehrt.

Fertilitatssprechstunde

12-15% aller Ehen sind steril. *Kinderlosigkeit* aber kann eine ernste Beeinträchtigung des Glückes der Frau, des Glückes des Mannes und auch der interpersonalen Beziehungen des betreffenden Ehepaares darstellen. Die Fertilitätssprechstunde ist daher zu einem wichtigen Teil der gynäkologischen Praxis geworden.

Es besteht weitgehende Einmütigkeit, dass manche Fülle von Infertilität offensichtlich *psychogener* Natur sind. Über Ätiologie oder gar Pathogenese stehen jedoch nur lückenhafte und nicht voll befriedigende Vorstellungen zur Verfügung, und das trotz vieler Arbeiten auf diesem Gebiet. W. PASINI et al. (38) haben in neuester Zeit die wesentlichen Theorien und Auffassungen zusammengetragen und eigene neue Beobachtungen mitgeteilt. Danach zeigen diese Frauen eine Reihe von psychologischen Gemeinsamkeiten. Sie stammen aus einer Familiensituation, die ihnen wenig emotionale Zufriedenheit und Sicherheit gab; sie haben eine verzerrte Auffassung der Mütterlichkeit und der eigenen sexuellen Identität; Hass auf die Mutter spielt eine führende Rolle: sie können ihre eigene Aggression nur schlecht integrieren.

Dieser Beobachtung sei entgegengestellt, dass psychosomatische Symptome nicht durch bestimmte Charaktereigenschaften und auch nicht durch bestimmtes Erleben in der Vorgeschichte – bildlich ausgedrückt, nicht durch den statischen Besitz derartiger Züge – zustande kommen. Psychosomatische Symptome sind vielmehr Korrelat von Wirkkräften, also von Motivationen samt ihrem physiologischen Korrelat, welche durch die Wirksamkeit anderer Motivationen – z.B. Angst oder Schuldgefühle – behindert werden. Wir verstehen die Pathogenese eines psychosomatischen Symptoms nur, wenn wir die konkreten psycho-physiologischen Wirkkräfte, also die gehemmten Antriebe,

Affekte, Motivationen kennen. Persönlichkeitsstruktur und Vorgeschichte erklären lediglich, warum die das Symptom bewirkenden Wirkkräfte in ihrer normalen Entfaltung gehemmt sind.

Nach der eigenen klinischen Erfahrung beruht die Infertilität einer Ehe oft nicht auf einer isolierten Patho-Psychologie und damit Patho-Physiologie des einen oder des anderen Partners, sondern auf einer *larvierten Sexualstörung*, welche das Korrelat einer gestörten interpersonalen Beziehung ist. Manche Fälle der eigenen Praxis haben konzipiert, nachdem in ein oder zwei Gesprächen ein Problem aufgedeckt worden war, welches die Eheleute tiefer getrennt hatte, als sie es selber gewusst hatten, und welches somit einen Mangel an grundlegender Übereinstimmung und Verständigung zur Folge hatte. In einem Fall handelte es sich um Gefühlsdifferenzen und damit um ein Kontaktproblem, welches in der unterschiedlichen Konfession wurzelte. Schon kurze Gespräche können mitunter zu einer Klärung und damit zu einer Umorientierung führen.

Das mangelnde innere Einvernehmen und der mangelnde Kontakt stammen oft aus so isolierten Bereichen, führen dann aber nicht selten zu einem entsprechenden fremdelnden oder auch mehr phobischen Erleben und Verhalten beim Geschlechtsverkehr. Dieses Kapitel der subtilen und larvierten Sexualstörungen, der geheimen Verhaltensweisen, welche immer auf das Sexualverhalten des Partners zurückwirken, entzieht sich einer gewöhnlichen Anamneseerhebung. Klinische Beobachtung und Therapieerfolge zeigen, dass sie bei manchen infertilen Ehen eine ursächliche Rolle spielen. Der genaue pathogenetische Weg für das Ausbleiben der Befruchtung ist freilich auch mit dieser Beobachtung nicht geklärt. Wir können nur sagen, ein gestörtes Verhalten und Erleben beim Verkehr kann auch zu einer Störung der begleitenden Reproduktionsphysiologie führen.

Wenn per Adoption ein Kind in eine infertile Ehe eingeführt wird, kommt es nicht selten auf einmal zur Konzeption. Ich vermute, dass auch diese Fälle von der Korrektur einer larvierten Sexualstörung her zu erklären sind. Mit dem Auftreten des Kindes muss sich das gesamte Interaktionsmuster des Paares ändern, und ich vermute, dass damit bisweilen eine larvierte Sexualstörung korrigiert wird. Das sexuelle Verhalten des Ehepaares hat sich normalisiert und damit auch die begleitende Reproduktionsphysiologie.

Die Beobachtung des Vorliegens einer larvierten Sexualstörung steht zu den Befunden von PASINI nicht im Widerspruch, ergänzt diese vielmehr. Denn die von PASINI beschriebene Persönlichkeitsstruktur und emotionale Vorgeschichte kommen auch im eigenen Erfahrungsgut vor. Das Mutterproblem und die verhaltene Aggressivität dieser Frauen mögen zu einer larvierten Sexualstörung prädestinieren.

Mit einer weiteren, sehr häufigen Beobachtung ist die Verbindung zum Schwangerschaftskonflikt wieder hergestellt. Wenn der Wunsch nach einem

Kind besonders nachhaltig vorgetragen wird, wie es in der Fertilitätssprechstunde ja immer wieder zu beobachten ist, bleibt die andere Seite des Schwangerschaftskonfliktes meist unbewusst. Das laute Verlangen nach dem Kind geht dann nicht selten mit einem untergründigen, aber ebenso nachhaltigen Sich-Wehren gegen ein Kind einher. Auch in einer solchen Situation entwickelt das Ehepaar mitunter eine larvierte Sexualstörung. In anderen Fällen kommt es zu zwar ebenfalls subtilen, aber nicht ganz so larvierten Sexualstörungen, welche eine kontrazeptive Intention zu erkennen geben: Geheime Verhaltensweisen, die den Mann depotenzieren oder in das seine Kraft verzehrende Manager-Dasein treiben; oder umgekehrt, subtile Verhaltensweisen des Mannes, welche das Sexualverhalten der Frau beeinträchtigen und einschränken. Es handelt sich hier um wirkliche Geheimnisse, die das Ehepaar sogar vor sich selber verbirgt. Es weiß im reflektierenden Bewusstsein nichts von der Angst vor dem Kind. Es weiß nichts von der larvierten Sexualstörung, und dennoch bestimmen beide das Leben beider Partner.

Wenn der Arzt hier eine *Insemination* durchführt, durchbricht er eine Schutzfunktion: denn es handelt sich um ein emotionales Feld. Eine solche Ehe sollte besser ohne Kinder bleiben. Es ist weiter vorne angedeutet worden und allgemein bekannt, wie häufig nach einer erfolgreichen Behandlung der Infertilität bei der Frau, beim Mann oder später beim Kind Psychopathologie auftreten kann.

Diese Beobachtungen haben eine Beziehung zur Bewertung der *homologen Insemination*. In standesethischer, juristischer und moralischer Hinsicht gilt die heterologe Insemination als problematischer. Aus psychiatrischer Sicht aber erscheint umgekehrt die homologe Insemination als besonders problematisch. Denn sie wird hauptsächlich bei offensichtlichen oder larvierten Sexualstörungen, also bei gestörter Partnerbeziehung, erwogen.

In diesem Zusammenhang sei eine Bemerkung über das sog. *Wunschkind* gemacht. Die Gegebenheiten der urban-industriellen Gesellschaft zwingen zur Familienplanung, also zum Wunschkind in diesem Sinn. Wo die Forderung, dass jedes Kind immer nur ein Wunschkind sein dürfe, geradezu zur Ideologie erhoben und entsprechend propagiert wird, besteht aber die Gefahr, dass die eine Seite des Schwangerschaftskonfliktes tabuisiert und verdrängt wird, wie es im Extremfall für die eben diskutierte Untergruppe von Frauen in der Fertilitätssprechstunde gilt. Wenn das sog. Wunschkind – jetzt im letzteren Sinn gemeint – wie viele Krankheitsgeschichten zeigen, nicht selten eine schwerere Entwicklung als das einfach hingenommene Kind hat, so hängt das auch von den folgenden Zusammenhängen ab.

Die Frage, ob homologe oder heterologe Insemination im konkreten Fall Unglück beseitigt oder Unglück bringt, hängt nicht nur von der zugrunde liegenden Diagnose, sondern auch von der Motivation des Kinderwunsches ab. Bedenkliche, aber häufige Motive sind das Kitten einer Ehe; die Mutter erhofft sich Heilung von ihren neurotischen Symptomen; sie will vielleicht ihre depressive Leere ausfüllen; das Verlangen nach Erben; das Kind als Objekt zum Vorzeigen; Kinder als Besitz der Eltern. In allen diesen Fällen wird das Kind nicht an sich akzeptiert, nicht als ein Wesen in eigenem Recht hingenommen.

Ein wesentliches psychologisches Problem bei Insemination ist, dass zwischen Ehefrau und Ehemann eine dritte Person eintritt, nämlich der Arzt. Er gibt der so enttäuschten Frau endlich das Kind. Er gibt ihr diejenige Befriedigung, die der Ehemann nicht geben konnte. Da kann es nur allzu leicht eintreten, dass sie ihre Phantasie mehr um den Arzt kreisen läßt, als es den betroffenen Personen direkt erkennbar wird; und das wird um so leichter auftreten, wenn der Arzt seine persönliche Freude und Befriedigung über das glückliche Ereignis zum Ausdruck bringt, wenn er das weitere Gedeihen des Kindes und des ehelichen Glücks mit liebevollem Interesse verfolgt. Dieser von der dritten Person ausgehenden Gefahr wird am ehesten durch ein nüchternes, sachliches, kühles und distanziertes Verhalten des Arztes vorgebeugt, P. Nijs (35) vertritt die Auffassung, der Arzt müsse einem Ehepaar, das keine eigenen Kinder haben kann, zu einer neuen Identität helfen, welche die sog. „soziale Elternschaft" akzeptiert.

Diejenigen infertilen Ehen, welche eine ovulationsauslösende Behandlung erfordern, zeigen ebenfalls viele psychologische Probleme. Diese sind aber noch weniger erforscht, als es für das Gebiet der Inseminationen gilt.

GEBURTSHILFLICHE PSYCHOSOMATIK

Das Ausmaß psychosomatischer Probleme während *Schwangerschaft, Geburt* und *Wochenbett* wird häufig unterschätzt. *J.G. HOWELLS* (20) hat jetzt aber einen ausführlichen Sammelband vorgelegt. Zu erwähnen sind ferner ein Abschnitt von G. CONDRAU (8) und ein Handbuchartikel von H.J. PRILL (40).

Psychoprophylaktische Geburtsvorbereitung

Kaum eine andere medizinische Fachrichtung ist für die Psychosomatik so aufgeschlossen, wie es für den Frauenarzt gilt. Neben den mit der Familienplanung zusammenhängenden Problemen haben dazu vor allem auch die Kurse zur *psychoprophylaktischen Geburtsvorbereitung* beigetragen. L. CHERTOK und E. LANGEN (5) stellen die englische Schule nach DICK-READ, die russische Schule nach VELVOWSKY und deren Fortentwicklung in der französischen Schule nach LAMACE im einzelnen dar. Auch bei einer mehr pharmakologisch ausgerichteten Geburtshilfe haben diese Kurse ihre sozialmedizinische und prophylaktische Bedeutung beibehalten.

Psychologisch orientierte Geburtsleitung

Das Verhalten eines Individuums hängt von den zum gegebenen Zeitpunkt wirksamen Affekten und Impulsen ab. Auch unter der Geburt hängt die Aktion der austreibenden und zurückhaltenden Kräfte von den aktuell wirksamen Affekten und Impulsen ab. Die pathologischen Folgen solch unterschiedlichen Gebärverhaltens sind ein Beispiel dafür, dass die Pathophysiologie ohne Beachtung der Affektphysiologie unvollständig bleibt. Die geburtshilflichen Situationen, welche eine Indikation zum Eingreifen darstellen, sind oft die Folge solch gestörten Gebärverhaltens (32). Gestörtes Gebärverhalten ist nun keineswegs immer ein direktes Korrelat zu Angst, wie es durch den allgemein anerkannten Ausdruck: „Angst-Spannungs-Schmerz-Syndrom" nahegelegt wird. Als pathologisches und damit gleichzeitig pathogenes Gebärverhalten sind anzuführen das retentive, das ärgerliche, das perfektionistische. das inaktive, das kontaktarme, das ratlose, das planlose Gebärverhalten. Alle diese unterschiedlichen Verhaltensweisen sind Korrelat zu jeweils unterschiedlichem Erleben während der Geburt; sie alle können zu einer Vielzahl von geburtshilflichen Indikationen führen.

Wenn der Gynäkologe weiß, dass unter der Geburt unterschiedliche Aspekte und Impulse einen störenden Einfluss ausüben können, kann er seine Patientinnen besser verstehen, kann er also sachgemäßer mit ihnen umgehen, wodurch das Eintreten mancher geburtshilflicher Störungen vorgebeugt werden kann. Das dürfte auch für die Geburtshilfe gelten, in der Monitor und Anästhesiologie eine zunehmende Rolle spielen. Ferner erscheint eine neue Belebung der psycho-prophylaktischen Kurse denkbar, wenn man gelernt hat, dass es nicht ausschließlich um Angst geht.

Man sieht die psychoprophylaktischen Kurse gern allzu sehr unter dem Aspekt des Erlernens einer bestimmten technischen Vorgehensweise im Kreißsaal. Die Kurse zur Geburtsvorbereitung können aber, gerade wenn sie auf die genannten psychischen Zusammenhänge eingehen, eine prophylaktische Funktion haben, indem sie einem gestörten Gebärverhalten vorbeugen. Dazu dürfen diese Kurse aber nicht auf Entspannungs- und Atemübungen, Eindrillen einer bestimmten Verhaltensweise unter der Gehurt und theoretischen Unterricht beschränkt werden. Vielmehr muss eine besondere Betonung darauf gelegt werden, dass die Teilnehmer sich über ihre Ängste und Befürchtungen aussprechen können. Die Atmosphäre der Kurse muss so sein, dass die Teilnehmer auch Unvernünftiges zu äußern wagen. Wenn das geschieht, sind diese Kurse das beste Mittel, um zu einer Lösung des Schwangerschaftskonfliktes zu kommen, sobald einmal Schwangerschaft eingetreten ist.

Freilich genügt es für ein besseres Verständnis der Patientin und für einen sachgemäßen Umgang mit ihr nicht, lediglich zu wissen, welche Affekte und

Impulse unter der Geburt wirksam sein können. Auf die ebenso wichtige Frage, in welchen vielfachen Erlebenszusammenhängen diese störenden Affekte und Impulse auftreten können, kann hier nicht näher eingegangen werden.

Die interpersonale Psychiatrie fasst die nicht organisch bedingten Störungen und Symptome als interpersonales Geschehen auf, und nicht mehr als Eigenschaften, die einem isolierten Individuum anhaften würden. Indem die funktionellen Störungen der Gebärphysiologie teils Korrelat zu, teils Folge von Affektkonstellation und Verhalten sind, bestätigen sie diese Auffassung der interpersonalen Psychiatrie. Die Medizin studiert die physiologischen Vorgänge gerne so, als wenn diese Vorgänge wie ein in sich geschlossenes System innerhalb der Grenzen eines isolierten Organismus verlaufen würden. In Wirklichkeit wird der Ablauf vieler physiologischer Vorgänge auch von der konkreten interpersonalen Situation determiniert. Eine solche interpersonale Sicht, die uns für die Lustphysiologie und für die funktionellen Sexualstörungen zunehmend geläufiger wird, gilt auch für einen Teil der funktionellen Gebärstörungen.

Schwangerensprechstunde

M. HEIMAN (17) gibt eine detaillierte Beschreibung des normalen Erlebens in der Schwangerschaft und diskutiert u.a. gesunde und pathologische Aspekte von Regression in der Schwangerschaft, Ambivalenz, Abhängigkeitsgefühlen, Oralität, Ängste über die Geburt und anderes mehr.

Von psychogenen Symptomen in der Schwangerschaft seien lediglich *Hyperemesis gravidarum, habitueller Abort* und *schmerzhafte Frühschwangerschaft* erwähnt. Die letztere hat in der psychosomatischen Literatur bislang kaum Erwähnung gefunden.

E.A. MIRSKY hat gezeigt, dass ein Ulcus duodeni nur zustande kommen kann, wenn bestimmte psychologische, biologische und soziokulturelle Faktoren gleichzeitig zusammentreffen. Dasselbe gilt für die Ätiologie der Hyperemesis gravidarum. In psychologischer Hinsicht handelt es sich um oral und aggressiv gehemmte Frauen, welche auf die schon erwähnte orale Konkurrenz von Seiten des Kindes mit einer Anregung der eigenen Appetenz und mit Ärger reagieren. Infolge der eigenen oralen und aggressiven Gehemmtheit können diese Affekte und Impulse nicht psychisch, sondern nur per Symptom abgeführt werden (31). Wenn der Arzt versteht, dass es sich um den angedeuteten Konflikt handelt, wird er in die Lage versetzt, mit der Frau in psychologischer Hinsicht sachgemäß umgehen zu können, ohne dass er eine aufdeckende Psychotherapie durchführen müsste.

Die mit der Schwangerschaft einhergehenden physiologischen Veränderungen allein genügen nicht, um eine Hyperemesis zustande kommen zu lassen:

Hyperemesis kommt in manchen Völkerschaften und sozialen Gruppen überhaupt nicht vor. Andererseits kommt Hyperemesis vor, wenn die Frau sich lediglich subjektiv schwanger fühlt, um aber sofort aufzuhören, wenn der Arzt das Vorliegen einer Schwangerschaft ausschließt. Hier liegt also eine lediglich psychische Verursachung ohne physiologische Veränderungen vor.

M.B. CLYNE (6) kann zwar nicht den psychosomatischen Mechanismus beschreiben, der von der affektiven unbewussten Konfliktsituation zum Ausstoßen des Embryos führt. Er beschreibt aber, dass Frauen mit habituellem Abort zwischenmenschliche Beziehungen nur im Sinne der Abhängigkeit oder Ablehnung verstehen können. Auch er kommt zu dem Ergebnis, dass während der Schwangerschaft formale und aufdeckende Psychotherapie nicht angezeigt ist. Bei einem nicht-interpretativen psychotherapeutischen Programm von „tender loving care" lernt die Patientin, zwischenmenschliche Beziehungen hinreichend aufbauen und erleben zu können, und sie ist dann oft genug in der Lage, eine Schwangerschaft auszutragen.

Wochenbett

Das *Wochenbett* erfordert von der Frau eine psychologische Umstellung und bringt mancherlei emotionale Auseinandersetzung mit sich. In dem von *J.G.* HOWELLS (20) vorgelegten Band werden neurotische und psychotische Störungen im Wochenbett, die psychologischen Implikationen des Stillens und das Problem des Kindsmordes ausführlich behandelt.

Unter unseren soziokulturellen Bedingungen sind viele psychische Störungen im Wochenbett und viele Stillstörungen Folgen eines *Perfektionismus.* In ihrem Perfektionismus will die zwanghaft strukturierte Frau alles bestens machen, zweifelt und grübelt aber, ob sie alles richtig gemacht hat. Gerade hier ist der Gynäkologe oft der einzige, der beruhigende Hilfe bringen kann.

FUNKTIONELLE SEXUALSTÖRUNGEN

Bei den *funktionellen Sexualstörungen* handelt es sich um eine weite Skala unterschiedlicher Phänomene: Mangel an sexuellem Verlangen, Mangel an Erlebnisfähigkeit und Befriedigung beim Verkehr; beides mit oder ohne psychische Abwehrhaltungen wie Angst oder Ekel; Vermeiden des Verkehrs, wobei im Extremfall die Ehe trotz ausgiebiger Erektion und Bereitschaft der Frau nicht vollzogen wird, weil der Mann aus Gründen, die er selber nicht erklären kann, über Jahre hinaus nicht einführen kann; Schmerzen beim Verkehr; Vaginismus; aus den verschiedensten Gründen nicht vollzogene Ehe. *W.* EICHER (11) beschreibt alle diese Symptome im einzelnen. Für die Behandlung dieser Störungen ist die Erkenntnis von *MASTERS und JOHNSON* (24) besonders wichtig,

dass das Symptom des einen Ehepartners nur allzu oft durch die Psychopathologie des anderen Ehepartners bedingt wird und immer auf den Ehepartner
zurückwirkt. Funktionelle Sexualstörungen sind also im allgemeinen nicht,
als das Symptom eines Individuums, sondern als das Symptom eines Paares
aufzufassen und erfordern entsprechend auch eine Therapie nicht des einzelnen,
sondern des Paares. Es wäre daher Willkür, in der Aufzählung der funktionellen Sexualstörungen die weiblichen und die männlichen Störungen getrennt
betrachten zu wollen. Zwei Gruppen von Sexualstörungen werden in der Literatur kaum gesondert aufgeführt, spielen aber in der eigenen Praxis eine umfangreiche Rolle; männliche und weibliche Sexualphobie, d. h. das Ausweichen vor
dem Sexualverkehr und die schon erwähnten männlichen und weiblichen larvierten Sexualstörungen wie etwa geheime depotenzierende Verhaltensweise,
kränkendes und gleichgültiges Sexualverhalten und vieles andere mehr.

Alle psychologischen und somatischen Behandlungsweisen haben in der
Vergangenheit wenig Erfolg gebracht. Das hat sich entscheidend geändert, seit
MASTERS und JOHNSON (24) ihre an der Verhaltenstherapie orientierte Vorge-
hensweise mitgeteilt haben.

Die *Sexologie* als Ganzes erfordert eine multidisziplinäre Abhandlung und
kann nicht einfach der Gynäkologie untergeordnet werden. Erstens wenden die
Patientinnen selber sich bevorzugt an den Gynäkologen. Zweitens hat der Gynäkologe seit MASTERS und JOHNSON die Möglichkeit, in seiner Praxis vielen funktionellen Sexualstörungen gerecht werden zu können. Deshalb dürfte die Behandlung funktioneller Sexualstörungen in zunehmendem Ausmaß zum Tätigkeitsfeld
des Gynäkologen oder zumindest vieler Gynäkologen gehören. Darüber hinaus
sind in ebenfalls zunehmendem Ausmaß an den psychosomatischen Abteilungen größerer Frauenkliniken Fachleute für die Behandlung funktioneller
Sexualstörungen tätig. Der sexologische Aspekt ist dabei an einigen Stellen so
in den Vordergrund getreten, dass alle anderen Aufgaben der Psychosomatik
in Geburtshilfe und Gynäkologie aus dem Blickfeld zu schwinden drohen.

An vielen Stellen werden Modifikationen der Methode nach MASTERS und
JOHNSON entwickelt. H.S. KAPLAN (21) und ihre Kollegen beschäftigten sich
fast ausschließlich mit dem störenden Symptom selbst. Die Vorgeschichte des
Patienten, seine konkrete Lebenssituation spielen eine verhältnismäßig geringe
Rolle. In der sog. Kalifornischen Schule wird der konkrete personale, affektive
und soziokulturelle Kontext fast vollständig vernachlässigt. Direkter körperlicher Kontakt zwischen Therapeut und Patient, Massagen und Techniken der
sog. Körpersprache werden gebraucht, um den Patienten aufzuwärmen und um
die Entwicklung des sexuellen Erlebens zu fördern. Derartige Vorgehensweisen
entsprechen weniger der europäischen Mentalität. W. PASINI (1) in Genf verbindet übende Verfahren und Aspekte der Verhaltenstherapie mit einer kurzen
Psychotherapie des Paares. Er verwendet aber auch, ähnlich wie die Kalifornische
Schule, audiovisuelle Hilfsmittel.

In meiner eigenen Fortentwicklung der Methode nach MASTERS und JOHNSON stellt sich nicht immer die Alternative, ob es in therapeutischer Hinsicht mehr auf ein körperliches Üben oder auf die Einsicht in psychodynamische Zusammenhänge ankommt. Ähnlich wie bei MASTERS und JOHNSON geben die Patienten in der folgenden Stunde eine detaillierte und ausführliche Beschreibung vom Üben am Vortag. Im Gegensatz zu MASTERS und JOHNSON wird dabei aber der psychologische Aspekt während des Übens zum Fokus des gesamten therapeutischen Verfahrens. Die genaue Deskription des Verhaltens und Erlebens während des Übens gibt fast dieselbe Information, die in einer psychoanalytischen Behandlung durch das deskriptive Aufgreifen der Übertragung gewonnen wird. Ich führe also durchaus ein auf körperlichem Üben basierendes Verhalten aus; durch die detaillierte Deskription wird dieses übende Verfahren aber im gleichen Atemzug ein Verfahren, welches unbewusstes gegenwärtiges Erleben, assoziativ dazu gebrachte Erinnerungen und Einsicht umfasst. Die von MASTERS und JOHNSON erhobene Forderung, dass eine zu intensive Übertragung auf den Therapeuten erschwert werden sollte, dass sich das Interesse der Eheleute vielmehr auf den Partner erstrecken sollte, bleibt erhalten.

PSYCHOSOMATISCHE SYMPTOME IN DER GYNÄKOLOGIE

Einige in der gynäkologischen Sprechstunde vorkommende psychosomatische Symptome stellen den wesentlichen Inhalt der Lehrbücher oder Handbuchartikel über die gynäkologische Psychosomatik dar, so dass einige Anmerkungen genügen dürfen. Erwähnt seien die Beiträge von H.-J. PRILL (41, 42, 43), G. CONDREAU (8), W. KROGER (22) und H. HÖCK (19). Inzwischen aber stellen die schon vorausgegangenen und die noch folgenden Abschnitte den gewichtigeren Anteil der Psychosomatik in Geburtshilfe und Gynäkologie dar.

In den ersten Jahrzehnten psychosomatischer Forschung wurden viele Symptome voreilig symbolisch gedeutet. Obgleich es weiterhin Autoren gibt, die psychogene Körpersymptome in der Gynäkologie weitgehend als konversionshysterisch auffassen, sprechen die eigenen Erfahrungen dafür, dass Körpersymptome in der Gynäkologie meist Korrelat zu gehemmten Affekten und Impulsen, und nur relativ selten hysterischer Natur sind. Hysterischer Natur sind in der Gynäkologie am ehesten allerhand merkwürdige Sensationen, Missempfindungen und Schmerzzustände, die allein durch die Art, wie sie vorgetragen werden, zu erkennen geben, daß sie Ausdruck unbewusster Vorstellungen sind.

Psychogene Schmerzen und Missempfindungen

Das weibliche Dasein hat eine weitgehendere Beziehung zu Schmerz, als es für den Mann gilt. Manche Schmerzen der Frau sind organisch bedingt. Bei den folgenden Zuständen sind die Schmerzen häufig, aber nicht immer psychogener Natur: Dysmenorrhoe mit den verwandten Erscheinungen wie prämenstruelle Dystonie bzw. Molimina menstrualia; Dyspareunie; schmerzhafte Frühschwangerschaft; Schmerzen in der Brust; Rückenschmerzen; und dann vor allen Dingen vielgestaltige Unterleibsschmerzen ohne Organbefund, welche unter den verschiedensten Namen abgehandelt werden, wie etwa Adnexalgie, pseudoentzündliche Adnexerkrankung, Pseudoadnexitis spastica, Pelipathia vegetativa; aber auch schmerzhafte Missempfindungen, die sich über fast den ganzen Körper erstrecken können, mit denen die Frau aber vorzugsweise den Gynäkologen aufsucht, wohinter sich oft eine Ahnung um die sexuelle Ätiologie verbergen mag; Pruritus vulvae als Korrelat gehemmter und nicht abgeführter Sexualerregung. Die organisch bedingten Schmerzen unter der Geburt können durch eine psychogen gesteigerte Schmerzempfindlichkeit übermäßig stark erlebt werden.

Unterleibsschmerzen ohne Organbefund gelten meist als therapieresistent. Das hat sich, seit sich in eigenen laufenden Untersuchungen Untergruppen unterschiedlicher Pathogenese abzeichnen, geändert.

In der *einen* Untergruppe stellen die Unterleibsschmerzen ein hysterisches Symptom dar: sie drücken Phantasien und Vorstellungen aus. Psychoanalytisch orientierte Psychotherapie kann erfolgreich sein, erfordert aber meist einen längeren Zeitaufwand.

In einer *zweiten*, zahlenmäßig größeren Untergruppe liegt eine hypochondrische Pathogenese vor. Eine in ihrem weiblichen Schicksal gekränkte Frau erspart sich die bewusste Wahrnehmung und Auseinandersetzung mit ihrem psychischen Leiden und dessen Quellen, indem sie einem anderen Aspekt ihrer Weiblichkeit, nämlich dem Unterleib, übermäßige Aufmerksamkeit zuwendet. Die Frau, die in ihrem weiblichen Schicksal eine Kränkung erfahren hat, kompensiert die damit verbundene Minderung ihres Selbstwertgefühls durch eine Überwertung ihrer weiblichen Organe. Das Symptom hat aber gleichzeitig einen kommunikativen und interpersonalen Stellenwert: es stellt einen Appell an die Umgebung dar. Obgleich die psychodynamischen Zusammenhänge oft gut zu erkennen sind, ist die hypochondrische Aufmerksamkeitszuwendung therapeutisch schwer zu beeinflussen. Auch psychogene Schmerzen anderer Lokalisation können durch Aufmerksamkeitsverschiebung zustande kommen (33).

Eine *dritte* und zahlenmäßig große Untergruppe besteht aus Frauen mit unterdrücktem Ärger bei larvierter Depression. Die Depression kann mitunter für den Beobachter leicht erkennbar sein und wird auch von der Patientin, welche sich spontan nicht als depressiv bezeichnen würde, als Depression erkannt, wenn der Untersucher seinen Eindruck mitteilt. In einer großen Anzahl von Fällen wird der unerfahrene Untersucher die Depression nur schwer erfassen können, obgleich sie deutlich zum Ausdruck gebracht wird. Übrigens zeigen diese Depressionen oft narzisstische Züge, wenn auch nicht in ganz so ausgeprägter Form, wie es für die vorangehende Untergruppe gilt. Oft sind mit einfachen Mitteln therapeutische gute Erfolge zu erzielen. Häufig genügt die Verschreibung antidepressiver Mittel in kleiner Dosierung. Vorzuziehen ist eine begleitende Besprechung der Lebenssituation.

In einer *vierten*, zahlenmäßig kleineren Untergruppe resultieren die Unterleibsschmerzen von der Blutanschoppung infolge ständig in Gang befindlicher, aber nicht abgeführter Sexualerregung. Dieser pathogenetische Weg ist natürlich auf Frauen beschränkt, die in ihrer sexuellen Erlebnisfähigkeit und Befriedigungsfähigkeit beeinträchtigt sind. MASTERS und JOHNSON (24) haben wohl erstmals auf diesen Zusammenhang hingewiesen.

Psychogene Störungen von Menstruation und dysfunktionelle Blutungen

Schon im vorigen Jahrhundert beschäftigte sich die Literatur mit Berichten darüber, dass *Menstruationsstörungen* eine Beziehung zu Angst und Schreck, zu starken Emotionen überhaupt und zu belastenden Erlebnissen wie etwa Gefängnishaft haben können. Die Meinung schwankte hin und her, ob Amenorrhoe die Ursache oder umgekehrt die Folge nervöser Störungen oder gar von Geisteskrankheit sein könne.

Die Endokrinologie hat viele pathogenetische Fragen geklärt. In therapeutischer Hinsicht ist ihr Beitrag zur Psychosomatik in der Frauenheilkunde aber geringer, als bisweilen angenommen wird. Selbst bei so deutlich endokrinologischen Störungen wie etwa der psychogenen Amenorrhoe gestattet die Endokrinologie höchstens palliative Therapie.

Psychogene Körpersymptome können auf den unterschiedlichsten pathogenetischen Wegen zustande kommen. In der Geburtshilfe und Gynäkologie sind viele psychosomatische Symptome Korrelat zu gehemmten Impulsen und Affekten. Psychogener Pruritus vulvae oder manche Fälle von psychogenem Fluor vaginae sind somatisches Korrelat von sexueller Erregung, welche wegen der sexuellen Gehemmtheit der Frau nicht durch Befriedigung abgeführt, d. h. nicht zu Ende geführt werden kann. Hyperemesis gravidarum ist physiologisches Korrelat zu einer nicht zur Befriedigung kommenden Appetenzstimmung sowie zu gehemmtem Ärger (31). Psychogene Gebärstörungen können Korrelat zu einer Vielzahl nicht abgeführter Affekte, d. h. zu gestörtem Gebärverhalten, sein (32). Die psychosomatischen Symptome im Bereich der gynäkologischen Endokrinologie zeigen jedoch keine solche spezifischen Zusammenhänge. Die ihnen zugrunde liegenden physiologischen Umstellungen können durch die allerverschiedensten psychischen oder körperlichen Belastungen, oder – besser gesagt – durch Notsituationen, ausgelöst werden. Entsprechend den Aussagen von R. ELERT (12) über die Notstandsamenorrhoe muss der Organismus die von der Reproduktion in Anspruch genommene Energie für andere vitale Funktionen bereitstellen.

Dieser Unterschied in der Pathogenese hat konkrete therapeutische Folgen. Während bei Affektkorrelaten und hysterischen Erkrankungen das Symptom selber eine Deutung erfahren kann, kann und darf bei den endokrinologisch bedingten Symptomen lediglich der zugrunde liegende Konflikt eine Deutung erfahren. Bei psychosomatischen Störungen der Menstruation genügt es nicht selten, wenn der Gynäkologe die auslösende Situation in mitunter wiederholten Konsultationen eruiert und mit der Patientin bespricht.

Die *Anorexia nervosa* dagegen sollte am ehesten an den Psychiater oder Internisten überwiesen werden. Ambulante psychotherapeutische Behandlung ist nur bei leichteren Fällen zu verantworten. Von einem lebensgefährdenden Gewichtsverlust an muss stationäre internistische Behandlung erfolgen.

M. HEIMANS Arbeiten (15, 16) über *dysfunktionelle Blutungen* haben zu wenig Beachtung gefunden. Er spricht von Trennungsblutungen und beschreibt, dass dysfunktionelle Blutungen nach dem Verlust einer geliebten Person auftreten können, wenn die betreffende Frau diesen Verlust verneint, statt die erforderliche Trauerarbeit zu leisten. Ich habe diese Zusammenhänge, die eine psychotherapeutische Einstiegsmöglichkeit geben, an einer Reihe eigener Fälle bestätigt gefunden. Der pathogenetische Weg vom auslösenden Affekt hin zur Blutung ist nicht bekannt. H. STIEVE (47) hat jedoch für Schreckblutungen gezeigt, dass in den Eierstöcken keine reifen Follikel vorhanden waren, und dass die Blutung aus einem atrophischen Endometrium kam.

Von besonderem Interesse wäre eine freilich viel Raum in Anspruch nehmende Abhandlung über das Erleben der Menstruation, auch des Mangels einer Menstruation, einschließlich der vielen magischen und unrealistischen Vorstellungen, welche z.T. neurotischer, z.T. aber mehr symbolischer Natur sind. Die Bedeutung solcher Fehlvorstellungen beschränkt sich nicht auf das betreffende Individuum selber. Alle möglichen neurotischen und psychosomatischen Symptome werden nicht selten auf eine Menstruationsstörung geschoben und unnötigerweise in die Hormonsprechstunde überwiesen. Immer wieder wird erwogen, ob nicht eine vorliegende Straftat durch die Menstruation zu erklären sei.

GYNÄKOLOGISCHE UROLOGIE

Die psychosomatischen Symptome im Bereich der *gynäkologischen Urologie* sollten in die Lehrbücher der frauenärztlichen Psychosomatik Eingang finden. Es sollen die eigenen Erfahrungen angedeutet werden.

Manche Fälle von *funktioneller Harninkontinenz* sind Korrelat zu einerseits in Gang befindlicher, andererseits aber gehemmter sexueller Erregung. So kommt das Symptom Harninkontinenz gerade auch während des Geschlechtsverkehrs vor. Mitunter ist der zum Harnfluss führende Affekt weniger eine gehemmte sexuelle Erregung im Sinne der Lust, sondern der mit der sexuellen Erregung einhergehenden Hingabetendenz. So erklärt sich eine andere merkwürdige auslösende Situation, nämlich Harnverlust ausgerechnet immer in der Kirche. Andere Fälle von Harninkontinenz gehen mit larvierter oder auch offenkundiger Depression einher. Hier schwindet das Symptom nicht selten bei Antidepressiva in kleiner Dosierung.

Die Beobachtungen bei Unterleibsschmerzen ohne Organbefund, dysfunktionellen Blutungen und Harninkontinenz weisen daraufhin, dass psychosomatische Symptome im Bereich der Gynäkologie sehr viel häufiger auf einem *depressiven* Hintergrund entstehen, als in der Literatur angegeben wird. Das gilt auch für manche Formen von Frigidität und Anorgasmie. Die Erkenntnis, dass viele psychosomatische Symptome auf depressivem Hintergrund entstehen, ist aber von großer praktischer Bedeutung. Denn schon allein medikamentöse antidepressive Therapie und erst recht eine gründliche Psychotherapie können hier viel Hilfe bringen.

Psychogene Harnsperre, welche mitunter nach gynäkologischen Operationen auftritt, kann mit in Hypnose durchgeführten Entspannungsübungen behandelt werden.

C. COLETTE (7) weist mit Recht darauf hin, dass gerade bei urologischen Operationen vorherige gründliche Aufklärung und Ausräumung von Missverständnissen von besonderer Bedeutung sind.

Entzündungen und psychogener Fluor

Dass Energieverbrauch zu Resistenzminderung führen kann, ist ein allgemein anerkannter Zusammenhang. Psychische Konflikte aber können eine außerordentlich erschöpfende Wirkung haben, wie die Beobachtung neurotischer Patienten leicht zu erkennen gibt. So kann das Aufflackern chronischer und latenter Infektionen, insbesondere auch im Bereich der Adnexe, eine Folge einer auslösenden Situation im neurosenpsychologischen Sinn sein. Bekannter und besser untersucht sind die entsprechenden Zusammenhänge bei der Lungentuberkulose.

Psychogener Fluor ist, wie schon angedeutet, nicht selten Korrelat zu gehemmter sexueller Erregung. Es kann zu sekundären Infektionen kommen, so dass zunächst eine scheinbar befriedigende somatische Ätiologie vorzuliegen scheint. Therapieresistente Fälle von Fluor vaginalis sollten ohne allzu lange Verzögerung dem Psychiater vorgestellt werden. Kindlicher Fluor vaginalis ist mitunter Folge intensiver Onanie.

Gynäkologische Chirurgie

Gerade auf dem Gebiet der *gynäkologischen Chirurgie* ist die psychosomatische Ausrichtung des Gynäkologen selber von besonderer Bedeutung.

Insbesondere hier wird auch der Psychiater besonders häufig konsiliarisch hinzugezogen.

In der Gynäkologie werden viele Operationen durchgeführt, die zu nachhaltigen körperlichen Veränderungen führen: Hysterektomie, Kastration, Sterilisation, Mammektomie, geschlechtsumwandelnde Operationen, Verlegung der Harnwege, Anus praeter. Man könnte, um sich der schwerwiegenden psychischen und somatischen Folgen immer bewusst zu bleiben, von mutilierenden Operationen sprechen. Auch die mitunter bei nicht vollzogener Ehe und Vaginismus durchgeführte Hymektomie gehört in diese Reihe. Denn diese Operation verstärkt, wie PASINI mit Recht betont, die Ursache: den Verletzungskomplex nämlich, die Vorstellung, dass der Patientin Gewalt angetan werde. Von emotionaler Bedeutung sind weiterhin Mammaplastik oder plastische Operationen im Urogenitalbereich.

In manchen dieser Fälle sollte der Psychiater zu Differentialdiagnose, Indikationsstellung oder auch Kontraindikationsstellung hinzugezogen werden. Das gilt vor allen Dingen auch bei wiederholter explorativer und bei wiederholter kurativer Chirurgie. Der Psychiater kann oft auf neurosenanamnestische Zusammenhänge und psychopathologische Befunde hinweisen, welche dem Gynäkologen selber nur schwer zugänglich sind. Der Gynäkologe kann ferner alternative Therapievorschläge machen: Antidepressive Medikation, Psychotherapie, helfendes Eingreifen in die soziale Situation.

In allen Fällen ist *präoperative Vorbereitung*, und in vielen Fällen ist *postoperative Nachbehandlung* angezeigt. Die präoperative Vorbereitung bezieht sich nicht nur auf die Aufklärung über die Tragweite des Eingriffs. Man muss auch die Ängste, Befürchtungen und Fehlauffassungen der Patientin zur Sprache kommen lassen und besprechen.

Menopause und gynäkologische Geriatrie

Die Anpassung an das Aussetzen der Reproduktionsfähigkeit und an die veränderten interpersonalen und soziokulturellen Bedingungen im fortgeschrittenen Lebensalter stellt eine schwere psychische Aufgabe dar. So ist dieser Zeitabschnitt durch häufiges Auftreten psychoneurotischer, psychosomatischer, ja auch psychotischer Zustände gekennzeichnet. Das psychiatrische Handbuch von *H. EY et al.* (13) wird dem Umfang und der Mannigfaltigkeit der psychischen Störungen in diesem Lebensabschnitt gerecht.

In sehr vielen Fällen kann der Gynäkologe diesen Patientinnen besser gerecht werden als der Psychiater, wenn er sich nur vor unrealistischen Erwartungen an die Hormontherapie schützt. *H. EY et al.* (13) betonen, dass die Verabreichung von Östrogenen lediglich das physiologische Ungleichgewicht und die damit zusammenhängenden neurovegetativen Symptome beeinflusst. Die vielgestaltige neurotische und depressive Symptomatik erfordert darüber hinaus eine kombinierte Behandlung, in der Antidepressiva, Tranquilizer und Neuroleptika, internistische Therapie, psychotherapeutische Führung und Eingreifen in das soziale Milieu alle ihre gebührende Stellung einnehmen. Viele Gynäkologen haben den Umgang mit Antidepressiva noch nicht hinreichend gelernt, und wie in anderen Bereichen der psychosomatischen Gynäkologie werden auch hier nicht selten Tranquilizer und Neuroleptika verschrieben, wo diese keinen Nutzen bringen können, Antidepressiva aber angezeigt wären. Die Wirksamkeit der Antidepressiva wird erheblich erhöht, wenn internistische Störungen selbst geringeren Ausmaßes eine hinreichende Behandlung finden.

Verschleierte Psychiatrie

Jeder Allgemeinarzt und Facharzt muss einer großen Anzahl von nervösen Patienten ohne fest umrissene körperliche Symptomatik gerecht werden. Oft handelt es sich um offenkundige, noch öfter um verkappte psychiatrische und nervöse Patienten.

Obgleich keine gynäkologische Krankheit vorliegt, handelt es sich dennoch um gynäkologische Patientinnen, und zwar ganz einfach deshalb, weil diese Frauen selber sich so auffassen und zum Gynäkologen gehen. Sie gehen ausgerechnet zum Gynäkologen, weil sie die sexuelle Ätiologie ihrer Beschwerden ahnen, oder weil sie dem Gynäkologen Kompetenz für alle weiblichen Probleme zuweisen. Das gilt nicht nur für hysterische Patientinnen ohne wohldefinierte Körpersymptomatik; es gilt auch für manche hypochondrische Patientinnen, wenn sie z. B. lediglich durch eine Beunruhigung über die Farbe ihres Menstrualblutes zum Gynäkologen geführt werden, oder wenn sie bei einer leichten Vaginitis schwerste Erkrankung befürchten; es gilt für manchen Tabletten- oder Alkoholabusus, für manche depressiven Versagenszustände, vegetative Dystonien, Eheschwierigkeiten, ja für manche jugendliche oder beginnende Schizophrenie. Nur allzu oft wird die ärztliche Praxis diesem zahlenmäßig großen Patientengut der Nervösen nicht gerecht. Sie verweigern den Weg zum Psychiater, und der somatisch orientierte Arzt fühlt sich überfordert. Nicht eine theoretische Krankheitslehre, wohl aber die ärztliche Praxis fordert, dass der psychosomatisch orientierte Gynäkologe einem Teil dieser Patientinnen gerecht wird.

Umgang mit der organisch Kranken

Wenn eine Korrelation zwischen einem psychischen und einem körperlichen Symptom vorliegt, ist noch lange nicht gesagt, dass das körperliche Symptom immer eine Folge der psychischen Veränderung sein muss. Oft gilt der umgekehrte Zusammenhang. Denn jede körperliche Veränderung hat notwendigerweise Rückwirkungen auf Art und Stärke der jeweils wirksamen Phantasien und Impulse. Diese Veränderungen im psychischen Haushalt können mitunter in einem weiteren Schritt ihren Ausdruck in einer nun als sekundär aufzufassenden psychoneurotischen oder psychosomatischen Symptomatik finden: wenn nämlich die aktivierten Vorstellungen eine Beziehung zu veränderten Konflikten haben und wenn die Impulsbereiche, die aktiviert werden, aus Ängsten und Schuldgefühlen heraus gehemmt sind.

Eine Veränderung des Körpergefühls infolge Myom, das Hervorragen der kleinen Labien, die körperlichen Veränderungen der Involution oder eine mit Stillunfähigkeit einhergehende Mastitis können psychische Störungen auslösen, welche vom Gynäkologen aufgegriffen werden müssen.

Weil organische Veränderungen Störungen der Persönlichkeit nach sich ziehen können, ist es verständlich, dass das Problem des ärztlichen Umgangs mit scheinbar rein somatisch Kranken in wachsendem Ausmaß ein Anliegen der psychosomatischen Medizin geworden ist. Die Ca-Patientin, die Bestrahlungspatientin – alle möglichen Krankheitsbilder bringen besondere psychologische Probleme mit sich.

Wenn eine somatische Behandlung nicht den zu erwartenden Erfolg bringt, oder wenn das Ausmaß der funktionellen Beschwerden das Ausmaß der organischen Schädigung überschreitet, sind die subjektiven und oft irrationalen Ätiologievorstellungen, Krankheitsvorstellungen und Therapievorstellungen zu eruieren, und gegebenenfalls aufklärend aufzugreifen. Wenn eine Ca-Patientin meint, ihre Genitalblutung komme nur von den Wechseljahren, und der Gynäkologe wolle nur aus seinen eigenen Gründen operieren, dann stirbt die Patientin an ihren neurotischen Verzerrungen.

C. COLETTE und in einer nicht veröffentlichten Studie M. HEIMAN haben die psychologischen Implikationen der gynäkologischen Untersuchung abgehandelt.

GYNÄKOLOGISCHE SOZIALMEDIZIN, UNTERRICHT UND PRÄVENTION

Die moderne Medizin sucht zunehmend bereits *präventiv* einzugreifen. Gerade die Sprechstunde des Frauenarztes hat mehr, als es für andere Fächer gilt, einen sozialen und präventiven Aspekt. Seine Worte haben eine Auswirkung auf die Einstellung zu Mann und Kindern, zur Sexualität, Mutterschaft, Berufstätigkeit, zu Ehe und Emanzipation. Das gilt in erhöhtem Maß für die drei großen Gebiete psychoprophylaktische Geburtsvorbereitung und Schwangerensprechstunde, kontrazeptive Sprechstunde und Stellungnahme zur Interruptio sowie für die Sprechstunde für funktionelle Sexualstörungen. Die abgeschiedene Sprechstunde des Gynäkologen übt einen Einfluss auf den einzelnen und auf die Gemeinschaft aus, hat also einen überindividuellen Aspekt.

In Übereinstimmung mit diesem *sozialmedizinischen* Aspekt seiner Arbeit fallen dem psychosomatisch orientierten Gynäkologen mannigfaltige universitäre und extrauniversitäre Unterrichtsaufgaben zu. Die Kurse zur psychoprophylaktischen Geburtsvorbereitung schulen nicht nur die Schwangere und ihren Ehemann, sie üben auch einen Einfluss auf die Haltung des gesamten Krankenhauspersonals aus. Der Psychosomatiker hilft dem Lehrer im Bereich des Sexualkundeunterrichts. Im Bereich des Medizinstudiums wird der psychosomatische Aspekt z. Z. in die allgemeine medizinische Ausbildung und gerade auch in die allgemeine gynäkologische Ausbildung integriert. Die praktizierenden Frauenärzte bilden sich in zunehmendem Ausmaß in sog. Balint-Gruppen fort.

Beitrag zur Psychologie der Frau

Gerade wegen seines stillen Einflusses auf das Denken und Handeln der Gesellschaft muss sich der Gynäkologe vor der heute so großen Gefahr der Ideologisierung schützen. Er muss sich an nüchternen wissenschaftlichen Aussagen zur weiblichen Psychologie und interpersonalen Psychiatrie orientieren. Andererseits kann er aber auch von seiner Spezialerfahrung her über die Ätiologie pathologischer und oft gleichzeitig pathogener Fehlentwicklungen einen eigenen Beitrag leisten. Daher sollen abschließend noch einige Andeutungen zur Fortentwicklung im Bereich der weiblichen Psychologie gemacht werden.

Die Aussagen von S. FREUD über die weibliche Psychologie beruhen auf reicher klinischer Beobachtung, erregen heute aber Anstoß, weil das Erleben der Frau am Erleben des Mannes gemessen wird. KINSEY sowie MASTERS und JOHNSON eröffneten eine neue Sicht, indem sie von einer statistischen Untersuchung des manifesten Verhaltens bzw. von Untersuchungen über die Physiologie des sexuellen Erlebens und Verhaltens ausgingen. Eine Reihe neuerer Verfasser geht von Forschungsergebnissen im Bereich der Hirnphysiologie und der Psychoendokrinologie aus, berücksichtigen soziokulturelle Gegebenheiten und kommen zu neueren Ansichten über die weibliche Psychologie. M.J. SHEREV (46) geht von klinischen Untersuchungen aus und kommt zu der Auffassung, dass die weibliche Sexualität ein unersättlicher körperlicher Trieb sei, und dass die Unterdrückung dieser starken weiblichen Sexualität die Ursache vieler soziokultureller Entwicklungen sei. J.M. BARDWICK (3) nennt ihr Buch im Untertitel ausdrücklich „A Study of Bio-Cultural Conflicts". Ähnlich wie J. MONEY und A. EHRHARDT (34) beschäftigt sich BARDWICK mit der Erklärung von geschlechtsspezifischen Unterschieden bei Mann und Frau. Beide Bücher berücksichtigen eingehend Anatomie und Entwicklung der reproduktiven Organe sowie die grundlegenden neuralen und endokrinologischen Faktoren.

Ausschließlich psychologisch orientiert sind die beiden Sammelbände, die von *G.D. GOLDMAN* und *D.S. MILMAN* (18) sowie von *J.B. MILLER* (26) herausgegeben worden sind. *S. FISHER* (14) untersucht das Erleben der Frau während sexueller Erregung und Orgasmus.

Alle diese Autoren stellen die Ansichten von *S. FREUD* etwa über den Penisneid oder über weibliche Passivität und Masochismus in Frage und kommen zu neuen Auffassungen über die weibliche Sexualität. Nach *H. WARNES und G. HILL* (48) untermauert die moderne Literatur eine gynäkozentrische Sicht.

Zur Ätiologie psychosomatischer Störungen in Geburtshilfe und Gynäkologie

Die soeben erwähnte Literatur beschäftigt sich weitgehend mit der weiblichen Sexualität. Viele psychosomatische Störungen in Geburtshilfe und Gynäkologie hängen ätiologisch in der Tat mit der Psychologie und Physiologie von Lust sowie deren Behinderung durch Ängste und Schuldgefühle zusammen.

Die Aussage, dass bei der Verursachung psychogener Symptome in der Gynäkologie das genitale Erleben eine zentrale Rolle spielt, besagt aber weniger, als man im ersten Augenblick meinen möchte. Denn eine Störung des Strebens nach genitaler Lust kann durch Störungen sehr verschiedener Komponenten der Sexualität zustande kommen und ist daher meist prägenitaler Natur. Bei der Frigidität z. B. besteht die Störung des Strebens nach genitaler Lust sehr häufig in einer Hingabestörung. Die Unfähigkeit, Hingabe wagen zu können, beruht dabei oft auf der Vorstellung, sich nicht selbst behaupten zu können. Hingabe ist nur bei einer hinreichenden Fähigkeit zur Selbstbehauptung möglich. Die Hemmung sexueller Impulse hat also bei der Frigidität etwas mit gehemmter Aggressivität zu tun. Obgleich also bei den psychogenen Symptomen in der Gynäkologie Störungen des Strebens nach genitaler Lust eine zentrale Rolle spielen, ist es für das praktische Handeln zumindest genau so wichtig, die dazugehörigen Störungen der prägenitalen Triebe oder der Aggressivität zu kennen. Die eigenen Arbeiten beschäftigen sich z.T. mit dem Bild, das die Frau von ihrer eigenen Weiblichkeit hat (31). Hinter vielen sexuellen Störungen steht ein unreifes Bild der eigenen Weiblichkeit.

Aber auch Störungen des um die Reproduktion kreisenden mütterlichen Erlebens spielen eine wichtige ätiologische Rolle. Dieses Erlebensgebiet ist bislang in Forschung und Literatur vernachlässigt worden. Erwähnt sei das Buch von *J.C. RHEINGOLD* (44).

Abschließend sei angedeutet, dass viele Störungen in Geburtshilfe und Gynäkologie eine ätiologische Beziehung zu Selbstwertgefühl und narzisstischen Problemen haben. Das gilt auch für mancherlei Schwierigkeiten in Bezug auf Gleichberechtigung und Emanzipation.

LITERATUR

(1) ABRAHAM, G., W. PASINI: Introduction à la Sexologie Médicale. Payot, Paris, pp. 388, 1974.

(2) ARESIN, L., W. EICHER, F. LABHART, T. LEHTTNEN, M. DE SENARCLENS, D. SIEDENTOPF, H.-G. SIEDENTOPF, L. ZICHELLA: Psychosomatische Aspekte der EPH-Gestose. Fortschr. Med. 93, 926 (1975).

(3) BARDWICK, J.M.: Psychology of Women. Harper & Row Publishers. New York, Evanston, London, pp. 218, 1971.

(4) BECK, D.: Schwangerschaftsunterbrechung und Schuldgefühl. Schweiz. med. Wschr. 94, 357 (1964).

(5) CHERTOK, L., D. LANGEN: Psychosomatik der Geburtshilfe. Hippokrates-Verlag, Stuttgart, pp. 123, 1968.

(6) CLYNE, M.B.: Der habituelle Abort. Sexualmedizin I, 93 (1972).

(7) COLETTE, C.: In: N. DIEDERICH, J.P. PUNDEL (Ed.): Gynécologie Psychosomatique et Sexologie. European Press, p. 150, 1974.

(8) CONDRAU, G.: Psychosomatik der Frauenheilkunde. Verlag Hans Huber, Bern und Stuttgart, pp. 438, 1965.

(9) EICHER, W., V. HERMS, J. THIES, F. KUBLI: Die seelische Verarbeitung der Sterilisation bei der Frau. Der Frauenarzt, 16, 263 (1975).

(10) EICHER, W., F. HEINZ, F. KUBLI: Psychosomatische Aspekte bei der EPH-Gestose. Psychosom. Med. 5, 120 (1973).

(11) EICHER, W.: Die sexuelle Erlebnisfähigkeit und die Sexualstörungen der Frau. Gustav Fischer Verlag, Stuttgart, pp. 157, 1975.

(12) ELERT, R.: Zur Genese der Notstandsamenorrhoe. Geburtsh. u. Frauenheilk. 12, 193 (1952).

(13) EY, H., P. BERNARD, CH. BRISSET: Manuel de Psychiatrie. Masson et Cie, Editeurs, Paris, pp. 1212, 1974.

(14) FISHER, S.: The Female Orgasm, Basic Books Inc. Publishers, New York, pp. 474, 1973.

(15) HEIMAN, M.: Separation from a Love Object as an Etiological Factor in Functional Uterine Bleeding, J. Mount Sinai Hospital 26, 56 (1959).

(16) HEIMAN, M., W.J. SHAPIRO: Postmenopausal Uterine Bleeding of Psychogenic Origin. J. Obstet. Gynec. 79, 11 (1960).

(17) HEIMAN, M.: A Psychoanalytic View of Pregnancy in Medical, Surgical, and Gynecologic Complications of Pregnancy. By The Staff of Mount Sinai Hospital. The Williams & Wiikins Company, Baltimore 1965.

(18) GOLDMAN, G.D., D.S. MILMAN (Eds.): Modern Woman. Charles C. Thomas, Publishers, Springfield (Illinois), pp. 271, 1969.

(19) HÖCK, K.: Psychotherapie in der modernen Gynäkologie, VEB Georg Thieme, Leipzig, pp. 123, 1973.

(20) HOWELLS, J.G. (Ed.): Modern Perspectives in Psycho-Obstetrics, Brunner/Mazel, Publishers, New York, pp. 469, 1972.

(21) KAPLAN, H.S.: The New Sex Therapy. Brunner/Mazel Publishers, New York, pp. 524, 1974

(22) KROGER, W.S. (Ed.): Psychosomatic Obstetrics Gynecology und Endocrinology. Charles C. Thomas, Springfield, Illinois, pp. 765, 1962

(23) LIDZ, R.W.: Emotional Factors in the Success of Contraception. Fertil. Steril. 20, 761 (1969).

(24) MASTERS, W.H., V.E. JOHNSON: Human Sexual Inadequacy, J.A. Churchill Ltd., London. pp. 931, 1970.

(25) McCoy, D.R.: The Emotional Reaction of Women to Therapeutic Abortion and Sterilisation, J. Obstet. Gynec., 75, 1054 (1968).

(26) Miller, J.B. (Ed.): Psychoanalysis and Women. Brunner/Mazel, Publishers, New York. pp. 406, 1973.

(27) Molinski, H., M. Seiff: Einige psychische Reaktionen bei der Einnahme von Ovulations-hemmern. Z. Psychother. med. Psychol. 17, 203 (1967).

(28) Molinski, H.: Zur Akzeptabilität kontrazeptiver Methoden. Z. Allgemeinmedizin/ Der Landarzt 47, 799 (1971).

(29) Molinski, H.: Psychosoziale Auswirkungen der oralen Kontrazeptiva. Medical Tribune 22. Sept. 1972.

(30) Molinski, H.: Gesprächsführung bei Schwangerschaftskonflikten. Deutsches Ärzteblatt 72, 3183 (1975).

(31) Molinski, H.: Die unbewusste Angst vor dem Kind. Kindler, München, pp. 203. 1972.

(32) Molinski, H.: Geburtshilfliche Psychosomatik als Folge gestörten Gebärverhaltens, Z. Geburtsh. u. Perinat. 179, 383 (1975).

(33) Molinski, H.: Psychogener Schmerz durch Aufmerksamkeitsverschiebung. Psychosom. Med. 12, 275 (1966).

(34) Money, J., A.A. Ehrhardt (Ed.): Man & Woman. Boy & Girl. The Johns Hopkins University Press, Baltimore and London, pp. 258, 1972.

(35) Nijs, P.: In: Diederich. N., Pundel. J.P. (Ed.): Gynécologie Psychosomatique et Sexologie. European Press, pp. ca. 150 (im Druck).

(36) Nijs, P.: Psychosomatische Aspekte der oralen Antikonzeption. Ferdinand Enke Verlag, Stuttgart, pp. 89, 1972.

(37) Paniagua, M.E., M. Tayback, J.L. Janer, J.L. Vázquez: Medical and Psychological Sequelae of Surgical Sterilization of Women. Am. J. Obstet. Gynec 90. 421 (1964).

(38) Pasini, W.: Sexualité et Gynécologie Psychomatique, Masson & Cie, Paris, pp. 231, 1974.

(39) Petersen, P.: Psychiatrische und psychologische Aspekte der Familienplanung bei oraler Kontrazeption. Georg Thieme Verlag, pp. 99, 1969.

(40) Prill, H.-J.: Geburtshilfe. In: Handbuch der Neurosenlehre und Psychotherapie. Urban & Schwarzenberg, München-Berlin 1960.

(41) Prill, H.-J.: Psychosomatische Gynäkologie. Urban & Schwarzenberg, München-Berlin, pp. 175, 1964.

(42) Prill, H.-J.: Gynäkologie. In: Handbuch der Neurosenlehre und Psychotherapie. Urban & Schwarzenberg, München-Berlin 1960

(43) Prill, H.-J.: Die Psychosomatik in der Gynäkologie. In Klinik der Frauenheilkunde und Geburtshilfe, Urban & Schwarzenberg, München-Berlin 1965.

(44) Rheingold, J.C.: The Fear of Being a Woman. Grune & Stratton, New York, London, pp. 714, 1964.

(45) Robert, A.L., W. Pasini: Psychologie de l'interruption répétée de grossesse. In: Pasini, W.; Sexualité et Gynécologie Psychosomatique. Masson & Cie, Paris, pp. 231, 1974.

(46) Shefrey, M.J.: The Nature and Evolution of Female Sexuality. Random House, New York. pp. 165, 1966

(47) Stieve, H.: Schreckblutung aus der Gebärmutterschleimhaut. Zentralbl. Gynäk. 67, 866 (1943).

(48) Warnes, H., G. Hill: Psychosomatics 15, 25 (1974).

PSYCHOSOMATISCHE ORIENTIERUNG IN GEBURTSHILFE UND GYNÄKOLOGIE

„Und derjenige, der aktiv an diesen Fragestellungen interessiert ist, muss mit Bedauern konstatieren, dass das Verhältnis von inhaltsvollen Referaten zu Vorträgen ohne sachlich fundierte Aussagen zum eigentlichen Thema sich gegenüber dem 2. Kongress (1965 in Wien) nicht wesentlich geändert hat." Wenn der 3. *Internationale Kongress für psychosomatische Medizin* in *Geburtshilfe und Gynäkologie* unlängst in „Berichte der Gynäkologie" eine so ungünstige Beurteilung finden konnte, stehen die Dinge nicht zum besten. Der eigenen Auffassung nach schadet eine unrealistische Zielsetzung, die psychosomatische Medizin mit formaler Psychotherapie gleichsetzt.

August Mayer hatte die Entwicklung mit der Beschreibung psychologischer Faktoren beim Zustandekommen gynäkologischer Symptome eingeleitet. Zur Behandlung wurde der Psychotherapeut hinzugezogen. Eine solche Vorgehensweise ist sicherlich gute Medizin, verdient aber noch nicht den Namen psychosomatische Medizin. Statt einer Integration beider Aspekte ist lediglich Psychiatrie zur Gynäkologie hinzugefügt.

Wie es nicht anders sein konnte, ging die Entwicklung alsbald zum anderen Extrem. Aus der Einsicht heraus, dass man ja nicht jede Patientin mit einer psychogenen Symptomatik zum Psychiater schicken kann, haben aufgeschlossene Gynäkologen alsbald die psychotherapeutische Sprechstunde des Gynäkologen entwickelt. Im Wesentlichen führen diese eine konventionelle gynäkologische Praxis, um im Zweitberuf, meist abends, formale Psychotherapie auszuüben. Ein solches Vorgehen mag innerhalb des Entwicklungsvorganges Anregung gebracht haben und mag auch für vereinzelte Kollegen möglich sein, aber auch dies stellt nicht psychosomatische Medizin im eigentlichen Sinne des Wortes dar und darf auf psychosomatischen Fortbildungsveranstaltungen nicht als Leitbild angeboten werden.

Die Trennung zwischen somatischer und psychologischer Medizin bleibt: zwar nicht in Form zweier verschiedener Spezialärzte, wohl aber in Form ein und desselben Arztes in zwei getrennten Rollen. Fortbildungsthemen, wie „Auswahlfragen für eine erfolgversprechende Psychotherapie", „Falsche Anfangshandlungen des psychotherapeutisch wirken wollenden Gynäkologen" oder „Das psychotherapeutische Erstinterview", legen dem Gynäkologen diesen Praxis- und Rollendualismus eher nahe, statt ihn in Frage zu stellen.

Ein Kollege schilderte: „Wenn z. B. bei einer Frau mit Fluor vaginalis Anamnese, Untersuchungen und Behandlungsverlauf ergeben haben, dass es sich nicht um eine primär organische Erkrankung handelt, sage ich schließlich: vielleicht hat es andere Ursachen; dann müssten wir uns ihre Psyche einmal ansehen; dann wäre Psychotherapie vielleicht notwendig." Falls die Patientin wirklich einwilligt, gibt der Arzt ihr „zum Erstinterview", wie er expressis verbis sagte, einen Termin außerhalb seiner gynäkologischen Sprechstunde. Schon allein wie diese Patientin von der einen Praxis des Arztes zu seiner anderen Praxis überwiesen wird, zeigt die Aufrechterhaltung der Trennung von somatischer und psychologischer Medizin. Noch mehr vertieft der Gynäkologe diese Trennung, wenn er sein Handeln, Denken und Auftreten an der Vorstellung von einem „psychotherapeutischen Erstinterview" orientiert. Er befindet sich doch mit dieser Patientin bereits in einem therapeutischen Prozess und ist in einer völlig anderen Situation als der Fach-Psychotherapeut, der von einer Patientin konsultiert wird, die er noch nie zuvor gesehen hat.

Ein anderer Kollege meinte, es würde eine Reihe niedergelassener Kollegen geben, die in ihrer operativen Tätigkeit frustriert seien und die sich deshalb mehr den funktionellen Erkrankungen zuwenden würden; dort aber würden sie nicht das notwendige Handwerkszeug besitzen; und darum müsse man den Gynäkologen unterrichten, wie eine sogenannte kleine Psychotherapie durchzuführen sei. Hier klingt hinsichtlich des Rollendualismus nicht nur das Dilemma der Kompetenz in zwei so unterschiedlichen Fächern an. Kann es wirklich das Ziel der psychosomatischen Fortbildung sein, dass der frustrierte Gynäkologe andere Krankheiten als bisher behandeln soll und, da er das nicht kann, ein anderes Handwerkszeug erlernen soll?

Psychosomatische Medizin ist verwirklicht, wenn das leidende Individuum als Person behandelt wird, statt dass ein Arzt oder eine Prozedur sich um „sein Soma", ein anderer Arzt oder eine andere Prozedur aber sich um „seine Psyche" kümmern. Gerade weil jegliches ärztliche Handeln immer die Gesamtheit des erkrankten Individuums berücksichtigen sollte, ist Psychosomatik für den Medizinstudenten ein Pflichtfach, ein großes sogar, geworden. Nach den von der Lernzielkommission dieses Faches erarbeiteten Richtlinien sollen dabei nicht etwa die Durchführung formaler Psychotherapie, wohl aber Verhaltensweisen und Sachinformation erlernt werden, die es ermöglichen, mit den Patienten auch in psychologischer Hinsicht sachgemäß umzugehen.

Bei der psychosomatischen Fortbildung ist also in erster Linie an denjenigen Gynäkologen zu denken, der durchaus im Rahmen seines eigenen Faches bleiben möchte. Während er seiner üblichen Tätigkeit nachgeht, sich mit Anamnesen, Befund, Therapie befasst und die Patientin erneut in die Sprechstunde bestellt, ist seine Aufmerksamkeit nicht ausschließlich auf „objektive" organische Tatbestände, sondern auch interpersonal ausgerichtet. Die Interpersonal Psychiatry von *Harry Stuck Sullivan* hat uns gelehrt, in wie weitem Ausmaß eine sogenannte psychogene Symptomatik ein interpersonales Phänomen sein kann. In der psychosomatischen Ausbildung muss der Gynäkologe deshalb vor allen Dingen die Fähigkeit erwerben, wahrzunehmen, was der Patient bewusst oder unbewusst an ihn heranträgt, und er soll auch lernen wahrzunehmen, wie er selber bewusst oder unbewusst darauf reagiert. Über die Brücke einer scheinbar nur somatischen Behandlung tritt er in eine interpersonale Interaktion ein, und er geht mit dem, was sich dabei konstelliert, um. *M. Balint* hat von der Droge Arzt gesprochen, denn er wusste, dass das Arzt-Patienten-Verhältnis oft mehr zur Heilung beiträgt als alle Medikamente. Freilich ist es legitim, dass sich nicht jeder Arzt dieser Aufgabe im gleichen Ausmaß stellt, vor allem auch nicht bei allen seinen Patienten in gleichem Ausmaß. Denn der Arzt hat es mit dem nackten Körper zu tun und der berufliche Umgang ausgerechnet mit dem weiblichen Genitale macht kluge Distanz und Selbstverteidigung notwendig.

Innerhalb dieser interpersonalen medizinischen Praxis muss der Gynäkologe es lernen, in kleinen Bemerkungen, Handlungen und Verhaltensweisen Fingerzeige zu erkennen, die er aufgreift. Bei aller Psychopathologie spielen Verzerrungen und Unvernunft eine Rolle, und der Arzt muss es lernen, mit der Unvernunft sachgemäß umzugehen. Wenn der Arzt aber der in gewisser Weise nur scheinbaren Unvernunft eine Daseinsberechtigung zubilligt und wenn er erst einmal hört, wirklich zu Ende hört, werden Arzt und Patient nicht mehr aneinander vorbeireden und das eigentliche Problem der Patientin kann sich in einer Form konstellieren, die einen therapeutischen Umgang damit erlaubt. Die Lösung hat dann freilich oft wenig mit der Wahl eines anderen Medikaments, um so mehr aber mit interpersonalen Verwicklungen zu tun. Aushören muss der Arzt die Patientin insbesondere auch hinsichtlich ihrer Krankheitsvorstellung und der damit verbundenen interpersonalen Aspekte, hinsichtlich ihrer Therapieerwartung und Therapievorstellung. Erfolg oder Misserfolg können davon entscheidend abhängen. Zuhören aber setzt voraus, auf eigene Tendenzen zumindest vorerst zu verzichten, was dem an Naturwissenschaft, Kausalität und Vernunft orientierten Arzt verständlicherweise schwerfällt. Fernerhin wird eine interpersonale medizinische Praxis den Gynäkologen dazu führen, mehr als er es gewohnt sein mag, den Ehemann einzubeziehen. Bei allen möglichen psychogenen Störungen, vor allem aber bei Sexualstörungen und in der kontrazeptiven Sprechstunde, kann das entscheidender sein, als weithin zugegeben wird.

Wenn der Gynäkologe es seiner Patientin so langsam, Schritt für Schritt ermöglicht, manchmal über Jahre hinaus, ihre Problematik zu verbalisieren und bewusster werden zu lassen, kann diese in vielen Fällen eine gesündere Lösung finden. Das ist oft wirkungsvoller als formale Psychotherapie. Denn der Gynäkologe kann so den vielen Patientinnen ein Stückchen weiterhelfen, bei denen der große Aufwand einer formalen Psychotherapie nicht angezeigt erscheint oder die sich trotz aller Not nicht dazu entschließen können. Auch ist daran zu erinnern, dass auf Grund unserer pathogenetischen Vorstellungen die Abgrenzung zwischen psychogener und somatischer Erkrankung erheblich relativiert worden ist. Das Feld für den psychosomatisch orientierten Gynäkologen ist also weit, auch wenn er sich nicht zu einem ohnehin meist unrealistischen Praxisdualismus entschließt. Diese Kunst zu fördern scheint mir ein sinnvoller Inhalt psychosomatischer Fortbildung zu sein.

Ganz anders ist die Frage nach dem Sinn gesonderter *psychosomatischer Abteilungen* an gynäkologischen Kliniken. Zwar wäre es ein Irrtum zu meinen, psychosomatische Medizin sei das, was Psychiater oder Psychotherapeut tun. Aber natürlich gibt es immer auch die schwereren Fälle, für die Spezialkenntnisse und Spezialfähigkeiten notwendig sind. Darüber hinaus hat der Psychiater in der Psychosomatik im wesentlichen lehrende und wissenschaftliche Funktionen auszuüben. Ich vertrete die Meinung, dass die *psychosomatische Abteilung* an einer Frauenklinik eine relativ eng begrenzte Größe nicht überschreiten sollte. Denn sonst läuft sie Gefahr, ein Eigendasein zu führen, u.a. ein eigenes Krankengut anzuziehen, statt zum Wohle der Gynäkologie eng in die Klinik integriert zu bleiben. Eine zu große *psychosomatische Abteilung* würde dazu neigen, aus der Gynäkologie etwas herauszunehmen, statt umgekehrt etwas hineinzutragen und die Fragmentierung der Medizin, die es gerade zu reduzieren gilt, würde eher gefördert werden. Psychosomatik in der Gynäkologie darf nicht ein eigenes Fach sein, sondern muss ein Aspekt bleiben.

PSYCHOSOMATISCHE KRANKHEITEN
IN DER GYNÄKOLOGIE

In der Psychosomatik besteht zwischen der Geburtshilfe und der Gynäkologie ein bemerkenswerter Unterschied. Während nämlich die verschiedenen seelisch bedingten Störungen unter der Geburt nicht einmal mit Namen belegt und voneinander abgegrenzt sind – was für manchen überraschend klingen mag – besteht in der gynäkologischen Literatur ziemliche Einmütigkeit darüber, welche Symptome psychogen sein können.

SYMPTOMATIK

Die folgenden gynäkologischen Symptome können, aber müssen nicht in jedem Fall psychogen sein: die Störungen der weiblichen Sexualität wie Frigidität, Dyspareunie und Vaginismus; Schmerzen und Missempfindungen wie prämenstruelle Dystonie, Molimina menstrualia, Dysmenorrhoe, Mastodynie, mit verschiedenen Namen belegte Schmerzzustände im Bereich des kleinen Beckens (Adnexalgie, pseudoentzündliche Adnexerkrankung. Pseudoadnexitis spastica, Pelipathia vegetativa), Kreuzschmerzen, Pruritus; Infertilität; zervikaler und vaginaler Fluor; klimakterische Beschwerden; Amenorrhoen der verschiedensten Art; dysfunktionelle Blutungen verschiedener Art.

Die Liste enthält bis zu diesem Punkt Schmerzzustände und Missempfindungen sowie Funktionsstörungen in Form von Spasmen und Sekretionsstörungen. Ausgehend von den Verhältnissen bei etwa Ulcus pepticum, Asthma bronchiale usw. gibt es die engere Definition psychosomatischer Erkrankungen, dass nämlich eine körperliche Erkrankung dann als psychosomatisch zu bezeichnen sei, wenn morphologische Veränderungen vorliegen, die entscheidend durch seelische Faktoren mitbedingt sind. Wenn man diese Definition zugrunde legt, bleiben in der Gynäkologie im wesentlichen die folgenden morphologischen Veränderungen übrig, die psychogen sein *können*, aber nicht alle immer psychogen sein *müssen*: echte Scheinschwangerschaft (im Gegensatz zu der bloßen subjektiven Überzeugung, schwanger zu sein); persistierendes Corpus luteum; glandulär-zystische Hyperplasie; polyzystisches Ovar; Hirsutismus; Zysten in der Brust; Infantilismus.

Diese morphologischen Veränderungen unterscheiden sich aber nicht prinzipiell von den eben genannten funktionellen Störungen, und sie sind nicht den morphologischen Veränderungen bei den genannten klassischen psychosomatischen

Erkrankungen gleichzusetzen. Denn sie sind der direkte Ausdruck von funktionellen Störungen im hypophysär-hypothalamischen System.

Wir kommen also zu dem überraschenden Ergebnis, dass es in der Gynäkologie wohl eine Vielzahl von psychogenen Symptomen gibt, neurotische und psychotische Frauen haben sogar häufig gynäkologische Symptome; in der Gynäkologie gibt es aber kaum morphologische Veränderungen, die den Verhältnissen bei den klassischen psychosomatischen Erkrankungen entsprechen Eine Ausnahme bilden die Anorexia nervosa und das Vulva-Ekzem.

PATHOGENESE

Die Kenntnis der formalen Pathogenese eines Symptomes hat wichtige Folgen für das praktische therapeutische Handeln. In pathogenetischer Hinsicht soll in weitgehender Anlehnung an FENICHEL (1) die folgende Einteilung vorgenommen werden:

1. Konversionssymptome (Ausdruckserkrankungen)
2. Organneurosen
   a) Affektäquivalente
   b) Körperliche Veränderungen infolge davon, dass eine wirksame Erregung nicht abgeführt wird
   c) Somatische Folgen unbewusster Haltungen
3. Direkte Folgen des neurotischen Konfliktes
   a) Hemmungen
   b) Physiologische Umpolungen
4. Pathoneurosen

Bei Konversionssymptomen und Organneurosen handelt es sich um neurotische Symptome im engeren Sinn des Wortes; d. h., ein Impuls kann nicht bewusst verarbeitet werden, er ist gehemmt und entlädt sich in einer sprengstückartigen Weise im Symptom. Beim Affektäquivalent besteht das Symptom in dem somatischen Korrelat eines aus der Verdrängung wiederkehrenden Affektes oder eines Impulses. Ein Spasmus z. B. kann das somatische Korrelat unbewusster Angst, ein Pruritus kann das somatische Korrelat gehemmten sexuellen Verlangens sein. Aber nicht nur der trotz der Verdrängung durchbrechende Anteil eines Impulses, sondern auch die aufgestaute, nicht abgeführte Erregung kann zu körperlichen – z.T. chemischen – Veränderungen führen. Hierher gehört z. B. die funktionelle Rigidität des Muttermundes bei bestimmten Gebärstörungen (2). Die überwiegende Mehrzahl der zuvor aufgezählten psychogenen gynäkologischen Symptome gehört in diese beiden Untergruppen von Organneurosen: z. B. all die Verkrampfungen, Motilitäts- und Sekretionsstörungen.

Zur Gruppe somatische Folgen unbewusster Haltungen gehören z. B. die Laryngitis oder gar Ulzerationen, die auftreten mögen, wenn jemand sich ständig aus inneren Spannungen heraus räuspern muss. Der unbewusste Konflikt führt zu Innervationen an quergestreifter oder glatter Muskulatur und zu Sekretionen. Diese Funktionsstörungen sind direkt psychogen. Als Folgeerscheinungen können morphologische Veränderungen auftreten, die nicht mehr direkt psychogen sind. Derartige psychosomatische Erkrankungen finden sich, wie gesagt, in der Gynäkologie nicht oder kaum.

Bei den Konversionssymptomen werden verdrängte Vorstellungen in einer bildhaften Weise vom Körper agiert: in einer Geh- und Stehunfähigkeit kann die Patientin z. B. das Bild, die Vorstellung agieren, nicht selbständig sein zukönnen. Die Konversionssymptome haben im Gegensatz zu den Symptomen der Organneurosen einen Sinn, eine Bedeutung. Sie können daher im Verlaufe einer psychotherapeutischen Behandlung gedeutet werden. Bei den Organneurosen wird dagegen ausschließlich der zugrundeliegende Konflikt einer deutenden Bearbeitung unterzogen.

In den ersten Jahrzehnten psychosomatischer Forschung wurden viele psychosomatische Symptome voreilig symbolisch gedeutet. Das gilt auch für gynäkologische Symptome. Genitalblutungen können z. B. in der Tat mit verneinter Trauer zusammenhängen, wie HEIMAN (3) zuerst gezeigt hat und wie es durch eigene Beobachtungen bestätigt wird. Damit ist aber nicht unbedingt gesagt, dass die Pathogenese des Symptomes darauf beruhe, dass die Blutung ein Bild für Tränen sei. Der um die psychosomatische Forschung so verdiente GROD-DECK ist vielen Kurzschlüssen dieser Art erlegen. Er schrieb z. B. 1925, daß „Blutungen aller Art, vor allem natürlich unzeitgemäße Gebärmutterblutungen, aber auch Blutungen aus Nase, After. Lungen in engem Zusammenhang mit Geburtsvorstellungen stehen" würden (4).

Obgleich festzuhalten ist, dass es weiterhin Autoren gibt, die psychosomatische Symptome in der Gynäkologie weitgehend als konversions-hysterische Symptome auffassen, sprechen die eigenen Erfahrungen dafür, dass es nur selten gynäkologische Symptome gibt, die als Konversionssymptome zu bezeichnen sind. Berechtigterweise betont allerdings HEIMAN, dass manche gynäkologische Beschwerden vorzugsweise an Jahrestagen von bestimmten Ereignissen wie etwa eines Abortes oder der Trennung von einer bestimmten Person auftreten. Auch Identifikation mit der Mutter oder mit anderen Personen mag bei gynäkologischen Symptomen, insbesondere bei Schmerzen, mitunter eine Rolle spielen.

Die psychogenen gynäkologischen Symptome sind also nur selten Konversionssymptome, und sie sind kaum je durch morphologische Veränderungen charakterisierte Organneurosen. Vielmehr handelt es sich meistens um Organneurosen im Sinne der Affekt- oder Impulsäquivalente oder im Sinne körperlicher Veränderungen infolge aufgestauter Erregung.

Andere gynäkologische Symptome stellen nicht die Wiederkehr des Verdrängten dar, vielmehr kann die Hemmung einer Funktion allein schon Symptomwert haben. So ist z. B. die sexuelle Gefühlskälte eine direkte Folge eines neurotischen Konfliktes. Diese Aussage bezieht sich nur auf das Symptom der Gefühlskälte, nicht aber auf die Gesamtheit des Krankheitsbildes der Frigidität.

Eine physiologische Umpolung als direkte Folge eines neurotischen Konfliktes liegt z. B. bei der Notstandsamenorrhoe nach ELERT (5) vor: Unter verschiedenen körperlichen oder psychischen Belastungen kann es zu einer Umschaltung in der Hypophyse kommen, indem die Gonadotropine vermindert, ACTH aber vermehrt abgegeben werden. Der energetische Gesichtspunkt, die Bevorzugung der lebenserhaltenden Funktionen spielt hier die entscheidende Rolle. Derartige physiologische Umpolungen spielen auch bei den anderen endokrinen Störungen eine Rolle; also bei denjenigen gynäkologischen Symptomen oder Erkrankungen, bei denen es auch zu morphologischen Veränderungen kommen kann. In einer beachtenswerten Arbeit hat ROTHCHILD (6) eine ganze Reihe von endokrinen Störungen überzeugend erklärt: u. a. auch die echte Scheinschwangerschaft. Bei letzterer spielen freilich neben physiologischen Umpolungen auch Vorstellungen eine Rolle, so dass also Übergänge zur Gruppe der hysterischen Erkrankungen bestehen. Eigene Erfahrungen weisen daraufhin, dass bei polyzystischem Ovar psychische Veränderungen eine wesentlicheRolle spielen. Eine entsprechende Andeutung findet sich schon bei PRILL (7). Beachtenswerterweise gehen diese psychischen Veränderungen in vielen Fällen dem polyzystischen Ovar voraus, sind also zumindest teilweise eher die Ursache als die Folge.

Das für die Praxis so wichtige Problem der Pathoneurosen wird oft nicht genügend berücksichtigt. Wenn eine Korrelation zwischen einem psychischen und einem körperlichen Befund vorliegt, ist noch lange nicht gesagt, dass das körperliche Symptom eine Folge der psychischen Veränderung sein muss. Oft gilt auch der umgekehrte Zusammenhang. Denn jede Veränderung im Körper hat notwendigerweise Rückwirkungen auf die Vorstellungen und auf die Art und Stärke der jeweils wirksamen Wünsche und Impulse, und diese Veränderungen im psychischen Haushalt können mitunter ihren Ausdruck in einer neurotischen Symptomatik finden. FERENCZI (8) nannte Neurosen. die nicht die Ursache von Symptomen, sondern die Folge körperlicher Symptome sind, Pathoneurosen. Und derartige Pathoneurosen können u. U. auch mit psychogenen körperlichen Symptomen einhergehen.

Eine Frau gab „wahnsinnige Schmerzen" im Leib, Schmerzen entlang der rechten hinteren Brustkorbpartie, aus dem Unterleib aufsteigende krampfartige Schmerzen, geschwollene Brüste und erhebliche Perioden-unregelmäßigkeiten an; auf der Straße sei sie mehrmals zusammengebrochen und in Krankenhäuser eingeliefert worden; sie wies immer wieder auf blaue Flecken amganzen

Körper hin, die dem Beobachter aber nicht erkennbar waren; ihr Verhalten war hochgradig desorganisiert, und sie wusste nicht recht, ob ihre Beschwerden nicht auf eine Schwangerschaft hinweisen würden. Der Gynäkologe überwies sie zur psychotherapeutischen Behandlung. Da ihr durch Intrigen ihre beiden unehelichen Kinder genommen bzw. entführt worden waren, sie außerdem gerade ihre Arbeitsstelle verloren hatte und wegen Wohnungs- und Geldange-legenheiten in Prozesse verwickelt war, schien in Bestätigung der Diagnose des Gynäkologen eine auslösende Situation deutlich erkennbar. Nach einem halben Jahr erfolgloser Behandlung wurde die Psychotherapie schließlich aufgegeben. Wenige Monate später kehrte sie in guter Verfassung zurück: ein Gynäkologe hatte eine Myomoperation durchgeführt, und danach war die Patientin völlig beschwerdefrei. Natürlich war die Frau tatsächlich psychoneurotisch und psychosomatisch krank gewesen. Es handelte sich dabei aber um eine Reaktion auf die Wahrnehmung derjenigen körperlichen Veränderungen, die durch das Wachstum des Myoms bedingt waren.

Von diesen Pathoneurosen her wird es verständlich, dass die Art des ärztli-chen Umganges mit „rein somatisch" Kranken in wachsendem Ausmaß in die psychosomatische Medizin mit aufgenommen worden ist, obgleich diese sich ja ursprünglich lediglich mit der „rein" psychogenen Symptomatik befasste. Nur so ist es zu verstehen, dass in jüngeren Jahren an zahlreichen amerikanischen Kliniken die psychiatrischen Abteilungen einen sog. extension service aufgebaut haben, innerhalb dessen jeweils bestimmte Psychiater jeweils bestimmten Abteilungen, wie etwa Abteilung für Herzchirurgie, Abteilung für gynäkologi-sche Carcinome usw., zur Mitbetreuung der Patienten zugeordnet werden.

ÄTIOLOGIE

Da es sich um Störungen der Genitalfunktionen handelt, würde man ver-muten dürfen, dass in der Ätiologie Störungen des genitalen Erlebens eine Rolle spielen. Diese Vermutung stimmt auch weitgehend. An den Beispielen der Frigidität, des Vaginismus, der Dyspareunie oder des Pruritus vulvae ist das ganz deutlich. Die Aussage, dass bei der Verursachung psychogener Symp-tome in der Gynäkologie das genitale Erleben eine zentrale Rolle spielt, besagt aber weniger, als man im ersten Augenblick meinen möchte. Denn eine Störung des Strebens nach genitaler Lust kann durch Störungen sehr verschiedener Komponenten der Sexualität zustande kommen.

Es gibt z. B. keine Störung des genitalen Erlebens, die nicht einen Zusammen-hang mit Störungen der prägenitalen Triebe aufzeigen würde. Bei der Frigi-dität besteht die Störung des Strebens nach genitaler Lust sehr häufig in einer Hingabestörung. Die Unfähigkeit, Hingabe wagen zu können, beruht auf der Vorstellung, sich selber nicht behaupten zu können. Hingabe ist nur bei einer hinreichenden Fähigkeit zur Selbstbehauptung möglich. Die Hemmung sexueller Impulse hat also bei der Frigidität etwas mit gehemmter Aggressivität zu tun. Obgleich also bei den psychogenen Symptomen in der Gynäkologie Störungen des Strebens nach genitaler Lust eine zentrale Rolle spielen, ist es für das praktische Handeln zumindest genauso wichtig, die dazugehörigen Störungen der prägenitalen Triebe oder der Aggressivität zu erkennen.

Die eigenen Arbeiten beschäftigen sich weitgehend mit dem Bild, das die Frau von ihrer eigenen Weiblichkeit hat. Das Bild der eigenen Weiblichkeit hat einen Zusammenhang mit der jeweils erreichten Entwicklungsstufe der Weiblichkeit. In einer Monographie (9) wurde aufgezeigt, dass die verschiedenen Bilder der eigenen Weiblichkeit bzw. die verschiedenen Entwicklungsstufen der Weiblichkeit mit jeweils spezifischen Störungen in der Schwangerschaft und unter der Geburt einhergehen. Auch bei gynäkologischen Erkrankungen spielen das Bild der eigenen Weiblichkeit und die Reaktion der Frau auf ihr Bild der eigenen Weiblichkeit für das Zustandekommen der Triebstörungen eine Rolle. Dabei besteht aber ein wesentlicher Unterschied zwischen den geburtshilflichen und den gynäkologischen Symptomen. Störungen in der Schwangerschaft und unter der Geburt sind weitgehend darauf zurückzuführen, dass Störungen in den Entwicklungsstufen der Mütterlichkeit auftreten. Psychogene Symptome in der Gynäkologie haben dagegen eine Beziehung zu der Auseinandersetzung der Patientin mit dem Eros-Bereich der Weiblichkeit. Diese Aussage ist nicht identisch mit der Aussage, dass es sich um Störungen des Strebens nach genitaler Lust handelt, beide Aussagen haben aber eine Beziehung zueinander.

Psychische Konflikte spielen nicht nur für die Symptomverursachung eine Rolle, sondern auch für ein anderes Gebiet, das für die Gynäkologie von Interesse ist, nämlich für die *Einstellung zur Konzeptionsverhütung*. Die Befürchtungen und Ängste, die durch kontrazeptive Maßnahmen aktiviert werden können, stehen in einem spezifischen Zusammenhang mit der Art des Mittels. In Bezug auf die Ovulationshemmer wurde in verschiedenen Arbeiten (10, 11, 12) aufgezeigt, dass darüber hinaus ganz bestimmte Veränderungen in der Persönlichkeitsstruktur mit spezifischen Ängsten und Befürchtungen einhergehen. In ihrer Geschlechtsrolle verunsicherte Frauen können in der Konfrontation mit Ovulationshemmern einen Verlust der Selbst-Identität befürchten: aggressiv gehemmte Frauen können Ängste um das Thema Eigenverantwortlichkeit, Macht und Ohnmacht entwickeln; die 100prozentige Wirksamkeit der Ovulationshemmer ist für 2 extrem verschiedene Gruppen unerträglich: einmal für diejenigen Frauen, die so auf Mutterschaft versessen sind, dass sie die untergründige Hoffnung auf ein Versagen der Methode haben müssen; und dann für diejenigen Frauen, die eine untergründige Hoffnung auf das Versagen der Methode haben müssen, weil sie aus dem weiblichen Kastrationskomplex heraus ständig die Intaktheit ihrer Genitalfunktionen, d. h. ihrer Empfängnisfähigkeit beweisen müssen, selbst wenn sie nicht selten bereit sind, das einmal empfangene Kind abzutöten. Krebsfurcht wird insbesondere bei oral stigmatisierten Frauen beobachtet; bei schizoiden Frauen kann die Verunsicherung auf dem Gebiet von Zärtlichkeit und Hingabe durch die Ovulationshemmer aktiviert werden.

Bei Männern werden durch die Ovulationshemmer ganz andersartige Komplexe, Ängste und Befürchtungen aktiviert (13).

THERAPIE

Eine psychotherapeutische Behandlung hängt stark von den jeweiligen äußeren Gegebenheiten ab. So stellen sich für den an einem Krankenhaus tätigen Fach-Psychotherapeuten andere technische Schwierigkeiten und Probleme ein als für einen in freier Praxis tätigen Kollegen. Schon allein dadurch, dass letzterer es vorwiegend mit Patienten zu tun hat, die hinreichend genug motiviert sind, um einen Psychiater aufzusuchen, während es der Krankenhausarzt mit vielen Frauen zu tun hat, die zäh an der Hoffnung festhalten, dass lediglich eine organische Krankheit vorliege. Ferner liegen die praktischen psychotherapeutischen Probleme unterschiedlich je nachdem, ob die Behandlung von einem entsprechend orientierten Gynäkologen oder von einem praktischen Arzt oder vom Fach-Psychiater durchgeführt wird. Wegen dieser weiten Fächerung der Problematik soll hier lediglich angeführt sein, dass *PRILL* (7) an verschiedenen Stellen seines Buches insbesondere auch den therapeutischen Nutzen von Hypnose und autogenem Training bei gynäkologischen Erkrankungen abhandelt.

LITERATUR

(1) FENICHEL, O.: The Psychoanalytic Theory of Neurosis. Norton, New York 1945.
(2) MOLINSKI, H.: Bilder der eigenen Weiblichkeit, Ärger während der Geburt und Rigidität des Muttermundes. Z. psychosom. Med. 44, 1968, 90.
(3) HEIMAN, M.: Separation from a Love Object an Etiological Factor in Functional Uterine Bleeding. Journal of the Mount Sinai Hospital, 26, 1959, 56.
(4) GRODDECK, G.: Das Buch vom Es, Wiesbaden: Limes Verl. 1961 (Ursprünglich Internationaler Psychoanalytischer Verlag, Wien 1923).
(5) ELERT, R.: Zur Genese der Notstandsamenorrhoe, Geburtsh. Frauenheilk. 12, 1952, 195.
(6) ROTHSCHILD, I.: The Central Nervous System and Disorders of Ovulation in Women, Amer. J. Obstet. Gynec. 98, 1967, 719.
(7) PRILL, H.-J.: Psychosomatische Gynäkologie, München und Berlin: Urban & Schwarzenberg 1964.
(8) FERENCZI, S.: Further Contributions to the Theory and Technique of Psychoanalysis. London: Hogarth Press 1926.

(9) MOLINSKI, H.: Archaische Mütterlichkeit als Ursache gestörter Schwangerschaft und Geburt. Unveröffentlichte Monographie (1968).

(10) MOLINSKI, H. und W. FUCHS: Akute Psychose nach Absetzen von Ovulationshemmern. Z. Psychother. med. Psychol. 16, 1966, 229.

(11) MOLINSKI, H.: Ovulationshemmer und das Erleben von Macht und Ohnmacht. Z. psycho-som. Med. 13, 1967, 212.

(12) MOLINSKI, H. und M. SEIFF: Einige psychische Reaktionen bei der Einnahme von Ovulationshemmern; Z. Psychother. med. Psychol. 17, 1967, 203.

(13) MOLINSKI, H.: Oral Contraceptives, Emotive Forces which Influence Male and Female Attitudes. Advances in Fertility Control, 4, 1969, 3.

PSYCHOSOMATISCHE SYMPTOME IN DER GYNÄKOLOGIE UND DEREN PATHOGENESE*

Ordnet sich die psychosomatische Medizin zwanglos in das Gefüge der herkömmlichen medizinischen Theorie und Praxis ein oder geht sie gesonderte Pfade? Zur Beantwortung dieser Frage soll von den Verhältnissen in der Gynäkologie ausgegangen werden.

Die psychosomatische Medizin hat sich ursprünglich lediglich als die Lehre von den psychogenen Körpersymptomen aufgefasst. Worte wie psychogen und psychosomatisch erwecken leicht den irreführenden Eindruck, dass von einem Gegensatz zwischen einer „Seele" und einem ganz andersartigen „Körper" ausgegangen werde. In Wirklichkeit überwindet die psychosomatische Medizin solch ein dualistisches Denken durch den zentralen Begriff des Impulses. Der Impuls hat einen somatischen Aspekt, und er hat somit einen legitimen Platz in Physiologie und somatischer Medizin. Der Impuls hat gleichzeitig aber auch einen psychologischen Aspekt; darum ist Psychotherapie möglich. Unter verdrängten Impulsen versteht man solche Impulse, die wohl wirksam, d. h. in Gang sind, die aber vom bewussten Erleben ferngehalten werden und die deshalb weder durch Befriedigung noch durch Verzicht ihre Erledigung finden können. Solche verdrängten Impulse äußern sich in gewissen Impulsrudimenten, etwa in einer Sekretion oder in einem Spasmus. Die psychoneurotischen und die psychosomatischen Symptome sind solche Rudimente verdrängter Impulse. In pathogenetischer Hinsicht können die psychogenen Körpersymptome in weitgehender Anlehnung an *O. Fenichel* (1) eingeteilt werden in

1. Organneurosen mit drei Untergruppen
2. Konversionshysterie
3. direkte Folgen des neurotischen Konfliktes mit drei Untergruppen.

Bei Organneurosen und Konversionshysterie handelt es sich um neurotische Symptome im engeren Sinne des Wortes; d. h. ein Impuls kann nicht bewusst verarbeitet werden, er ist gehemmt und er entlädt sich in einer sprengstückartigen Weise im Symptom.

Bei den Organneurosen finden sich drei unterschiedliche Wege der Pathogenese. Beim Affekt-Äquivalent besteht das Symptom in dem somatischen Korrelat des aus der Verdrängung wiederkehrenden Affektes oder Impulses. Ein Spasmus

* H. Molinskis Antrittsvorlesung an der Medizinischen Fakultät der Universität Düsseldorf am 11.2.1971.

z. B. kann das somatische Korrelat unbewusster Angst oder Fluor kann das somatische Korrelat gehemmten sexuellen Verlangens sein. In der Gynäkologie beruht die Mehrzahl der psychogenen Körpersymptome in entsprechender Weise auf Spasmen, Motilitäts- und Sekretionsstörungen, z. B. bei Dyspareunie, Vaginismus, Dysmenorrhoe, pseudoentzündlichen Adnexerkrankungen, Pelvipathia spastica, Infertilität, zervikalem und vaginalem Fluor. Es braucht kaum betont zu werden, dass diese Symptome nur in einem Teil der Fälle, also keineswegs immer, psychogener Natur sind. Hierher gehören auch Hyperemesis gravidarum und manche psychogenen Gebärstörungen.

Nicht nur der trotz der Verdrängung durchbrechende Anteil eines Impulses, sondern auch die aufgestaute, nicht abgeführte Erregung kann zu körperlichen Veränderungen führen. Hierher kann z. B. die funktionelle Rigidität des Muttermundes bei bestimmten Gebärstörungen gehören.

Die somatischen Folgen unbewusster Haltungen stellen eine dritte Untergruppe der Organneurosen dar. Hierher gehören beispielsweise Laryngitis und Ulzerationen, die auftreten mögen, wenn jemand sich ständig aus inneren Spannungen heraus räuspern muss. Ein unbewusster Konflikt kann zu habituellen Innervationen an quergestreifter oder glatter Muskulatur oder zu Sekretionen führen. Nur diese Funktionsstörungen selber sind direkt psychogen. Die als Folgeerscheinungen auftretenden morphologischen Veränderungen sind nicht mehr als direkt psychogen aufzufassen. Nach diesem Schema erklären sich die klassischen psychosomatischen Erkrankungen wie etwa Ulcus pepticum oder Asthma bronchiale. Ausgehend vom Studium dieser Erkrankungen, sprach man früher von einer psychosomatischen Erkrankung, wenn eine morphologische Veränderung vorliegt, die entscheidend durch seelische Faktoren mitbedingt ist. Psychosomatische Erkrankungen in diesem Sinne gibt es in der Gynäkologie nicht. Eine Ausnahme bilden vielleicht die Anorexia nervosa und das Vulva-Ekzem.

Die konversionshysterischen Körpersymptome haben eine ganz andere Pathogenese. Sie kommen dadurch zustande, dass eine verdrängte Vorstellung in einer bildhaften Weise vom Körper agiert wird. In einer Geh- und Stehunfähigkeit z. B. kann die Patientin die Vorstellung agieren, nicht selbständig sein zu können. Von Hypnose und autogenem Training her wissen wir, dass sogar die Tätigkeit der Gefäßmuskulatur von den jeweils wirksamen Vorstellungen beeinflusst werden kann. Während das Symptom bei den Organneurosen von der mit dem Impuls einhergehenden Physiologie bestimmt ist, ist das Symptom bei der Konversionshysterie von den mit dem Impuls einhergehenden Vorstellungen bestimmt. Die Konversionssymptome haben daher einen Sinn, eine Bedeutung, die im Verlauf der psychotherapeutischen Behandlung gedeutet werden muss. Bei den Organneurosen wird dagegen nicht das Symptom selber, sondern ausschließlich der zugrunde liegende Konflikt einer deutenden Bearbeitung unterzogen. Die Kenntnis der Pathogenese eines psychogenen Körpersymptoms hat also praktisch-therapeutische Konsequenzen.

In den ersten Jahrzehnten psychosomatischer Forschung wurden viele Symptome voreilig symbolisch gedeutet. Obgleich es weiterhin Autoren gibt, die psychogene Körpersymptome in der Gynäkologie weitgehend als konversions-hystererisch auffassen, sprechen die eigenen Erfahrungen dafür, dass Körpersymptome in der Gynäkologie nur relativ selten hysterischer Natur sind.

Hysterischer Natur sind in der Gynäkologie am ehesten allerhand merkwürdige Sensationen, Missempfindungen und Schmerzzustände, die allein durch die Art, wie sie vorgetragen werden, zu erkennen geben, dass sie Ausdruck unbewusster Vorstellungen sind. Dabei handelt es sich aber nicht mehr um wohldefinierte Körpersymptome im engeren Sinne des Wortes.

Im Gegensatz zu den geschilderten organneurotischen und hysterischen Körpersymptomen stellen ganz andere psychogene Körpersymptome nicht die Wiederkehr des Verdrängten dar. Sie sind vielmehr auf drei unterschiedlichen Wegen eine direkte Folge des neurotischen Konfliktes.

Schon die Hemmung einer Funktion allein kann den Stellenwert eines Symptoms haben. So sind z. B. der Ausfall von genitalen Impulsen und die damit verbundene Anorgasmie direkte Folgen eines neurotischen Konfliktes. Diese Aussage bezieht sich nur auf die genannten Symptome selber, nicht aber auf die Gesamtheit des Krankheitsbildes Frigidität.

Weiterhin kommen physiologische Umpolungen als direkte Folge eines neurotischen Konfliktes vor. Bei der Notstandsamenorrhoe nach *Elert* (2) z. B. kommt es unter den verschiedensten körperlichen oder psychischen Belastungen zu einer Umschaltung in der Hypophyse, indem die Gonadotropin-Ausscheidung vermindert, die ACTH-Ausscheidung aber vermehrt wird. Hier spielt ein energetischer Gesichtspunkt die entscheidende Rolle. Die lebenserhaltenden Funktionen werden zeitweilig auf Kosten der Fortpflanzungsfunktionen bevorzugt. Prinzipiell ähnlich kommen auch andere endokrine Störungen zustande, wobei das Symptom dysfunktionelle Blutung besonders hervorzuheben ist.

Schließlich kann auch Resistenzminderung eine direkte Folge eines neurotischen Konfliktes sein. Dass Energieverbrauch zu Resistenzminderung führen kann, ist ein allgemein anerkannter Zusammenhang. Psychische Konflikte aber können eine außerordentlich erschöpfende Wirkung haben, wie die Beobachtung neurotischer Patienten leicht zu erkennen gibt. So kann das Aufflackern chronischer und latenter Infektionen, insbesondere im Bereich der Adnexe, eine Folge psychischer Konflikte sein. Bekannter und besser untersucht sind entsprechende Zusammenhänge bei der Lungentuberkulose.

Es sei noch einmal zusammengefasst, dass die psychogenen Körpersymptome in der Gynäkologie nur in der Minderzahl konversions-hysterischer Natur sind und dass sie kaum je mit jenen klassischen psychosomatischen Erkrankungen zu vergleichen sind, bei denen es infolge unbewusster Haltungen zu sekundären morphologischen Veränderungen kommt. Vielmehr handelt es sich meistens um Affekt- und Impulsäquivalente oder um körperliche

Veränderungen infolge aufgestauter Erregung. Funktionelle endokrine Störungen und Resistenzminderung bei rezidivierenden Infektionen können direkte Folge eines neurotischen Konfliktes sein.

Der Psychosomatiker kann sich aber nicht auf die Behandlung psychogener Körpersymptome beschränken. Ihm werden auch die vielen sogenannten nervösen Frauen zugewiesen. Obgleich kein pathologischer Körperbefund und keine Krankheit vorliegen, handelt es sich dennoch um gynäkologische Patientinnen, und zwar einfach deshalb, weil diese Frauen selber sich so auffassen und zum Gynäkologen gehen. Das gilt nicht nur für die schon erwähnten hysterischen Patientinnen ohne wohl-definierte Körpersymptome, es gilt auch für hypochondrische, für depressive Versagenszustände, vegetative Dystonien, Ehestörungen, Sexualstörungen usw. Sie suchen ausgerechnet den Gynäkologen auf, entweder weil sie selber meinen, dass ihre Beschwerden gynäkologischer Art seien, wohinter sich oft eine Ahnung um die sexuelle Ätiologie verbergen mag, oder weil sie im Gynäkologen einen Anwalt für alle weiblichen Belange erleben. Nur allzu oft wird die ärztliche Praxis dem zahlenmäßig großen Patientengut der Nervösen nicht gerecht. Sie gehen von sich aus nicht zum Psychiater, und der somatisch orientierte Arzt fühlt sich überfordert.

Als dritte große Patientengruppe behandelt der Psychosomatiker psychische Folgeerscheinungen körperlicher Erkrankungen. Wenn eine Korrelation zwischen einem psychischen und einem körperlichen Befund vorliegt, ist noch lange nicht gesagt, dass das körperliche Symptom immer eine Folge der psychischen Veränderung sein muss. Oft gilt auch der umgekehrte Zusammenhang, denn jede körperliche Veränderung hat notwendigerweise Rückwirkungen auf Art und Stärke der jeweils wirksamen Phantasien und Impulse. Diese Veränderungen im psychischen Haushalt können mitunter in einem weiteren Schritt ihren Ausdruck in einer psychoneurotischen oder organneurotischen Symptomatik finden; wenn nämlich die aktivierten Vorstellungen eine Beziehung zu verdrängten Konflikten haben und wenn die Impulsbereiche, die aktiviert werden, aus Ängsten und Schuldgefühlen heraus gehemmt sind.

Eine Patientin z. B. spürte vage körperliche Veränderungen im Unterleib, deren Ursache, ein Myom, zunächst nicht erkannt wurde. Infolge Minderbegabung und emotionaler Konflikte konnte die Patientin sich keinen Reim auf ihre veränderte Selbstwahrnehmung machen, und sie geriet in einen unkontrollierten Zustand. Vor allem aber belebten die Veränderungen im Unterleib ihre Schwangerschaftsphantasien, und es kam zu einem scheinschwangerschaftsähnlichen Zustand. Psychotherapeutische Behandlung führte zu keinerlei Erfolg. Die grobe und umfangreiche Symptomatik verschwand aber schlagartig, als das Myom erkannt und entfernt wurde.

In ähnlicher Weise können das Hervorragen der kleinen Labien oder das Bewusstsein, infolge Mastitis stillunfähig geworden zu sein, erhebliche psychologische Komplikationen nach sich ziehen.

Bei vielen prämenstruellen, menstruellen oder klimakterischen Beschwerden lösen somatische Veränderungen die psychischen Veränderungen aus. Bei diesen Beschwerden spielen aber auch hysterische und organneurotische Züge eine Rolle. Es ergibt sich also der Hinweis, dass bei ein und derselben Symptomatik oft mehrere pathogenetische Wege gleichzeitig eine Rolle spielen.

Weil organische Veränderungen Störungen der Persönlichkeit nach sich ziehen können, ist es verständlich, dass das Problem des ärztlichen Umganges mit scheinbar rein somatisch Kranken in wachsendem Ausmaß in die psychosomatische Medizin mit aufgenommen worden ist. Nur so ist es zu verstehen, dass in jüngeren Jahren an zahlreichen amerikanischen Kliniken die psychosomatischen Abteilungen einen sogenannten Extention Service aufgebaut haben, innerhalb dessen bestimmte Psychiater jeweils einer bestimmten Abteilung der somatischen Medizin – wie etwa der Abteilung für Herzchirurgie, für gynäkologische Karzinome usw. – zur Mitbetreuung der Patienten zugeordnet wurden.

Eingangs wurde die Frage gestellt, ob sich die psychosomatische Medizin in das Gefüge der herkömmlichen medizinischen Theorie und Praxis zwanglos einordnet oder ob sie gesonderte Pfade geht. Die Aufzählung der Symptomatologie sollte zeigen, dass sich der Psychosomatiker hinsichtlich des zu behandelnden Krankengutes kaum von anderen Ärzten unterscheidet. Die Diskussion der Pathogenese sollte zeigen, dass die psychosomatische Medizin auch in ihren therapeutischen Konzepten nicht aus dem Rahmen der herkömmlichen Medizin herausfällt. Unter diesen beiden Gesichtspunkten ist die Psychosomatik eigentlich überhaupt kein selbständiges Fach, sondern ein zusätzlicher Aspekt, der in jeder Fachklinik einen Platz haben könnte.Die Berechtigung, die Psychosomatik als ein gesondertes Fach der Medizin aufzufassen, leitet sich am ehesten von dem besonderen Instrumentarium her, indem nämlich das ärztliche Gespräch eine auf den Umgang mit Konflikten ausgerichtete Spezialisierung erfahren hat. Ein weiterer Unterschied besteht in dem Umstand, dass die Behandlung des einzelnen Patienten zeitlich so aufwendig ist, dass ein Arzt immer nur wenige Patienten behandeln kann. Trotz dieses Nachteils ist die scheinbar so milieufremde Arbeit eines Psychiaters in einer Fachklinik der somatischen Medizin in Wirklichkeit sowohl für das Wohl des Patienten als auch für das Wohl der wissenschaftlichen Forschung durchaus sachgerecht.

Zusammenfassung

In pathogenetischer Hinsicht können psychogene Körpersymptome unterteilt werden in 1. Organneurosen mit drei Untergruppen, 2. Konversionshysterie und 3. direkte Folgen des neurotischen Konfliktes mit drei Untergruppen.

Die klassischen psychosomatischen Erkrankungen gehören zu jener Untergruppe von Organneurosen, bei denen es infolge unbewusster Haltungen zu sekundären morphologischen Veränderungen kommt. Solche Erkrankungen gibt es in der Gynäkologie fast gar nicht. Vielmehr handelt es sich meistens um Organneurosen im Sinne von Affekt- und Impuls-äquivalenten oder um körperliche Veränderungen infolge aufgestauter Erregung. Funktionelle endokrine Störungen und Resistenzminderung bei rezidivierenden Infektionen können direkte Folge eines neurotischen Konfliktes sein. Psychogene Körpersymptome in der Gynäkologie sind nur in der Minderzahl konversionshysterischer Natur. Abgesehen von den psychogenen Körpersymptomen behandelt der Psychosomatiker an einer Frauenklinik zwei weitere große Gruppen von Patientinnen: die vielen psychoneurotischen Frauen, die nur scheinbar eine gynäkologische Erkrankung haben und psychische Störungen, die nicht die Ursache, sondern die Folge körperlicher Erkrankungen sind.

LITERATUR

(1) FENICHEL, O.: The Psychoanalytic Theory of Neurosis. Norton, New York, 1945.
(2) ELERT, R.: Zur Genese der Notstandsamenorrhoe. Geburtsh. u. Frauenheilk. 12 (1952) 193.

DAS PSYCHOSOMATISCH ORIENTIERTE
SPRECHSTUNDENGESPRÄCH IN DER GYNÄKOLOGIE
UND GEBURTSHILFE

Zielsetzung der Fortbildung in geburtshilflich-gynäkologischer Psychosomatik ist nicht etwa Umschulung zur Durchführung von formaler Psychotherapie, welche in einer abendlichen Zusatzpraxis durchzuführen wäre. Vielmehr soll die psychosomatische Fortbildung den Gynäkologen befähigen, in seiner täglichen biologisch orientierten Praxis gleichzeitig auch psychische und soziale Faktoren berücksichtigen zu können. Die interpersonale Psychiatrie hat zwei Akzentverschiebungen in der theoretischen Auffassung der Neurose gebracht, welche die Entwicklung dieser bio-psycho-sozial orientierten Sprechstunde fördern. Es werden in formaler und in inhaltlicher Hinsicht praktische Aspekte der bio-psycho-sozialen Sprechstunde beschrieben.

Was ist die Zielsetzung von Fortbildung in geburtshilflich-gynäkologischer Psychosomatik? Ein Fall soll die Praxis der bio-psycho-sozial orientierten Sprechstunde illustrieren.

Bei einer 57 Jahre alten Patientin ergab die Probeexzision, dass es sich um ein Mammakarzinom handelte. Die Mammaamputation wurde sofort angeschlossen. Die Patientin konnte die plötzliche Veränderung ihres Körperbildes nicht verkraften, zumal jedermann damit gerechnet hatte, dass es sich um einen gutartigen Knoten in der Brust handelte. Sie wurde wenige Tage nach der Operation mürrisch, ärgerlich, depressiv. Obgleich sie angab, 18 Jahre lang eine sein gute Ehe geführt zu haben, klagte sie an, der Mann würde sich jetzt von ihr zurückziehen.

Mit der Operation und der anschließenden Nachbehandlung war die Therapie zunächst biologisch orientiert. Bald nach Einsetzen der Verstimmung wird die Patientin gefragt: „Zieht Ihr Mann sich von Ihnen zurück oder sind Sie selber in Gefahr, die Ehe innerlich aufzukündigen?" Ferner wird in suggestiver Weise darauf hingewiesen, die Kraft hinter ihrem Ärger und ihrer Anklage könnte vielleicht in eine Kraft zu konstruktiver Neugestaltung umorientiert werden. Diese beiden psychologischen Interventionen zielen einerseits auf Einsicht, andererseits auf Unterstützung ihrer Ich-Kräfte ab. Hinzu kommen eine interaktionale therapeutische Vorgehensweise und eine Einflussnahme auf das soziale Umfeld. Denn der Patientin und ihrem Ehemann wird in gemeinsamen Gesprächen nahegelegt, den Sexualverkehr sobald wie möglich wieder aufzunehmen. Einige Wochen später wird wiederum in gemeinsamen Gesprächen erörtert, inwieweit die Patientin im Geschäft des Ehemanns fortan mitarbeiten möchte und kann.

Diese einfachen Interventionen haben prompte Heilung von einer postoperativen depressiven Reaktion gebracht, und sie haben vor allem der Gefahr einer chronifizierenden Fehlanpassung vorgebeugt. Dabei sprengen diese psychosozialen Interventionen nicht den äußeren Rahmen der Allgemeinpraxis.

Bis in dieses Jahrhundert hinein dachte die Medizin praktisch ausschließlich in somatischen Kausalketten: Der Arzt diagnostizierte und therapierte nach dem Motto: Der Mensch ist das, was man in Anatomie und Physiologie über ihn zum Physikum zu lernen pflegte.

Um den 1. Weltkrieg herum wagten einige führende deutsche Internisten die Aussage, dass man in vielen Fällen von Ulcus duodeni, Asthma bronchiale und anderen sogenannten psychosomatischen Erkrankungen dem Erleben des Patienten nicht aus dem Wege gehen könne, und zwar sowohl in ätiologischer als auch therapeutischer Hinsicht. Der Internist suchte und fand daher die Diskussion mit dem Psychoanalytiker. Die Heilmethode der psychosomatischen Medizin wurde damit formale Psychotherapie. Das bedeutete aber, dass der Patient von zwei Fachleuten gleichzeitig behandelt wurde: vom sogenannten Somatiker einerseits und vom Psychotherapeuten andererseits.

Um diese therapeutische Spaltung zu überwinden, nahmen manche Gynäkologen die psychotherapeutische Behandlung in eigene Hand. Solange der Gynäkologe sich dabei aber an der formalen Psychotherapie des Fachpsychotherapeuten orientiert, wird die therapeutische Spaltung in einer veränderten Form beibehalten. Jetzt wird der Patient zwar nicht mehr von zwei unterschiedlichen Ärzten, wohl aber mit zwei unterschiedlichen ärztlichen Methoden behandelt, wobei ein und derselbe Arzt sich dem Patienten in zwei gänzlich unterschiedlichen Rollen präsentiert.

Eine weitere Fehlentwicklung ist es, wenn aus einer rein materialistisch-naturwissenschaftlich orientierten Medizin im Denken mancher eine ganz überwiegend psychologische Medizin wird.

In Beantwortung dieser beiden Fehlentwicklungen erfolgt zur Zeit ein weiterer Umschlag in der psychosomatischen Medizin. Nicht der Psychiater und der Psychotherapeut können die psychosomatische Medizin verwirklichen; psychosomatische Medizin ist vielmehr erst verwirklicht, wenn der Allgemeinarzt – und das schließt einen Facharzt wie den Gynäkologen mit ein – eine bio-psycho-sozial orientierte Sprechstunde durchführt.

Eine solche Sicht müsste freilich Konsequenzen für die Gestaltung der psychosomatischen Fortbildungsseminare haben. Mancher stimmt diesem Wort zu, denkt aber untergründig auch weiterhin an eine weitgehende Trennung zwischen somatischer medizinischer Praxis und psychosomatischem Sprechstundengespräch. Der Gynäkologe solle z.B. seine Patientin, die er doch schon lange kennt, auf einmal einem psychotherapeutischen „Erstinterview" unterziehen; oder es müssten erst bestimmte Vorbedingungen erfüllt sein, ehe es zu einem psychosomatischen Sprechstundengespräch kommen könne. Die bio-psycho-sozial orientierte Behandlung der obigen Patientin kennt keinerlei derartige Trennungen.

ZUR BESCHREIBUNG DER BIO-PSYCHO-SOZIALEN SPRECHSTUNDE

Die Möglichkeiten der bio-psycho-sozialen Sprechstunde werden selten konkret beschrieben. Die Entwicklung einer solchen Sprechstunde stellt aber gegenwärtig die zentrale wissenschaftliche Aufgabe der Psychosomatik dar. Dabei ist zu beachten, dass die konkrete Form der bio-psycho-sozialen Sprechstunde für die einzelnen medizinischen Fächer unterschiedlich aussehen muss, denn sie hängt stark von den jeweiligen konkreten Gegebenheiten, vom jeweiligen „setting" ab. Selbst innerhalb seines engeren Faches ist der Gynäkologe mit so unterschiedlichen Aufgaben und Situationen konfrontiert wie etwa die allgemeine gynäkologische Sprechstunde, Schwangerenbetreuung und Kreißsaal, Kontrazeption und Schwangerschaftskonfliktberatung, Sexualstörungen. In allen diesen unterschiedlichen Situationen gelten hinsichtlich der praktischen Durchführung der bio-psycho-sozialen Sprechstunde teilweise unterschiedliche Gesichtspunkte.

Für die wissenschaftliche Aufgabe der Entwicklung der bio-psycho-sozialen Sprechstunde in Geburtshilfe und Gynäkologie wären zweierlei Dinge nützlich: Die Erfahrungen aus den vielen Balint-Gruppen sollten gesammelt, gesichtet und integriert werden. Aber auch die psychosomatischen Fortbildungskurse in Geburtshilfe und Gynäkologie könnten in der Diskussion dieser Art von Sprechstunde ihre Hauptaufgabe sehen und dadurch gestaltend auf deren Entwicklung Einfluss nehmen. Auf dem Gebiet der inneren Medizin bemühen sich seit Jahren *Th. von Uexküll* und seine Schüler um die konkreten Fragen bezüglich einer derartigen Sprechstunde. Wesentliche Impulse gehen von dem Internisten und Psychoanalytiker *Engel* in Rochester (1) aus. Ein für die Praxis wichtiger Beitrag ist die Habilitationsschrift von 1. *Rechenberger* (6). Sie beschreibt aus dem Gebiet der dermatologischen Psychosomatik, wie es oft eine Weile dauert, bis der Patient von seiner Fixierung auf die rein somatische Seite seiner Erkrankung zu einem Gespräch über seine Befindlichkeit und seine psychosoziale Lebenssituation kommt. Sie geht nicht sofort und direkt auf das Erleben und Verhalten des Patienten ein, oszilliert vielmehr zwischen dem somatischen und psychischen Befund.

1. Weder der sogenannte Somatiker noch der reine Psychotherapeut verstehen es im allgemeinen, die Brücke vom somatischen Befund zum Erleben und Verhalten zu nutzen. Während der Gynäkologe seine diagnostischen und therapeutischen Maßnahmen durchführt, tritt er mit der Patientin in ein Gespräch

ein. Von Konsultation zu Konsultation kommt es zu einer schrittweisen Entfaltung, Konfrontation und Auseinandersetzung mit den Dingen. So kann er manch einer Patientin zu einer sich fortschreitend entfaltenden Aussprache und eventuell auch Umorientierung verhelfen. Dabei können die Interventionen des Gynäkologen durch all die Monate der Behandlung hindurch einem bestimmten roten Faden folgen.

2. Oft sind die Interventionen einfacher. Es handelt sich nicht nur um die Vermittlung von Einsicht, sondern um das Problem des psychologisch orientierten Umgangs mit dem Patienten. *Freedman*, *Kaplan* und *Sadock* (2) schreiben, der Arzt solle wahrnehmen, mit welchen Konfliktgebieten der Patient zur Zeit beschäftigt ist; dann würde er auf die emotionalen Bedürfnisse des Patienten eingehen und antworten können; mancherlei verdrängte Wünsche würden eine Befriedigung finden können, wenn der Arzt Einfluss auf die Umgebung nimmt, mit den Angehörigen spricht oder berufliche Veränderungen nahelegt. Die Arzt-Patienten-Beziehung würde durch die Frequenz der Konsultationen, durch Medikamente und ähnliche Dinge beeinflusst werden können. Wenn ein derartiges „Management" des Patienten mit einer intensiven biologischen Behandlung kombiniert werde, seien oft gute Resultate zu erzielen.

3. Über die Skala der therapeutischen Einwirkungsmöglichkeiten zur Reduktion von Spannung ist auf dem letzten Fortbildungsseminar gesprochen worden. Diese so wichtige ärztliche Aufgabe der Reduktion von Spannung wird in der medizinischen Psychologie merkwürdigerweise oft stiefmütterlich behandelt.

Die Entwicklung der bio-psycho-sozial orientierten Sprechstunde ist durch zwei Akzentverschiebungen in der theoretischen Auffassung ermöglicht worden,

a) In der kindlichen Genese können Phantasien und Antriebe auf angsterzeugende Umwelteinflüsse stoßen. Die äußere Schwierigkeit kann dann internalisiert werden zu einem inneren Konflikt. Als Folge davon wird die Persönlichkeitsstruktur durch Verdrängung und Hemmung gekennzeichnet. In der auslösenden Situation kommt es nun zu einer Mobilisierung des Verdrängten und Gehemmten und zu einer Symptomatik. Psychotherapeutische und psychosomatische Symptome beruhen also darauf, dass Phantasien und Antriebe trotz Verdrängung und Hemmung weiterhin wirksam bleiben.

Aus diesen Zusammenhängen hat man gefolgert, dass eine kausale und gründliche Therapie in der Aufarbeitung der prägenitalen Konflikte liegen müsse. Psychoanalyse erscheint dann als die Methode der Wahl. Denn im Verlaufe der psychoanalytischen Behandlung regrediert der Patient ja mental in seine Kindheit, und es kommt zu einer Umorientierung.

Unter dem Einfluss der interpersonalen Psychiatrie nach *Sullivan* und der sozio-kulturell orientierten psychoanalytischen Schulen wird heute neben dem inneren Konflikt auch den Umweltfaktoren eine größere Beachtung gegeben. Zwar beschäftigt sich auch die bio-psycho-soziale Sprechstunde mit den inneren Konflikten der Patientin, das wurde ja im obigen Fall angedeutet. Die bio-psycho-soziale Sprechstunde zielt aber weitgehend auch auf diejenigen Faktoren der Gegenwart ab, welche als auslösende Situation wirken. Hier wird eine Korrektur angestrebt.

b) Die zweite daraus resultierende Akzentverschiebung besteht darin, dass die Gesprächsführung nicht mehr hauptsächlich um den intrapsychischen Konflikt, sondern interaktional orientiert ist. Und das schließt die Arzt-Patienten-Beziehung mit ein.

Es sei betont, dass die Gesprächsführung also nicht auf die Konflikte selber, sondern auf die Konfliktderivate abzielt. Wenn man unbewusste Schwierigkeiten und Konflikte in kategorialer Form ausspricht und formuliert, statt sie in den Derivaten durchzuarbeiten, sind mehrere ungünstige Folgen zu erwarten. Der Prozess kann sich nicht entfalten, wird abgeschnitten. Der Patient wird irritiert und gibt die Beziehung zum Arzt auf. Dem Patienten werden irgendwelche theoretischen Vorstellungen und Komplexe in den Kopf gesetzt, welche keine hinreichende emotionale Beziehung zu seinen Schwierigkeiten haben, wodurch sein Denken und Erleben nur schwieriger, komplizierter wird. Es sei daran erinnert, dass ja selbst in einer formalen Psychotherapie der ganz überwiegende Anteil des Zeitaufwandes dem Durcharbeiten von Konfliktderivaten gewidmet ist.

Wenn diese bio-psycho-soziale Sprechstunde als die eigentliche Verwirklichung der psychosomatischen Medizin dargestellt wird, soll damit nicht etwa entmutigt werden, dass der eine oder andere Gynäkologe auch zusätzlich formale Psychotherapie durchführt. Nur soll die Ausübung eines Doppelberufes von Gynäkologie und formaler Psychotherapie nicht als die eigentliche Verwirklichung von der psychosomatischen Medizin hingestellt werden.

Bei der sogenannten kleinen Psychotherapie wendet der Arzt schon besondere Techniken an. Natürlich gibt es Übergänge zu der eben geschilderten Vorgehensweise. Es ist aber nützlich, die bio-psycho-sozial orientierte Sprechstunde und die kleine Psychotherapie begrifflich zu trennen. Vereinzelte Gynäkologen wenden sich auch der Aufgabe intensiver Psychotherapie zu. Je differenzierter jedoch die psychotherapeutischen Techniken werden, desto unwahrscheinlicher wird es, dass ein und derselbe Arzt beide Methoden beherrschen und anwenden kann.

THEMEN IN DER BIO-PSYCHO-SOZIALEN SPRECHSTUNDE

Zur Entwicklung der bio-psycho-sozial orientierten Sprechstunde ist es notwendig, über den Bereich der dort angeschnittenen Themengebiete zu reflektieren.

1. *Bio-psycho-soziale Reifungsschritte*

Die Frau geht in ihrer Entwicklung von der Geburt bis zum Senium durch eine Stufenfolge von bio-psycho-sozialen Reifungsschritten. In den einzelnen Abschnitten der Entwicklung führen neu einsetzende biologische Vorgänge oder neue Faktoren im sozialen Umfeld zu jeweils verändertem Erleben und Verhalten und zu neuen Aufgaben. Diese neuen Aufgaben können bewältigt werden oder auch nicht. So gibt es auf jeder Entwicklungsstufe die Möglichkeit, dass Pathologie zugrunde gelegt wird. Der Arzt hat es in seiner Sprechstunde sehr viel mehr mit den Implikationen dieser Reifungsschritte als mit der Psychodynamik bestimmter psychogener Erkrankungen zu tun. Daher sollen einige konkretere Andeutungen gemacht werden.

Für den Frauenarzt ist es z. B. von besonderer Wichtigkeit, wie sich die Ich-Identität und dann auch die Geschlechtsidentität seiner Patientinnen durch verschiedene Entwicklungsphasen hindurch schrittweise entwickeln. Bis in die Phase der zunehmenden Körperbeherrschung hinein geht es zunächst um die Entfaltung einer Ich-Identität. Mit der Entwicklung von Sprache und unter anderen sozialen Einflüssen kommt es dann zur Ausbildung einer sozialen Geschlechtsidentität. Erst danach kommt es zur Ausbildung einer infantilen genitalen Geschlechtsidentität. Das hat zur Folge, dass das Bild des Gegenge-schlechts libidinös besetzt wird und einen ganz besonderen Stellenwert im Erleben einnimmt. In der Vorpubertät kommt es dann zu dem besonders wich-tigen Reifungsschritt der Entfaltung von Intimität. Auf einmal wird nämlich die Befindlichkeit des Freundes genauso wichtig wie die eigene Befindlichkeit. Die damit verbundenen Aufgaben sind so schwierig, dass sie zuerst lediglich in Beziehung auf den gleichgeschlechtlichen Freund geübt werden können. Wenn einige Jahre später in der Pubertät der biologisch fundierte Koitaldrang hinzukommt, muss das Individuum auch mit diesem Drang erst umzugehen lernen. Erst im Verlaufe der Adoleszenz bildet sich dann normalerweise eine Geschlechtsidentität aus, in der Intimität und Koitaldrang integriert werden. So kommen dann die Entwicklungsstufe der reifen Partnerbeziehung, der Umgang mit dem Erlebnisbereich der Mutterschaft, die Problematik des Alterns und schließlich die Problematik der alten Frau. Es kann hier nicht näher ausgeführt werden, wie alle diese Entwicklungsschritte Beziehung zur Pathologie einer erwachsenen Frau haben können. Die Implikationen dieser unterschiedlichen bio-psycho-sozialen Reifungsschritte aber stellen einen wesentlichen Inhalt der Sprechstunde dar. Nur zwei Problembereiche seien angedeutet. Unter psycho-sexuellem Gesichtspunkt ist die Adoleszenz durch das Verschmelzen von Intimität und Koitaldrang gekennzeichnet; in sozialer Hinsicht dadurch, dass das Selbstwertgefühl in zunehmendem Maße von Arbeit und eigener Leistung abhängig wird; in geistiger und mentaler Hinsicht durch das Reifen von Urteilskraft und Über-Ich. Die Frage, ob das Individuum noch adoleszent oder schon erwachsen ist, hängt also vom Erreichen unterschiedlicher Maßstäbe ab. Diese unterschiedlichen Entwicklungsschritte können zu unterschiedlichen Zeitpunkten erreicht werden, und die damit verbundenen Entwicklungsdiskrepanzen können mannigfaltige psychische und soziale Spannungen nach sich ziehen, welche die Grundlage für Pathologie werden können. In der Entwicklungsphase des Alterns und übrigens auch bei der Sterbehilfe geht es um die Frage, inwieweit Sozialbezüge und interpersonale Interaktion einerseits aufgegeben, andererseits aber gerade aufgebaut werden müssen; freilich in einer veränderten Form (Molinski (4)).

2. Typische Patienten-Arzt-Situationen

Auch die Psychodynamik hinter typischen Konstellationen und Problemen in der Arzt-Patienten-Beziehung ist für die Gesprächsführung in der bio-psycho-sozialen Sprechstunde wichtiger als die psychogenetischen Zusammenhänge hinter bestimmten Erkrankungen. Nur wenige Konstellationen seien stellvertretend angedeutet: die junge, die alte Patientin; die attraktive, die abstoßende Patientin; die Überweisung; die Implikationen der gynäkologischen Untersuchung; der chronisch Kranke; die vorwurfsvolle Patientin usw.

Bei der infausten Prognose, um wieder nur ein Beispiel auszuführen, wird das Gespräch oft auf zwei verschiedenen Ebenen gleichzeitig stattfinden müssen: In offener Weise will der Patient bestimmte Dinge besprechen und regeln, um gleich nachher das Bedürfnis zu haben, vom Arzt wieder in seinem Versuch der Verleugnung unterstützt zu werden. Offene Gespräche und eine zirkulär verlaufende Induktion der Verleugnung zwischen Patient, Ehepaar und Arzt stellen ein Gespräch auf wechselndem Boden dar (Hertz (3)).

3. Krankenverhalten und Krankenrolle

10 Patienten mit einer bestimmten Krankheit mögen in pathoanatomischer und pathophysiologischer Hinsicht relativ gleich sein. Jeder aber erlebt seine Krankheit völlig unterschiedlich. Das Aufgreifen von Ätiologie-, Krankheits- und Therapievorstellung des Patienten kann für den Ausgang einer scheinbar rein somatischen Behandlung entscheidend sein (*Engel* (1)). Das ist ein für Fortbildungskurse besonders wichtiges Thema.

Auch verändert die Rolle als Kranker seine Stellung in der Gemeinschaft und Gesellschaft. So gibt es typische Krankenverhaltensweisen und Krankenrollen, welche zum Teil persönlichkeitsspezifisch, teilweise aber auch krankheitsspezifisch sind. Oft ist erst wenn man auf diese Dinge zu achten lernt, der Einstieg in ein sinnvolles Gespräch möglich.

Alle diese Dinge können in der bio-psycho-sozialen Sprechstunde zum Inhalt des Gesprächs werden. Zu einer solchen Gesprächsführung gehört aber die Fähigkeit zur Eigen- und Fremdwahrnehmung im emotionalen Bereich. Manche psychosomatischen Fortbildungskurse haben Veranstaltungen zum Üben dieser Fähigkeiten entwickelt.

Man sollte die Reflektion über typische Doktor-Haltungen und Doktor-Schwierigkeiten mit einschließen. Stellvertretend für andere seien nur 3 Gegensatzpaare aufgezählt: Aktivität – Passivität, Intimität und Distanz, Zu-Diensten-Sein – Konfrontation. Die reife ärztliche Persönlichkeit kann bei Beibehaltung der eigenen persönlichen Grundhaltung doch zwischen diesen Extremen oszillieren und somit unterschiedlichen Patienten gerecht werden.

Einem durch Aktivität gekennzeichneten Chirurgen mag es mitunter schwer fallen, eine abwartende, die Dinge sich entfalten lassende Haltung einzunehmen, und es ist günstig, wenn er darüber zu reflektieren lernt. Es ist jedoch eine wesentliche Voraussetzung für die Entwicklung der bio-psycho-sozialen Sprechstunde, dass der Gynäkologe sein therapeutisches Handeln nicht am Leitbild einer formalen Psychotherapie orientiert. Diese Einsicht sollte den Maßstab für die psychosomatische Fortbildung setzen.

Viele lehnen die Hilfe von Seiten eines Nervenarztes oder Psychotherapeuten ab. Diesem weiten Krankengut kann die psychosomatisch orientierte Sprechstunde des Allgemeinarztes aber dennoch gerecht werden. Die bio-psycho-soziale Sprechstunde hat also Möglichkeiten, welche dem Fachpsychotherapeuten verschlossen sind.

Literatur

(1) ENGEL, G.L., Psychisches Verhalten in Gesundheit und Krankheit. Huber, Bern 1970.
(2) FREEDMAN, A.M., H. KAPLAN, B.J. SADOCK: Modern synopsis of psychiatry. The Williams and Wilkins Co., Baltimore 1972.
(3) HERTZ, D.G.: Confrontation with death effect and influence of the impending death on the therapeutic process – A clinical essay.
(4) MOLINSKI, H.: Die psychische und familiäre Situation der alternden Frau unter Berücksichtigung psycho-pathologischer Verhaltensmuster. Frauenarzt 4, 258-266.
(5) MOLINSKI, H., D.G. HERTZ: Zielsetzung der Psychosomatik in Geburtshilfe und Gynäkologie. Therapiewoche 27, 636-646 (1977).
(6) RECHENBERGER I.: Tiefenpsychologisch ausgerichtete Diagnostik und Behandlung von Hautkrankheiten. Verlag für Medizinische Psychologie. Göttingen 1976.

PSYCHOTHERAPEUTISCH-GYNÄKOLOGISCHE POLIKLINIK UND DAS PROBLEM DER SELBSTVERWIRKLICHUNG DER FRAU

Wer an der psychosomatischen Abteilung einer Frauenklinik psychotherapeutisch tätig ist, wird darauf aufmerksam, dass die zu Krankheit führenden inneren Spannungen und Konflikte vieler Frauen eine Beziehung zum Problem der Gleichberechtigung haben. Das gilt für viele Sexualstörungen, für gynäkologische Schmerzzustände verschiedener Art, und es gilt für bestimmte psychosomatische Funktionsstörungen bei Schwangerschaft, Geburt und Wochenbett.

Ich möchte 3 Problemkreise erwähnen, innerhalb welcher die Frau sich nicht selten in einer abhängigen Rolle und damit ungleichberechtigt fühlt. Dabei werde ich nicht von gleichem Lohn und vom Recht oder gar der Pflicht auf Berufsarbeit sprechen, und auch nicht von der Frage, ob eine Frau unbegleitet ein Restaurant besuchen darf oder nicht. Denn die gegebene rechtliche und soziologische Situation der Frau halte ich nicht für die eigentliche und primäre Ursache des Problems der Gleichberechtigung. Benachteiligungen in der rechtlichen Stellung scheinen mir eher Folge einer Anzahl von Konflikten zu sein, die mit den unterschiedlichen biologischen Gegebenheiten bei Mann und Frau zu tun haben.

1. Beginnen wir mit Konflikthaftigkeiten in demjenigen Erlebensbereich, der in der Diskussion um die Gleichberechtigung der Frau am wenigsten Erwähnung findet, nämlich mit dem Bereich der Liebe:

Eine 41jährige, unverheiratete Frau hatte vom 16. Lebensjahr an ein teilweise sogar starkes sexuelles Verlangen verspürt. Aber sie hatte bis zu ihrem 30. Lebensjahr beharrlich „dagegen angekämpft", weil sie jungfräulich in die Ehe gehen wollte. Sie hatte das Bedürfnis, die erhoffte Beziehung zum Mann in das Wertgefüge ihres Kulturkreises eingebettet zu sehen. Sie resignierte jedoch schließlich und nahm vom 30. Lebensjahr an mit den verschiedensten Männern sexuelle Beziehungen auf. Zum Beispiel pflegte sie ein Tanzlokal zu besuchen, in dem sich einsame Menschen aus Gesellschaftskreisen trafen, die sie als angemessen erleben konnte. Sie erwies sich dabei als sexuell erlebnisfähig. Aber die sexuelle Erlebnisfähigkeit setzte aus, wenn der Mann nicht in den Rahmen ihrer Wertmaßstäbe passte. Der Arzt, so sagte sie, würde vielleicht nicht glauben, wie selbst gebildete Männer beim Geschlechtsverkehr zotenhafte und unflätige Worte gebrauchen würden, und dann könne sie keine Lust mehr verspüren. Im Verlauf der Jahre ließ ihre sexuelle Erlebnisfähigkeit nach, ohne freilich ganz zu schwinden. Sie sagte: „Man möchte ja geachtet sein, geliebt, geschätzt werden. Man möchte nicht Bäumchen-wechsel-dich. Die Männer gehen einfach zur Tanzdiele und kommen dann leichter zu ihrem Recht."

Die Ergebnisse der experimentellen Laboruntersuchungen von MASTERS und JOHNSON (1) entsprechen dem, was diese Patientin sagt: Im Gegensatz zu den Verhältnissen beim Mann, hängt die Orgasmus-Fähigkeit der Frau nicht nur von biologischen Faktoren ab, sondern in starkem Maße auch von der Art der zwischenmenschlichen Beziehung zum Partner, und auch davon, ob die für sie geltenden sozio-kulturellen Voraussetzungen erfüllt sind.

Diese Patientin zum Beispiel wollte zunächst jungfräulich in die Ehe gehen. Ferner konnte sie nur einen gebildeten Mann anerkennen. Er durfte keine zotenhaften Worte fallen lassen. Und wenn es schon nicht eine Ehe sein konnte, so musste die Beziehung doch über die momentane Befriedigung des sexuellen Bedürfnisses hinausgehen, wenn sie orgasmusfähig bleiben wollte.

Daher klagte sie an: „Ich möchte lieben! Nicht nur der Mann hat ein Recht auf Liebe!".

Sie gibt eine weitere Begründung für ihr Gefühl der Ungleichberechtigung im Bereich der Liebe an. Für den Mann sei es nicht schwer, eine Partnerin zu finden. Insbesondere wenn er gebildet ist, erst recht wenn er obendrein ansehnlich ist, könne er sich jeder Frau zuwenden, und diese würden antworten. Eine Frau aber, die sich einem Mann in Liebe zuwendet, würde noch lange nicht eine Antwort erwarten können. Resignierend fügt sie hinzu: „Dabei sind die Frauen ja heute schon viel hemmungsloser und bieten überall ihren Körper an. Die Männer haben es da leichter."

Diese Patientin fühlt sich also nicht gleichberechtigt, einmal wegen einer Unterschiedlichkeit im sexuellen Erleben von Mann und Frau, weil eine Frau nämlich mehr Vorbedingungen erfüllt sehen muss, ehe sie zum Orgasmus kommen kann; und zweitens, weil der Mann von der Frau, auf die er sein Auge richtet, eine emotionale Antwort erwarten könne, die Frau im umgekehrten Falle aber sehr viel weniger. Zusammengefasst: der Mann könne sein Bedürfnis nach Liebe leichter befriedigen als die Frau.

Schließlich bringt sie noch zum Ausdruck, dass die freie Liebe, die sie ja genutzt hat, ihr in keiner Weise Gleichberechtigung gebracht habe.

Sie hatte seit vielen Jahren ständige Schmerzen, die unmittelbar oberhalb der Symphyse lokalisiert waren und nach beiden Seiten ausstrahlten. Diese Symptomatik verrät uns das Vorliegen sexueller Konflikte und Gehemmtheiten, die sie in ihrem Bericht nicht direkt zum Ausdruck bringt. Damit ist aber die Wirksamkeit der oben dargestellten Konflikte nicht entkräftet. Sie erklärt übrigens selber, dass ihre Symptomatik mit den obigen Problemen zu tun haben müsse: Jahrelang habe sie immer wieder geträumt, dass sie in den Armen eines sie zärtlich haltenden Mannes daliege. Zum Geschlechtsverkehr sei es nie

gekommen, stattdessen sei sie immer mit den erwähnten Schmerzen aufge-
wacht.

Zur psychotherapeutischen Besprechung kam sie übrigens, nachdem sie
wegen Zysten in den Eierstöcken bei gleichzeitigem Uterus myomatosus
eine Totaloperation gehabt hatte. Sie gebrauchte die Frage, ob sie als Folge der
Entfernung der Gebärmutter frigide werden würde, als einen Aufhänger, um
ihr Gefühl der mangelnden Gleichberechtigung im Bereich der Liebe einmal
zum Ausdruck zu bringen.

Viele Frauen leben mehr in der Welt der Liebe und in der emotionalen Beziehung zum Mann, als es in der Regel für den Mann zutrifft. Im konkreten Fall
stellt sich die Frage, ob es sich dabei um eine Folge der Abhängigkeitsgefühle
der Frau handelt, ob sich die Frau also aus Abhängigkeitsgefühlen heraus an
den Mann klammert; oder ob es sich primär um eine intensive Liebesbeziehung
handelt, die dann die Frau freilich in eine im Vergleich zum Mann abhängigere
Lage versetzt. Erstere Frauen klagen über ein Gefühl der Abhängigkeit, letztere
nicht.

MASTERS und JOHNSON (2) kommen aufgrund ihrer Laboruntersuchungen
zu der Auffassung, dass die Natur die Frau nicht nur mit einer reichhaltigeren
Lustphysiologie ausgestattet hat, sondern gleichzeitig auch mit einer Kapazität
für intensiveres sexuelles Erleben. Die Verfasser werfen übrigens gleichzeitig
die Frage auf, ob nicht sexualfeindliche sozio-kulturelle Einrichtungen – die ja
gleichzeitig die Gleichberechtigung der Frau beeinträchtigen – als ein Schutz
vor der so starken sexuellen Kapazität der Frau entwickelt worden sind.

2. Auch die biologischen Faktoren Menstruation, Möglichkeit des Eintritts
einer Schwangerschaft, Geburt und Mutterschaft bringen reale persönliche
Abhängigkeiten mit sich, die tief in das Leben einer Frau eingreifen können.
Sie bringen es also mit sich, dass die Frau nicht frei über sich verfügen kann
und insofern gibt es ein biologisch bedingtes Abhängigkeitsgefühl der Frau
(MOLINSKI (3)).

Da die modernen oralen Kontrazeptiva eine weitgehende Überwindung der
Abhängigkeit von der weiblichen Physiologie mit sich bringen, hofften viele,
jetzt endlich würde die Gleichberechtigung der Frau verwirklicht werden. Die
100%ige Sicherheit der sogenannten Pille bedingt, dass die Frau jetzt „Herr"
über ihren Körper ist und selbst bestimmen kann, ob sie schwanger wird oder
nicht.

In der Kontrazeption ist sie nicht mehr auf die Kooperation mit dem Mann
angewiesen. Unter der „Pille" kann die Frau, wenn sie es will, ebenso unbedenklich wie der Mann eine Sexualbeziehung aufnehmen. Und schließlich
schätzen viele Frauen das Gefühl, nun nicht mehr von den Wechselfällen der
Menstruation kontrolliert zu sein, sondern umgekehrt diese unter Kontrolle zu
haben. Die Ovulationshemmer erlauben es der Frau also, sich frei zu fühlen
über Natur und Konvention. Manche meinen, die Überwindung der Abhängigkeit

von der weiblichen Physiologie mache die Frau dem Mann quasi gleich; und damit sei sie endlich gleichberechtigt.

Ein 3. Konfliktbereich, der die Gleichberechtigung der Frau beeinträchtigt, soll nur kurz erwähnt werden. Mutterschaft ist mit einem realen Interessenkonflikt dem Kind gegenüber verbunden. Unbeschadet allen Mutterglücks kostet das Kind dennoch Geld, Zeit und Mühe. Die Teilhabe der Mutter an den zur Verfügung stehenden Gütern und Möglichkeiten ist daher begrenzt. Die damit verbundene Konflikthaftigkeit kann übrigens zu mannigfachen psychosomatischen Störungen von Schwangerschaft, Geburt und Wochenbett führen (MOLINSKI (4)).

Wenn nicht von einer medizinischen, sondern von einer sozialen Indikation zur Schwangerschaftsunterbrechung gesprochen wird, hat man meist die Manifestationen dieses Konfliktbereiches im Auge. Dieses Mittel trägt aber wenig zur Gleichberechtigung der Frau bei, sondern es tauscht eine Konflikthaftigkeit gegen eine andere ein.

Die Gleichberechtigung der Frau ist also erschwert, weil die Frau ihr Bedürfnis nach Liebe nicht so leicht wie der Mann befriedigen kann; weil die weibliche Physiologie viele persönliche Abhängigkeiten mit sich bringt und weil ein realer Interessenkonflikt zwischen Mutter und Kind in Bezug auf die zur Verfügung stehenden Güter und Möglichkeiten besteht.

Wie nun kann die Frau die Gleichberechtigung erlangen?

Es war für viele eine Überraschung, dass die Frauen sich seit Einführung der oralen Kontrazeptiva keineswegs mehr gleichberechtigt fühlen als früher; der anklagende Ruf nach Gleichberechtigung ist seither im Gegenteil eher lauter und intensiver geworden.

Dieses merkwürdige Faktum wird verständlich, wenn man nicht von dem juristischen Terminus „Gleichberechtigung = gleiche Rechte", sondern von dem psychologischen Terminus „Gleichberechtigung = gleiches Recht auf Selbstverwirklichung" ausgeht.

Psychologisch gesehen heißt Gleichberechtigung, dass sowohl der Mann als auch die Frau ein gleiches Anrecht darauf haben, sich ihren Anlagen und Bedürfnissen entsprechend selbst verwirklichen zu können. Wenn es aber, wie durch die Beispiele angedeutet wird – wenn auch nur unvollständig (MOLINSKI (5)) – biologisch bedingte psychologische Unterschiede zwischen Mann und Frau gibt, hat man eine wissenschaftliche Begründung für die an sich offensichtliche Tatsache, dass die Gleichberechtigung der Frau nicht in allen Details auf den Wegen des Mannes erfolgen kann.

Von dieser Auffassung der Gleichberechtigung her ist es verständlich, warum so viele Wege enttäuscht haben.

Die Erfahrung hat gezeigt, dass eine weitgehende Revision der sozialen, politischen und rechtlichen Stellung der Frau das Gefühl, nicht gleichberechtigt zu sein, kaum tangiert hat. Das ist nicht verwunderlich, denn an den erwähnten Konflikthaftigkeiten wird durch die moderne Gesetzgebung nur wenig geändert.

Die Erfahrung zeigt weiter, dass auch die Hoffnung getäuscht hat, die modernen oralen Kontrazeptiva würden nun endlich die Gleichberechtigung der Frau mit sich bringen. In einer längeren Arbeit MOLINSKIS (6) ist gesondert gezeigt worden, dass die oralen Kontrazeptiva zwar die Selbstverwirklichung sehr vieler Frauen fördern, dass sie aber bei anderen Frauen hinsichtlich Kinderwunsches, sexuellen Erlebens und ehelicher und wirtschaftlicher Sicherheit die Selbstverwirklichung eher erschweren können. Auch wird dort die Beziehung der Frau zu ihrem eigenen Körper diskutiert und auch die Problematik, die hinsichtlich der Verwendung der psychischen Energie bei denjenigen Frauen auftritt, die ihr Interesse nicht in eine andere Richtung lenken können oder wollen.

Andere hofften, die Gleichberechtigung der Frau würde eintreten, wenn die Gesellschaft nur die freie Liebe tolerieren würde. Obige Patientin hat erklärt, warum ihr die freie Liebe nicht geholfen hat, und sie steht mit ihrer Erfahrung nicht allein.

Nur allzu oft nimmt die Forderung nach Gleichberechtigung den Charakter einer Forderung eines abmessenden Macht- und Konkurrenzkampfes an. Machtkampf, auch der Machtkampf zur Erreichung bestimmter Frauenrechte, mag seine Berechtigung haben, solange es sich um die Auseinandersetzung zwischen großen Gruppen handelt. Auf dieser Ebene wäre der Ausdruck „Frauenrechte" vielleicht realistischer als der Ausdruck „Gleichberechtigung". Die Gleichberechtigung des Individuums, der einzelnen Frau, kann aus mehreren Gründen, die an anderer Stelle von MOLINSKI (6) abgehandelt worden sind, niemals auf der Ebene des Antagonismus und des Kampfes erreicht werden.

Es sei hier lediglich gesagt: es gibt keine Selbstverwirklichung ohne den anderen. Der Mann erlebt oder phantasiert die Frau als seine weibliche Ergänzung und umgekehrt. Die Aussage, dass der Mensch das fundamentale Bedürfnis hat, Männlichkeit und Weiblichkeit als sich ergänzende psychische Prinzipien aufzufassen beziehungsweise zu phantasieren, besagt aber, dass Mann und Frau der Kooperation und des Dialogs bedürfen, um zur Selbstverwirklichung zu kommen.

Fernerhin ist es nicht verwunderlich, dass der am Mann orientierte Begriff der Gleichberechtigung den Frauen nicht gegeben hat, was er zu versprechen schien. Man misst ja dabei ihre Rechte nicht an den eigenen Bedürfnissen, nicht an dem, was sie selbst ist, sondern an dem, was der Mann ist. Wenn die Frau aber Identität mit dem Mann anstrebt, gibt sie die Selbstverwirklichung auf und damit die Verwirklichung der eigenen weiblichen Daseinsweise.

Auf allen diesen Wegen zum Ziel der Gleichberechtigung der Frau mögen einige Vorteile erreicht worden sein. Sie haben aber nicht eigentlich Gleichberechtigung gebracht, sondern zum Teil genau umgekehrt die Lage der Frau nur schwieriger gemacht. Weder Gleichheit mit dem Mann, noch Machtkampf können der legitime Inhalt des Begriffs der Gleichberechtigung sein, sondern nur Selbstverwirklichung und Partnerschaft per Dialog und Kooperation.

Freilich darf diese Einsicht nicht ablenken von bestimmten Leistungen, die zu erbringen sind.

Einerseits müssen es sowohl der Mann als auch die Frau lernen, sich mit gewissen Einschränkungen und Abhängigkeiten abzufinden, die von ihren biologischen Gegebenheiten bedingt sind. Das mag eine Leistung sein, die für einen Menschen der modernen Zeit besonders schwer ist.

Andererseits bleibt die Aufgabe nicht erspart, die sozio-kulturellen Bedingungen so zu gestalten, dass eine Ausnutzung aufgrund biologischer Gegebenheiten ausgeschaltet und dass die Wege zur Selbstverwirklichung geebnet werden.

ZUSAMMENFASSUNG

Die Gleichberechtigung ist erschwert

1. wegen zum Teil biologisch grundgelegter Konflikte im Liebesbereich, aus denen heraus die Frau ihr Bedürfnis nach Liebe nur schwerer befriedigen kann als der Mann;
2. weil die weibliche Physiologie viele persönliche Abhängigkeiten mit sich bringt und
3. weil ein realer Interessenkonflikt zwischen Mutter und Kind in Bezug auf die zur Verfügung stehenden Güter und Möglichkeiten besteht.

Psychologisch gesehen heißt Gleichberechtigung, dass sowohl der Mann als auch die Frau ein gleiches Anrecht darauf haben, sich ihren Anlagen und Bedürfnissen entsprechend selbstverwirklichen zu können. Die diskutierten biologisch bedingten psychologischen Unterschiede zwischen Mann und Frau ergeben eine wissenschaftliche Begründung für die an sich offensichtliche Tatsache, dass die Gleichberechtigung der Frau nicht in allen Details auf den Wegen des Mannes erfolgen kann.

LITERATUR

(1) MASTERS, W.H. und V.E. JOHNSON: Human Sexual Response. C. & A. Churchill Ltd., London, S. 140 (1966).
(2) MASTERS, W.H. und V.E. JOHNSON: Human Sexual Inadequacy. C. & A. Churchill Ltd., London, S. 219-220, (1970).
(3) MOLINSKI, H.: Beziehungen der Ovulationshemmer zu den Abhängigkeitsgefühlen der Frau und zum Problem der Gleichberechtigung. Geburtshilfe und Frauenheilkunde, 31, 1070 (1971).
(4) MOLINSKI, H.: Die unbewusste Angst vor dem Kind. Kindler-Verlag, München, 1972.
(5) MOLINSKI, H.: Biologische Grundlagen der weiblichen Psychologie, Med. Monatsschrift, 26, 50 (1972).
(6) MOLINSKI, H.: Kontrazeption und Gleichberechtigung der Frau. Z. Psychother. u. Med. Psychol., 22, 129 (1972).

PSYCHOSOMATIK IN DER SPRECHSTUNDE DES NIEDERGELASSENEN ARZTES – EINE UTOPIE?

EIN MODELL ZUR FORTBILDUNG

Gegenwärtig ist es die vielleicht drängendste wissenschaftliche Aufgabe der psychosomatischen Medizin herauszufinden, erstens ob die gleichzeitig bio-psycho-sozial orientierte Sprechstunde des praktizierenden Arztes lehrbar ist; und zwar so, dass das Lehrangebot hinsichtlich des Aufwandes an Zeit und Mühe innerhalb der Möglichkeiten des niedergelassenen Arztes bleibt und zweitens ob dabei eine erkennbare Veränderung der durchschnittlichen ärztlichen Praxis resultieren kann.

Psychische und soziale Faktoren können einen Einfluss auf körperliche Erkrankungen und auf das körperlich kranke Individuum ausüben. Diese psychosomatische Krankheitslehre würde zwar erfordern, dass der psychosoziale Aspekt in die Medizin und in die ärztliche Sprechstunde hineingenommen wird. Tatsächlich aber wird unter dem Einfluss des schillernden Wortes psychosomatische Medizin der psychosoziale Aspekt oft aus der ärztlichen Sprechstunde herausgenommen und abdelegiert.

PSYCHOTHERAPEUTISCHE BEHANDLUNG PARALLEL ZUR ÄRZTLICHEN SPRECHSTUNDE

Man meint oft, Psychosomatik sei verwirklicht, wenn sich der nervöse Patient bei einem entsprechenden Fachspezialisten in psychotherapeutische Behandlung begibt, die somatische Diagnostik und Therapie aber weiterhin in Händen seines Arztes bleibt.

P. Fürstenau schreibt: „Versteht man Psychotherapie als eine systematische persönliche Einflussnahme auf andere mit dem Ziel ihrer Veränderung durch Lernen innerhalb des sozialen Feldes einer Behandlung, dann erkennt man, dass Psychotherapie sehr enge Beziehungen zu solchen Aktivitäten wie Erziehung und Bildung, Sozialarbeit, Resozialisierung, aber auch Propaganda hat. Damit rücken die Sozialwissenschaften, insbesondere Sozialpsychologie, Kommunikationsforschung, Lernpsychologie an die erste Stelle der 'Grundwissenschaften' für Psychotherapie und relativieren damit die Modellfunktion der organischen Naturwissenschaften." (1)

In Übereinstimmung mit dieser Auffassung nimmt die Zahl der nichtärztlichen Psychotherapeuten zu. Das gilt für psychotherapeutisch tätige

Psychologen, Soziologen, Theologen, Pädagogen, Psychagogen, Sozialarbeiter, Beraterinnen für Schwangerschaftskonflikt und Sexualstörungen, welche oft für diesen Zweck geschulte Laien sind, und andere mehr. Diese stehen oft in dem Dilemma, sich einerseits für die eigentlichen und legitimen Vertreter der psychosomatischen Medizin zu halten, andererseits aber den somatischen Aspekt der Medizin weder studiert zu haben noch zu praktizieren.

Nach dieser Theorie und Praxis ist es nur logisch, wenn das zu erwartende Psychologengesetz die Einheit des Heilberufes aufgibt und einen zweiten Heilberuf schafft und wenn an manchen medizinischen Fakultäten die psychosomatische Medizin in ein sogenanntes psycho-soziales Zentrum abdelegiert wird.

Psychosomatische Medizin und formale Psychotherapie bei einem Fachpsychotherapeuten sind aber in Wirklichkeit unterschiedliche Dinge.

VERWIRKLICHUNG DER PSYCHOSOMATIK IN DER BIO-PSYCHO-SOZIAL ORIENTIERTEN SPRECHSTUNDE DES PRAKTIZIERENDEN ARZTES

Unter dem Gesichtspunkt der hinreichenden Bereitstellung von psychotherapeutischen Behandlungsmöglichkeiten hat sich also angebahnt, dass der psychosoziale Aspekt aus der Medizin mitunter eher herausgenommen wird. Andererseits ist die psychosomatische Medizin im eigentlichen Sinn des Wortes erst verwirklicht, wenn der Arzt genau umgekehrt die psychologische und soziale Dimension mit in seine somatisch orientierte Sprechstunde hineinnimmt und miteinander integriert. In der gleichzeitig bio-psycho-sozial orientierten Sprechstunde bleibt der Arzt also durchaus im Rahmen seiner traditionellen Praxis. Während er sich aber mit Anamnese, Befund, Therapie befasst, ist seine Aufmerksamkeit nicht ausschließlich auf sogenannte „objektive" Tatbestände, sondern auch interpersonal ausgerichtet. Gerade weil jegliches ärztliche Handeln immer die Gesamtheit des erkrankten Individuums berücksichtigen sollte, ist ja Psychosomatik für den Studenten der Medizin ein Pflichtfach geworden.

Ist eine solche gleichzeitig bio-psycho-sozial orientierte Sprechstunde aber überhaupt möglich? Und was wird bisher getan, um sie zu lehren?

Es finden viele psychosomatische Kongresse, Seminare und Fortbildungskurse statt. Letztere leiden aber unter einem dreifachen Paradoxon. Verbal würden alle darin übereinstimmen, dass psychosomatische Fortbildung auf eine solche Sprechstunde abzielen sollte. Tatsächlich aber wagen die Fortbildungskurse kaum, ihren Inhalt auf dieses Ziel auszurichten. Der Grund dafür liegt darin, dass die Praxis einer gleichzeitig bio-psycho-sozial orientierten Sprechstunde bisher keine hinreichende Beschreibung gefunden hat. Ersatzweise bieten viele psychosomatische Fortbildungsveranstaltungen etwas anderes an, nämlich Kurse zur Erlernung der unterschiedlichen Verfahren formaler Psychotherapie.

Das zweite Paradoxon bezieht sich auf die daraus resultierende Praxis. Sehr schnell nämlich haben insbesondere viele aufgeschlossene Gynäkologen eine psychotherapeutische Sprechstunde entwickelt. Meistens führen sie eine konventionelle gynäkologische Praxis aus, und praktizieren im Zweitberuf, meist abends, formale Psychotherapie.

Auch hier ist psychosomatische Medizin im eigentlichen Sinn des Wortes nicht verwirklicht. Denn die Trennung zwischen somatischer und psychologischer Medizin bleibt; das zwar nicht in Form zweier verschiedener Spezialärzte, wohl aber in Form ein und desselben Arztes in zwei getrennten Rollen.

Das dritte Dilemma besteht darin, dass die Fortbildungskurse weitgehend kognitiv orientiert bleiben, wo es doch der psychosomatischen Medizin in Wirklichkeit weitgehend um den emotionalen und interaktionalen Aspekt geht.

Gute Fortbildungsresultate verdanken wir dagegen den inzwischen weithin anerkannten Balint-Gruppen. Über die Besprechung vieler Fälle aus der täglichen Praxis kommt es zur Entfaltung der Fähigkeit zu emotionaler Eigen- und Fremdwahrnehmung. Der Arzt lernt es, schärfer wahrzunehmen, was der Patient bewusst oder unbewusst an ihn heranträgt und wie er selber bewusst oder unbewusst auf den Patienten reagiert. So wird die Arzt-Patienten-Beziehung zu einem wichtigen diagnostischen und therapeutischen Mittel.

Zwar werden Sachinformation und theoretische Hinweise mitunter in die Diskussion des jeweiligen Falles eingestreut, das geschieht aber so sparsam wie irgend möglich. Denn es wird befürchtet, dass eine zu rationale und kognitive Ausrichtung der Diskussion in der Gruppe die Entfaltung der emotionalen Fähigkeiten behindern würde. Wenn aber das Gespräch viele Jahre lang auf dieser Ebene gehalten wird – und so lange dauern Balint-Gruppen ja meist – besteht wiederum die Gefahr einer einseitigen Überbetonung.

Während also viele psychosomatischen Seminare und Fortbildungskurse zu kognitiv ausgerichtet sind, können manche Balint-Gruppen zu ausschließlich psychologisch ausgerichtet sein.

Seit der neuen Approbationsordnung für Ärzte hat sich die Situation geändert. Das Studium bietet in der Kombination von praktischem Kurs und Vorlesung sowohl Gelegenheit zur persönlichen Erfahrung im emotionalen und interaktionalen Aspekt der Arzt-Patienten-Beziehung als auch Sachinformation und Theorie.

Die Erfahrung zeigt, dass viele der jetzigen jungen Klinikärzte, die schon nach der neuen Approbationsordnung studiert haben, tatsächlich eine erweiterte ärztliche Sicht und Praxis erworben haben.

Das gilt interessanterweise nicht nur für die besonders Interessierten, wie man sie in Balint-Gruppen anzutreffen pflegt, sondern auch für manche ehemaligen Studenten, die im Kurs zunächst kein sonderliches Engagement gezeigt hatten.

Ein Fortbildungskurs für die psychosomatisch orientierte Sprechstunde

Gegenwärtig ist es die vielleicht drängendste wissenschaftliche Aufgabe der psychosomatischen Medizin herauszufinden,

(1) ob die gleichzeitig bio-psycho-sozial orientierte Sprechstunde des praktizierenden Arztes lehrbar ist; und zwar so, dass das Lehrangebot hinsichtlich des Aufwandes an Zeit und Mühe innerhalb der Möglichkeiten des niedergelassenen Arztes bleibt; und

(2) ob dabei eine erkennbare Veränderung der durchschnittlichen ärztlichen Praxis resultieren kann.

Es geht also um die Entscheidung, ob die bio-psycho-sozial orientierte Sprechstunde des praktizierenden Arztes praktikabel ist oder letzten Endes doch nur eine Utopie bleiben muss (2, 3, 4, 5).

Wir haben daher einen erweiterten Fortbildungskurs für den praktizierenden Arzt entwickelt. An der Universitäts-Frauenklinik Düsseldorf findet an 15 Samstagen, welche über einen Zeitraum von eineinhalb Jahren verteilt sind, von 10 bis 16 Uhr ein Programm von fünf unterschiedlichen Lehrveranstaltungen statt. Dabei geht es um Erfahrung am und mit dem Patienten, um Sachinformation und um Selbsterfahrung.

(1) Es findet eine Balint-Gruppe statt; denn wir gehen davon aus, dass diese bisher die besten Fortbildungserfolge gebracht haben.

(2) Hinzu kommt die direkte Erfahrung in live-Interviews mit Patienten, um die psychosomatisch orientierte Gesprächsführung praktisch zu üben und theoretisch zu besprechen.

(3) In einer weiteren Stunde findet die Supervision von fortlaufenden Behandlungsfällen der Teilnehmer statt. Der Akzent des Unterrichtes weicht hier von dem der Balint-Gruppen ab.

(4) Wir sind der Meinung, dass auch Sachinformation und Theorie nötig sind. Daher werden in einer Unterrichtsstunde psychosomatische Probleme in der täglichen Praxis abgehandelt.

(5) Schließlich wird das Tagesprogramm durch das Angebot einer Selbsterfahrungsgruppe abgeschlossen. Die Teilnahme ist nicht verpflichtend, wird den Teilnehmern jedoch empfohlen.

Jedem Teilnehmer wird darüber hinaus die Möglichkeit geboten, im Verlaufe des Kurses in einer individuellen Aussprache seine persönlichen Möglichkeiten und eventuell auch Schwierigkeiten hinsichtlich der bio-psycho-sozial orientierten Sprechstunde abzuwägen. Es handelt sich also um eine berufs- und persönlichkeitsspezifische Aussprache.

Das Programm vereinigt also Information und kognitive Aspekte, emotionale und interaktionale Eigen- und Fremdwahrnehmung, psycho-somatisch orientierte Gesprächsführung und Selbsterfahrung und das in einem äußeren Rahmen, welcher für den niedergelassenen Arzt praktikabel sein dürfte.

Mit Beendigung des Kursus soll bestimmt werden, ob das vorgetragene Fortbildungsmodell den Teilnehmern wirklich eine erweiterte diagnostische und therapeutische Kompetenz vermitteln konnte.

Ein negatives Ergebnis würde darauf hinweisen, dass die psychosomatische Praxis wirklich nur einem engen Kreis besonders engagierter Ärzte vorbehalten bleiben muss. Es mag sich aber auch herausstellen, dass das vorgetragene Fortbildungsmodell das gesteckte Ziel erreichen kann und die psychosomatische Praxis des niedergelassenen Arztes keine Utopie zu bleiben braucht.

In beiden Fällen aber lässt das Resultat einen Hinweis für die strittige Frage der Gestaltung von Form und Inhalt zukünftiger psychosomatischer Fortbildungsveranstaltungen erwarten.

LITERATUR

(1) FÜRSTENAU, P.: Zur Theorie psychoanalytischer Praxis, Psychoanalytisch-sozialwissenschaftliche Studien. Klett-Kotta, 1978, S. 16.

(2) MOLINSKI, H., D.G. HERTZ: Zielsetzung der Psychosomatik in Geburtshilfe und Gynäkologie. Therapiewoche 27 (1977) 636-46.

(3) MOLINSKI, H.: Das psychosomatisch orientierte Sprechstundengespräch in der Gynäkologie und Geburtshilfe, Therapiewoche 28 (1978) 6486-9492.

(4) RECHENBERGER, I.: Tiefenpsychologisch ausgerichtete Diagnostik und Behandlung von Hautkrankheiten, Zeitschrift für Psychosomatische Medizin und Psychoanalyse, Beiheft Nr. 5; 1976.

(5) RECHENBERGER, I.: Zugang zu psychosomatischen Aspekten in der Dermatologie, Praxis der Psychotherapie 22 (1898) 265-270.

PSYCHOLOGISCHE ASPEKTE DER GYNÄKOLOGISCHEN BALNEOLOGIE UND PHYSIOTHERAPIE

In vielen Beiträgen werden die Heilerfolge von gynäkologischer Balneologie und Physiotherapie weitgehend im Rahmen naturwissenschaftlicher Kausalität erklärt werden. Dabei erscheint alles in sich selber vollständig und schlüssig, so dass sich zunächst kein Bedürfnis nach zusätzlichen Erklärungsprinzipien meldet. Und doch stellt sich die Frage, ob sich das Frauenbad und die Physiotherapie wirklich auf chemische und physikalische Wirkmechanismen reduzieren lassen.

Was heilt im Heilbad?

Die Antwort auf die Frage nach den krankmachenden und nach den heilenden Faktoren hängt von der jeweils gültigen Krankheitslehre ab.

Krankheitslehre

Eine rein naturwissenschaftlich orientierte Krankheitslehre

Unter dem Einfluss der großen Erfolge der Naturwissenschaften hat sich seit dem vergangenen Jahrhundert eine fast ausschließlich naturwissenschaftlich orientierte Medizin entwickelt. Man sah den kranken Menschen als einen Organismus an, in dem die anatomischen und physikalisch-chemischen Gegebenheiten in Unordnung gekommen sind. Dementsprechend wurde Heilung von Krankheit so gesehen, dass die Störungen von Anatomie und Physiologie repariert werden. Dementsprechend werden dann Chirurgie, Pharmakon, orthopädischer Apparat, Bestrahlung, Physiotherapie und Diät als die eigentlichen Heilmittel der Medizin angesehen. Alle diese Heilfaktoren sollen die organischen Gegebenheiten wieder herstellen, und damit sei der kranke Mensch dann auch wieder gesund.

Sowohl beim Patienten als auch beim Arzt meldeten sich jedoch Unbehagen und Zweifel. Der kranke Mensch fühlt deutlich, dass er mehr braucht als nur die Korrektur pathophysiologischer Vorgänge in seinem Gewebe. Der Arzt aber kann u. a. nicht vor der Frage ausweichen, warum denn die Anwendungen an einen aufwendigen Kurbetrieb gebunden bleiben sollen, wenn sie doch am Heimatort dieselben physikochemischen Vorgänge bewirken würden.

Eine bio-psycho-sozial orientierte Krankheitslehre

Dieses Unbehagen findet eine Lösung in einer gegenwärtigen Fortentwicklung der Krankheitslehre.

Es ist zwar richtig, dass eine AIDS-Erkrankung, gehäufte Knochenbrüche oder eine Leberzirrhose durch die entsprechenden somatischen Noxen verursacht werden. Gleichzeitig stellt sich aber auch die Frage, aus welchen persönlichen oder sozio-kulturellen Bedingungen heraus das betreffende Individuum überhaupt erst in die Lage gekommen ist, sich solchen Noxen auszusetzen. Die Frage, ob nur die durch die Noxe entstandene Schädigung der eigentliche Gegenstand der Behandlung sei oder ob auch die schädigende Einwirkung selber – eine oft selbst verursachte schädigende Einwirkung – unabdingbar mit in die Behandlung hineingenommen werden muss, wird bei der Diskussion der physiotherapeutischen Anwendungen eine Rolle spielen.

Viele funktionelle Störungen in der Gynäkologie sind das somatische Korrelat zu gehemmten Affekten. Affekte sind nicht nur ein psychisches, sondern weitgehend auch ein physiologisches Geschehen, welches viele Organsysteme gleichzeitig involviert. Die Affektphysiologie kann aber die autochthone Physiologie einzelner Organsysteme überlagern und modifizieren und damit über Krankheit und Gesundheit entscheiden. Darüber hinaus sind Affekte nicht lediglich privates biologisches Geschehen innerhalb eines isolierten Individuums, sondern sie sind ein physiologisches Geschehen, welches nur innerhalb einer interpersonalen Verwebung mit dem anderen, also innerhalb der kommunalen Existenz des Menschen, zustande kommt. Schließlich spricht die psychosomatische Medizin nicht mehr allein von demjenigen prozesshaften organischen Geschehen, welches zu dem dinghaft anmutenden Begriff einer Krankheit abstrahiert worden ist. Sie spricht darüber hinaus auch sehr viel von dem kranken Menschen, der sich von seinen sozialen Verpflichtungen abmeldet, weil er sich den Dingen nicht mehr gewachsen fühlt, der seiner Umwelt gegenüber ein bestimmtes Krankenverhalten praktiziert und der sich vielleicht so verhält, dass daraus noch weitere Beeinträchtigungen seiner eigenen biologischen Funktionen und der biologischen Funktionen seiner Bezugspersonen resultieren.

Die Frage nach der Natur von krankmachenden und heilenden Faktoren wird nach der erweiterten Krankheitslehre also multifaktoriell beantwortet:

Rein somatische Faktoren: physikalische und chemische Einwirkungen aus der natürlichen Umwelt;

Psychologische Faktoren: affektives Geschehen infolge von Vorstellungen, Bildern und Einwirkungen aus den interpersonalen Verflechtungen;

Soziale Faktoren: also nicht an individuelle Personen gebundene Wirkfaktoren wie Kultur, Sitten und Gebräuche, Recht, Sprache, aber auch vom Menschen verursachte physikalische und chemische Einwirkungen.

Die krankmachenden Faktoren sind also weitgehend in der kommunalen Existenz des Menschen begründet; darin also, dass der Mensch nur in ständigem Austausch mit seinem kulturellen und personalen Umfeld existiert und nie losgelöst davon. Folglich liegen nach dieser Krankheitslehre auch hier entscheidende therapeutische Möglichkeiten.

Das hellenistische Asklepeion

Gerade weil es aber um die Implikationen der kommunalen Existenz geht, bietet die Balneologie ideale Heilungsmöglichkeiten. Schon das Asklepeion der hellenistischen Zeit stellte eine umfassende Praxis des Heilens zur Verfügung, freilich ohne dass es die erst von unserer Zeit formulierte bio-psycho-sozial orientierte Krankheitslehre gegeben hätte.

Die Kräfte der Natur

Der Heilsuchende – er kam für mindestens drei Tage – trat barfuß über Sand und Wiese ein, um in das Wasser einzusteigen und um sich von Sonne, Wind, Luft und körperlicher Bewegung beeinflussen zu lassen. So übergab er sich den Elementen der Natur. Dabei wurden archetypische Bilder mobilisiert, die wie ein Katalysator psychische Inhalte in Gang setzen.

Sozio-kulturelle Faktoren

Im Asklepeion gab es Theateraufführungen und Spiele, Flötenspiele und Diskussion. Auch der geistliche Bereich war berücksichtigt: das Bild der Göttin stand ja sogar im Mittelpunkt. So fand der Heilsuchende Anregungen und Denkanstöße für seine weitere Entwicklung.

Individuelle Psychologie

Angeregt durch die Einwirkungen von Seiten der Natur, des kulturellen Umfeldes und neuer interpersonaler Kontakte, konnte der Heilsuchende sich in besonderen Kammern zum Schlafen und Träumen zurückziehen, Er konnte dann mit dem Priester oder der Priesterin sprechen, und er bekam eine Erklärung, eine Deutung, einen Rat, ein Orakel.

Welche konkreten therapeutischen Faktoren aber können wir erkennen, wenn wir heute eine Patientin durch ein modernes Frauenbad begleiten? Kaum einer hat das so umfassend erkannt und in Wort und Schrift vertreten wie *H. Baatz*. Die folgende Darstellung ist so weitgehend durch die Gespräche mit ihm beeinflusst, dass ein detailliertes Zitieren nicht möglich wäre.

Das Milieu des Kurortes als Heilfaktor

Bei der Ankunft am Kurort hat die Patientin Familie, Beruf, Freunde, Feinde und Stress vorerst einmal hinter sich gelassen, und sie fühlt sich entlastet. Sie weiß, dass sie lange Wochen frei für sich selber zur Verfügung haben wird, sie kommt mit Hoffnung und Erwartung, oft auch mit der notwendigen Aufgeschlossenheit. Korrespondierend zu dieser Verfassung vermittelt ihr gleich der erste Eindruck am Kurort, dass es um einen neuen Anfang gehen wird. Oft bringt sie auch die dafür notwendige Aufgeschlossenheit mit sich.

Schon der erste Blick auf die architektonische und gärtnerische Gestaltung des Kurviertels vermittelt der Patientin, dass sie in einer schönen, entspannten und ruhigen Atmosphäre willkommen geheißen wird. Verwaltungs-, Kur- und Hauspersonal nehmen sich Zeit und lassen die Patientin spüren, dass man bereit ist, sich um ihr individuelles Wohl zu kümmern.

Wichtig ist dabei, dass die Patientin die einzelnen Mitglieder des Personals und die anderen Patienten als eine therapeutische Gemeinschaft erleben kann, in die sie mit eintritt. Die einzelnen Mitarbeiter geben allein schon durch die Wahl ihrer Worte z. B. „wir meinen hier ..." statt „ich meine .." zu verstehen, dass sie innerhalb des gesamten Teams wirken möchten. Die therapeutische Gemeinschaft wird augenfällig, wenn z. B. ein leitendes Mitglied der Verwaltung die neu Angekommenen durch die Kuranstalt führt und dabei Ort und Landschaft erklärt.

Wichtig ist ein ausgewogenes Gleichmaß zwischen der Berücksichtigung und der Überwindung sozialer Grenzen, z. B. bei der Auswahl der Kuranstalt oder bei der Platzierung im Speisesaal. Der enge Kontakt mit Angehörigen anderer Gruppen und Stände, das Überspringen trennender Berücksichtigungen, und das in einer Situation, wo alle längere Zeit im selben Boot sitzen werden, getrennt von der Heimat und auf gleicher Ebene: so wird die eigene Einseitigkeit einerseits spürbar und vielleicht auch etwas korrigierbar. Auch die Teilnahme am persönlichen Schicksal anderer Patienten kann etwas Positives sein. Innerhalb dieser therapeutischen Gemeinschaft treten aber auch Probleme und Irritationen auf, und eigene Fehlhaltungen können deutlich werden und dann in das ärztliche Gespräch einbezogen werden.

In einer therapeutischen Gemeinschaft geht es also um neue emotionale Erfahrungen und um Einsicht und Korrektur in Bezug auf krankmachendes Verhalten.

Die Sprechstunde des Arztes

Das Heilbad ist dadurch gekennzeichnet, dass der Arzt für die einzelne Patientin verhältnismäßig viel Zeit hat. Wenn der Arzt nach Abschluss der Aufnahmeuntersuchung mit der Patientin jeden zweiten Tag etwa zehn Minuten lang spricht, und das durch die ganze Kur hindurch, kann sehr viel bewirkt werden.

Die allererste Aufgabe des Arztes besteht darin, der Patientin einen personalen Kontakt zu ermöglichen, der gleichzeitig durch sachliche Distanz geschützt bleibt. Erfolg oder Misserfolg der Kur können weitgehend davon abhängen. In vielen Frauenbädern lässt der Arzt es sich nicht nehmen, die Patientin schon innerhalb der ersten Stunden zumindest ganz kurz zu sehen. Dabei ist die persönliche Haltung des Arztes entscheidend: ob er z. B. für eine psychosomatische Orientierung aufgeschlossen ist oder nicht; ob er selber hinreichend lebensbejahend, optimistisch und zugewandt ist, um einer bekümmerten Kranken etwas geben zu können.

Danach und fast gleichzeitig damit will der Arzt wahrnehmen, was sich von der Patientin her autonom und spontan konstelliert. Dazu muss der Arzt ein wenig abwarten, sehen und hinhören. Was erwartet die Patientin vom Arzt? Wie verhält sie sich ihm gegenüber?

Eine Anamneseserhebung, die etwas bringen soll, setzt voraus, dass zuvor eine Beziehung hergestellt worden ist. Die Patientin möchte keine näheren Angaben machen, bevor sie nicht selbst als Person in Erscheinung getreten ist. Daher wird der Arzt als nächstes die ganz grundlegenden personalen und sozialen Dinge über die Person der Patientin erfragen, um sich dann mit hinreichender Zeit und Ausführlichkeit der somatischen Anamnese, der Untersuchung und der Erstellung eines Kurplans zuwenden zu können.

Dabei wird der Arzt die Patientin von Anfang an auf die Wichtigkeit des interpersonalen Aspekts innerhalb des gesamten Kurprogramms hinweisen. Er wird mit der Patientin so sprechen, dass sie sich für alle Faktoren des therapeutischen Umfeldes öffnen kann und dass sie darauf vorbereitet ist, die dabei vielleicht auftretenden Irritationen und Schwierigkeiten zu einem späteren Zeitpunkt in das Gespräch mit dem Arzt einzubringen.

So bringt schon diese erste, scheinbar ganz somatisch orientierte Phase der ArztPatientenBeziehung wesentliche psychologische Implikationen mit sich. Die Patientin fühlt sich ernst genommen, und sie testet den Arzt aus, ob sie ihn als zuverläsig und vertrauenswürdig erleben kann.

Erst nachdem die somatischen Aufgaben hinreichend Beachtung gefunden haben, sollte der Arzt in eine eingehendere soziale Anamnese und Psychoanamnese, einschließlich der Sexualanamnese, langsam und schrittweise eintreten und dabei die Erfahrungen innerhalb des Kurbades immer in das Gespräch mit einbeziehen.

Entsprechend der hier vertretenen interpersonalen Sicht von Krankheit, Therapie und Heilbad spricht der Arzt mit der Patientin so, dass dabei immer ihre Verankerung innerhalb der Familie und Gruppe mitschwingt. Der Arzt behandelt ja nicht ein isoliertes Wesen, in dessen Gewebe eine quasi dinghaft vorgestellte Krankheit sitzt, sondern er behandelt eine Persönlichkeit, die innerhalb ihrer Bezugsgruppe krankt. Wie sich dieses Gespräch dann weiterentwickelt, wird nach Abschluss der Darstellung aller heilenden Faktoren im Bad ausgeführt werden.

Heilfaktoren bei balneologischen Anwendungen und Physiotherapie

Während sich durch die Begegnung mit dem neuen Umfeld und mit dem Arzt schon eine gewisse Umstimmung anbahnt, nimmt die Patientin die verordneten Anwendungen.

Somatische Eigenwirkungen der Anwendungen

Von außen kommend, also zentripetal, treffen die Anwendungen zunächst auf die Haut und lösen dann die physikalischen und chemischen Prozesse aus. So werden insbesondere das vegetative Nervensystem und das Endokrinium umgestimmt, so dass die gestörte Anatomie und Physiologie in einem günstigen Sinn beeinflusst werden.

Die psychischen Haltungen und ungünstigen Verhaltensweisen, die zu der Störung geführt hatten, werden auf diesem Weg nicht beeinflusst. Die Anwendungen umgehen also die ätiologische Quelle der Dysfunktionen, soweit diese im Erleben der Patientin lokalisiert sind.

Auch Psychotherapie und autogenes Training können eine Umstimmung des vegetativen Nervensystems und der Steuerung der Organfunktionen bewirken. Sie wirken dabei auf einem vom Zentralnervensystem ausgehenden zentrifugalen Weg.

Psychische Eigenwirkungen der Anwendungen

Unausweichlich verändern die Anwendungen das emotionale Befinden und Erleben der Patientin.

Während der physio-therapeutischen Anwendungen finden tiefe Bedürfnisse der Patientin eine Befriedigung. Die Anwendungen stehen im Mittelpunkt des gesamten Kurprogramms und Tagesablaufs und lenken dadurch die Aufmerksamkeit nachhaltig auf Körper, Natur und Gesundheit. Die Patientin hat das befriedigende Gefühl, dass sie etwas ‚bekommt‘ und dass ihr Gutes angetan wird. Glaube und Hoffnung werden mobilisiert, bisweilen auch die Bereitschaft, sich der geheimnisvollen Kraft der Heilmaßnahmen zu überlassen.

Moor

Alle Symbole und Urbilder – und damit auch das Moor mit seiner Sumpf, Schlamm und Erdhaftigkeit – haben wie ein Januskopf zwei Gesichter und beleben katalysatorartig zwei scheinbar konträre Erlebensinhalte.

Als erste Reaktion klingen nicht selten ein gewisses Zögern und eine Abneigung an: „Das ist ja entsetzlich!" Man steigt hinab in eine dunkle, trübe, fast schmutzig anmutende, vielleicht gefährliche, jedenfalls irgendwie fremde Welt.

Das Moor und der Sumpf sind der Feind des Menschen und gelten als giftig, böse und todbringend.

Alsbald aber wird das Moorbad genau umgekehrt als wohltuend, angenehm und heilbringend erlebt. In einem Gefühl wohliger Wärme entspannt und löst sich alles; der Körper und auch der Geist geraten in eine schwebende Verfassung. In einer regressiven Bewusstseinslage wird die Patientin schläfrig und dösig; es stellen sich Träume, Phantasien, Bilder, persönliche Erinnerungen und Gedanken ein. Allerhand Gegensätzliches kann dabei eine Rolle spielen: das Anfassen der pflanzlichen Substanzen, die selbst in dieser toten Form noch als lebend erlebt werden; der Kontakt mit Schmutzigem und gleichzeitig die Vorstellung, wie es durch das Schwitzen zu einer Reinigung der inneren Säfte kommen würde, also das gesundbringende Unsaubere. So werden persönliche und überpersönliche psychische Inhalte belebt.

Schnell aber kann dieses Gefühl einer angenehmen, relaxierenden Wärme übergehen in das Gefühl eines angsterregenden und scheinbar gefährlichen Hitzestaus. Dadurch können dann auf einmal völlig anders-artige korrespondierende psychische Inhalte mobilisiert werden. Gerade das Moor lässt im Erleben anklingen, wie nahe beieinander das Gefährliche und das Heilbringende im menschlichen Leben liegen können.

Wasser

Alle Kuren nutzen ein anderes Urelement der Natur, das Wasser, aus: Sole in den allerverschiedensten Anwendungen, Heilbäder, Unterwassermassagen, kneippartige Anwendungen, Sauna, Schwimmbad, ständiges Duschen; mal kaltes, mal warmes Wasser, mal Trinken des Brunnens, mal warme feuchte Dämpfe in einer urhöhlenartigen Umgebung, die ein ganz anderes Erleben auslöst als der Stress und die Hetze des Alltags.

Diese Anwendungen führen zu ständigen Haut und Körperreizen; man spürt den Gegendruck des Wassers überall, und man spürt den Körper noch lange Zeit nach der Anwendung; Körper und Geist erleben eine Vitalisierung; alles wird locker und alle Bewegungen gehen leichter. Durch dieses veränderte Körpergefühl wird eine dem körperlichen Erleben entfremdete psychische Fehlhaltung oft wieder durch Hinwendung zum Körper und zur Körperwahrnehmung korrigiert.

Wasser ist ein psychisches Urbild des Lebens. Es ist die Quelle des biologischen Lebens, und mit Taufe und Einstieg in den heiligen Fluss wird es auch als Quelle des geistigen Lebens erlebt.

Seit alters her nehmen die Menschen im Bad und insbesondere im Dampfbad Kontakt miteinander auf; sie werden dort gesellig und besprechen viele öffentliche und private Dinge miteinander. Dazu gehört auch, dass in manchen modernen Kurkliniken, die ja nicht mehr um den Gesundbrunnen herum aufgebaut sind, zu bestimmten Tageszeiten in der Halle ein Kessel mit Tee oder Säften steht. Alle versammeln sich da, nehmen das Nass in sich auf, sprechen dabei miteinander und sind zu Recht überzeugt, damit etwas für ihre Gesundheit zu tun.

Heilgymnastik

Bei Gymnastik. Spiel, Wandern und gezielter Heilgymnastik geht es einerseits um die biologischen Faktoren von Kondition und Training. Es geht aber auch um eine vielen Kranken kaum noch zur Verfügung stehende Fähigkeit, um die Fälligkeit zu einem notwendigen Gleichmaß im Wechsel zwischen Anspannung und Entspannung. Dabei wird die Patientin an die psychische Tatsache erinnert, dass der Zustand der Entspannung aktiv herbeigeführt werden muss und weder psychologisch noch muskelphysiologisch mit reiner Passivität zu verwechseln ist. Es sei nebenbei erwähnt, dass eine Unausgewogenheit in dieser Hinsicht die Ursache mancher funktioneller Gebärstörung ist.

Pausen

In den selben Erlebensbereich gehören die hinreichend langen Pausen zwischen den Anwendungen, die Liegekuren in der freien Natur und in der Halle, das Sitzen auf der Bank oder in der blumengeschmückten Sesselecke. Wann sitzt man schon einmal ein oder zwei Stunden lang nicht zweckgebunden da und tut scheinbar nichts? Die während der Anwendungen angestoßenen Gedanken gehen weiter. Der Überaktive und Geschäftige mag sich gerade durch diese Besinnung angestrengt fühlen, und er mag die Einseitigkeit seiner psychischen Haltung spüren.

Diät

Diät und Fasten sind von alters her ein mächtiges Mittel zur Beeinflussung der geistigen Haltung und des emotionalen Befindens. Wie bei allen Symbolen gehört auch hier die Gegenseite hinzu: das gute und gepflegte Mahl in einem Restaurant und die genüsslich erlebte gelegentliche Diätsünde.

Die körperlichen Anwendungen bedingen also vielfältige Veränderungen in der affektiven Befindlichkeit und korrespondierend dazu in dem körperlichen Geschehen der Affektphysiologie. Besonders erwähnt sei dabei noch einmal die Rückführung von Wahrnehmung. Emotion und Aufmerksamkeit zur umgebenden Natur und zum eigenen Körper. Ferner führen die Anwendungen zu einer Belebung der inneren Bilder und zum Aufsteigen psychischer Inhalte, wodurch das Denken und die Reflexion angeregt werden. Affekt und Vorstellung sind aber zwei Faktoren, die in der Ätiologie psychoneurotischer und psychosomatischer Symptome eine wichtige Rolle spielen.

Alle diese psychischen Veränderungen werden weitgehend durch die Anwendungen selber, also als Eigenwirkungen der Anwendungen, ausgelöst.

Personale Beziehungen bei den Anwendungen

Darüber hinaus kommt es bei der Durchführung der Anwendungen zu einer Begegnung mit dem Badepersonal. Alles, was das Badepersonal sagt, kann besonders nachhaltig wirken. Denn der körperliche Kontakt, die häufige Wiederholung der Anwendungen und ihre Anerkennung der Fachkompetenz machen die Patientin recht aufgeschlossen, zumal sie ja während der Anwendungen in einer eher regressiven Bewusstseinslage ist. So wird die Patientin manches von dem, was ihr während der Anwendungen durch den Kopf geht, aussprechen. Das, was in Worten ausgedrückt wird, erhält aber eine umso größere Wirkungskraft. So spricht die Patientin nicht selten Dinge aus, die sie dem Arzt nicht so schnell sagen würde. Sie gibt ihre persönliche Not und ihr Geheimnis zu erkennen, vielleicht in einer mehr beiläufigen und indirekten Weise, und sie wartet auf eine Antwort, auf eine stellungnehmende Bemerkung.

Bisweilen können dabei auch Schwierigkeiten auftreten. Die Patientin kann z .B. mit Enttäuschung reagieren, wenn das Badepersonal evtl. aus organisatorischen Gründen häufig ausgewechselt wird. Sie begegnet dann ja auf einmal nicht mehr der ihr vertrauten Persönlichkeit, und das Gespräch, der begonnene Prozess, wird abgebrochen. Ungünstig ist es auch, wenn ein Bademeister oder ein Heilgymnast zu viel dahinredet, statt zuzuhören, oder wenn er die Patientin gar mit denjenigen Gedanken unterhalten möchte, die ihm selber gerade kommen. So kann die Patientin nicht zu sich selber finden. Wenn Bademeister, Masseur oder Heilgymnast nicht über die Bedeutung des interpersonalen Heilfaktors in der Kur unterrichtet worden sind und eine rein naturwissenschaftliche Auffassung von der Wirkung ihrer Anwendungen haben, und wenn sie nicht vom Arzt in den Teamgeist einer therapeutischen Gemeinschaft mit hineingenommen worden sind, mögen sie dazu neigen, ihre Anwendungen zwar ganz korrekt und richtig, aber ohne Bezug auf die Person durchzuführen.

Umgekehrt sind 'Schwierigkeiten', die die Patientin bei der Durchführung der Anwendungen vielleicht hat oder macht, nicht nur als ein Hindernis, sondern auch als eine therapeutische Chance zu sehen. Psychische Fehlhaltungen können die Durchführung der Anwendungen beeinflussen. Eine Patientin mag so überaktiv versuchen, die geforderte Entspannung herzustellen, dass sie dadurch nur in eine immer größere körperliche und psychische Verspannung gerät. Eine andere Patientin mag sich bei den Anwendungen so passiv schieben lassen, dass sie mit Erfolg jede eigene Aktivität vermeiden kann. Wieder eine andere Patientin mag wie ein bockiges Schulkind hinter dem Rücken des Personals alles anders machen wollen, alle Regeln übertreten wollen. Derartige Fehlhaltungen werden von der betreffenden Patientin natürlich auch in alle anderen Situationen hineingetragen, und sie spielen in der Ätiologie der vorliegenden Erkrankung oft eine große Rolle.

Während der Anwendungen besteht nun eine ideale Möglichkeit, durch verdeutlichende Hinweise, durch Gespräch und durch Übung in diese Pathologie und Ätiologie korrigierend einzugreifen. Unversehens kommen dabei nicht selten auch die konkrete Lebenssituation und die Lebensgeschichte mit in das Gespräch hinein.

Obgleich das Badepersonal hier eine weitgehend eigenständige und unaustauschbare Rolle spielt, darf es nicht der Versuchung unterliegen, ein unabhängig arbeitender Psychotherapeut werden zu wollen. Die Loyalität innerhalb der gesamten therapeutischen Gemeinschaft erfordert es, dass sich das Personal mit dem Arzt bespricht und abstimmt.

Der Arzt aber wird alle Beobachtungen über das Verhalten und über die Schwierigkeiten des Patienten innerhalb der Kur mit in das ärztliche Gespräch hineinnehmen.

Umgekehrt muss der Arzt aber auch in Loyalität anerkennen, dass der individuelle Patient zu einzelnen Individuen vom Personal mehr Beziehung haben mag als zum Arzt. Es gibt ja Patienten, die – aus emotionalen oder sozialen Gründen – kaum eine Beziehung zum Arzt herstellen können. In diesen Fällen muss umgekehrt der Arzt bereit sein, ein Stück zurückzutreten.

Durch die Anwendungen werden erstarrte autonome Regelkreise und erstarrte Abwehrhaltungen wieder aufgelockert. Das aber macht die Patientin bereit, die Einwirkungen aus dem kulturellen Programm und aus dem weiteren ärztlichen Gespräch aufzunehmen und wirken zu lassen.

PHYSIOTHERAPIE AUSSERHALB DER KURBEHANDLUNG

Physiotherapeutische Maßnahmen müssen an jedem Ort zur Verfügung stehen. Dabei kommen die geschilderten somatischen und psychischen Eigenwirkungen der Anwendungen natürlich auch außerhalb des Kurorts zur Geltung. Und dennoch besteht ein Unterschied. Denn die psychischen Veränderungen kommen erst zur vollen Entfaltung, wenn die Anwendungen wochenlang mehrfach täglich stattfinden, wenn die Patientin gleichzeitig aus ihrem Stress und Alltag herausgelöst ist und neue emotionale Erfahrungen und Einsichten angestoßen werden.

Aus diesem Grund ist in Osteuropa eine Tendenz zu beobachten, die örtlich durchgeführten physiotherapeutischen Anwendungen in großräumig angelegten

Gebäudekomplexen zu vereinen, die mit zusätzlichen Nebeneinrichtungen und Nebenfunktionen verbunden sind. Dadurch werden die örtlich applizierten Anwendungen dann doch wieder bisweilen in einen kurortartigen Rahmen hineinverlegt.

Eine ähnliche Entwicklung zeigt sich auch bei den Geburtsvorbereitungskursen, einem besonders wichtigen Beispiel für die Nutzung physiotherapeutischer Maßnahmen im Bereich der Frauenheilkunde. Der Engländer *Read* und der Russe *Velvovsky* legten die Betonung zunächst überwiegend auf die körperlichen Entspannungsübungen und die Atemübungen. Die Praxis hat dann aber allerorts gezeigt, dass der somatische Aspekt der Übungen allein nicht hinreichend wirksam ist. Die volle Wirksamkeit der Kurse wird erst erreicht, wenn auch die psychologische Seite weiter ausgebaut wird: Entängstigung durch Unterricht und Information, durch Vertrautheit mit dem Personal und mit den Routinen am Krankenhaus, durch Aussprache und Diskussion.

HEILFAKTOREN IM SOZIOKULTURELLEN PROGRAMM

Das kulturelle Programm des Heilbades darf nicht nur unter dem Gesichtspunkt der Unterhaltung gesehen werden. Es soll durch die Belebung von Freude und anderen positiven Affekten zur Genesung beitragen. Vor allem aber soll das sozio-kulturelle Programm zur emotionalen und geistigen Weiterentwicklung beitragen, damit bisheriges krankmachendes Verhalten korrigiert und in der Zukunft vermieden werden kann. Da den sozial-medizinischen Aspekten am Kurort ein gesonderter Beitrag gewidmet ist, genügen hier kurze zusammenfassende Andeutungen.

Stadtbild, Park, Wanderwege, Kurklinik, Warteräume, Zimmer und Pensionen: alles ist schön und ästhetisch gestaltet. Im Speisesaal wird auf Kleidung und auf sozialen Umgang Wert gelegt.

Musik und Konzerte, Kurtheater, Festabende und Tanz sind wichtig; ebenso soziale Kontakte im Cafe und in der Gaststätte. Im Kurprogramm wird viel freie Zeit dafür reserviert. Hinzu kommen vielfältige Vorträge über verschiedene Fachgebiete und Zeitfragen, Ausstellungen, Exkursionen.

Der menschlichen Begegnung und dem gepflegten Gespräch mit anderen dienen viele offizielle und inoffizielle Gruppen und Grüppchen. Dabei spielen der Geistliche und die Kurseelsorge sowie der Psychologe eine wichtige Rolle.

Ein großer Teil dieses Programms zielt auf die Aufgabe der Gesundheitserziehung ab. Gerade dem Heilbad stehen hier hervorragende Möglichkeiten zur Verfügung. Inhaltlich geht es um die in körperlicher und in psychosozialer Hinsicht gesunde Lebensführung, um krankmachende psychische Haltungen und um Risikofaktoren wie Ernährung, Bewegung, Rauchen, Alkohol, Medikamentenabusus.

BESONDERHEITEN DES FRAUENBADES

Kuranstalten unterschiedlicher Fachrichtungen weisen hinsichtlich der Anwendungen und des soziokulturellen Programms viele Gemeinsamkeiten, aber auch fachspezifische Unterschiede auf.

Ein Spezifikum des Frauenbades ist es, dass die Anwendungen weitgehend genital zentriert sind. Die durch die Anwendungen ausgelöste Regression im Denken und Erleben wird also inhaltlich und thematisch von daher mitbestimmt.

Das kulturelle Programm ist auf Themen des weiblichen Daseins und der weiblichen Lebensführung ausgerichtet. Auslagen in den Geschäften, Mode, Schmuck und Kosmetik, Frauenzeitschriften sind nur die eine Seite. Inhaltlich geht es um die Diskussion allgemeiner Frauenfragen, auch um Probleme und Enttäuschungen im Bereich von Liebe, Partnerschaft, Beruf und Emanzipation. Bei der Gesundheitserziehung werden Fragen der Körperpflege, der allgemeinen Hygiene und der Intimhygiene berührt.

Von besonderer Bedeutung ist es dabei, dass das weibliche Dasein nicht isoliert für sich allein dargestellt werden darf. Der Ehemann und der Freund müssen in der Gestaltung des Kurprogramms mental anwesend bleiben und in die Diskussion mit hineingenommen werden.

Das Zusammenspiel der heilenden Faktoren aus Natur und sozio-kulturellem Bereich sei noch einmal zusammengefasst. Unter dem Einfluss des neuen Umfeldes und der neuen Interaktionen mit Arzt, Kurpersonal und Mitpatienten sowie unter dem Einfluss der vielen körperlichen Anwendungen ist eine somatische und psychische Auflockerung sowie eine Belebung der psychischen Inhalte eingetreten. In dieser Verfassung ist die Patientin für die Anregungen aus dem geistigen und kulturellen Bereich besonders aufnahmefähig. Im Moorbad und in den Ruhepausen des nächsten Tages wird dann alles wieder neu überdacht. Die psychosomatische Kuranstalt der Vergangenheit, das Asklepeion, war ja der Gottheit geweiht. Auch heute ist die Heilung weitgehend mit einer interpersonalen und geistigen Umorientierung verbunden. Auf dem Weg biologischer Mechanismen und auf dem Weg einer affektiven und psychosozialen Umstellung kommen das Vegetativum und das Endokrinium, kommt die körperliche Verfassung wieder in einen ausgeglicheneren Zustand. Manche funktionelle Dysregulation wird so gebessert. Obendrein werden manche ätiologisch wirksamen psychischen Fehlhaltungen eine Korrektur erfahren.

DER AUFGABENBEREICH DES KURARZTES

Der Aufgabenbereich des Kurarztes umfasst einerseits die allgemeinere Aufgabe der Gestaltung des Kurprogramms und andererseits die spezielle Aufgabe der Behandlung der einzelnen Patientin.

Gestaltung des therapeutischen Kur-Milieus und Kur-Programms

Die Schaffung und Gestaltung des Kur-Milieus und Kur-Programms steht unter dem Primat einer therapeutischen Zielsetzung. Sie ist daher von einer wissenschaftlich begründeten Lehre über krankmachende und gesundmachende Wirkkräfte abhängig und ist somit eine primär ärztliche Aufgabe. Andererseits spielen auch die materiellen und gesetzlichen Voraussetzungen, die Erwartungen von Patienten und Öffentlichkeit sowie die unterschiedlichen Verwaltungen eine wichtige Rolle. Der Kurarzt hat es da nicht immer leicht, in den unvermeidlichen Interessenkonflikten den therapeutischen Aspekt hinreichend zur Geltung zu bringen.

Koordinierung des Personals zur therapeutischen Gemeinschaft

Eine ganz andere Aufgabe ist es, alle an der Kur mitwirkenden Personen zu einer therapeutischen Gemeinschaft zusammenzuführen. Das bezieht sich auf Ärzte, Psychologen, auf das Kurpersonal aller Fachrichtungen und auf das Hauspersonal, aber auch auf das Verwaltungspersonal und die Pensionsinhaber. Dieser große Personenkreis muss angesprochen, motiviert und geschult sowie integriert werden und weiterhin integriert gehalten werden. Das erfordert ständigen engagierten Einsatz. Die Wege und Mittel dazu sind begrenzt. Da der Arzt ja nur ganz begrenzte Befugnisse hat, ist er umso mehr auf den Einsatz seiner Persönlichkeit und Überzeugungskraft angewiesen. Fortbildungsvorträge allein genügen nicht, denn sie sind zu unpersönlich und unverbindlich. Der Arzt kann sich mit den einzelnen Fachgruppen zu Fachkonferenzen treffen. Besonders wirksam können Einzelgespräche anlässlich speziell auftretender Probleme individueller Patienten sein. Die Koordinierung der verschiedenen Gruppen des Personals zu gemeinsamem Handeln ist nicht immer leicht und erfordert die Bereitschaft zur wechselseitigen Loyalität. Dabei spielen persönliche Probleme, aber auch Gruppeninteressen eine Rolle.

Behandlung der individuellen Patientin

Weiter vorn wurde schon ausgeführt, dass die Sprechstunde des Badearztes persönlichkeitsorientiert ist und sich nicht auf die Auswahl und Dosierung der Anwendungen beschränkt. Mit dem weiteren Fortschreiten der Gespräche nehmen die biographische Anamnese und die psychosoziale Situation immer mehr Raum ein. Eine besondere Chance der Kurbehandlung besteht darin, dass der Arzt das Verhalten und Erleben innerhalb des Kurprogramms – also das Hier und das Jetzt – mit in das Gespräch hineinnehmen kann. Dabei steht der Arzt als personale Bezugsperson zur Verfügung. Er greift die Dinge auf, fasst sie zusammen, vermittelt Fragestellungen und Sinnzusammenhang. Dabei konstelliert sich meist eine bestimmte Thematik, die wie ein roter Faden durch die weitere Abfolge der Gespräche geht. Im Verlaufe der Wochen stellt sich ein umfassenderes Bild der Lebenssituation und der Schwierigkeiten ein. Die krankmachenden Faktoren werden deutlich. Oft kommt der Arzt zu einer zusammenfassenden Antwort, die er der Patientin zu bedenken gibt. Er tut also mehr, als nur einen zusammenfassenden Rat zu geben. Die Patientin kommt zu einem besseren Verständnis ihrer selbst und zu einer gewissen Umorientierung, worauf ja im Verlauf des Textes immer wieder hingewiesen worden ist.

Bei all dem vergisst der Arzt nicht, dass es auch im psychologischen Bereich keine Behandlung ohne Behandlungsauftrag geben darf. Er vermeidet also ein aufdringliches Psychologisieren, das die Patientin nur belästigen würde.

Diese gleichzeitig bio-psycho-sozial orientierte Sprechstunde des Kurarztes unterscheidet sich in Form, Technik und Zielsetzung von einer formalen Psychotherapie, wie sie von einem Fachpsychotherapeuten durchgeführt wird. Beide haben es ja auch mit einem ganz unterschiedlichen Krankengut und darüber hinaus mit einem unterschiedlichen Setting zu tun. Messen, Wiegen. Untersuchen, das Überprüfen der Verordnungen und das Gespräch bilden eine Einheit. Die Gesprächsführung erfordert keine besondere Technik.

Am Ende der Kur wird die Patientin sich meist körperlich und psychisch entspannt und gekräftigt fühlen. Wird aber nicht, wenn sie in ihre Familie und in den Beruf zurückgekehrt ist, bald alles wieder so sein wie vorher? Das Eintreten des Kurerfolges mag sehr weitgehend als eine Eigenwirkung der Anwendungen und des Kur-Milieus ,von allein' zustande kommen. Ob die eingetretene Besserung aber anhält, hängt nicht zuletzt von der dritten heilenden Komponente, von der ärztlichen Führung, ab; davon nämlich, ob der Arzt der Patientin zu einer neuen Sicht und zu einer gewissen Umorientierung verhelfen kann. Ein sehr wichtiges Instrument ist dabei der abschließende Arztbrief an den Hausarzt. Wenn dem Hausarzt mitgeteilt wird, welche Thematik sich in der Kur ergeben hat und welcher Prozess in Gang gekommen ist, kann dieser die Dinge aufgreifen, und die Wirksamkeit der Kur hört nicht mit dem Tag der Entlassung auf.

ZUSAMMENFASSUNG

Ausgehend von der Lehre der kommunalen Existenz des Menschen wurde dargestellt, wie sowohl von der Natur als auch von der Kultur und von den interpersonalen Verflechtungen krankmachende, aber auch gesundmachende Kräfte ausgehen können. Es wurde dargestellt, welche psychischen Veränderungen bei den physiotherapeutischen Anwendungen, bei der Teilnahme am kulturellen Programm des Heilbads und im ärztlichen Gespräch ausgelöst werden. Es ging um die Frage, welchen therapeutischen Stellenwert dieser psychologische

Faktor hat. Handelt es sich dabei lediglich um ein freundliches Accessoire oder um ein therapeutisches Essential? Letztlich wird jeder einzelne Arzt diese Frage entsprechend der ihm vorschwebenden Krankheitslehre selber beantworten müssen.

Wenn es aber wirklich um die Implikationen der kommunalen Existenz geht, bietet die Balneologie ideale Heilungsmöglichkeiten, die weder in der Klinik noch in der individuellen Arztpraxis voll wahrgenommen werden können. Neben den physiko-chemischen Einwirkungen spielen die neuen interpersonalen und affektiven Erfahrungen eine entscheidende Rolle. Die körperliche Umstellung wirkt auf die psychische Umstellung zurück. Die psychische Umorientierung aber wirkt zirkelförmig auf die körperliche Verfassung zurück. Denn die veränderte Affektlage und Affektphysiologie verändern das nervös-endokrine Gleichgewicht. Darüber hinaus können die interpersonal gewonnenen Einsichten zu einer Korrektur der bisherigen krankmachenden Verhaltensweisen führen.

Die drei großen Heilfaktoren von Natur, Kultur und Psychologie sind also weder deskriptiv noch ihrem Wirkungsmechanismus nach noch experimentell-operational scharf voneinander abzutrennen. Man kann leicht zu irreführenden Resultaten kommen, wenn man diese Faktoren in wissenschaftlichen Untersuchungen künstlich zu trennen versucht. Umso mehr ist es zu bedauern, dass wir bislang kaum über Fallberichte und empirische Forschungsergebnisse verfügen, die eine Kur unter den hier beschriebenen Gesichtspunkten untersuchen würden.

Die aufgezeichneten Möglichkeiten der Balneologie sind bislang insbesondere an gynäkologischen Heilbädern ausgebaut worden; wohl weil es hier besonders deutlich wird, dass die kranke Frau nicht nur ein krankes Organ in den Kurort bringt, sondern dass es um die kranke Frau selber mit ihrem weiblichen Schicksal geht.

THERAPIEFORMEN IN DER SPRECHSTUNDE

Wenn ein Patient über Schwierigkeiten oder Störungen im sexuellen Bereich klagt, fühlt der niedergelassene Arzt sich nicht selten überfordert. Er schlägt dann gerne eine „Sexualtherapie" vor und versucht, einen dafür spezialisierten „Sexualtherapeuten" ausfindig zu machen. Aus diesem Grund wurde in den ersten beiden Beiträgen zu diesem Rundtischgespräch erst einmal dargestellt, was die zwei Formen formaler Psychotherapie – also die psychoanalytisch orientierten aufdekkenden Verfahren und die verhaltenstherapeutischen Verfahren – zur Behandlung von Sexualstörungen beitragen können.

WESHALB MUSS EINE GROSSE ANZAHL VON PATIENTEN MIT SEXUALSTÖRUNGEN IN DER PRAXIS DES ALLGEMEIN- ODER GEBIETSARZTES BEHANDELT WERDEN?

Formale Psychotherapie beim Fach-Psychotherapeuten kann aber nur einer kleineren Auswahl von Patienten mit Sexualstörung gerecht werden. Das hat eine Reihe von Gründen.

- Fachpsychotherapeuten haben zwar viel mit sexuellen Problemen und mit begleitenden Sexualstörungen zu tun. Dennoch gilt, dass Fachpsychotherapeuten eher selten solche Patienten in Behandlung nehmen, die primär und ausdrücklich wegen einer Sexualstörung um Behanlung bitten. Diese allgemeine Erfahrung kann mittels der Gutachten innerhalb des Gutachterverfahrens für Psychotherapie belegt werden.
- Therapeuten, die sich auf die Behandlung von SexualStörungen spezialisiert haben – also Fach-Sexualtherapeuten – stehen höchstens in kleinerer Anzahl zur Verfügung. Das gilt, obgleich nicht wenige Ärzte über eine weitgehende sexualmedizinische Zusatzausbildung verfügen.

Ein Grund dafür besteht darin, dass sich manch ein Arzt nach einigen Berufsjahren emotional überfordert fühlt, wenn er sich den ganzen Tag lang der formalen Psychotherapie von Sexualstörungen widmet. Obgleich sich zum Beispiel unsere rheinisch-flämische Forschungsgruppe jahrelang mit Engagement und gutem Erfolg damit befasst hatte, Behandlungen nach *Masters* und *Johnson* in der Ein-Mann-Praxis durchzuführen, hat sich keiner der Teilnehmer bereit gefunden, diese Vorgehensweise in nennenswertem Umfang und auf Dauer in der eigenen Praxis fortzuführen.

Der Patient mit Sexualstörungen muss sich vor eine Behandlung entsprechend definieren

• Eine weitere Begrenzung liegt in den Gegebenheiten des Patienten. Eine ausdrücklich als Sexualtherapie bezeichnete Behandlung bei einem Sexualpsychotherapeuten kommt nur dann zustande, wenn sich der Patient selber entsprechend definiert. Die große Mehrzahl der Patienten mit Sexualstörungen tut das aber nicht: die sexualmedizinischen Symptome und Schwierigkeiten stehen bei der Bitte um Behandlung zunächst nicht im Vordergrund.

Der niedergelassene Arzt mag sich also – wie eingangs gesagt – darum bemühen, seinen Patienten mit Sexualstörungen in eine Sexualtherapie zu schicken, aber es dürfte schwer fallen, einen niedergelassenen Sexualtherapeuten zu finden, und der Patient selber wird in vielen Fällen davor zurückscheuen, sich entsprechend zu definieren.

Schon allein aus diesen Gründen ist das ärztliche Gespräch in der gleichzeitig bio-psycho-sozial orientierten Sprechstunde des Allgemein- und Gebietsarztes die am weitesten verbreitete und praktisch wichtigste Behandlungsmöglichkeit für Sexualstörungen geworden. Weitere Gründe dafür werden im Folgenden erläutert.

Welche sexualmedizinischen Aufgaben stellen sich für den Praktiker?

Die sexualmedizinischen Aufgaben, die sich dem niedergelassenen Arzt stellen, sind außerordentlich vielseitig. Der Patient mag wegen *funktionellen Sexualstörungen* kommen, also wegen Störungen, der Lustphysiologie.

Dabei werden das sexuelle Verlangen und Erleben aus Angst, Scham, Ekel, Schuldgefühlen oder aus interpersonal verursachten Ängsten abgelehnt und können sich daher nur in gehemmter Form äußern. Konkret mag es sich dabei um so unterschiedliche Symptome wie Alibidinie, Hypolubrikation, Einschränkung von Erregbarkeit oder Erlebnisfähigkeit während des Verkehrs, um verschiedene Unterformen der Anorgasmie, um unterschiedliche Formen von Schmerzen beim Verkehr, um Reaktionsbildung in Form von Sexualphobie und abwehrendem Verhalten oder um Vaginismus handeln; beim Mann um die unterschiedlichen Abstufungen von Erektionsschwäche, Impotenz oder Ejakulationsstörungen.

Der Patient mag offen sagen, dass er wegen des Vorliegens derartiger Symptome um Behandlung bittet. Es gibt aber den weiten Bereich der halbwegs im Unbewussten gehaltenen oder der bewusst verleugneten Sexualstörungen.

Der Patient kommt z.B. unter dem Vorwand irgendwelcher anderer körperlicher oder psychischer Beschwerden, die er stellvertretend in den Vordergrund stellt. Umfangreich ist auch der in der Literatur wenig beschriebene Bereich der larvierten Sexualstörungen. Stellvertretend für vieles andere sei nur angedeutet, dass z. B. larvierte, also dem Bewusstsein und der Beobachtung verborgene gestörte sexuelle Verhaltensweisen, die Ursache von Fertilitätsstörungen sein können. Der Arzt erkennt und vermutet dann in derartigen Fällen eine sexuelle Thematik, derentwegen der Patient eigentlich zur Behandlung kommt.

Eine besonders wichtige Untergruppe sind dabei diejenigen funktionellen Sexualstörungen, die bei Depressionen, insbesondere bei larvierter Depression, auftreten. Denn gerade hier kann eine gleichzeitig bio-psycho-sozial orientierte Behandlung oft Günstiges bewirken.

• Eine Patientin mag wegen *Organneurosen* um Behandlung bitten, *welche – ohne dass die Patientin es selber weiß in Wirklichkeit funktionelle Sexualstörungen* darstellen. Das gilt z. B. für das pseudoinfektiöse Syndrom der Scheide; für Brennen und ähnliche Parästhesien in Scheide und Vulva, ohne dass eine Kraurosis vulvae vorliegt; oder für das urethral-erotische Syndrom (1). Indem die Symptomatik hier dadurch zustandekommt, dass die Lustphysiologie einerseits in Gang gekommen ist, andererseits aber wegen neurotischer Hemmungen nicht zu Ende geführt werden kann und darum in rudimentärer Form weiter vonstattengeht, ist in Wirklichkeit die Definition einer funktionellen Sexualstörung erfüllt. Diese körperlichen Symptome selber stellen also in Wirklichkeit eine funktionelle Sexualstörung dar.

Bei diesen Organneurosen liegt übrigens die psychische Störung nicht allzu selten mehr beim scheinbar gesunden Partner, also beim Nicht-Symptomträger, als bei der Symptomträgerin selber, was natürlich Folgerungen für das therapeutische Vorgehen hat.

STÖRUNGEN DES SEXUELLEN VERHALTENS UND ERLEBENS

• Außer den funktionellen Sexualstörungen sieht der niedergelassene Arzt auch viele Fälle von *Störungen des sexuellen Verhaltens und Erlebens.* Hier laufen zwar die zum Orgasmus führenden physiologischen Vorgänge ungestört ab, aber der Patient verhält sich in sexueller Hinsicht so, dass er selber oder der Partner sich gestört fühlt. Obgleich es sich dabei eher um ein nervenärztliches Problem handelt, sind doch oft gerade die niedergelassenen Ärzte aufgerufen, diesen Patienten gerecht zu werden. Man kann dabei drei Gruppen unterscheiden.

Bei der männlichen und weiblichen *Sexualphobie* wird der Geschlechtsverkehr mehr oder weniger vermieden und mehr oder weniger von abwehrendem Verhalten begleitet.

Zu den Phänomenen *scheinbarer Hypersexualität*, die aber in Wirklichkeit auf sexueller Gehemmtheit beruhen, gehören u.a. Erotomanie, die subjektive Angabe einer Steigerung von sexuellem Verlangen und Erregbarkeit, Nymphomanie,

Don-Juanismus, manche Fälle von Promiskuität, Gruppensex und Partnertausch. Ein Sonderfall ist ein qualvoll vermehrtes sexuelles Verlangen im beginnenden Senium, ohne dass hormonelle Störungen dabei vorliegen.

Bei den Störungen *hinsichtlich Triebobjekt und Triebhandlung*, die mitunter als Perversion bezeichnet werden, gilt der Krankheitswert oft als umstritten. Jedoch gibt es nicht wenige Patienten, die unter ihrem abweichenden Sexualverhalten leiden und den Arzt um Hilfe bitten.

• Auf die *Störungen der Geschlechtsidentität* ist die Ärzteschaft erst in jüngeren Jahren verstärkt aufmerksam geworden, seit nämlich so viele Transsexuelle um geschlechtsumwandelnde Operationen bitten. Von diesen Beobachtungen ausgehend ist es deutlich geworden, dass es auch viele andere Störungen der Geschlechtsidentität gibt.

• Zwar stehen dem sexualmedizinisch orientierten Arzt in allen oben aufgezählten Gruppen von Sexualstörungen heute erheblich erweiterte therapeutische Möglichkeiten zur Verfügung (2). Dennoch gibt es auch weiterhin Patienten, bei denen eine Befreiung von dem sexualmedizinischen Symptom nicht möglich ist. Hier geht es dann um das so besonders wichtige Gebiet der **therapeutischen Aufgaben und Möglichkeiten bei nicht heilbarer Sexualstörung.** Wenn der Arzt sich dazu entschließt, diese Gruppe von Patienten unter der genannten Überschrift zusammenzufassen, mag er umso schärfer sehen, welche Hilfe von seiner Seite nötig und möglich ist. Diejenigen, die sich am meisten geliebt hatten, werden sich wechselseitig zur Enttäuschung, ja sie mögen zu den größten Feinden werden, Hass mag auftreten, nur um festzustellen, dass sie dennoch nicht von einander lassen können. Bei dem Patienten selber, beim Partner, bei den Kindern können mannigfaltige nervöse Folgeerscheinungen auftreten. Oft könnte hier eine sachgemäße ärztliche Führung – insbesondere innerhalb der gleichzeitig bio-psycho-sozial orientierten Sprechstunde des niedergelassenen Arztes – zu einem Ausgleich und zu Einlenken in friedlichere Bahnen beitragen, das Lebenschicksal von Patient und Familie entlasten und Ärgerem vorbeugen.

Die sexualmedizinischen Aufgaben des niedergelassenen Arztes beschränken sich jedoch nicht nur auf Interventionen beim Vorliegen einer sexualmedizinischen Symptomatik.

• Dazu kommen die vielen Aufgaben im Bereich der *Reproduktionsmedizin* welche nicht selten auf sexuelle Schwierigkeiten zurückzuführen sind: Schwierigkeiten, auch Nebenwirkungen bei der Kontrazeption, in der Fertilitätssprechstunde, bei konflikthafter Schwangerschaft, in der Schwangerenbetreuung.

• Der Patient mag wegen ganz anderer psychoneurotischer und psychosomatischer Erkrankungen oder wegen nervös bedingter Lebensschwierigkeiten kommen, in deren **Ätiologie** aber sexuelle Probleme eine Rolle spielen, die es aufzugreifen gilt.

• Auch bei der von den Patienten erwarteten *Lebensberatung* geht es häufig um sexuelle Themen. Das gilt für Verheiratete und Unverheiratete, für Probleme in der Ehe ohne Trauschein, für Schwierigkeiten im Klimakterium oder für Hilfe bei der Sexualerziehung von Kindern. Eine Patientin mag sagen: „Meine 15jährige Tochter hat einen Freund. Was sollen wir tun?"

Diese Vielzahl und Unterschiedlichkeit sexualmedizinischer Aufgaben ist ein weiterer Grund dafür, warum das ärztliche Gespräch in der gleichzeitig bio-psycho-sozial orientierten Sprechstunde des Allgemein- und Gebietsarztes besondere sexualtherapeutische Chancen bietet. Formale Psychotherapie ist nur bei einem Teil von Patienten mit sexuellen Schwierigkeiten und nur bei besonderer Indikation angebracht.

Wie geht die Behandlung von Sexualstörungen innerhalb der gleichzeitig bio-psycho-sozial orientierten Sprechstunde vonstatten?

Es ist dargestellt worden, dass eine Akzentverschiebung in der Theorie erhebliche therapeutische Konsequenzen mit sich gebracht hat, was zur Folge hat, dass gerade das ärztliche Gespräch in der gleichzeitig bio-psycho-sozial orientierten Sprechstunde besser geeignet ist, der Vielzahl von Patienten mit sexuellen Schwierigkeiten gerecht zu werden (3). Die Verursachung eines neurotischen Symptoms wird heute nicht mehr lediglich so gesehen, dass in der auslösenden Versuchungs- oder Versagungssituation abgewehrte Impulse mobilisiert werden. Vielmehr wird vermehrt auch die wechselseitige Verzahnung mit der Bezugsperson und dem sozialen Umfeld berücksichtigt. Es hat also eine Verschiebung des theoretischen Akzentes weiter weg von der infantilen Genese und dem innerpsychischen Konflikt und mehr hin zu der interpersonalen Situation im Hier und Jetzt stattgefunden.

Deskription der gleichzeitig bio-psycho-sozial orientierten Sprechstunde

Diese Akzentverschiebung hat es dem psychosomatisch orientierten Arzt erleichtert, die psychotherapeutische Orientierung direkt in das äußerlich unveränderte Setting seiner traditionellen Sprechstunde mit hineinzunehmen. Während der Arzt also seiner gewohnten, weitgehend somatisch orientierten Tätigkeit nachgeht, ist seine Aufmerksamkeit gleichzeitig auf dem psychischen interpersonalen und sozialen Aspekt des Krankseins gerichtet. Der psychosoziale Aspekt wird also nicht an bestimmten, extra vereinbarten Terminen wahrgenommen. Wohl aber praktiziert der Arzt eine erweiterte Art des Wahrnehmens und des Umgangs mit dem Patienten. Während er in gewohnter Weise der Anamneseerhebung, Untersuchung und Therapie nachgeht, beobachtet er, was der Patient verbal und auch nonverbal zum Ausdruck bringt, und was sich zwischen ihm selber und dem Patienten hinsichtlich Inhalt, Verhalten und Affekt konstelliert. Der Arzt macht dazu Bemerkungen, stellt Fragen. Dabei ist die Gesprächsführung entsprechend der obigen Akzentverschiebung in der Theorie – weitgehend auf das Hier und Jetzt, auf die interpersonalen Beziehungen des Patienten und darauf, womit er im Leben nicht zurechtkommt, ausgerichtet. Der Arzt verfolgt die Problematik, die sich gebildet hat, und den roten Faden der Gesprächsführung durch die nachfolgenden Arztbesuche hindurch, gegebenenfalls über Wochen, Monate, Jahre hinweg. Nicht gerechtfertigt und ethisch fragwürdig wäre es, wenn sich der Arzt aus eigenem psychotherapeutischem Engagement heraus dem Patienten aufdrängte, vielleicht sogar fast im Sinne einer persekutorischen Psychotherapie. Wie für jeden therapeutischen Eingriff gilt auch hier, dass es keine Behandlung ohne Auftrag gibt, wobei der Arzt natürlich ausprobieren darf, bis zu welchem Punkt der Patient selber mitgehen will.

AUFSPALTUNG ZWISCHEN SEXUELLEM ERLEBEN UND PERSON

Ein wichtiger Vorteil dieser Sprechstunde ist es, dass allein schon vom Setting her eine mentale Aufspaltung zwischen sexuellem Erleben und Person eher vermieden wird. Wenn ein Patient wegen einer „Sexualstörung" zu einem „Sexualtherapeuten" in „Sexualtherapie" überwiesen wird, wird allein schon durch Arrangement und Wortwahl die Vorstellung nahegelegt, „das Sexuelle" sei ein gesonderter, vielleicht sogar isolierter Funktionsbereich. Eine solche Vorstellung wird dem Patienten auch nahegelegt, wenn zusätzlich noch erörtert wird, welches sexualmedizinische „Verfahren" hier indiziert sei. Eine solche Abspaltung einer fast verdinglicht gesehenen „Sexualität" unterscheidet sich von der Sicht, dass das sexuelle Erleben und Verhalten ein unabtrennbarer und integraler Bestandteil der Gesamtpersönlichkeit ist und darüber hinaus immer in seiner interpersonalen Einbindung gesehen werden muss.

In therapeutischer Hinsicht ist eine derartige Isolierung und Abspaltung des sexuellen Verhaltens und Erlebens eher kontraproduktiv und potentiell sogar pathogen. Man ist bisweilen an die Worte von *Friedrich Nietzsche* erinnert, der in einem anderen Zusammenhang sagt, die größere Krankheit sei erst durch die Heilung der Krankheit entstanden. Denn nicht wenige Sexualstörungen sind ja erst darauf zurückzuführen, dass der Patient sein sexuelles Verhalten und Erleben gerade als etwas Unpersönliches und Isoliertes sehen und abspalten möchte. Eine Aufspaltung zwischen sexuellem Erleben und Person mag nicht der persönlichen Denkweise des jeweiligen Arztes entsprechen, wird aber dennoch durch die geschilderte Vorgehens- und Sprechweise nahegelegt. Der Rahmen der gleichzeitig bio-psycho-sozial orientierten Sprechstunde legt dagegen eher die Vorstellung nahe, dass es um die Therapie der Person geht, nicht einer isolierten Sexualstörung, was übrigens ein weiterer Grund dafür ist, dass diese Sprechstunde bei vielen sexualmedizinischen Störungen und Problemen besonders günstige Voraussetzungen für die Therapie mit sich bringt. Das gilt unabhängig davon, ob die Sexualstörung somatisch bedingt ist oder auf Lebensschwierigkeiten und Schwierigkeiten beim Lieben beruht.

Sexualanamnese

In formaler Sexualtherapie beginnt der Arzt nicht selten mit einer sachlich gezielten, auf die objektiven Fakten ausgerichteten Sexualanamnese, die hier auch in der Tat geeignet sein mag, den Einstieg zu eröffnen. Das Setting der Sprechstunde des niedergelassenen Arztes aber legt eine andere Gesprächsführung nahe. Er zentriert zunächst auf das vom Patienten vorgetragene Anliegen, also auf die persönliche Not des Patienten und auf dessen persönliche Sicht davon. Der Arzt erkundigt sich nach der Lebenssituation und nach der Biographie des Patienten, er ist also personal ausgerichtet, und er beobachtet dabei – wie oben angedeutet – was sich in der Sprechstunde spontan konstelliert.

Richtige Worte finden

Von Bedeutung ist die vom Arzt bevorzugte Wortwahl, denn die angewandten Begriffe führen einen jeweils unterschiedlichen geistigen und emotionalen Rahmen in das Gespräch ein. Es ist günstiger, nach der „Lust und Liebe" zu fragen, als mit dem Patienten von „Sexualität" und „sexuell" zu sprechen. Die Wortwahl „Lust und Liebe" greift das konkrete Erleben des Patienten auf und verzichtet auf ein lateinisches Wort sowie einen abstrakten Begriff, welcher eher unpersönlich und distanzierend wirken könnte. Vor allem aber wird durch das Wort „Lust" das Augenmerk des Patienten auf sein körperliches Erleben und die damit verbundenen physiologischen Vorgänge gelenkt. Durch das Wort „Liebe" wird die Aufmerksamkeit gleichzeitig auf den emotionalen Bereich und vor allem auch auf die interpersonale Interaktion gelenkt.

Eine solche Wortwahl vermeidet aber keineswegs das offene und direkte Gespräch über den sexuellen Aspekt im engeren Sinne des Wortes, denn sobald der Patient sich innerhalb des geschilderten Rahmens erst einmal ermutigt fühlt, sich deutlich genug zu äußern, kommt der genauen Deskription der körperlichen Symptomatik im Klartext eine besondere Bedeutung zu, wobei es sich nicht nur um eine diagnostische, sondern vor allem auch um eine therapeutische Bedeutung handelt.

Während der Arzt sich dann also nach allen Details hinsichtlich der körperlichen Symptomatik und der physiologischen Vorgänge erkundigt, kommen zwangsläufig auch das Verhalten des Patienten und seines Partners sowie das damit verbundene Erleben in die Beschreibung mit hinein. Vieles von dem, was die genaue Beschreibung der Übertragung oder eines Traumes in analytisch orientierter Psychotherapie leistet, kann in der Sprechstunde des niedergelassenen Arztes die genaue Beschreibung z.B. der funktionellen Sexualstörung leisten. Der psychosomatisch orientierte Arzt fragt oft, wie er die schwierige Aufgabe bewältigen soll, vom somatischen Befund zur psychischen Problematik zu kommen. Für die funktionellen Sexualstörungen liegt die Antwort nicht selten in der genauen Deskription der körperlichen Symptomatik. Dabei erleichtert das Setting der Sprechstunde des niedergelassenen Arztes eine familientherapeutische Orientierung. Der Partner ist oft, jedoch keineswegs immer, köperlich mit anwesend. Auch in Fällen, in denen der Partner nicht anwesend sein kann, will oder soll, bleibt er doch hinsichtlich der Loyalität des Arztes und auch hinsichtlich der Art der Gesprächsführung immer mit einbezogen. Gerade für die sexualmedizinischen Aufgaben ist aber eine familientherapeutische Orientierung von großer Bedeutung. Der Arzt muss aber auch eine Antwort geben und zur Lösung der Schwierigkeiten beitragen. Dabei können die unterschiedlichsten Dinge eine Rolle spielen: Rat, Aufklärung, Üben, Suggestion, dem Patienten die eigene positive Haltung zum Leben zur Verfügung zu stellen. Es kann aber auch um Hilfe aufdeckender Art gehen. Dabei geht es auch um die Frage, welchen Anteil am Zustandekommen der Schwierigkeiten der Patient selber hat. Oft wird die ursprüngliche Fragestellung dabei verschoben. Denn die Lösung eines Dilemmas liegt ja oft in einem Dritten. Weitere Hinweise finden sich in einer gesonderten Arbeit (3). Einleitend wurde darauf hingewiesen, dass sich der niedergelassene Arzt beim Vorliegen von sexuellen Schwierigkeiten und Störungen nicht selten überfordert fühle und nicht so recht wisse, wie er helfen könne. Die obigen Erörterungen dürften aber deutlich gemacht haben, dass gerade die Sprechstunde des niedergelassenen Arztes keinen Anlass zu einer therapeutischen Resignation gestattet, sondern genau umgekehrt günstige Voraussetzungen bietet, um dem Patienten mit sexueller Not zu helfen. Das aber tut die Ärzteschaft in weitem Ausmaß.

Daher sei abschließend hingewiesen auf die regelmäßigen Ausbildungstage für Psychosomatik und Sexualmedizin in Heidelberg, auf die jährlichen Fortbildungskongresse im Bereich der Psychosomatik von Geburtshilfe und Gynäkologie, auf die vielen Balintgruppen im ganzen Land, welche von dem wachen Bedürfnis der Ärzteschaft nach psychosomatischer und sexualmedizinischer Fortbildung zeugen.

LITERATUR

(1) MOLINSKI, H.: Das urethral-erotische Syndrom. In: Jürgensen, O. und D. Richter (Hrsg.): Psychosomatische Probleme in der Gynäkologie und Geburtshilfe. Berlin, Heidelberg: Springer Verlag, 1985.

(2) MOLINSKI, H.: Die Behandlung von weiblichen Sexualstörungen in der Sprechstunde des praktischen Arztes. Der praktische Arzt 23, 5, 52-56, 6, 35-36, 7, 39-45; 1986.

(3) MOLINSKI, H.: Kann Balint-Arbeit bei der Therapie von funktionellen Sexual-Störungen helfen? In: Vogt, H.-J., W. Eicher und V. Herms (Hrsg.): Praktische Sexualmedizin 89, Wiesbaden: Medical Tribune, 1989.

TEIL II

DIE PSYCHOSOMATIK DER FRAU

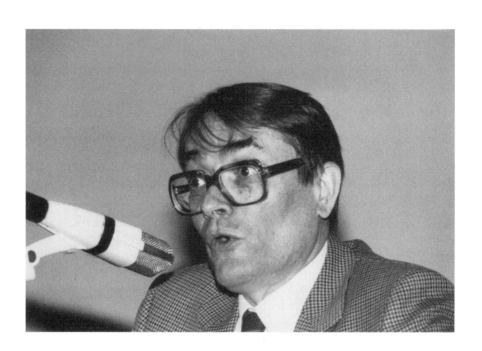

BIOLOGISCHE GRUNDLAGEN DER WEIBLICHEN PSYCHOLOGIE

In vorwissenschaftlicher Betrachtungsweise gilt es als selbstverständlich, dass sich die Frau psychologisch vom Mann unterscheidet. Im Gegensatz dazu wird in der wissenschaftlichen Diskussion weitgehend die Meinung vertreten, dass es keinen originären psychologischen Unterschied zwischen Mann und Frau gibt.

Test- und experimentalpsychologische Untersuchungen zeigen zwar mitunter gewisse Unterschiede zwischen Mann und Frau. Die Tendenz dieser Untersuchungen führt aber zu der Aussage, dass hinsichtlich der psychologischen Radikale keine oder zumindest keine wesentlichen Unterschiede zwischen Mann und Frau aufzuweisen sind. Nach andersartigen Untersuchungen werden die tatsächlich dennoch zu beobachtenden Unterschiede *„lediglich"* von den jeweiligen kulturellen und soziologischen Bedingungen verursacht. Dabei spielen die unterschiedlichen Rollenerwartungen, die an Mann und Frau herangetragen werden, eine besondere Rolle; wobei interessanterweise die Variationsbreite unterschiedlicher Möglichkeiten bei der Frau größer zu sein scheint als beim Mann.

Diese wissenschaftlichen Ergebnisse passen gut zu den Forderungen der Frauenbewegung und zur aktuellen politischen Diskussion. In den Augen vieler Frauen ist die Vorstellung der Gleichberechtigung am Mann orientiert und zielt auf Rechtsidentität mit dem Mann ab, statt an den unterschiedlichen Gegebenheiten von Mann und Frau orientiert zu sein und auf die Selbstverwirklichung von sowohl Mann als auch Frau abzuzielen. Dementsprechend werden heute die rechtlichen, soziologischen und wirtschaftlichen Bedingungen in vielerlei Hinsicht so gestaltet, als wäre man berechtigt, von der Annahme auszugehen, dass Mann und Frau biologisch und psychologisch gleich seien. Wenn man dann aber immer noch Unterschiede zwischen Mann und Frau findet, meint man, es läge nur daran, dass Jungen und Mädchen immer noch – eigentlich unverantwortlicher Weise und aus Vorurteil – unterschiedlich erzogen werden, was zu über das Ziel hinausschießenden pädagogischen Forderungen führt.

Die beiden angeführten Forschungsergebnisse sind zwar richtig, aber sie sind nicht vollständig. Denn es gibt biologische Unterschiede zwischen Mann und Frau; und indem Mann und Frau auf ihre *unterschiedlichen biologischen Gegebenheiten* reagieren, entwickeln sich notwendigerweise unterschiedliches Erleben, unterschiedliche psychologische Züge.

S. Freud hat auf den Penisneid und auf den Kastrationskomplex hingewiesen, und er prägte die Formulierung, dass Anatomie Schicksal sei. *Mitscherlich-Nielsen* hat die so bedingten Minderwertigkeitsgefühle vieler Frauen in Bezug auf die Emanzipation der Frau ausführlich diskutiert (1).

Darüber hinaus bringen die biologischen Faktoren Menstruation, Möglichkeit des Eintretens einer Schwangerschaft, Geburt und Mutterschaft reale persönliche Abhängigkeiten mit sich, die tief in das tägliche Leben der Frau eingreifen. Sie bringen es also mit sich, dass die Frau nicht so frei über sich verfügen kann, und insofern gibt es ein biologisch bedingtes Abhängigkeitsgefühl der Frau oder ein Gefühl der Ungewissheit. Diese werden nur allzu oft mit einer negativen emotionalen Einstellung beantwortet. Sie haben aber auch als positiv zu bewertende psychologische Aspekte. Denn die biologisch bedingten Gefühle der Abhängigkeit und Ungewissheit tragen zu einer lebendigeren Beziehung zu Körper, Natur und Schicksal bei und damit übrigens auch zu einer Reichhaltigkeit des Erlebens.

Wie ausgeprägt nicht wenige Frauen ‚Weiblichkeit‘ und ‚Körperlichkeit‘ als weitgehend identisch erleben, geht aus den Worten einer bei Behandlungsbeginn psychotischen Patientin hervor, als sie gegen Ende einer etwa einjährigen Behandlung noch einmal nach dem allerersten Erleben bei Beginn der Psychose gefragt wurde: „Dass ich mich verloren gefühlt habe im Raum. Wie im Weltraum. Wie im Raumschiff, das die Verbindung zur Erde verloren hat. Die Beziehung zum Körper, zum Boden, war gestört. Direkt empfand ich es nicht. Frau sein hat mit Beziehung zum Körper zu tun. Und wenn die Beziehung zum Körper da ist, steht man auf der Erde." Wie weitgehend für sie das Erleben gestörter Körperlichkeit und das Erleben gestörter Weiblichkeit identisch sind, sieht man auch aus ihrer – freilich psychotisch verarbeiteten – leidenschaftlichen Ablehnung der Ovulationshemmer: „Weil dadurch was in meiner Beziehung zum Körper gestört worden ist... Es kommt dann kein reines Blut mehr, sondern braune Flüssigkeit, die nicht organisch, sondern chemisch riecht. Ich habe mich geärgert, gleich bei der ersten Blutung, weil das auf einem chemischen Abstellgleis ist."

Die mit der weiblichen Physiologie einhergehende Ungewissheit hat fernerhin einen fördernden Einfluss auf die Entfaltung von Hingabetendenzen. Auch bringt sie das weibliche Erleben in Beziehung zum Geheimnisvollen. Ferner nimmt die weibliche Physiologie viel Aufmerksamkeit, Kraft und Zeit in Anspruch und bindet somit mehr psychische Energie, als es für die männliche Physiologie zutrifft. Nebenbei sei bemerkt, dass die Ovulationshemmer die Abhängigkeit von der weiblichen Physiologie weitgehend mindern und daher psychische Energie freisetzen können, was natürlich von erheblicher psychologischer Relevanz ist.

Es seien einige weitere *biologische Gegebenheiten* aufgezählt, auf die die Frau reagieren muss. Die Variationsbreite der psychischen Reaktionen soll dabei nicht detailliert ausgeführt werden. Denn es kommt hier lediglich auf die so vernachlässigte Aussage an, dass die Frau sich überhaupt biologisch bedingt und damit notwendigerweise psychologisch vom Mann unterscheidet.

In der sexuellen Befriedigung ist der Mann weitgehend lediglich von der eigenen Erregung und Bereitschaft abhängig, während die Frau vom Vorhandensein einer Erektion beim anderen abhängig ist. Infolge der Existenz eines Hymens kann rauskommen, dass es nicht der erste Verkehr war; aber es kann auch die mitunter als bedrückend empfundene Tatsache rauskommen, dass sich noch nie zuvor ein Mann für sie interessiert hat. Vergewaltigung ist biologisch möglich. Die Mutter ist immer gewiss, Vaterschaft aber kann abgestritten werden. Diese biologischen Fakten haben die verschiedensten psychologischen Implikationen, u. a. stellen sie aber ebenfalls eine Grundlage für biologisch bedingte Abhängigkeitsgefühle der Frau dar.

Die Untersuchungen von *Masters* und *Johnson* (2) zeigen, um wie viel reichhaltiger die weibliche Sexualphysiologie ist. Sexuelle Erregung und Befriedigung gehen mit einer komplizierten Folge von körperlichen Veränderungen einher: mannigfache Veränderungen an Vulva und Introitus vaginae; Lubrikation; Verlängerung und Erweiterung der Vagina; Ausbildung einer orgasmischen Plattform; rhythmische Kontraktionen an dieser und am Uterus, um nur die wichtigsten Veränderungen im Bereich des Genitales zu nennen. Die Physiologie der Sexualerregung geht darüber hinaus mit Veränderungen und Erleben im Bereich der Brust einher, und der gesamte Organismus ist mehr betroffen als beim Mann. Uteruskontraktionen beim Stillen werden zwar nicht wie ein Orgasmus empfunden, gehen aber doch mit angenehmen Gefühlen einher. Indem die weibliche Sexualphysiologie sehr viel reichhaltiger ist, hat die Frau somit eine reichhaltigere Möglichkeit, sexuell zu erleben. Hier ist also eine weitere Quelle für eine größere Reichhaltigkeit des körperlichen Erlebens und damit des Erlebens überhaupt. *Masters* und *Johnson* werfen daher die Frage auf, ob nicht viele die Frau einengende Faktoren der Kultur als eine diesbezügliche Schutzfunktion entstanden sind, ob sie also nicht nur lediglich als Schutz vor unehelicher Schwangerschaft entstanden sind.

Auch das äußere Erscheinungsbild, das Vorhandensein eines Busens, weibliche Körperbehaarung und Stimme nehmen Platz im Bewusstsein ein und beeinflussen Selbstbild und Verhalten, wie nicht näher ausgeführt werden braucht. Besonders hingewiesen sei lediglich auf den Umstand, dass die Frau alle Organe tief verborgen im Leib hat, während sein Genitale einen sichtbaren Anhang darstellt. Das bringt nicht nur unterschiedliches Selbstbild und Befinden mit sich, sondern es führt auch zwangsläufig zu der Vorstellung unterschiedlicher Gefahren; z. B. der psychologisch so wirksamen Vorstellung von der Gefahr der Kastration. Außerdem stellt dieser anatomische Sachverhalt wiederum die für das Erleben so typische Verbindung zwischen Weiblichkeit und dem Geheimnisvollen her.

Der scheinbar so geringfügige Umstand einer im Durchschnitt etwas geringeren Körperkraft ist ein biologischer Faktor, der selbst in der heutigen urban-industriellen Gesellschaft noch von großer psychologischer Bedeutung ist. Selbst wenn dieser Unterschied in der Körperkraft sich im Berufsleben nicht mehr so stark auswirkt, so prägt er doch stark das Verhalten und Erleben sehr vieler Frauen den Männern gegenüber, und zwar sowohl außerhalb als auch innerhalb der Ehe. Sehr viele kleine Mädchen machen einmal die prägende Erfahrung, dass der Nachbarjunge stärker ist und sie verhauen kann, was nicht selten zu der Vorstellung führt: Ich bin schwach; ich bin nur ein Mädchen. Der Umstand, dass der Mann und auch schon der Junge oft aggressiver sind, mag weitgehend kulturell bedingt sein, dürfte aber z. T. auch in derartigen biologisch bedingten Erfahrungen eine Wurzel haben.

Wo die größere Körperkraft des Mannes keine Realität ist, wird sie von der Frau nur allzu oft dennoch phantasiert und gewünscht. Die biologischen Gegebenheiten von Schwangerschaft und Aufzucht des Kindes lassen sie hoffen, dass die Kraft des Mannes Schutz sei.

Eine andere Patientin gibt zum Ausdruck, wie faszinierend die männliche körperliche Kraft für das Erleben einer Frau sein kann: „Was mich am meisten fasziniert, ist Kraft in irgendeiner Form. Der Begriff der Kraft in jeder Hinsieht. Der Max ist für mich das Inbild von Kraft, schlicht und einfach. Der hat in irgendeiner Form etwas Göttliches an sich. Seine Zutraulichkeit, wie so ein riesiges gefährliches Tier, das einen mit der Nase so antippst." Von einem anderen Freund, dem Julius, beschrieb sie voller Verachtung seine körperliche Schwäche.

Die Anatomie des Bewegungsapparates, nicht nur der Muskulatur, sondern auch des Knochenbaus und der Gelenke, sowie der gesamte Bewegungsablauf sind unterschiedlich. Man denke nur an den größeren Bewegungsspielraum in der Symphyse, der ja die Grundlage des Schwingens in der Hüfte beim typisch weiblichen Gang ist.

Indem die Frau auf alle diese *biologischen Gegebenheiten* reagieren muss, werden Erleben und Verhalten geprägt und *psychologische Unterschiede* zum Mann hervorgerufen. Alle diese biologischen Unterschiede beeinflussen natürlich auch das Bild der eigenen Weiblichkeit, das ja einen so starken formenden Einfluss auf Verhalten und Erleben hat.

Andere psychologische Unterschiede zum Mann sind dagegen mehr als ein Korrelat zu den organischen Gegebenheiten der Frau aufzufassen; vergleichbar dem Kausalzusammenhang, den *S. Freud* bei den psychologischen Korrelaten der von ihm so genannten erogenen Zonen beschrieben hat.

Der anatomische Unterschied zwischen männlichen und weiblichen Sexualorganen bedingt z. B. eine unterschiedliche Tätigkeit beim Geschlechtsakt und damit natürlich auch unterschiedliches Verlangen und unterschiedliche Triebziele; obgleich ja, wie *Masters* und *Johnson* (2) beschrieben haben, der Orgasmus bei Mann und Frau im wesentlichen ähnlich ist.

Der Umstand, dass bei der Frau der Hypothalamus und von ihm abhängige Organfunktionen ein zyklisches Geschehen aufweisen, hat vom Mann unterschiedene Einwirkungen auf Triebleben und Stimmung zur Folge.

Nicht zu unterschätzen sind die psychologischen Folgen der früheren körperlichen und sexuellen Reife des Mädchens sowie des früheren und einschneidenderen Klimakteriums der Frau. Die detaillierte Darstellung aller psychologischen Implikationen würde einen breiten Raum einnehmen. Es sei lediglich
daran erinnert, dass für das Heranreifen und die Formung nur eine kürzere
Zeit zur Verfügung steht; und auch daran, dass nicht wenige Frauen sich ab
45 oder 50 Jahre in Beruf und Ehe unterprivilegiert fühlen, was Konsequenzen
für ihr Selbstwertgefühl hat. Die psychologisch und biologisch bedingten Störungen des Klimakteriums nehmen ja in der ärztlichen Praxis einen breiten
Raum ein.

Biologisch bedingte psychologische Unterschiede zwischen Mann und Frau
kommen aber auch noch auf einem dritten Weg zustande. Die jeweils wirksamen Bilder der eigenen Weiblichkeit oder der eigenen Männlichkeit üben
eine außerordentlich determinierende Kraft auf Verhalten und Erleben aus, und
sie bedingen damit psychologische Unterschiede zwischen Mann und Frau.
Das Bild der eigenen Weiblichkeit ist aber nun keineswegs lediglich von soziologischen und kulturellen Einflüssen abhängig. Vielmehr gibt es, wie sich anlässlich eigener Untersuchungen über psychogene Störungen von Schwangerschaft
und Geburt gezeigt hat (3, 4, 5), in der Entwicklung vom kleinen Mädchen zur
erwachsenen Frau eine Stufenfolge von Entwicklungsschritten des Bildes der
eigenen Weiblichkeit, die von den wechselnden biologischen Gegebenheiten
der Mutter-Tochter-Beziehung und später auch der Vater-Tochter-Beziehung
abhängig ist. Es gibt also eine biologisch bedingte Stufenfolge des Bildes der
eigenen Weiblichkeit, wobei allerdings die Einstellung der Frau zu diesen Bildern der Weiblichkeit stark von den Wertungen der jeweiligen Kultur abhängt.

Biologisch bedingt ist noch ein weiterer Umstand, der für die weibliche Entwicklung von besonderer Bedeutung ist. *S. Freud* hat auf die Folgen davon aufmerksam gemacht, dass das Mädchen erst die Mutter, später aber den Mann
liebt. Im Gegensatz zum Mann hat die Frau also hinsichtlich der Objektwahl die
schwere psychologische Aufgabe des Geschlechtswechsels zu bewältigen. Damit
hängt u. a. zusammen, dass das Liebesverhältnis zwischen Mutter und Sohn
noch schädlicher ist als das Liebesverhältnis zwischen Vater und Tochter. Denn
der Sohn, der in der Liebe zur Mutter gefangen bleibt, bleibt beim ursprünglichen Objekt; er bleibt also ganz und gar infantil. Die Tochter, die ein Liebesverhältnis zu ihrem Vater hat, hat aber einen Entwicklungsschritt zumindest hinter
sich gebracht: sie hat sich von der Mutter gelöst und dem Mann zugewandt.

Abgesehen von den aufgeführten biologischen Gegebenheiten, dem eigentlichen Thema dieser Abhandlung, sorgt auch eine *psychologische Wirkkraft*
dafür, dass Mann und Frau psychologisch unterschiedlich sind und es auch
trotz aller andersartigen Bestrebungen immer bleiben werden. Offenbar entspricht es einem ursprünglichen Bedürfnis des Menschen, dass Männlichkeit
und Weiblichkeit immer und überall nicht nur als unterschiedlich, sondern

speziell auch als komplementär und kompensatorisch phantasiert werden. Es handelt sich dabei um eine sehr wichtige Funktion, denn sonst käme es zu einem psychischen Stillstand. Dieser Satz gilt, obgleich der konkrete Inhalt der Auffassungen von Männlichkeit und Weiblichkeit außerordentlich schwanken kann in Abhängigkeit von Ort und Zeit.

Die Wege, auf denen *psychologische Unterschiede* zwischen den Geschlechtern zustande kommen, seien noch einmal zusammengefasst:

1. Die biologischen Gegebenheiten des eigenen Körpers,
   a) Reaktionen darauf,
   b) Korrelate dazu.
2. Die formende Kraft des Bildes der eigenen Weiblichkeit. Dieses hat die folgenden Quellen:
   a) die wechselnden biologischen Gegebenheiten der frühen Mutter-Tochter-Beziehung und etwas später der Vater-Tochter-Beziehung,
   b) das psychologische Bedürfnis, Männlichkeit und Weiblichkeit als komplementär und kompensatorisch zu phantasieren,
   c) soziologische Bedingungen,
   d) tradierte kulturelle Einflüsse.
3. Von den Wertsetzungen der jeweiligen Kultur abhängige Einstellungen zu den angeführten Faktoren sowie zu deren psychologischen Folgen.

Die Frau kann nämlich zu all den angedeuteten biologischen und soziokulturellen Faktoren sowie vor allem auch zu deren psychologischen Folgen eine ganze Skala von positiven oder negativen Einstellungen beziehen, was weitgehend von den Wertsetzungen der jeweiligen Kultur abhängig ist; ähnlich wie es für die biologisch bedingten Abhängigkeitsgefühle oben angedeutet worden ist. Das ist einer der Gründe dafür, dass die weibliche Psychologie so viel Gelegenheit zu Konflikten gibt.

Es gibt also biologisch bedingte psychologische Unterschiede zwischen Mann und Frau. Freilich kommen diese nicht durch biologische Vererbung zustande und auch nicht quasi pharmakologisch; etwa durch eine direkte Einwirkung der Sexualhormone, wie man es früher angenommen hätte.

Es sei noch darauf hingewiesen, dass der Unterschied zwischen den biologischen und den soziologischen Faktoren übrigens nicht so grundsätzlich ist, wie es auf den ersten Blick erscheinen mag. Denn beide Faktoren wirken – wenn man einmal von den erwähnten Korrelaten zwischen Erleben und bestimmten biologischen Gegebenheiten absieht – im allgemeinen nicht per se, sondern sie wirken dadurch, wie sie von der Frau erlebt werden; also auf psychologischem Wege. Insofern es sich beidemal um eine psychische Reaktion auf Gegebenheiten handelt, besteht zwischen den sozio-kulturellen und den biologischen Faktoren kein grundsätzlicher Unterschied. Ein Unterschied besteht freilich insofern, als die sozio-kulturellen Gegebenheiten abgeändert werden können und nicht notwendigerweise so sind. Die *biologischen Gegebenheiten aber sind primär und bleiben konstant.* Auch sollte nicht übersehen werden, dass selbst kulturelle Einflüsse oft weitgehend von biologischen Faktoren abhängig sind: indem sie nämlich z. T. ein Versuch sind, biologisch bedingte Probleme – man denke etwa nur an die Möglichkeit, schwanger zu werden – zu lösen.

Vor einem Fehlschluss hinsichtlich der biologischen Grundlagen weiblichen Erlebens aber muss gewarnt werden. Es beruht auf einer falschen Vorstellung von der weiblichen Sexualphysiologie, wenn aus dem Vorhandensein der Vagina geschlossen wird, die weibliche Psychologie sei biologisch bedingt durch Passivität charakterisiert. Dieser weitverbreitete Fehlschluss hat nur die destruktive Folge gehabt, dass manche Frau sich verpflichtet fühlte, passiv sein zu wollen; eine verwirrende Paradoxie. Diese nicht akzeptable Rollenerwartung ist es vielleicht, was viele Vertreterinnen der Frauenbewegung veranlasst hat, mit der Verwerfung dieses Satzes von der angeblichen Passivität der Frau überschießenderweise jetzt gleich ganz generell zu leugnen, dass es überhaupt biologisch bedingte psychologische Unterschiede zwischen Mann und Frau gibt. Ein ebenso häufiger Irrtum ist die Meinung, dass Hingabe identisch sei mit Passivität. In Wirklichkeit ist Hingabe ebenso eine Tätigkeit, eine Aktivität, wie es das Einführen des Penis ist. Übrigens zeigt die psychologische Erfahrung, dass Hingabebedürfnis, Anlehnungsbedürfnis und Passivitätswünsche beim Mann ebenso wichtig und oft ebenso konflikthaft sind wie bei der Frau.

Es sei *zusammengefasst*: Die Meinung, dass Mann und Frau biologisch und psychologisch gleich seien, ist falsch. Die Aussage, dass die Rollenerwartung bzw. dass das Bild der eigenen Weiblichkeit ‚lediglich‘ von sozio-kulturellen Faktoren abhängig sei, ist nur halb richtig und unvollständig. Dass es sich bei derartigen Meinungen nur allzu oft um eine Ideologie von Individuen handelt, die ihre diesbezüglichen Probleme externalisiert haben, wird deutlich, wenn das Vortragen einer andersartigen Meinung heftige emotionale Reaktionen hervorruft. Wenn man aber anerkennt, dass es biologisch bedingte psychologische Unterschiede zwischen Mann und Frau gibt, wird man auch anerkennen, dass die Gleichberechtigung der Frau, d. h. ihr gleiches Recht auf Selbstverwirklichung, nicht in allen Details auf den Wegen des Mannes erfolgen kann (6).

Die Frau betrachtet den Gynäkologen als einen Anwalt weiblicher Belange. Er ist in der Tat von seinem Erfahrungsschatz her wie kein anderer dazu berufen und qualifiziert, gegen die Irrlehre, dass es keinen psychologischen Unterschied zwischen Mann und Frau gäbe, aufzutreten.

LITERATUR

(1) MITSCHERLICH-NIELSEN, M.: Psychoanalytische Überlegungen zur Emanzipation der Frau. Vortrag auf dem Kongress der DGPT, vom 16.-28.4.1971 in Stuttgart.

(2) MASTERS, W.H. und V.E. JOHNSON: Human Sexual Response. J. & A. Churchill Ltd., 1966.

(3) MOLINSKI, H.: Archaische Mütterlichkeit als Ursache gestörter Schwangerschaft und Geburt. Monographie, 1970.

(4) MOLINSKI, H.: Bilder der Weiblichkeit und Kontrazeption. Empfängnisregelung und Gesellschaft, Hrsg. Richard Kepp und H. Koester. Verlag G. Thieme, Stuttgart 1969.

(5) MOLINSKI, H.: Kontrazeption und Gleichberechtigung, 1970.

(6) MOLINSKI, H.: Biologische Grundlagen weiblichen Erlebens und die Gleichberechtigung der Frau; im Druck.

BILDER DER WEIBLICHKEIT UND SYMPTOMBILDUNG

Ein rein an Anatomie und Physiologie orientierter Arzt reagiert vielleicht verwundert, wenn die Rede davon ist, daß Bilder der Weiblichkeit einen Einfluß auf Krankheit und Gesundheit haben sollen. Er fragt sich, was denn ausgerechnet in der Medizin mit dem Begriff eines Bildes der Weiblichkeit konkret gemeint sein soll. Noch mehr fragt er sich, was ein bloßes Bild mit der Auslösung von Krankheit und Krankheitssymptomen zu tun haben soll. Darüber hinaus stellt sich die Frage, ob man nicht mit einem derartigen Begriff schon allein deshalb sehr vorsichtig sein sollte, weil es doch völlig unklar bleiben muß, auf welche konkrete Realität sich ein so abstrakter Begriff wie Weiblichkeit beziehen soll.

DEFINITION DES BILDES DER WEIBLICHKEIT

C.G. Jung spricht von Animus und Anima. Unter Psyche versteht er die Gesamtheit aller bewußten und unbewußten psychischen Prozesse. Unter Anima oder Seele versteht er dagegen einen abgegrenzten Funktionskomplex.

Nach der Jungschen Psychologie steht das Unbewußte immer in einer komplementären und kompensatorischen Wechselbeziehung zum Bewußtsein. Daher würde das Unbewußte des Mannes komplementäre weibliche Elemente enthalten und umgekehrt. Die Jungianerin Frieda Fordham (1959) schreibt, so würde z.B. ein sehr männlicher Mann oft Züge von erstaunlicher Zärtlichkeit zeigen können, und er würde sentimental und irrational werden können; tapfere Männer würden bisweilen in harmlosen Situationen sehr erschrocken reagieren, sie würden bisweilen erstaunlich viel Intuition haben und die Gefühle anderer Leute erspüren können. Sie fährt fort: „Diese latente Feminität des Mannes ist jedoch nur ein Aspekt seiner weiblichen Seele, der Anima." Jung selber schreibt: „Ich habe in ‚Die Beziehung zwischen dem Ich und dem Unbewußten' darauf hingewiesen, daß die Syzygie [gemeint sind Animus und Anima] aus je drei Elementen besteht, nämlich einmal aus dem Betrag an Weiblichkeit, die dem Manne, und an Männlichkeit, die der Frau eignet, sodann aus der Erfahrung, die der Mann an der Frau und vice versa macht, und schließlich aus dem archetypischen weiblichen und männlichen Bild."

Animus und Anima seien also das Gegengeschlechtliche in der eigenen Psyche, das jedoch zunächst mit dem gegengeschlechtlichen Elternteil kontaminiert, ja, zunächst fast identisch damit ist. Animus und Anima als Archetypus sind aber gerade unterschiedlich vom Archetypus des Vaters und der Mutter. Anima ist das nicht-mütterliche Weibliche im Mann, Animus das nicht-väterliche Männliche in der Frau.

Dieser gegengeschlechtliche Anteil würde den Menschen beleben – daher die Wortwahl Anima – und die Brücke zum kollektiven Unbewußten darstellen. Beurteilend ist zunächst anzuerkennen, daß diese Vorstellungen sich für die klinische Arbeit als außerordentlich nützlich erwiesen haben. Es kann nur angedeutet werden, daß so u. a. auch Störungen in der Beziehung zwischen Mann und Frau besser verstanden und behandelt werden können. Denn die Begriffe Animus und Anima weisen ja darauf hin, wie vieles von dem, was wir als real gegeben annehmen – z. B. daß diese oder jene Frau so oder so beschaffen sei – in Wirklichkeit durch die Projektion von eigenen inneren Bildern zustande kommt, wobei diese inneren Bilder übrigens nicht nur aus der eigenen personalen Vorerfahrung stammen.

Wenngleich ich also nicht übersehe, daß die Begriffe von Animus und Anima auf wichtige psychologische Zusammenhänge abzielen, und daß sie unsere diagnostischen und therapeutischen Möglichkeiten erweitern, habe ich bei der Anwendung dieser Begriffe doch drei Bedenken:

1) Der Begriff von Animus und Anima ist außerordentlich vielschichtig. Mal wird dieser Begriff als ein Anteil von gegengeschlechtlicher Weiblichkeit und Männlichkeit aufgefaßt, mal als ein archetypisches Bild, mal als eine Erfahrung und mal als eine Funktion. Es ist eine schwierige Aufgabe, in den vielen Schriften von Jung und seiner Schule eine klare Definition zu finden. In der Wissenschaft wollen wir aber Begriffe gebrauchen, die klar definiert sind.

2) Ich persönlich wüßte nicht, was der konkrete Inhalt der abstrakten Begriffe Weiblichkeit oder Männlichkeit sein soll, was objektiv als männlich und was als weiblich zu bezeichnen sei. Wieso sind denn die von Fordham (1959) aufgezeichneten Züge als weiblich zu bezeichnen? Oder, um ein anderes Beispiel anzudeuten: Hingabefähigkeit mag von den einen als Attribut der Weiblichkeit aufgefaßt werden; für andere mag Hingabefähigkeit als ein vom Mann induzierter Unterdrückungsmechanismus der Frau gelten. Und ein dritter mag erkennen, daß Hingabefähigkeit auch die Eigenschaft eines Mannes sein kann.

3) Darüber hinaus stellen die Begriffe eines sog. weiblichen Anteils des Mannes und eines sog. männlichen Anteils der Frau einen Widerspruch in sich selbst dar. Wenn der angeblich weibliche Anteil jenes Mannes von Fordham (1959) ein Merkmal dieses Mannes ist, dann ist dieser Zug des Mannes natürlich als männlich zu bezeichnen, denn er bezeichnet doch die Eigenschaft eines Mannes. Welchen Sinn kann es haben, eine Eigenschaft und einen Teil des Mannes als weiblich zu bezeichnen und umgekehrt? Eine Begriffsbildung, die einen logischen Widerspruch in sich selbst trägt, kann von der Wissenschaft nicht akzeptiert werden und muß Mißverständnisse nach sich ziehen.

Von Jungs Einsichten ausgehend spreche ich daher in meinen eigenen Arbeiten lieber von zwei anderen Begriffen:

a) Ich spreche vom Bild der eigenen Weiblichkeit und vom Bild der eigenen Männlichkeit, also von derjenigen Vorstellung, die das Individuum von sich selber unter Berücksichtigung auf sein Geschlecht hat, d.h. von seiner Geschlechtsidentität.

b) Außerdem spreche ich von dem Bild, das das Individuum von seinem Gegengeschlecht hat. Das Bild, das der Mann vom weiblichen Geschlecht hat, ist aber sein eigenes männliches Bild und nicht der Besitz einer etwaigen Weiblichkeit.

Es dürfte deutlich geworden sein, daß in diesen Begriffen nicht von dem Wesen einer Weiblichkeit oder von einer angeblich real existierenden Weiblichkeit die Rede ist, sondern lediglich von subjektiven Bildern, von Vorstellungen, die das jeweils betreffende Individuum hat. Mit anderen Worten: wenngleich ich nicht definieren kann, was Weiblichkeit ist, kann ich dennoch empirisch feststellen, daß jeder Mann und jede Frau ein Bild von Weiblichkeit und von Männlichkeit haben. Ich spreche also von empirisch faßbaren Bildern, von konkretem Erleben.

ENTWICKLUNGSSTUFEN DES BILDES DER EIGENEN WEIBLICHKEIT

Die Entwicklung des Bildes der eigenen Weiblichkeit beginnt im Kleinkindalter und zeigt bis zum Lebensende hin eine sich immer weiter entfaltende Fortentwicklung. Hier kann nur ganz kurz angedeutet werden, was an anderer Stelle (Molinski 1972) ausführlich dargestellt worden ist. Die Ausgangsposition ist, daß das frisch geborene Kind zunächst in einer symbiotischen Art und Weise noch keine individuelle Abgrenzung von der Mutter erleben kann. Allmählich aber entwickelt das kleine Mädchen in seinem Hunger und in seiner Schwäche zwei Bilder der Weiblichkeit. Es erlebt an seiner Mutter ein Bild von spendender und allmächtiger Mütterlichkeit, und es erlebt sich selber als ein hilfloses Wesen, welches nichts anderes als nur Mamas Tochter ist.

In einem weiteren Entwicklungsschritt identifiziert die Nur-Tochter sich langsam mit dem mütterlichen Aspekt der Mutter. Indem sie selber spielenderweise mütterliche Aspekte übernimmt, macht sie einen ersten emanzipatorischen Schritt über den Status der Nur-Tochter hinaus. In einem weiteren Entwicklungsschritt identifiziert das kleine Mädchen sich langsam auch mit den erotischen Verhaltensanteilen der Mutter. Das Bild der Weiblichkeit wird also um den heterosexuellen Aspekt erweitert. Im Bild der eigenen Weiblichkeit tritt in den folgenden Jahren der mütterliche Aspekt mehr zurück, und der heterosexuelle Aspekt tritt mehr in den Vordergrund.

Schließlich kommt es zu einem Bild der eigenen Weiblichkeit, indem auch die Mütterlichkeit mit in die Beziehung zum Partner einbezogen wird.

Diese ursprünglichen Entwicklungsschritte des Bildes der eigenen Weiblichkeit sind stark von biologisch begründeten Gegebenheiten abhängig. Darum verlaufen sie weitgehend regelhaft.

Mit weiter fortschreitendem Lebensalter aber werden die allgemeinen soziokulturellen Umweltfaktoren und die spezielle soziale Lage der betreffenden Frau immer einflußreicher. Diese überlagern und modifizieren zunehmend den eben angedeuteten biologisch determinierten Hauptstrom in der Entwicklung des Bildes der eigenen Weiblichkeit, welches dabei individuellere Züge annimmt. Diese soziokulturell determinierten Bilder der eigenen Weiblichkeit können mehr oder weniger artifiziell in drei Untergruppen aufgeteilt werden:

1) Bilder der eigenen Weiblichkeit, die in einer kondensierten und symbolhaften Form Prototypen weiblichen Schicksals sind: z.B. die Jungfrau; die Kokette, die Lüsterne; die Hure; die Hexe; die Amazone u.a.m. Derartige Bilder steigen aus dem Inneren des Erlebens herauf, großenteils in Reaktion auf die jeweilige äußere und bewußte Lebenssituation. Es ist offensichtlich, daß die Dominanz eines dieser Bilder das individuelle Schicksal der Frau stark beeinflussen kann.

2) Historisch und soziokulturell bedingte Bilder der eigenen Weiblichkeit, also Bilder und Leitbilder, die in der jeweiligen Kultur übermittelt werden und wirksam sind. Wiederum begnüge ich mich mit einigen Andeutungen: die lateinische Domina; die Hetäre; die Pariser Waschfrau und das Marktweib unter den Bedingungen der Französischen Revolution; die Hausfrau i. S. der drei Ks: Kinder, Küche, Kirche; die emanzipierte Frau; die Karrierefrau. Oder es können drei Frauenbilder genannt werden, wie sie in den russischen Romanen des vorigen Jahrhunderts dem Leser immer wieder vor Augen gehalten werden: der Typ der Französin; das Bild des Dienstmädchens; das Bild der häßlichen und spitznäsigen Deutschen.

Hier wäre, wenn man die Fachkenntnisse hätte, ein ständig fortschreitender Wechsel und Wandel der Bilder zu beschreiben. Es wäre darzustellen, wie diese im historischen Prozeß sich wandelnden Bilder der Weiblichkeit ständig korrespondieren zu der sich ständig wandelnden, historisch bedingten Bewußtseinslage, und nicht zuletzt, wie diese sich ständig wandelnden Bilder der Weiblichkeit dazu korrespondieren, wie sich infolge des historischen Prozesses ständig auch das Bild der Männlichkeit wandelt. Als Beispiel dafür sei lediglich auf die Western-Filme hingewiesen, in denen neben dem hart kämpfenden Neusiedler oder neben dem Cowboy so kontrastreich immer das ätherische Frauenbild mit Spitzenrock und feinem Benehmen auftaucht.

3) Davon unterschieden – wenn auch nicht immer ganz scharf abzugrenzen – ist der Einfluß auf das Bild der eigenen Weiblichkeit, der von der Zugehörigkeit

zu einer soziologischen Gruppe gehört: die Frau in der Partnersuche; die Hausfrau; die junge Mutter; die Berufstätige mit all den Unterschieden zwischen etwa Fabrikarbeiterin, Bäuerin, Sekretärin, Lehrerin, leitende Beamtin, Chefin; die Vertriebene, die Gastarbeiterin; die Rentnerin; die Witwe bzw. die alleinstehende ältere Frau u. v. a. m.

Hier wirkt natürlich einerseits die äußere Situation selber auf das Lebensschicksal der Frau ein. Aber die Zugehörigkeit zu einer solchen sozialen Gruppe führt auch zur Bildung eines korrespondierenden inneren Bildes, welches dann ein eigenständiger Wirkfaktor neben der äußeren Situation selber wird.

DAS BILD DER WEIBLICHKEIT KANN ÜBER GESUNDHEIT UND KRANKHEIT ENTSCHEIDEN

Nun komme ich zu der hier entscheidenden Frage zurück, ob nämlich all diese vielen Bilder der Weiblichkeit einen Einftuß auf Gesundheit und Krankheit haben.

Bei der Beantwortung dieser Frage ist zu bedenken, daß kaum irgendeine Vorstellung so viel Dynamik entwickelt wie das Bild vom eigenen Geschlecht und das Bild vom Gegengeschlecht. Eine der mächtigen Wirkkräfte des Menschen ist sein Bedürfnis, mit der eigenen Geschlechtsidentität in Übereinstimmung zu sein. Der Mann möchte ein richtiger Mann sein, die Frau möchte eine richtige Frau sein. Aber auch der Partner soll in Übereinstimmung mit dem Bild sein, das man vom Gegengeschlecht hat. Kaum irgendetwas im Leben ist dem Menschen wichtiger als diese Dinge.

Die Frau hat nun – auf den oben beschriebenen Wegen – ein Bild der Weiblichkeit erworben. Sie identifiziert sich damit, so daß man von ihrem Bild der eigenen Weiblichkeit sprechen kann, oder sie identifiziert sich damit gerade nicht, wobei als Extremfall nur an die Transsexualität erinnert sei. Wenn man sich nun mit einem Bild der Männlichkeit oder einem Bild der Weiblichkeit identifiziert hat, kann man dieses Bild wiederum entweder bejahen oder auch umgekehrt ablehnen; man kann sich selbst ablehnen oder gar gegen sich selbst rebellieren. Ferner kann man die Vorstellung haben, daß man seinem Bild der eigenen Weiblichkeit oder Männlichkeit real weitgehend entspricht oder auch umgekehrt gerade nicht entsprechen würde, was wiederum zu vielen emotionalen Weiterungen führen kann. Entsprechend vielfältig können die Einstellungen und Reaktionen in bezug auf das eigene Bild vom Gegengeschlecht ausfallen, das das betreffende Individuum hat.

Das Bild vom eigenen Geschlecht, das Bild vom Gegengeschlecht und die versöhnlichen Einstellungen und Bewertungen, die das Individuum zu diesen eigenen Bildern hat, lösen natürlich so mannigfaltige psychische Weiterungen aus, wie es detailliert kaum ausgeführt werden kann: Emotionen und Affekte, u.U. auch Ängste und Befürchtungen, Motivationen, Impulse, Antriebe und natürlich auch Verhaltensweisen.

Vom Bild der Weiblichkeit kann also das gesamte Spektrum derjenigen psychischen Vorgänge ausgehen, die die Ausbildung psychoneurotischer und psychosomatischer Symptome bedingen können.

Insbesondere sei daran erinnert, daß Antriebe und Affekte ja selber physiologische Vorgänge sind, die die autochthone Organphysiologie überlagern und modifizieren können. In verschiedenen Arbeiten habe ich z.B. beschrieben, wie bestimmte Affekte die Physiologie von Lust und Liebe (also die Sexualphysiologie), die Physiologie der Miktion und auch die Gebärphysiologie überlagern können, so daß es zu einer Vielzahl von bestimmten gynäkologischen psychosomatischen Symptomen kommen kann (Molinski 1979, 1983, 1989). Die hier aufgezeichneten Bilder beeinflussen darüber hinaus das gesamte Netz der interpersonalen Verflechtungen, einschließlich der Partnerbeziehung. Ob man in Frieden mit sich selber und mit dem Partner leben kann, hängt weitgehend davon ab, ob diese Bilder erfüllt sind oder nicht. Das hat ja C.G. Jung in seinen klinischen Ausführungen zum Thema Animus und Anima dargestellt. Alle diese Dinge lassen sich aber mit den Begriffen des Bildes vom eigenen Geschlecht, des Bildes vom Gegengeschlecht und der Reaktion auf diese Bilder besser und genauer beschreiben.

Aber nicht nur die Partnerbeziehung, sondern die gesamte Lebenslinie ist weitgehend davon abhängig, welches Bild man vom eigenen Geschlecht und welches Bild man vom Gegengeschlecht hat. Die Frau kann sich mit ihrem eigenen Bild der Weiblichkeit identifizieren, und sie kann dagegen protestieren. Entweichen kann sie ihrem eigenen Bild nicht. Jedesmal aber wird ihr ganzer Lebenslauf davon beeinflußt.

Auch Oscar Wilde führt in einer etwas scherzhaften Formulierung in *The Importance of Being Earnest* (1895) das Schicksal von Mann und Frau auf ein Bild der Weiblichkeit zurück: „All women become like their mothers. That is their tragedy. No man does. That's his."

Bis zu diesem Punkt der Darstellung lag der Akzent hauptsächlich darauf, wie das Bild, das die Frau von ihrer eigenen Weiblichkeit hat, pathogen wirken kann. Aber auch das Bild, das der Mann von der Weiblichkeit hat, kann pathogen wirken. Ich nenne als Beispiel das Bild von der Hexe. Die Hexenprozesse richteten sich vom Ursprung her gesehen zunächst nicht gegen die Frau, sondern gegen die Ketzer. Denn die Ketzer vertraten die Lehre, daß alles Fleischliche, einschließlich aller menschlichen Fortpflanzung, aufhören müsse, weil es sonst keine Befreiung von der Macht des Teufels gebe. Offensichtlich wurden diese Vorstellungen von der Hexe und die Hexenprozesse dann im 16. und 17. Jahrhundert – also in der frühen Neuzeit, nicht im sog. finsteren Mittelalter – in den Dienst des Hasses zwischen den Geschlechtern gestellt. Mangels exakter historischer Forschung könnte man über die Motive dazu nur spekulieren. Ich selber spekuliere, daß es gerade die erstarkende rationale Haltung der gelehrten Männer der beginnenden Neuzeit war, die dann kompensatorisch alles weniger Rationale und Dämonische haßerfüllt an das weibliche Geschlecht abdelegieren mußte. Eines aber ist unstrittig: es war das Bild der Weiblichkeit des Mannes, das so tödlich gewirkt hat. Heute sind es manche Frauen und ein Teil der Frauenliteratur, die mit dem züngelnden Bild der Hexe kokettieren.

Abschließend sei ein Wort zur Therapie gesagt. Die psychotherapeutische Behandlung geht natürlich von der konkreten und realen äußeren Lebenssituation aus. Genauso wichtig aber ist es, die inneren Bilder des Patienten zu erkennen und aufzugreifen, dabei nicht zuletzt das Bild vom eigenen Geschlecht und vom Gegengeschlecht. Denn äußere Realität und inneres Bild stehen – wie insbesondere C.G. Jung immer wieder betont hat – in einer Wechselwirkung, und der psychosomatisch orientierte Arzt möchte diese inneren Bilder seiner Patientin erkennen.

LITERATUR

(1) FORDHAM, F.: An Introduction to Jung's Psychology. Penguin, Baltimore, 1959.
(2) JUNG, C.G.: Die Beziehung zwischen dem Ich und dem Unbewußten. Rascher, Zürich.
(3) MOLINSKI, H.: Die unbewußte Angst vor dem Kind. Kindler, München, 1972.
(4) MOLINSKI, H.: Sexualität und Depression. Sexualmedizin 8: 404-405, 1979.
(5) MOLINSKI, H.: Zur Psychosomatik von Blasenentleerungsstörungen. In: Gynäkologische Urologie. Thieme, Stuttgart, S. 221-226, 1983.
(6) MOLINSKI, H.: Emotionale und interpersonale Aspekte der Geburt. Gynäkologie 22:96-99, 1989.

SEXUALITÄT IN DER ADOLESZENZ

Die Entwicklung des Menschen durchläuft viele bio-psycho-soziale Entwicklungsphasen. Es beginnt mit dem Stillen und der Nahrungsaufnahme sowie den ersten Ansätzen zur Ich-Identität und endet mit den Problemen des alternden und schließlich des sterbenden Menschen. Der psychosomatisch orientierte Arzt sieht seine Patienten innerhalb ihrer jeweiligen Entwicklungsphase. Jede dieser Phasen bringt neue Möglichkeiten, aber auch Aufgaben, Begrenzungen und Konflikte mit sich. Gesundheit und Krankheit hängen jedoch weitgehend davon ab, ob und wie das Individuum mit diesen Aufgaben und Konflikten fertig wird.

Manche Entwicklungsphasen werden eingeleitet durch biologische Reifung, andere durch Einwirkungen aus dem sozialen Umfeld, z. B die Einschulung. In der besonders von *H.S. Sullivan* (1953) beschriebenen Phase der Präadoleszenz kommt es zu einer entscheidenden, neuartigen interpersonalen Entwicklung. Das Kind tut oder lässt bestimmte Dinge auf einmal, je nach dem, ob diese dem gleichgeschlechtlichen und gleichaltrigen Freund bzw. der Freundin gefallen oder nicht gefallen. Der Wunsch und das Wohlbefinden des anderen wird zur Motivation für das eigene Handeln. Auch wird ein intimes Geheimnis geteilt. Dies schließt personale Nähe, Austausch von Erfahrungen und Gedanken sowie wechselseitige Achtung mit ein, kann daher durchaus Intimität genannt werden. Dagegen war die sogenannte ödipale Liebe vorwiegend durch Egoismus gekennzeichnet; die Eltern wurden im wesentlichen als Lieferanten von Lust und Befriedigung behandelt.

Das Erlernen dieser Fähigkeit zur Intimität fällt so schwer, dass diese neue Aufgabe nicht sofort mit den Problemen der gegengeschlechtlichen Beziehung belastet werden kann. Auch darf der Partner in der intimen Beziehung zunächst nicht älter, stärker und klüger sein. Gerade wegen der Schwierigkeiten der Aufgabe wird die Intimität zunächst mit einem möglichst gleichaltrigen Partner geübt.

Zwei Folgen resultieren daraus für die weitere Entwicklung: Einerseits bleiben homoerotische Tendenzen durch das ganze Leben hindurch eine wichtige und die gesellschaftliche Entwicklung fördernde Kraft; viele soziale Gruppierungen und Gemeinschaften würden ohne sie nicht zustande kommen. Andererseits stellt sich in der nachfolgenden Phase der Adoleszenz die Aufgabe, dass Intimität und Streben nach genitaler Lust miteinander verschmelzen und gemeinsam auf ein Objekt gerichtet werden.

Eingeleitet wird die Phase der Adoleszenz durch biologische Reifung. Zentralnervöse und endokrine Reifungsschritte führen zur Sekretion von Gonadotropin

und Keimdrüsenhormonen sowie zur morphologischen Ausbildung der primären und sekundären Geschlechtsmerkmale. Diese körperlichen Veränderungen bedingen die Fähigkeit zu einer völlig neuen Erlebensqualität: der
Fähigkeit zur genital zentrierten, den ganzen Körper erfassenden Lust, die im
Orgasmus zur Abfuhr kommen kann. In der prägenitalen Entwicklung und in
der ödipalen Lebensphase ist dem Kind diese neue Erlebensqualität unerahnbar,
selbst wenn es auch da schon um lustvolles Erleben ging. Das körperliche Verlangen nach dieser Lust bringt eine veränderte Lebensqualität mit sich. Reaktiv
dazu kommt es zu weitreichenden psycho-sozialen Veränderungen.

Weil die Partnersuche psychologisch zunächst noch zu schwer und auch
– sozio-kulturell bedingt – noch nicht möglich ist, kommt es zu einem neuen
Schub von Masturbation. Es bestehen jedoch mehrfache Unterschiede zur
frühkindlichen und zur Masturbation der phallischen Phase. Oft wird die
intime Beziehung zum gleichgeschlechtlichen Freund sexualisiert, und es
kommt zu wechselseitiger Masturbation. Während die frühkindliche Masturbation einem Kennenlernen des eigenen Körpers dient, aber noch nicht zielgerichtet ist, und die der phallischen Phase, sofern sie exzessiver Natur ist, meist
einen Ersatz für nicht erlebte Liebe und Geborgenheit mütterlicher Art darstellt, ist die Masturbation der Adoleszenz auf das Erlangen orgastischer Lust
ausgerichtet. Der wichtigste Unterschied zur frühkindlichen Masturbation
besteht ja darin, dass sie jetzt zum Orgasmus führt. Auch die wechselseitige
Masturbation mit dem gleichgeschlechtlichen Freund ist übrigens in psychologischer Hinsicht meist heterosexueller Natur und geht mit entsprechenden
Phantasien einher.

Selbstbefriedigung des Adoleszenten muss als eine Notstandsreaktion in dem
noch zu schildernden Triebsturm akzeptiert werden, zumal unser sozio-kultu-
relles Umfeld Abstinenz vom Gegengeschlecht verlangt. Der heranwachsende
Jugendliche kann und darf ja nicht sofort sexuellen Kontakt zum Gegengeschlecht aufnehmen. Da ein vollständiger Triebverzicht andererseits nicht
möglich ist, wird ein gewisses Ausmaß an Masturbation unausweichlich sein.
Es ist daher psychologisch schädlich, wenn die Erziehungspersonen Scham- oder
Schuldgefühle induzieren.

Über die Lust zur Partnerschaft

Das Verlangen nach Lust hat eine mächtige, verbindende Kraft und führt zur
Partnersuche. In der Präadoleszenz wurde der gleichgeschlechtliche Freund
gesucht, der möglichst wenig unterschiedlich ist. Gerade durch seine Unterschiedlichkeit soll in der Adoleszenz dann der gegengeschlechtliche Freund eine
kompensatorische und komplementäre Funktion erfüllen. Der Wunsch nach
dem komplementären Bild des Gegengeschlechts wird eine ebenso mächtige

Triebkraft wie das Verlangen nach Lust. Darum wird mit fortschreitender Adoleszenz auch eher von Partnerschaft als von Freundschaft gesprochen.

Normalerweise konvergieren Intimität, Lust und die Sehnsucht nach dem komplementären Bild des Gegengeschlechts zu einem einheitlichen Erlebenskomplex und richten sich gemeinsam auf ein und dieselbe Person. Bringt der Adoleszente diese Leistung nicht zustande, kann es zu den verschiedensten Sexualstörungen kommen. Es sei an jene Form der funktionellen Sexualstörungen der Frau erinnert, bei der die Frau Zärtlichkeit und Intimität ersehnt und braucht, vor der Lust aber in Angst und Aversion zurückschreckt. Dies ist eine Störung, die für die Frau selber ebenso leidvoll werden kann, wie es für den betroffenen Mann gilt. Oder es sei an jene Störungen des sexuellen Verhaltens und Erlebens erinnert, in der die eine Frau lediglich geliebt und geachtet wird, während die andere Frau ausschließlich der Lust dient.

Die Aufgaben und emotionalen Stürme der Adoleszenz veranlassen manch junges Mädchen dazu, ausweichend wieder in die so verführerische und scheinbar angstfreie Befriedigung versprechende Mutter-Tochter-Beziehung zu regredieren. Von daher ist es verständlich, dass ein gewisses Ausmaß von Streit und Auseinandersetzung mit der Mutter notwendig ist, um die Adoleszente vor einer homosexuellen Entwicklung zu schützen. Aus manch einer Familie kann Bitterkeit herausgenommen werden, wenn es dem Arzt gelingt, der Familie die Notwendigkeit des Streites zwischen Mutter und Tochter verständlich zu machen.

Noch nicht gleichzusetzen ist die mit den biologischen Veränderungen der Pubertät erworbene Fähigkeit zur Lust, damit zur sexuellen Beziehung, mit der Verwirklichung dieser Fähigkeiten. Letzteres setzt vielmehr noch einen langen Lernprozess voraus. In der frühen Adoleszenz wird diese Beziehung erst in der Phantasie vorbereitet, während in der späten Adoleszenz mehr und mehr reale Erfahrungen in den Vordergrund treten. Die psycho-sexuelle Entwicklung findet also ihre Fortsetzung, wenn der reale Kontakt zum Gegengeschlecht hergestellt wird. Sehr prägend sind dabei die frühen realen Interaktionen und Erfahrungen mit dem Gegengeschlecht.

So bilden sich schon in der späten Adoleszenz diejenigen Muster von interaktionalem Verhalten und Erleben dem Gegengeschlecht gegenüber aus, welche fortan fester Bestandteil der Persönlichkeit bleiben werden. Insbesondere hat auch der erste Geschlechtsverkehr häufig auf das zukünftige Verhalten und Erleben eine prägende Wirkung. Unglückliche Erfahrungen können recht folgenschwer sein und die nachfolgende Reifung behindern.

Lernfeld Sexualverhalten

Personale Auseinandersetzung, die mit der Aufnahme von Geschlechtsverkehr verbunden ist, erfordert die Auseinandersetzung mit vielen zwischenmenschlichen Schwierigkeiten und Ängsten. Dazu gehört u.a. auch die Angst vor einer unerwünschten Schwangerschaft. Eine Schwangerschaft in der Adoleszenz zieht nämlich meist schwerwiegende psychologische und soziale Folgen nach sich. Die traditionelle Lösung der damit verbundenen Schwierigkeiten liegt in der Enthaltsamkeit bis zur Ehe, welche vom sozio-kulturellen Umfeld verlangt, andererseits aber auch gefördert und erleichtert wurde. So forderte z. B. Goethe, dass der erste Kontakt mit dem anderen Geschlecht geistiger Natur sein sollte. Heute drängt die Umwelt eher auf die Aufnahme von Geschlechtsverkehr schon in der Adoleszenz, Manche fordern, der Jugendliche müsse den Sexualverkehr erlernen und üben, so wie auch viele andere Funktionen erlernt werden müssen.

Es stellt sich also die Aufgabe der Verschreibung von Kontrazeptiva an Jugendliche. Der Arzt muss von der Tatsache ausgehen, dass die meisten Adoleszenten heute Sexualbeziehungen haben. Ferner weiß er, dass eine eventuelle Interruptio eine Belastung für die weitere Entwicklung der Heranwachsenden darstellen kann. Darum sollte der Arzt bereit sein, dem Adoleszenten kontrazeptive Mittel zu verschreiben. Nicht aber ist es seine Aufgabe, aus der eigenen Weltanschauung heraus Sexualbeziehungen in der Adoleszenz zu fordern oder zu hemmen.

In zurückliegenden Jahrzehnten vermieden Jugendliche häufig die Festlegung in einer konstanten Partnerbeziehung. Kürzer dauernde Beziehungen und Gelegenheitsbeziehungen bildeten eher die Regel. In jüngerer Zeit treten viele schon zu Anfang der Spätadoleszenz in eine Dauerbeziehung ein. Persönlichkeit und Ich-Identität sind zu dem so frühzeitigen Zeitpunkt der Aufnahme von Sexualverkehr noch nicht fertig ausgebildet, und so besteht bei diesen Jugendlichen – gerade wegen der frühzeitigen Aufnahme von Sexualverkehr – ein starkes Anlehnungsbedürfnis. Mit der Aufnahme von Sexualverkehr treten also auch die Themen Schwangerschaft als Konflikt und Kontrazeption in das Erleben des Jugendlichen ein. Die psychosozialen Implikationen dieser beiden Themenbereiche sind so mannigfaltig, daß sie hier nicht abgehandelt werden können (*Hertz, D.G. u. H. Molinski*, 1980).

Empfindungen der Frau können davon mitbestimmt sein, dass sie mit dem zyklischen Geschehen ihres Körpers mitschwingt. Das Erleben und die Psychologie der menstruellen Blutung brauchen dabei keineswegs die wichtigsten Themen zu sein. Außerdem kann das weibliche Erleben von der Ahnung um die Fortsetzung der Generationenreihe getönt sein. In der Adoleszenz ist die bewusste und vordergründige Wahrnehmung zwar meist mehr mit dem neu entfalteten Bereich der Beziehung zum anderen Geschlecht beschäftigt, aber das subtile Gefühl der Eingebundenheit in diese naturhaften Zyklen kann auch die Befindlichkeit von Adoleszenten stark prägen (*Hertz, D.G. u. H. Molinski*, 1980).

Alle diese emotionalen Auseinandersetzungen können infolge eines weiteren Entwicklungsschrittes immer stürmischer verlaufen. Denn der Adoleszente strebt ja eine stetig größere und persönliche soziale Unabhängigkeit sowie eine schrittweise Emanzipation von den Eltern an. Da er aber die psychosoziale Heiratsfähigkeit sowie berufliche und finanzielle Unabhängigkeit meist noch nicht erreicht hat, bestehen weiterhin reale Abhängigkeiten, welche er schmerzhaft erleben mag. Alle diese Aufgaben, Möglichkeiten, aber auch Begrenzungen tragen zu einer Fortentwicklung der Ich-Identität einschließlich der Geschlechtsidentität bei. Es kommt zu einer Fortentwicklung des Bildes vom eigenen Geschlecht und des Bildes vom Gegengeschlecht.

Wann ist der Heranwachsende erwachsen?

Von großer interpersonaler und emotionaler Bedeutung ist der Umstand, dass Beginn und Ende der Adoleszenz durch zeitliche Entwicklungsdiskrepanzen gekennzeichnet sein können. Beginn und Ende etwa der oralen, analen, ödipalen Entwicklungsphase, der Zeitpunkt der Einschulung usw. schwanken nur wenig von Individuum zu Individuum. Zwischen Spielgefährten, welche bislang einen relativ gleichförmigen Entwicklungsgang genommen haben, kann die Pubertät dann aber auf einmal um Jahre verschoben auftreten. Insbesondere tritt die Pubertät beim Mädchen oft früher ein als beim Knaben. Durch diese zeitlichen Diskrepanzen in der Entwicklung aber werden die Beziehungen der Jugendlichen untereinander und auch die zwischen Knaben und Mädchen stark beeinträchtigt. Das kann u. a. einen lange nachwirkenden Knick im Selbstwertgefühl nach sich ziehen.

Noch schwieriger – und damit für den Jugendlichen noch verwirrender – ist die Frage, wann er noch adoleszent und wann er schon erwachsen ist. Geschlechtsfähigkeit, Fortpflanzungsfähigkeit, psychische und soziale Reife, psychische und soziale Heiratsfähigkeit, soziale und berufliche Unabhängigkeit und geistige Reife sind unterschiedliche Reifungsschritte. Nach dem einen Parameter mag das betreffende Individuum noch adoleszent, nach dem anderen aber schon erwachsen sein. Auch derartige Konflikte und Schwierigkeiten können mannigfaltige Rückwirkungen auf das sexuelle Verhalten und Erleben haben. Manch ein Jugendlicher mag z. B. glauben, dass er sich in sexueller Hinsicht noch nicht verantwortlich zu verhalten brauche, da er ja unter diesem oder jenem Gesichtspunkt überhaupt noch kein Erwachsener sei.

Im Zusammenhang mit den Einflüssen, die vom sozialen Umfeld ausgehen, sei nur noch ein Problem erwähnt: Die sich ändernden Bedürfnisse unserer Gesellschaft schaffen eine sich ständig wandelnde Umwelt. So wünschen viele Jugendliche heute, eine Ehe zu vermeiden, und sie treten in eheähnliche Ersatzgemeinschaften ein. Die damit verbundenen Fragen werden z. Z. in mehreren Arbeitsgruppen und auch auf Kongressen ausführlich diskutiert.

Interessanterweise ist die Rechtsprechung in manchen Ländern dabei, die Ehe ohne Heirat rechtlichen Regelungen zu unterwerfen. Überraschend ist die Beobachtung, dass eine Ehe ohne Heirat mitunter schwerer aufzulösen ist als eine rechtlich geschlossene Ehe (*Dmoch, W.*, 1979).

Hilfestellung: Ohne Doktrin und frei von Tabu

An einem in lediglich kategorialen Zügen geschilderten Fall soll gezeigt werden, dass sich Züge adoleszenter Sexualität bis in die Phase sozialer Erwachsenheit hinein erstrecken können:

Er kennt keine Intimität und meint, dass Lust auch ohne Intimität und Nähe klappen müsse. Auch weiß er noch nicht hinreichend über die Natur sexuellen Erlebens Bescheid und glaubt, seine Lustphysiologie müsse zu jeder Zeit in Gang kommen, wenn er es nur will. Daher erleidet er oft unnötigerweise eine Erektionsstörung. Subjektiv erlebt er sich als sexuell gestört.

Sie kann Intimität erleben und genießen, ist aber im Erleben der Lust unentfaltet, ja teilweise gehemmt. In sexueller Hinsicht ist sie zufrieden und erlebt subjektiv – noch – keine Sexualstörung. Aber sie hat noch keine hinreichende Ich- und Geschlechtsidentität entwickelt und kein stabiles Selbstwertgefühl. Daher ist sie nicht in der Lage, sich interaktional so zu verhalten, dass sie zum Überwinden seiner Konflikte und Fehlhaltungen beitragen könnte.

Der Arzt ist oft aufgerufen, Adoleszente in ihrer psychosexuellen Entwicklung zu fördern und in ihren emotionalen Stürmen eine Orientierung zu geben. Vielleicht noch mehr gilt diese Aufgabe für den Allgemeinarzt und für den Gynäkologen als für den Psychotherapeuten, zu dem der Adoleszente ja erst kommt, wenn eine Symptomatik vorliegt. Diese Aufgabe begründet das ärztliche Interesse an den obigen Ausführungen.

Nur drei konkrete Situationen seien in diesem Zusammenhang noch erwähnt:

* Junge Mädchen sind mitunter sehr über einen fehlenden Orgasmus beunruhigt. Beruhigend sollte der Arzt erklären, dass es sich beim Orgasmus nicht einfach um einen Reflex handelt, dass das orgastische Erleben vielmehr schrittweise erlernt werden kann. Die menschliche Beziehung und die Gefühle zum Partner sind nicht weniger wichtig.

* Andere Jugendliche sollten hinsichtlich irrationaler Ängste über Masturbation beruhigt und unterstützt werden.

* Schließlich sei erwähnt, dass nicht wenige junge Mädchen gegen ihren bewussten Willen in einer gefügigen Art von Pseudosexualität in sogar regelmäßigen Geschlechtsverkehr einwilligen. Oft geschieht dies unter dem Druck der Gleichaltrigengruppe oder gar der Erzieher. Solche Mädchen stellen sich mitunter mit den unterschiedlichsten psychosomatischen und psychischen Symptomen beim Arzt vor.

Wenngleich der Arzt Sexualbeziehungen in der Adoleszenz weder in Übereinstimmung mit seiner eigenen weltanschaulichen Haltung fördern oder hemmen sollte, muss er doch manchen jungen Mädchen helfen, welche wider ihrem eigentlichen Willen Sexualbeziehungen haben, diese ablehnen zu können.

LITERATUR

(1) DMOCH, W.: Ehe vor der Heirat. Partnerberatung 4, 190-195 (1979).
(2) HERTZ, D.G. u. H. MOLINSKI: Psychosomatik der Frau, Entwicklungsstufen der weiblichen Identität in Gesundheit und Krankheit. Berlin, Heidelberg, New York: Springer (1980).
(3) SULLIVAN, H.S.: The Interpersonal Theory of Psychiatry. New York: W.W. Norton & Company, Inc. (1953).

PSYCHOSOMATIK DER AKNE

Von *H. Molinski* und *Ilse Rechenberger*

Die Häufigkeit der Acne juvenilis – 60% der Schüler im Alter von 16 Jahren – spricht dafür, dass es sich um eine fast physiologische Reaktion der Haut und nicht um eine psychogene Erkrankung handelt. Vermehrte pubertäre Androgen-Bildung führt zu vermehrter Talgbildung; erbliche Disposition zu follikulärer Verhornung, bakterielle Zersetzung des im Abfluss behinderten Talgs, perifollikuläre Entzündungen und Superinfektionen spielen eine Rolle. Auch eine so lückenlos anmutende somatische Verursachungskette lässt kaum nach psychogenen Einflüssen fragen.

Dennoch wird in der dermatologischen und psychosomatischen Literatur immer wieder die Meinung vertreten, dass psychische Faktoren eine ätiologische Rolle spielen könnten. In den verschiedenen Veröffentlichungen werden jedoch lediglich so vage Angaben, wie Stress-Situation, psychische Einwirkungen, intensive Konflikte der Pubertät, sexuelle Konflikte, rigide Persönlichkeitsstruktur oder grobe psychische Störungen, gemacht.

Experimentelle psycho-physiologische Befunde sind lediglich bei Hautgesunden erhoben worden. *Robin und Kepecs* (1952) sowie *Wolff et al.* (1950) haben festgestellt, dass Zustände heftiger seelischer Erregung, z. B. während eines psychiatrischen Interviews, zu vermehrter Hauttalg-Ausscheidung führen können.

PSYCHO-SOZIALE FOLGEN DER AKNE

Die Frage nach evtl. psychischen Faktoren in der Ätiologie der Akne gilt weiterhin als offen. Alle aber sind sich einig, dass die Akne psychische Folgen haben kann. Diese können ein ganzes Leben ruinieren und den eigentlichen Krankheitswert darstellen. Dabei handelt es sich um ein multifaktorielles bio-psycho-soziales Bedingungsgefüge.

Zwei *biologische Faktoren* spielen eine Rolle:
1. die Verunstaltung der Haut,
2. der oft lange, therapeutisch schwer zu beeinflussende Verlauf.

Drei *soziale Faktoren* kommen hinzu:
1. das Aussehen des Patienten verstößt gegen die soziale Norm,
2. dadurch werden Emotionen im sozialen Umfeld mobilisiert; oft auch beim Arzt oder der Kosmetikerin,

3. das Fehlverhalten der Umgebung bringt für den Patienten oft gesellschaftliche Nachteile, so z. B. in Beruf und privatem Bereich; noch mehr Benachteiligung kann freilich aus dem Fehlverhalten des Patienten selber resultieren.

Das Wort „kosmetischer Aspekt" vereint diese biologischen und sozialen Faktoren.

Psychologische Probleme. In Reaktion auf den kosmetischen Aspekt kommt es typischerweise zu bestimmten psychischen Schwierigkeiten. Hier sei auf die Arbeiten von *de Boor (1971)* und *Zacharias (1972)* hingewiesen.

1. Der Akne-Patient erfährt eine Beeinträchtigung seines Körperbildes. Damit werden aber auch sein Selbstbild und seine Ich-Identität problematisch. Zwar sind Ich- und damit auch Geschlechtsidentität zum Zeitpunkt des Auftretens der Akne in der Pubertät schon weitgehend ausgebildet, aber das Bild vom eigenen Selbst und von der eigenen Geschlechtsrolle entsteht nicht in einem einmaligen Akt und erfordert eine fortwährende libidinöse Zufuhr. Diese libidinöse Zufuhr aber wird durch das Auftreten der Akne gerade in einer besonders anfälligen Phase abschließender Entwicklungsschritte gestört.

2. Infolge des kosmetischen Problems sind viele interpersonale Beziehungen beeinträchtigt. Selbstbild und Ich-Identität gehen ja als Motiv in fast alles Verhalten und Erleben ein. Eine Beeinträchtigung von Selbstbild und Interaktionen stellt aber

3. eine Belastung für das Selbstwertgefühl und

4. von Kommunikation und Kontakt dar.

Diese psychischen Schwierigkeiten sind nicht etwa mit dem Auftreten von psychischen Symptomen zu verwechseln. Sie stellen zunächst lediglich psychische Probleme, Aufgaben dar, die es zu bewältigen gilt.

Wie der Akne-Patient auf diesen Komplex bio-psycho-sozialer Faktoren reagiert, hängt vom Reifegrad der prämorbiden Persönlichkeitsstruktur ab. Der psychisch Gesunde wird mit den geschilderten Problemen einigermaßen fertig, und nur der Akne-Patient mit einer neurotischen Persönlichkeitsstruktur reagiert mit Fehlanpassung und psychischer Symptomatik.

Vergleichsweise soll das organische Psychosyndrom erwähnt werden: Beeinträchtigung von Orientierung, Gedächtnis, intellektuellen Funktionen, Urteilsvermögen, Verflachung und Labilität von Affekt sind direkte Folgen der organischen Schädigung.

Zusätzliches wahnhaftes und depressives Erleben oder Konfabulieren stellen aber eine psychische Reaktion auf die genannten direkten Manifestationen organischer Schädigungen dar.

Entsprechend sind die im folgenden darzustellenden psychischen Symptome und Fehlanpassungen bei Akne nicht eigentlich ein Symptom der

Hautkrankheit, sondern eigengesetzliche, krankhafte Zustände: Beim Vorliegen einer neurotischen Persönlichkeitsstruktur reagiert der Patient auf den Hautbefund mit Fehlanpassung. Die neurotische Verformung der Persönlichkeit ist der wesentliche Krankheitsprozess; der Hautbefund ist die auslösende Ursache für die Fehlanpassung; die Fehlanpassung aber hat bei den folgenden Zustandsbildern sehr viel mehr Krankheitswert als der rein somatische Anteil des Krankheitsbildes Akne. Die Beobachtung der Rolle, welche die prämorbide Persönlichkeitsstruktur spielt, führt also zu einer veränderten Krankheitsauffassung der Akne.

Formen der Fehlanpassung bei Akne-Patienten

Die klinische Beobachtung zeigt, dass bei juveniler Akne eine deutliche Psychopathologie nur eine geringe Rolle spielt; bei der über das 22. oder 23. Lebensjahr hinaus persistierenden Akne aber sind psychopathologische Reaktionen in einem hohen Prozentsatz der Fälle zu beobachten. Das schließt nicht aus, dass es auch juvenile Akne mit und persistierende Akne ohne deutliche Psychopathologie gibt.

Wir überblicken eingehende tiefenpsychologische Anamnesen und Behandlungsverläufe von 11 Patienten mit persistierender Akne. Die Auswertung dieser Fälle ergibt typische, immer wiederkehrende Formen der Fehlanpassung. Wenngleich bei einer so kleinen Zahl keine statistischen Rückschlüsse möglich sind, so ist es doch berechtigt, die typischen pathologischen Interaktionsmuster aufzuzählen. Ihre Erkenntnis erleichtert den therapeutischen Umgang mit dem Patienten.

Kränkung. Der Akne-Patient fühlt sich infolge seiner Verunstaltung leicht gekränkt, und damit fertig zu werden, kann ihm schwerfallen. Aber vor allem derjenige Patient, der sich schon prämorbide leicht oder gar irrational gekränkt fühlte, neigt dazu, auch die Akne als eine Kränkung zu erleben. 6mal fanden wir in unseren Protokollen eine derartige prämorbide Persönlichkeitsstruktur.

Eine Patientin war nicht wegen ihrer ausgeprägten Akne, sondern wegen einer Kränkung auf ganz anderem Gebiet in psychotherapeutische Behandlung gekommen. Zunächst führte sie ihre Kränkbarkeit auf die Akne zurück. Sie sagt: „Meine Mutter musste sich ja immer wegen mir so fürchterlich schämen." Später aber erkannte sie, dass nicht eigentlich die Akne, sondern ihre prämorbide Persönlichkeitsstruktur anzuklagen sei: „Schon früher konnte ich immer keine Kritik ertragen."

Minderwertigkeitsgefühle und depressive Reaktion. Oft reagierten unsere Patienten auf die Akne mit Minderwertigkeitskomplexen; 4mal mit depressiven Reaktionen oder gar Suizid-Versuchen. Wiederum finden sich schon prämorbid die Züge einer entsprechenden Persönlichkeitsstruktur, hier einer depressiven Persönlichkeitsstruktur: etwa Medikamenten-Abusus, anklammernde Verhaltensmuster, Genussunfähigkeit.

Kontaktstörungen kommen in unserem Patientengut häufig vor: 5mal schizoide Persönlichkeiten, davon 2mal mit paranoiden Zügen; 1mal schwere Kontaktstörung bei hypochondrischer Persönlichkeit; 3mal deutliche Kontaktstörungen ohne erkennbare schizoide oder hypochondrische Züge.

Nicht wenige Akne-Patienten sind durch die misstrauische Ablehnung jeder neuen Verschreibung gekennzeichnet, und sie spielen gerne die Therapie des einen Arztes gegen die eines anderen aus. Dabei handelt es sich nicht selten um paranoide Tendenzen.

Wenn ein schon prämorbid kontaktgestörter Patient eine juvenile Akne bekommt, reagiert er typischerweise mit noch mehr Isolation. Die Krankengeschichten zeigen, wie im weiteren Verlauf Kontaktabbrüche zu Exazerbation und Persistieren der Akne führen können. Es ergibt sich der wichtige Befund: Pathologische Reaktion auf die juvenile Akne wird zur Mitverursachung für die persistierende Akne. Entsprechende Verläufe sehen wir in allen hier geschilderten Gruppen der Fehlanpassung an Akne.

Störungen des sexuellen Verhaltens und Erlebens. Die „sexuellen Konflikte" bei Akne sind – zumindest teilweise – als Kontaktstörungen aufzufassen. 5mal werden bei unseren Patienten Trennung von Freund oder Freundin als auslösende Situation für Exazerbationen angegeben. Nicht eine Sexualstörung im engeren Sinne, sondern die Aufhebung des ohnehin nur schwach ausgeprägten Kontaktes war die eigentliche Ursache. In 3 Fällen hatten die Patientinnen nie einen Freund gehabt.

Bei diesen Patienten ist nicht die Ausbildung der Geschlechtsidentität an sich gestört. Es wurde ja erwähnt, dass diese lange vor Eintritt der Adoleszenz weitgehend erreicht ist Wohl aber ist die Ausübung der Geschlechtsrolle infolge der Kontaktstörung erschwert – und das erst recht, wenn die Verunstaltung durch die Akne hinzukommt

Eine 20jährige Patientin außerhalb der hier untersuchten Patientengruppe hatte in der Tat eine gestörte Geschlechtsidentität. Sie ist psycho-sexuell infantil, erlebt sich kaum als ein weibliches Wesen, und ihre Akne stört sie kaum! Ja, die Akne gibt ihr vielleicht den willkommenen Vorwand, sich der Konfrontation mit dem anderen Geschlecht zu entziehen.

Bei 5 weiteren von uns betreuten Patienten finden sich funktionelle Sexualstörungen im engeren Sinne, vornehmlich Frigidität, also eine primäre Störung des sexuellen Erlebens.

Leistung und Konkurrenz. Nur 2mal in unserer Untersuchungsgruppe, öfter aber in unserem übrigen Erfahrungsgut, spielt ein markanter Knick in der Leistungslinie eine Rolle. In beiden Fällen handelt es sich um ehrgeizige, übrigens auch begabte Patienten mit guter Ausbildung; nach der Ausbildung aber versagen sie völlig. Gleichzeitig damit kam es zu einer massiven Verschlimmerung der vorher nur mäßig ausgebildeten Akne. Die infantilen Züge der Persönlichkeit können leicht durch die hochgesteckten ehrgeizigen Erwartungen verdeckt werden. Die Diskrepanz zwischen dem hochgesteckten Ziel und dem spärlich Erreichten ist für diese Menschen kennzeichnend.

Typischerweise beklagen sich solche Patienten über den Misserfolg, ja die Fehlbehandlung bei früheren Ärzten. Dies kann in einem unbefangenen Arzt nun den Wunsch induzieren, die Behandlung erfolgreicher durchzuführen. Das heißt aber, der Patient hat unbewusst im Arzt Leistungsstreben und Konkurrenz mobilisiert; er hat mit seinen eigenen narzisstischen Impulsen die narzisstischen Bereiche der Persönlichkeit des Arztes angeregt.

Ersatzkontakt und sado-masochistische Interaktion. Bei den einzelnen Patienten ist das Ausquetschen von Pickeln nicht an den Schweregrad der morphologischen Veränderungen gekoppelt. Es kann auch sein, dass nur ganz vereinzelt Komedonen oder Pusteln bestehen, trotzdem wird unentwegt „geknibbelt". Es kommt auch vor, dass überhaupt keine Akne mehr da ist, und der Patient manipuliert nur an den durch das Knibbeln hervorgerufenen Geschwüren. So produziert der Patient täglich neue Exkoriationen: Es kommt zur Acne excoriée. Dieses ständige Reiben und Manipulieren der Gesichtshaut kann eine fast unbewusste Verhaltensweise werden. Wie kommt diese „Knibbel-Lust" zustande?

Das Manipulieren wird häufig durch nahe Kontaktpersonen ausgeführt. Auch sprechen diese Kontaktpersonen, oft die Eltern, ununterbrochen über das „Knibbeln" und seine Folgen. So wird die Akne, welche den kontaktgestörten Patienten noch mehr isoliert, gleichzeitig zu einem Vehikel für Ersatzkontakt und -kommunikation. Solche „Knibbel-Gemeinschaften" kommen gerade auch bei merkwürdig bizarren, oft symbioseartigen Beziehungen zwischen Akne-Patient und Mutter vor. Eine weitere Ursache, warum Pickel gerne ausgedrückt werden, ist die: Es tut weh. Ein solcher leichter Schmerz kann aber mit Lust einhergehen. Der Ersatzkontakt kommt also über die Brücke zusätzlicher sado-masochistischer Befriedigung zustande.

Wer den Gesichtsausdruck einer die Pickel ausquetschenden Kontaktperson beobachtet, wird deren sadistische Lust kaum übersehen können. Derjenige, dem die Pickel ausgedrückt werden, oder der sich die Pickel selbst ausdrückt, gibt dabei seiner masochistischen Lust meist deutlich Ausdruck. Ein vergleichbares lustvolles Kratzen kennen Hautarzt und Gynäkologe vom Pruritus vulvae oder bei Männern vom lustbringenden Kratzen an Skrotum und Anus.

Rechenberger (1976) stellt die Acne excoriée daher als ein gesondertes Krankheitsbild zwischen Acne vulgaris und Artefakt dar. Aus einem Gefühl innerer Leere heraus werden unterdrückte Aggressionen gegen das Selbst gerichtet und tragen gleichzeitig zu Ersatzkontakt und masochistischer Lust bei.

Obgleich derartige Interaktionen häufig sind, kamen sie bei unseren hier besprochenen 11 Fällen nur 1 mal zur Beobachtung.

Stüttgen (1971) sowie *Bosse* und *Teichmann* (1973) beschreiben überkompensierende aggressive Tendenzen bei Patienten mit kosmetischer Beeinträchtigung der Haut. Eine solche Beobachtung leuchtet theoretisch ein, zumal mit Recht darauf hingewiesen wird, dass kosmetische Veränderungen eine Beziehung zum Sicherheitsgefühl haben können. Dennoch sind uns überkompensierende aggressive Tendenzen bei unseren Akne-Patienten nicht aufgefallen. Wohl aber fanden sich – in Übereinstimmung mit den oben beschriebenen Persönlichkeitsstrukturen – fast regelmäßig erhebliche Hemmungen in der Fähigkeit zur Selbstbehauptung und zum Kampf.

ZUR ÄTIOLOGIE

Die obigen Beobachtungen zu den psycho-sozialen Folgezuständen der Akne enthalten gewisse Hinweise, dass psychische Faktoren auch eine ätiologische Rolle spielen können. Die eigene Auffassung zur Rolle psychischer Faktoren in der Ätiologie der Akne geht von 4 Beobachtungen aus.

Unspezifität psychogener Einflüsse. Die Unspezifität und Vielgestaltigkeit der in der Literatur angegebenen psychogenen Faktoren sollte nicht als Mangel an konkreten Befunden aufgefasst werden, sondern genau umgekehrt als gültige Beobachtung.

Viele psychosomatische Symptome sind Korrelat zu speziellen gehemmten, aber dennoch in Gang befindlichen Affekten und Impulsen. Pruritus vulvae oder manche Formen von Fluor vaginalis können Korrelat zu gehemmten sexuellen Impulsen sein; psychogene Nackenschmerzen infolge Muskelkontraktion können das Korrelat zu unterdrückten aggressiven Impulsen sein. Psychogene Störungen des Endokriniums sind dagegen – zumindest im Bereich der Gynäkologie – genau umgekehrt durch die Unspezifität der auslösenden Situation gekennzeichnet.

Schwere körperliche Erkrankung, Lagerleben und Haft, Examenssituation, Psychose, neurotische Konflikte können zu der sog. Notstandsamenorrhoe nach *Elert* führen. In der Anpassung an zu schwere körperliche oder psycho-soziale Belastung schaltet die Hypophyse vom gonadotropen zum adrenokortikotropen Hormon, von Fortpflanzung auf Kampf und Selbsterhaltung um.

In der Vielgestaltigkeit der in der Literatur genannten psychogenen Faktoren bei Akne sehen wir also einen Hinweis darauf, dass „Stress" unterschiedlicher Herkunft zu einer Mobilisierung von Androgenen führen kann, so dass es bei prädisponierten Individuen zu Auftreten oder Verschlimmerung der Akne kommen kann.

Infolge multipler psychoneurotischer oder psychosomatischer Symptome standen 6 der genannten 11 Patienten unter einem erheblichen andauernden Stress. Bei 2 weiteren Patienten der Untersuchungsgruppe fanden sich stärkere emotionale Aufregungen anderer Art. In beiden Fällen fand sich eine vermehrte Androgen-Bildung ovarieller bzw. adrenaler Ursache. Es waren übrigens die einzigen Fälle der Gruppe, bei denen ein Hormonstatus erhoben worden war, so dass diese Möglichkeit der Reaktion bei den übrigen Patienten grundsätzlich mit in Betracht zu ziehen ist.

Psychopathologie bei juveniler und persistierender Akne. Die klinische Beobachtung zeigt, dass Psychopathologie bei persistierender Akne sehr viel häufiger vorkommt als bei juveniler Akne. Dies steht in einem inneren Zusammenhang mit den folgenden beiden klinischen Beobachtungen.

Prämorbide Persönlichkeitsstruktur. Psychische Folgeerscheinungen treten hauptsächlich bei einer schon prämorbid vorhandenen neurotischen Persönlichkeitsstruktur auf.

Auflösung von Exazerbationen. Diese psychischen Folgeerscheinungen können die auslösende Situation für Exazerbation und Persistieren der Akne darstellen. Aber auch andere bio-psycho-soziale Stress-Situationen können zur Exazerbation führen. Auch diese Beobachtung unterstützt die Aussage, dass es sich bei den psychisch-ätiologischen Faktoren um unspezifische Belastungen handelt.

Aufgrund dieser 4 Beobachtungen möchten wir die folgenden ätiologischen Zusammenhänge zur Diskussion stellen:

Die juvenile Akne tritt, wenn auch die anderen eingangs genannten biologischen Faktoren gegeben sind, als Korrelat zu den endokrinen Umstellungen der Pubertät auf. Dabei handelt es sich um eine fast physiologische Reaktion der Haut. Die Mehrzahl der adoleszenten Akne-Patienten ist psychisch gesund.

Wenn der Akne-Patient eine neurotische Persönlichkeitsstruktur hat, kann es in Reaktion auf das kosmetische Problem zu psycho-sozialer Fehlanpassung und neurotischen Symptomen kommen. Die Fehlanpassung stellt eine neue Belastung und damit Stress dar. Belastung und Stress aber können zu vermehrter Hauttalg-Ausscheidung führen (*Wolff* et al. 1950; *Robin* und *Kepecs* 1952). Es muss offen bleiben, ob dabei immer eine vermehrte Androgen-Bildung eine Rolle spielt. Diese Stress-Reaktion bedingt, dass aus juveniler eine persistierende Akne wird.

Die vermehrte Psychopathologie bei persistierender Akne ist also gleichzeitig Folge und partielle Ursache der Akne. Sie stellt ein Glied innerhalb eines Circulus vitiosus dar.

In einigen Fällen juveniler Akne können unspezifische psychogene, vielleicht auch somatogene, Stress-auslösende Faktoren schon primär zur Ätiologie der

Akne beitragen. Hier handelt es sich dann aber um die Wirksamkeit von Konflikten, welche der Akne vorausgehen und nicht ihre Folge sind.

THERAPIE

Bei der juvenilen Akne können meist biologische Behandlung und Externa im Vordergrund therapeutischer Bemühungen stehen. Der Arzt versucht nicht, vermeintliche psychische Konflikte aufzudecken. Es gilt lediglich, durch psychologische Führung einer psychischen Fehlentwicklung vorzubeugen. Erst bei der persistierenden Akne rücken psycho-soziale Aspekte mehr in den Vordergrund der Behandlung, und dies je nach Fall und in unterschiedlichem Ausmaß.

Je mehr aber die psychischen Folgeerscheinungen das Hauptproblem darstellen, desto wichtiger wird die Art der Gesprächsführung. Sie zielt oft lediglich auf die Reduktion von Spannung ab – ein in der medizinischen Psychologie gelegentlich vernachlässigtes Thema. Andererseits kann das die dermatologische Tätigkeit begleitende Sprechstundengespräch die Fingerzeige des Patienten aufgreifen und von Konsultation zu Konsultation schrittweise vertiefen.

Die Kenntnis der beschriebenen Fehlanpassung kann es dem Arzt erleichtern, den rechten Umgang mit dem Akne-Patienten zu finden. Dabei hat jeder Patient sein eigenes Problem und muss entsprechend individuell behandelt werden.

Wenn sich z. B. bei einem nicht allzu schwer gestörten Akne-Patienten Kontaktprobleme nur andeuten, sollte der Arzt zunächst den Patienten sein Problem deutlich genug beschreiben lassen. Und dann sollte er mit suggestivem Nachdruck Rat geben: „Suchen Sie den Kontakt, auch wenn Sie meinen, wegen Ihres Aussehens ausgelacht zu werden. Sie sollten nicht warten, bis Ihr Gesicht abgeheilt ist, vielmehr dennoch Gesellschaft und Freundschaft suchen. Sie werden herausfinden, dass die anderen vielleicht mehr Bereitschaft haben, als Sie meinen. Ihre Haut wird sich dann erst recht bessern."

Bei psychisch sehr stark behinderten, insbesondere bei schwer kontaktgeschädigten, schizoiden Patienten oder bei Patienten mit paranoiden Tendenzen kann es besser sein, sich vordergründig zunächst auf die Verschreibung von Externa zu beschränken. Statt in die Psychodynamik und Vorgeschichte analytisch aufdeckend einzutreten, ist oft eine ganz andere Vorgehensweise richtig: Der Arzt bemüht sich, das, was an psychischen Möglichkeiten erhalten geblieben ist, wie ein kleines Pflänzchen großzuziehen, damit der Patient wenigstens zu etwas Kontakt und Selbständigkeit finden kann. Durch eine zu aufdeckende Behandlung können u. U. die Minderwertigkeitsgefühle vergrößert werden, oder der Patient kann sich durch eine Auseinandersetzung überlastet fühlen. Gerade bei einer sich bescheidenden Gesprächsführung kann der Patient mitunter genügend Vertrauen entwickeln, um allmählich zu einem tieferen Gespräch bereit zu werden.

Wir haben erst von psychisch leichter und dann von psychisch schwerst gestörten Patienten gesprochen. Bei einer dazwischen liegenden Patientengruppe kann der Arzt in vielen Fällen die Fehlanpassung des Patienten direkt aufgreifen; am besten, indem er auf die konkreten und bewussten Schwierigkeiten in der aktuellen Lebenssituation eingeht.

Da das Aussehen ja der eigentliche pathogene Faktor für psychische Störung und Fehlanpassung ist, ist gerade bei psychisch labilen Patienten eine kosmetische gleichzeitig auch eine kausale Behandlung. Daher haben *Schreuss, Stüttgen, Kaden* und viele andere in zahllosen Bemühungen auf die Wichtigkeit der Akne-Toilette hingewiesen.

Die **Akne-Toilette** stellt eine höchst ungewöhnliche interpersonale Situation dar. 45 Minuten lang geht die Kosmetikerin mit intensiven körperlichen Kontakten auf den Patienten ein. Die Behandlung gibt lustvolle, aber auch narzisstische Befriedigung und stellt ein Intimitätsangebot dar. Fraglos werden dabei mancherlei Gespräche eine Rolle spielen, welche allzu oft unreflektiert bleiben mögen. Offensichtlich liegen hier aber erhebliche Chancen für psychische Auseinandersetzung und damit Wachstum.

Ein so intensives Angebot von Kontakt und Intimität kann aber auch Ängste mobilisieren. Die Kosmetikerin muss also lernen, den rechten Mittelweg zwischen Nähe und Distanz zu wahren. Sie muss erfühlen, wo die Toleranzgrenze des Patienten liegt, wo sie mehr ängstigt als beruhigt.

Die Notwendigkeit, sich nicht zu „sexy" zu verhalten, gilt nicht nur männlichen Patienten gegenüber. Frauen, insbesondere, wenn sie paranoide Tendenzen haben, können durch das Auftreten der Kosmetikerin homosexuell beunruhigt werden, ohne dass diese es vielleicht bemerkt.

Kosmetik steht keineswegs lediglich oder auch nur vornehmlich im Dienste der Erotik. Kosmetik zielt zunächst auf das Selbstwertgefühl ab; Erotik zielt auf körperliche Lust ab. Die Kosmetikerin weiß, dass sie es mehr mit Problemen des Selbstwertgefühles und nicht so sehr mit sexuellen Problemen zu tun hat. Auch hier wird sie also eine gewisse Zurückhaltung walten lassen. Ein Fall von *Zacharias* (1972) zeigt, in welchem Ausmaß eine kosmetische Behandlung die Genesung von Depression und von anderen psychischen Erkrankungen unterstützen kann. Die Kosmetikerin kann den Patienten mittels vieler Packungen und Manipulationen organisch fixieren. Dann braucht dieser sich nicht mehr seinen psychischen Problemen zu stellen.

LITERATUR

(1) BOOR, Cl. DE: Haut und Psyche. Kosmetologie *1*, 3: 81 (1971).
(2) BOSSE, K., A.T. TEICHMANN: Über den Krankheitsbegriff in der Dermatologie und den Krankheitswert der Entstellung. Kosmetologie 1, 2: 39 (1973).

(3) Götz, H., M. Reichenberger, C. Zabel: Untersuchungen über die Acne vulgaris bei 2249 Oberschülern im Alter von 12 bis 20 Jahren, Schrift. Marchionini-Stiftung, 2, 35-42 (1971).

(4) Rechenberger, I.: Tiefenpsychologisch ausgerichtete Diagnostik und Behandlung von Hautkrankheiten. Verl. Für Med. Psychologie im Verlag. Vandenhoeck & Ruprecht, Göttingen; Beiheft Nr. 5 Zschr. psychosomat. Med. Psychoanalyse (1976).

(5) Robin, M., J.G. Kepecs: The relationship between certain emotional states and the rate of secretion of sebum. Ann. Meeting Soc. for Invest. Dermatology, Chicago, 1952.

(6) Stüttgen, G.: Haut und Kosmetik. Kosmetologie 1, 4: 125 (1971).

(7) Wolff, H.G., S.G. Wolf, C.C. Hare: Life Stress and Bodily Diseases. Association for Research in Nervous and Mental Diseases, Bd. 29, William & Wilkins, Baltimore, 1950.

(8) Zacharias, G.: Kosmetik und Selbstverständnis. Kosmetologie 1, 3: 81 (1972).

ZUR AKZEPTABILITÄT KONTRAZEPTIVER METHODEN

Der praktizierende Arzt ist bei jeder ärztlichen Maßnahme mit dem psychologischen Problem der Akzeptabilität konfrontiert. Der psychisch Gesunde lässt sich dabei von der Vernunft leiten und berücksichtigt im wesentlichen die realistischen Implikationen der vorgeschlagenen Heilmaßnahme. Wenn aber – was nur allzu häufig der Fall ist – neurotische Verformungen und geheime Konflikte eine wesentliche Rolle spielen, kann die betreffende Maßnahme eine dem Patienten kaum bewusste, merkwürdige Bedeutung annehmen, so dass die Akzeptabilität beeinträchtigt wird. Um den Eindruck zu vermeiden, dass das im Bereich der Kontrazeption nur für die Ovulationshemmer (OH) gelte, seien zunächst in einer freilich ganz unvollständigen Weise einige neurotisch determinierte Einstellungen zu einigen konventionellen kontrazeptiven Methoden angedeutet – ein Thema, das merkwürdigerweise kaum Untersucher gefunden hat.

ZUR BASALTEMPERATURMESSUNG

Die realistischen Gründe, aus denen heraus die Messung der Basaltemperatur für viele Frauen weniger akzeptabel ist, brauchen nur angedeutet zu werden: Die Umständlichkeit des morgendlichen Messens, das unter die Lebensführung einengenden konstanten Bedingungen erfolgen muss, die mitunter schwierige Beurteilbarkeit der Kurve, die lange Abstinenz. Entgegen all dieser Realität ist die Basaltemperaturmessung aber für bestimmte Frauen besonders akzeptabel. Für Frauen nämlich, die dazu neigen, mit dem körperlichen und biologischen Geschehen intim mitzuempfinden, kann das Messen selber ein befriedigendes Erlebnis sein: „Ich habe Freude daran, biologisch herumzuexperimentieren; wann man den Eisprung hat und so." Man hört die stolze Befriedigung darüber heraus, dass ihre weibliche Physiologie so gut funktioniert. Aber die betreffende Patientin hatte diese Vergewisserung nötig. Sie wusste nicht, ob sie ihr Frausein bejahen kann oder nicht, und der psychotherapeutische Behandlungsverlauf war von dieser Ambivalenz sich selber gegenüber charakterisiert.

ZUM COITUS INTERRUPTUS

Auf die nicht seltenen Schuldgefühle beim Coitus interruptus und die damit zusammenhängende Nervosität wird weiter unten näher eingegangen.

Der Coitus interruptus wird von vielen bevorzugt, weil keinerlei Zubehör nötig ist und weil er deshalb nicht selten als relativ natürlich erlebt wird. Manche Frauen aber äußern eine unüberwindliche Abneigung vor dieser Methode, weil ihnen der Anblick des Samens ekelerregend sei. Sie schildern z. B., wie entsetzlich ihnen das Abwischen des Samens sei. Der Psychiater wird sofort die Thematik mancher Phobien heraushören. Hier sei erwähnt, dass das sexuelle Erleben, insbesondere der zwanghaft strukturierten Frauen, nicht selten mit Ekel und mit den Vorstellungen der analen Thematik verbunden sein kann. Alles, was von unten kommt, und das schließt auch den männlichen Samen mit ein, ist mit dem Sauberkeistabu behaftet; nicht aber die Milch, die ja von oben kommt.

Im Kontrast dazu empfinden andere Frauen Trauer über den Samen, der beim Coitus interruptus ihrem Leib verlorengeht. Dabei können Vorstellungen, die um das Thema der männlichen Potenz kreisen, eine Rolle spielen, und der männliche Samen kann mit allerhand magischen Vorstellungen behaftet sein. Der Coitus interruptus kann aber auch als eine orale Versagung erlebt werden nach dem Motto: „Ich will vom Mann genügend bespendet werden; ich will alles haben, mir alles einverleiben."

Zum Kondom

Ähnliches Erleben kann auch beim Kondom eine Rolle spielen. Eine Frau sagte z. B. mit deutlichem Affekt: Man müsste eigentlich von der Pille wieder weggehen zum Pariser, um nicht den Samen in sich zu haben." Der Gedanke, den Samen zu „haben", insbesondere ihn im eigenen Körper zu haben, sei ekelerregend. Für Frauen mit einem derartigen Ekelgefühl, auf dessen Quelle hier nicht eingegangen werden kann, zeichnet sich das Kondom durch eine besondere Akzeptabilität aus, die weder von den OH noch vom Coitus interruptus erreicht wird. Phobische Einstellungen in Bezug auf Schleimhautkontakt, Schmutz, Bakterien usw. können bewirken, dass selbst in einer intakten Ehe Verkehr ohne Kondom nicht akzeptabel ist.

Andere Frauen haben umgekehrt eine nicht ohne weiteres zu verstehende Abneigung gegen das Kondom, und sie begründen diese bisweilen mit Furcht vor Krebs; mit derselben Furcht also, die bei einer ganz anderen Methode, nämlich bei den OH wiederkehrt. Furcht vor Krebs erklärt sich nicht von der Art des kontrazeptiven Mittels her, sondern Furcht vor Krebs spiegelt die weit verbreitete Konzeptionsvorstellung und Konzeptionsfurcht oral verunsicherter Frauen wieder, die Furcht nämlich, durch die Ansprüche des Kindes quasi von innen aufgefressen zu werden. Diese Krebsfurcht ist ein Pendant zu der unrealistischen Vorstellung, die Frau müsse, sobald sie schwanger ist, für zwei essen.

Andere Frauen haben eine durchaus realistische Abneigung gegen das Kondom: Wenn der Mann nämlich zu eilig ist und nicht wartet, bis das Kondom seine Körperwärme durchlässt, so dass die Frau den Mann durch das Kondom hindurch spüren kann.

ZUR ZEITWAHL NACH KNAUS-OGINO

Eine Patientin, der diese Methode besonders akzeptabel war, sagte heiter schmunzelnd: „Der Verfasser habe doch sicher auch schon gehört: der Name *Knaus* würde von knauserig kommen." Diese Methode war ihr in der Tat gerade deshalb besonders akzeptabel, weil der Verkehr dabei nur weniger häufig stattfinden kann. Dass eine Methode, die weniger sicher ist, für zwei unterschiedliche Frauentypen einen emotionalen Vorteil darstellt, wird bei den OH näher erklärt werden. Ferner spielt die von manchen so überbewertete Natürlichkeit des Aktes selber eine Rolle und manchmal auch die Tatsache, dass die Autorität diese Methode billigt. Die Tatsache, dass man sich bei dieser Methode beherrschen können muss, erlaubt es den weniger Triebhaften und den weniger Orgastischen aus der Not eine Tugend zu machen.

ZU DEN INTRAUTERINEN SPIRALEN

Manche Frauen und Männer fühlen sich nach den verschiedensten kontrazeptiven Methoden bedrückt, reizbar, depressiv, „nervös", wie sie es oft ausdrücken. Früher beobachtete man dieses Syndrom zunächst beim Coitus interruptus. Man führte es darauf zurück, daß die sexuelle Erregung nicht in einer physiologischen Weise abgeführt werde. Später beobachtete man dasselbe Syndrom auch bei den OH, wo ja gerade umgekehrt der Verkehr auf eine besonders natürliche Weise durchgeführt werden kann. Hier erklärte man nun dasselbe Syndrom als hormonal bedingt. Neuerdings beschreibt nun *Ruth Lidz* dasselbe Syndrom bei der *Lippes*-Schleife (1). Hier ist es offenkundig, dass das immer gleichartige Syndrom diesesmal weder hormonal noch durch den Mangel einer physiologischen Abfuhr der Sexualerregung bedingt sein kann. Nach der eigenen Auffassung kommt dieses Syndrom in keinem der drei Fälle durch die Art der kontrazeptiven Methode zustande, sondern die kontrazeptive Absicht an sich macht Schuldgefühle, die sich in der geschilderten Nervosität äußern (4).

ZU DEN OVULATIONSHEMMERN

Merkwürdigerweise ist die Frage der Akzeptabilität nur bei den OH ein Thema geworden, das mit großem Interesse in der breiten Öffentlichkeit diskutiert wird.

REALISTISCHE EINSTELLUNG DEN OVULATIONSHEMMERN GEGENÜBER

Es hängt von der Art des ärztlichen Beobachtungsgutes ab, dass wir über das gesunde und normale Erleben den OH gegenüber weniger wissen als über pathologisch determiniertes Erleben. Entsprechendes gilt ja für viele Bereiche der Medizin. Daher können nur einige Aspekte Erwähnung finden. Reale Eigenschaften der OH und realistische Gründe sind dafür verantwortlich, dass diese von weiten Kreisen so sehr akzeptiert werden: vor allem die 100%ige Sicherheit und der Vorteil, dass die Durchführung des Verkehrs nicht beeinträchtigt ist und keine Vorbereitungen erfordert.

Das gilt z. B. für die auf einer pharmakologischen Wirkung beruhenden körperlichen Nebenwirkungen wie etwa Zwischenblutungen, Ausbleiben der Abbruchblutung, Ödembildung, schmerzhafte Spannung in der Brust, Hautveränderungen oder Thromboembolien. Interessanterweise stellen diese Nebenwirkungen beim Gesunden im allgemeinen kein größeres psychologisches Problem dar. Denn es handelt sich dabei um objektive Fakten, um einen Teil der Realität, und der Gesunde geht damit realitätsgerecht um. Das heißt, er überlegt z. B. mit dem Arzt, ob ein Wechsel des Präparates oder der Methode Abhilfe schaffen kann.

Körperliche Nebenwirkungen können die Akzeptabilität auch manchmal begünstigen. Eine Frau sagt: „Man kriegt mehr Busen von der Pille, und das ist auch nicht schlecht. Mein Mann legt großen Wert auf Busen."

Es kommt auch vor, dass realistische Gründe psychologischer Art die Akzeptabilität der OH beeinträchtigen. Eine unverheiratete junge Frau erlebte ihren Bekannten als unzuverlässig und egoistisch, denn als verheirateter Mann kam er nur so selten mal ganz schnell vorbei, und er schien sie im wesentlichen als eine zusätzliche Gelegenheit neben seiner Ehe zu betrachten. Zwar nahm sie OH, aber sie tat es mit Widerwillen. Sie gab dafür einen durchaus realistischen Grund an: das tägliche Einnehmen der Pille rief täglich die schmerzhafte Erinnerung wach, dass sie doch unzufrieden bleiben müsse; dass sie die Pille letztlich vergebens nehme.

Vergleichbare Aussagen machen mitunter auch jene enttäuschten Frauen ohne Partner, die an eine bessere Chance glauben, wenn sie nur mittels der Pille jederzeit für die erhoffte und gesuchte Gelegenheit bereit seien. Man sieht mitunter, wie Enttäuschung und Vorwurfsstimmung während einer solchen illusorischen Einnahme von OH noch schmerzlicher werden. Auch verheiratete Frauen, die wegen Impotenz oder häufiger Abwesenheit des Mannes nur selten Verkehr haben, haben nicht selten eine Abneigung gegen die Einnahme von OH.

NEUROTISCH DETERMINIERTE EINSTELLUNGEN DEN OH GEGENÜBER

Bei der eben geschilderten Patientin war die Abneigung gegen die Pille also durchaus realitätsgerecht und gesund. Neurotisch war in diesem Fall lediglich, dass sie ihre Abneigung mit der Furcht vor vielen angeblichen Nebenwirkungen begründete, wobei ihre Furcht vor Nebenwirkungen für sie gleichbedeutend war mit einem vermeintlich wirklichen Vorhandensein dieser Nebenwirkungen. Den realistischen Grund für ihre Abneigung gegen die Pille hatte sie nur ganz nebenbei erwähnt. Diese Beschäftigung mit den angeblichen Nebenwirkungen war für sie ein Erklärungsversuch, ein Versuch der Rationalisierung, denn die eigentliche Quelle ihres Unbehagens war ihrem reflektierenden Bewusstsein nicht hinreichend fassbar.

Das aber ist ein sehr häufiges pathologisches Erleben den OH gegenüber: die ängstliche Beschäftigung mit etwaigen Nebenwirkungen, oft in einer Art, als wären diese schon wirklich da, als ein Versuch, die aus ganz anderer Quelle stammende Beunruhigung rational zu verstehen.

Als bei wiederum derselben Patientin in der späteren zufriedenstellenden Ehe mit einem anderen Mann weitere Kinder unerwünscht waren, nahm sie erneut OH, ohne dass diesmal von den früheren Befürchtungen irgend etwas übriggeblieben wäre. Solche Verläufe mit veränderter Einstellung zu den OH unter veränderten Lebensumständen verdeutlichen die Bedeutung psychologischer Determinanten für die Frage der Nebenwirkungen.

Was aber steht hinter diesem so weitverbreiteten Unbehagen vor den OH? Verformungen in genetisch frühen Erlebensbereichen lassen die OH eine unrealistische Bedeutung annehmen. Der Patient antwortet auf die OH mit Schuldgefühlen oder mit Ängsten und Befürchtungen spezifischen Inhaltes. Diese unterscheiden sich interessanterweise bei Mann und Frau. Da sie in früheren Arbeiten detailliert beschrieben worden sind (2, 3, 4, 5, 6, 7, 8), soll hier nur eine gedrängte Zusammenfassung gegeben werden.

Für Frauen typische Ängste und Konflikte den Ovulationshemmern gegenüber

1. Furcht vor Identitätsverlust

Bei Frauen, die hinsichtlich der eigenen Identität und Geschlechtsrolle verunsichert sind, findet sich die Angst, durch die angeblichen Hormone der Pille in der eigenen Identität beeinträchtigt zu werden (2). Ein Beispiel wird weiter unten genannt werden.

2. Furcht vor Eigenverantwortung und Macht

Die OH geben Eigenverantwortung und Macht. Das kann für Frauen, die in der Selbstbehauptung und im aggressiven Erleben verunsichert sind, eine Beunruhigung darstellen (3).

3. Furcht vor Beeinträchtigung des Kinderwunsches

Frauen mit Hypertrophie der Mütterlichkeit brauchen die Hoffnung, wenigstens mittels eines bewusst keineswegs gewollten Versagens der antikonzeptionellen Methode schwanger werden zu können. Wenn diese Chance nicht gegeben ist, können sie mitunter in ihrer sexuellen Erlebnisfähigkeit beeinträchtigt werden (4, 8).

4. Furcht, genital nicht in Ordnung zu sein

Auch Frauen mit der beunruhigenden Vorstellung, dass ihr Genitale mangelhaft sei, brauchen die Hoffnung, wenigstens durch ein im reflektierten Erleben keinesfalls gewolltes Versagen der Methode ihre Konzeptionsfähigkeit und damit ihre genitale Intaktheit beweisen zu können. Diese Frauen sind nicht selten bereit, die Frucht abtreiben zu lassen, wenn sie nur immer wieder schwanger werden (4).

Die 100%ige Wirksamkeit der OH kann also für diese zwei extrem unterschiedlichen Frauen eine Beunruhigung darstellen.

5. Orale Ängste

Die Furcht, von einem Krebs innerlich aufgefressen zu werden, die ja auch bei anderen Methoden vorkommt, ist, wie erwähnt, eine Angst im Zusammenhang mit der Kontrazeption, die für oral verunsicherte Frauen typisch ist (4). Die eigene Beschäftigung mit psychogenen Störungen von Schwangerschaft und Geburt hat gezeigt, dass oral verunsicherte Frauen in der Tat während Schwangerschaft und Geburt einer ganz typischen Kombination von Ängsten und Konflikten ausgesetzt sind (9, 10). Diese können sich in einer Reihe von Symptomen äußern, die allesamt u. a. eine Beziehung zum oralen Erleben haben: Hyperemesis gravidarum, Schwangerschaftsgelüste, Heißhunger, Fress- und Fettsucht sowie Stehlen in der Schwangerschaft, Appetitmangel, Überempfindlichkeiten, Sodbrennen, Ptyalismus, Ekel, eine bestimmte Untergruppe der funktionellen Rigidität des Muttermundes unter der Geburt und eine Untergruppe der Depressionen post partum (11). Diese Hinweise sollen zum Ausdruck bringen, daß die so häufige Krebsangst durchaus nicht immer auf dem vernünftigen Abwägen etwaiger biologischer Zusammenhänge beruht.

Das Einnehmen der OH kann aber auch als eine orale Befriedigung erlebt werden. Nachdem eine Patientin gerade Furcht vor Krebs geäußert hatte, sagte sie: „Anderseits, das Schlucken der Tabletten an sich macht mir irgendwie Freude. Ich kann nicht genau sagen wie." Es handelt sich um eine Frau mit latenter Depression, bei der orales Erleben, z. B. Besitzwünsche und die

Einstellung zum Geld, einerseits weitgehend gehemmt waren, andererseits aber das manifeste Verhalten in einer heimlichen Weise weitgehend determinierten.

6. *Verunsicherungen auf dem Gebiet von Zärtlichkeit und Hingabe*

Wenn das Streben nach Intimität und das Streben nach Hingabe verunsichert und mit Angst besetzt sind, können die OH wiederum eine für die Persönlichkeitsstruktur spezifische Gefahr und Angstquelle darstellen (4). So mag eine Frau die OH ablehnen, weil sie sich vor dem für sie angsterregenden Verkehr schützen möchte, wobei sie gerne das so überzeugende Argument der Konzeptionsfurcht vorschieben möchte. Oder sie mag die OH ablehnen, weil sie aus ihren Behinderungen heraus zur Promiskuität neigt und weil sie sich davor schützen möchte.

7. *Störungen des sexuellen Erlebens*

Die letztgenannten Frauen leiten über zu den sexuellen Störungen im engeren Sinne des Wortes. Sexuelle Störungen sind aber nicht nur bei den letztgenannten, sondern bei allen bisher geschilderten Frauen anzutreffen; denn das sexuelle Erleben im engeren Sinne des Wortes enthält Elemente der diskutierten Erlebensbereiche. Es ist allgemein bekannt, dass das sexuelle Verlangen und die sexuelle Erlebnisfähigkeit unter der Einnahme von OH zunehmen können, was zu Recht auf den Fortfall der Konzeptionsfurcht zurückgeführt wird. Sexuelles Verlangen und Erlebnisfähigkeit können aber auch reduziert werden, was mehr mit all den geschilderten Ängsten und Konflikten zusammenhängt als mit hormonalen Wirkungen. Das weite Gebiet eines evtl. Zusammenhanges zwischen sexuellen Abweichungen und OH, das so oft diskutiert wird, ist bislang von niemandem eingehend untersucht worden. „Dirnen- und Prostitutionsphantasien", von denen Ziolko spricht (14), kommen zweifellos bei Frauen vor; im Zusammenhang mit OH spielen sie aber nach den eigenen Beobachtungen bei Männern eine ungleich gewichtigere Rolle.

8. *Moralisches und religiöses Erleben*

Verschiedene Formen moralischen und religiösen Erlebens können eine Einwirkung auf die Akzeptabilität der OH haben.

In der theologischen Diskussion über Kontrazeption spielt z. B. der Begriff des Natürlichen eine Rolle: Verkehr ohne die Möglichkeit der Zeugung sei unnatürlich. Wer den Naturbegriff als so verbindlich erlebt, gerät in einen Konflikt. Der moderne Mensch ist nicht mehr in einer natürlichen „Umwelt", sondern er ist von einer in jeder Hinsicht künstlich manipulierten Umwelt abhängig; auch hinsichtlich Aufzucht und Überlebenschancen der Kinder. So kommt es, wenn keine Verhütungsmethoden angewandt werden, zu einer Furcht vor einer endlosen Zahl von Schwangerschaften, die ebenfalls etwas „Unnatürliches" darstellt, wenn man den Vergleich zu den ursprünglichen und von manchen eben als „natürlich" erlebten Verhältnissen anstellt. Wer sich dem „Natürlichen" (im Sinne des Ursprünglichen) verpflichtet fühlt ist somit in dem Dilemma, lediglich zwischen dem „Unnatürlichen" in Form von Verhütungsmethoden oder dem „Unnatürlichen" in Form von Konzeptionsfurcht wählen zu können. Das „Natürliche" (gleich Ursprüngliche) steht überhaupt nicht mehr zur Wahl.

Im Zusammenhang mit den OH tritt das Problem des Natürlichen aber noch in einem anderen Zusammenhang auf, und es hat dann eine Beziehung zum Thema bzw. zum Erleben des Numinosen. Die Einwirkung der OH auf das hormonale Geschehen wird von vielen als etwas den anderen kontrazeptiven Methoden Unvergleichbares erlebt; als ein Eingriff nämlich in die Natur selber. Man hat der Natur ein Geheimnis abgelesen, das man jetzt gegen die Natur verwendet. Das wird als unheimlich, vielleicht sogar als frevelhaft erlebt, jedenfalls schlimmer als die Anwendung eines rein mechanisch wirkenden Mittels. Das untergründige und unreflektierte Gefühl lautet also oft anders als das Argument des wissenden Intellektes, das ja darauf hinweist, die OH seien als ein relativ natürliches Mittel anzusehen, weil ja nur die physiologischen Verhältnisse einer Schwangerschaft nachgeahmt würden.

Wie in einer gesonderten Arbeit ausführlich dargestellt worden ist, drücken einflussreiche Tendenzen im kirchlichen Handeln und Denken ein Leitbild der Frau aus, das als das Bild archaischer Mütterlichkeit bezeichnet werden kann (8); und das gilt weitgehend auch für die päpstlichen Eheenzykliken (12). Die Beobachtung, dass unterschiedliche funktionelle Störungen von Schwangerschaft und Geburt mit unterschiedlichen Bildern der eigenen Weiblichkeit in Zusammenhang stehen, hat zu der Erkenntnis geführt, dass das heranwachsende Mädchen normalerweise eine Stufenfolge von Entwicklungsschritten des Bildes der Weiblichkeit, die hier nicht näher aufgezählt werden können, durchmacht (11); so auch die Entwicklungsstufe des Bildes archaischer Mütterlichkeit. In seinem Hunger phantasiert das kleine Kind Mutter und Mütterlichkeit unter dem Bild spendender Fülle. In seiner physiologisch bedingten Schwäche phantasiert es die Mutter als übermächtig, um sich ihrer Führungsrolle anvertrauen zu können. Da das kleine Kind sich nicht vorstellen kann, wie es ohne die Mutter existieren könnte, phantasiert es, dass die Mutter es nie hergeben werde. Es erlebt die Mütterlichkeit als lebensspendend, aber auch als einengend und destruktiv. Für das kleine Kind ist dieses Bild der Weiblichkeit angepasst und nützlich. Wenn aber eine erwachsene Frau unter dem Einfluss dieses Bildes der Mütterlichkeit stehengeblieben ist, wird sie von ungeheuer starken oralspendenden und oral-destruktiven Tendenzen beunruhigt. Indem sie diese abwehren muss, entwickeln sich Bescheidenheitshaltung, Opferhaltung und

Verpflichtungshaltung. Das Beiwort Haltung besagt dabei, dass es sich nicht etwa um freiwillige und realitätsausgerichtete Verhaltensweisen handelt, sondern dass starre, unfreiwillige, wenig steuerbare Verhaltensweisen im Sinne einer Reaktionsbildung vorliegen, dass es sich um Not und nicht um Tugend handelt. Die erwachsene Frau, die in ihrer Entwicklung auf dieser Vorstellung der Weiblichkeit stehengeblieben ist, neigt notwendigerweise zur Hypertrophie der Weiblichkeit, was sich unter anderem auch in einem triebhaften Wunsch nach immer mehr Kindern zeigt, selbst wenn das wider alle Vernunft geht. Diese Frau geht auf im Zustand und in der Funktion der Mutterschaft, und sie geht auf in der Reaktion auf die infantilen Bedürfnisse des Kindes; und zwar ohne dabei – das ist wichtig zu beachten – das Kind als Individuum zu erkennen und seine Eigengesetzlichkeit berücksichtigen zu können. Ihr geht es mehr um die Zahl der Kinder, man könnte sagen, der Natur des Ehezweckes gehorchend; wogegen es der psychisch reifen Frau darauf ankommt, ein Kind mit dem geliebten Mann zu haben. Da jene Frau auch die eigene und die Individualität des Mannes nicht kennt, sind Eros und Partnerschaft ihrem Erleben fremd. So spielt der Mann denn auch im wesentlichen die Rolle eines Nährvaters und Erzeugers. Wer aber meint, dass nur eine solche Form der Weiblichkeit mit Natur und Würde der Frau vereinbar sei, muss gegen die OH sein.

Mitunter werden die OH abgelehnt, weil neurotische Schuldgefühle und Strafbedürfnisse eine Rolle spielen. Nicht selten wird eine Schwangerschaft als Sühne für die Sünde der Sexualität angestrebt. Ein schlechtes Gewissen erwartet Strafe, befürchtet und erhofft Strafe und Sühne. Damit dürfte es zusammenhängen, dass sehr viel weniger Nebenwirkungen wahrgenommen werden, wenn die OH in anderer als antikonzeptioneller Absicht genommen werden.

Es wurden die Frauen erwähnt, die lieber noch weitere Abtreibungen planen als OH zu nehmen. Es wäre voreilig zu meinen, dass diese Frauen taub für moralische Bedenken sein müssen. Jeden Tag immer wieder durch die Einnahme einer Pille zu sündigen und gleichzeitig jeden Tag wieder den Vorsatz fassen zu wollen, nicht zu sündigen, kann als unerträglicher erlebt werden als einmal gelegentlich abzutreiben. Die OH machen es also für manche Frauen u. U. moralisch schwerer und nicht leichter.

Moralisch schwerer wird es auch für die oben schon angedeuteten aggressiv-gehemmten Frauen mit Gefügigkeitshaltung und Bequemlichkeitshaltung, die dem Mann alle Aktivität und damit scheinbar auch alle moralische Verantwortung bei der Antikonzeption abverlangen. Wenn sie OH nehmen würden, müssten sie selber, und nicht mehr wie sonst der Mann, die moralische Verantwortung tragen.

Die meisten Frauen allerdings, die dem Arzt sagen, sie würden die OH aus religiösen Gründen ablehnen, lassen nicht erkennen, dass sie von den in der Theologie diskutierten Problemen beeinflusst sind. Das schlechte Gewissen betrifft z. B. nicht den Umstand, dass die Liebe ihren Ausdruck im Verkehr findet, ohne dass es zu einer Konzeption kommen kann; sondern das schlechte Gewissen hängt vielmehr meistens damit zusammen, dass dem Gebot der geistlichen Autorität nicht gehorcht worden ist. Ein sogenanntes religiöses Problem wird also in der Praxis oft ein Gefügigkeitsproblem sein; es sei denn, die Patientin erlebt das Problem des Gehorsams selber unter religiösem Aspekt.

9. *Erleben der Menstruationsblutung und Ovulationshemmer*

Der Zusammenhang zwischen der Einstellung zu den OH und dem Erleben der Menstruationsblutung soll in dieser Arbeit etwas ausführlicher erörtert werden.

Manche Frauen mit einer negativen Einstellung zur Menstruation nehmen recht gerne OH, obgleich sie weder Verkehr haben noch anstreben. Diese Frauen möchten z. B. vermeiden, dass die Menstruation zu einem unerwarteten Termin eintritt; und sie möchten genau wissen, wie viele Tage die Blutung anhalten wird, so dass sie unabhängig von den Wechselfällen der weiblichen Physiologie alles vorausberechnen können. Andere Frauen wiederum äußern, dass sie die Menge, den Anblick des Blutes eingeschränkt wissen wollen. Die Pille gibt solchen Frauen das Gefühl, die Menstruation unter Kontrolle zu haben, statt sich von dieser in Abhängigkeit gehalten zu fühlen.

Manche Frauen gebrauchen die OH sogar, um die Menstruation ganz und gar auszuschalten. Insbesondere jüngere Mädchen haben wiederholt berichtet, sie würden zu diesem Zweck die Pausen zwischen den Zyklen nicht einhalten.

Eine junge Frau, die auf diese Weise ihre Tage nicht haben wollte, gab an, dass ihr „so fies" vor Blut sei. Natürlich war diese Frau in der Einstellung zu ihrer Weiblichkeit beeinträchtigt. Darüber hinaus aber spielte der Umstand eine Rolle, dass der Anblick von Blut bei ihr aggressive Gefühle und gleichzeitig Abwehr gegen diese Gefühle in Form von Übelkeit und Selbstvorwürfen mobilisierte. Sie war leidenschaftliche Jägerin, und wenn sie das Blut des von ihr erlegten Wildes sah, hatte sie regelmäßig dieselben Gefühle wie beim Anblick des Menstruationsblutes.

Ein anderes Motiv dazu, die Menstruation mittels OH auszuschalten, gehört in den Bereich des süchtigen Erlebens: „Ich habe vielleicht das Gefühl, dass mir etwas entgehen könnte, wenn ich an diesen Tagen keinen Verkehr habe." Es kam ihr auf viel und oft, auf die Menge des Verkehrs an. Dabei war sie, wie es gar nicht anders sein kann, genussunfähig.

Andere Frauen gebrauchen genau umgekehrt die OH dazu, sich das ersehnte Erleben einer Blutung zu verschaffen, indem sie die Pille vorzeitig absetzen.

„Wenn ich mit jemandem geschlafen hatte, wo ich einen unangenehmen Beigeschmack habe, wenn ich 2 oder 3 Tage danach die Periode nicht habe, dann habe ich meine Periode sogar gern. Das ist wie eine Waschung, reingewaschen. Ich habe dann schon mal die Pille extra ein paar Tage vorher weggelassen, damit die Blutung kommt ... Das Blut, das reinwäscht: da muss ich an Christus denken: zur Vergebung der Sünden." Dieses Gefühl einer moralischen Reinigung mittels der Menstruation erinnert an die so hartnäckig verteidigte Vorstellung vieler Frauen, dass die Menstruation einer physiologischen Reinigung des Körpers diene.

In den bisherigen Beispielen begünstigte die Einstellung zur Menstruation die Akzeptabilität der OH. Die Einstellung zur Menstruation, und gerade eine positive Einstellung dazu, kann aber auch die Akzeptabilität der OH beeinträchtigen.

„Die Periode, da bin ich immer froh drüber. Es ärgert mich echt, dass ich nicht mehr richtig unwohl werde seit ich die Pille nehme; dass es nicht mehr so richtig blutet. Aus reinem Verstandesgrund nehme ich die Pille doch. Wenn man unwohl ist und richtig warmes Blut kommt, dann fühle ich mich als richtige Frau. Aber jetzt riecht es gar nicht richtig körperlich; eher wie Abfall oder so. Da habe ich das Gefühl, als wenn da meine Fraulichkeit, als wenn da was wegginge, was künstlich geworden ist." Die genauere Befragung einige Tage später bestätigte, daß es sich um eine rein emotionale Aussage handelt: die Blutung war hinsichtlich Art und Menge unauffällig.

Diese Patientin gehört zu der erwähnten Gruppe jener Frauen, die die OH ablehnen, weil sie sich in ihrer weiblichen Identität verunsichert fühlen (2). Manche dieser Frauen versichern sich selber ihrer Weiblichkeit, indem sie die Menstruation betont positiv erleben. Sie können dazu neigen, durch die OH eine Beeinträchtigung ihrer natürlichen Menstruation zu erleben.

Für Männer typische Ängste und Konflikte den Ovulationshemmern gegenüber

1. Nicht wenige Männer befürchten, in der eigenen Potenz oder besser gesagt Impotenz, überfordert zu werden.
2. Eine besonders wichtige Angst manch eines Mannes ist es, dass sein Bild der Weiblichkeit erschüttert werden könnte. Das Bild der Weiblichkeit, das von C. G. Jung unter dem Begriff der Anima abgehandelt wird, hat ja eine wichtige Funktion in der Psychologie des Mannes. Die so häufigen „Dirnen- und Prostitutionsphantasien" des Mannes im Zusammenhang mit den OH haben eine Beziehung zu diesen beiden Männerängsten.
3. Der manchmal bewußte und manchmal mehr untergründige Wunsch, die Frau durch weitere Schwangerschaften abhängig zu halten, oder sie
4. durch weitere Schwangerschaften strafen zu können, ist für manche Männer die Quelle von Abneigung den OH gegenüber.
5. Das Bedürfnis nach Risiko und Angst, z. B. vor dem Eintritt einer weiteren Schwangerschaft, ist für manche Männer eine Vorbedingung für das Erleben genitaler Lust. Auch diese Männer haben etwas gegen die OH.

6. Manche Frauen äußern die Auffassung, ihr Mann habe etwas gegen die OH, weil sein „Fruchtbarkeitswunsch" unerfüllt bleibe. Zweifellos kann dieses Motiv beim Mann eine Rolle spielen. Der Verfasser hat diese Aussage aber eher als eine larvierte Frauenangst gesehen; sie projiziert ihre eigene Hypertrophie der Mütterlichkeit; oder sie selber befürchtet, daß ihr Mann im Grunde impotent oder aber unfruchtbar sei.

DIE OVULATIONSHEMMER UND DAS PROBLEM DER GLEICHBERECHTIGUNG

Ein junges Mädchen begründete die Einnahme von OH folgendermaßen:

> „In unserem Kreis, da war die Ideologie, dass eine Frau das Recht haben muss mit jedem Mann schlafen zu können, ohne dass das Ansehen verletzt wird. Eine Frau muss genauso wie der Mann sein, dass sie mit jedem schlafen können muss, wenn sie Lust hat. Was ich dazu denke? Ich denke, eigentlich könnte es möglich sein, dass man mit mehreren Männern schläft, wenn die eine natürliche Einstellung zur Sexualität haben und man die richtige Lust empfindet. Aber in Wirklichkeit hatte ich gar keine Lust mit anderen Männern zu schlafen als mit dem *Leo*."

Die OH tragen in diesem Fall nicht dazu bei, dass die Frau sich ihrem eigenen Erleben gemäß entfalten kann. Ihre Vorstellung der Gleichberechtigung ist am Mann orientiert: Die Frau soll genauso sein wie der Mann, selbst in sexueller und biologischer Hinsicht.

Obgleich derartige Beispiele vorkommen, werden die OH von vielen begrüßt, die Akzeptabilität ist also erhöht, weil sie gerade zur Gleichberechtigung der Frau beitragen. Von den Gründen, die Kontrazeption als eine Vorbedingung für die Gleichberechtigung erscheinen lassen, seien nur zwei psychologische Gegebenheiten erwähnt.

Trotz allen Mutterglücks muss das Kind immer gleichzeitig auch als ein oraler Konkurrent erlebt werden. Denn es besteht ein in der Realität begründeter Interessenkonflikt zwischen Mutter und Kind: Das Kind kostet Zeit und Geld, so dass die Teilhabe der Frau an den zur Verfügung stehenden Gütern und an all den Gelegenheiten und Möglichkeiten, die in der modernen Gesellschaft zur Verfügung stehen, gemindert ist. Erst Geburtenkontrolle trägt also zur wirklichen Gleichberechtigung in diesem Sinne bei.

Ein weiterer Faktor, der Kontrazeption für die Gleichberechtigung der Frau notwendig macht, ist Abhängigkeit von der weiblichen Physiologie. Denn die biologischen Faktoren Menstruation, Empfängnisfähigkeit, Schwangerschaft, Geburt und Mutterschaft bringen eine tief in das tägliche Leben eingreifende persönliche Abhängigkeit der Frau mit sich. Diese Abhängigkeit von der weiblichen Physiologie ist eigentlich erst durch die OH gemindert worden. Das Gefühl, jetzt endlich „Herr" über ihren eigenen Körper geworden zu sein, beruht u. a. darauf, dass eine effektive Geburtenkontrolle nun nicht mehr vornehmlich vom Willen und Verhalten des Mannes abhängt, wie es für die konventionellen Kontrazeptiva noch weitgehend zutraf; vielmehr kann die Frau jetzt, unabhängig vom Mann, selber entscheiden, ob sie schwanger werden will oder nicht. Andere sehen eine zunehmende Gleichberechtigung in dem Umstand, dass die Frau mittels der OH ebenso unbedenklich wie der Mann eine Sexualbeziehung aufnehmen könne, weil ja Verkehr nun für Mann und Frau gleichermaßen folgenarm sei, wie sie meinen. Und schließlich schätzen viele Frauen das Gefühl, unter den OH nicht mehr von den Wechselfällen der Menstruation kontrolliert zu sein, sondern umgekehrt die Menstruation unter Kontrolle zu haben. Während die angedeutete Abhängigkeit von der weiblichen Physiologie subjektiv oft als Abhängigkeit von Natur und Schicksal erlebt wird, geben die OH der Frau das Gefühl der Freiheit über Natur und Konvention.

Obgleich weitgehende Verbesserungen in der soziologischen und rechtlichen Stellung der Frau erreicht worden sind und trotz der Verbreitung von Kontrazeption und OH fühlen die Frauen sich dennoch auch weiterhin nicht gleichberechtigt, sondern ungleich und unterlegen. Dieses Faktum wird nur verständlich, wenn man sich von der Illusion freimacht, dass eine Veränderung der äußeren Umstände, etwa durch Gesetzgebung oder durch OH, einen Ersatz für die psychologische Aufgabe darstellen könnte, die die Gleichberechtigung in Wirklichkeit darstellt. Aus dem gesamten Fragenkomplex (13) sei hier nur ein Punkt wiederholt, der eine Kritik am Begriff der Gleichberechtigung darstellt. Wenn man die Gleichberechtigung nicht juristisch, sondern psychologisch definiert, heißt Gleichberechtigung, dass sowohl der Mann als auch die Frau ein gleiches Anrecht auf Selbstverwirklichung haben. Die Vorstellung der Gleichberechtigung ist aber nur allzu oft am Mann orientiert: man misst die Rechte nicht an den eigenen Bedürfnissen der Frau, nicht an dem, was sie selber ist, sondern an dem, was der Mann ist. Damit aber gibt die Frau einen Teil ihres Rechtes auf Selbstverwirklichung auf. Die Frage, ob die OH zur Gleichberechtigung der Frau beitragen, verwandelt sich also in die Frage, ob die OH die Selbstverwirklichung der Frau hemmen oder fördern. Statt einer detaillierten Beantwortung dieser Frage sei an dieser Stelle lediglich zusammenfassend gesagt, dass die Selbstverwirklichung bestimmter und sicherlich vieler Frauen durch die OH gefördert wird; dass die Selbstverwirklichung bestimmter anderer Frauen aber durch die OH eher ungünstig beeinflusst werden kann (13).

Herkunft des Beobachtungsgutes

Die hier beschriebenen Reaktionen auf die OH kommen z. T. häufig vor, und doch sind sie nicht allgemein bekannt. Wenn man Versuchsreihen von Frauen abgrenzt und diese systematisch untersucht und direkt vom reflektierten

Erleben her befragt, und wenn man das gar mittels Fragebogen macht, wird vieles, was häufig vorkommt, dennoch nicht zur Beobachtung kommen. Der größte Teil der eigenen Beobachtungen stammt aus psychotherapeutischen Gesprächen, wo diese Dinge immer unerfragt und meist mehr beiläufig nebenbei geäußert worden sind.

DIE NEBENWIRKUNGEN DER OVULATIONSHEMMER

Die geschilderten Ängste und Befürchtungen haben eine Beziehung zu einem Teil der Nebenwirkungen der OH.

1. Es gibt auf pharmakologischen Wirkungen beruhende Nebenwirkungen der OH. Zu diesen ist schon unter der Überschrift „Realistische Einstellung den OH gegenüber" Stellung genommen worden.
2. Davon unterschieden werden sollten psychische und nervöse Nebenwirkungen wie etwa Angaben über verändertes Erleben und Befinden, depressive Verstimmungen, körperliche Missempfindungen, Nervosität, Schlafstörungen, Müdigkeit, Übelkeit, Reizbarkeit, Potenzstörungen usw. Alle diese Symptome stehen nach der eigenen Erfahrung mit den diskutierten Ängsten, Befürchtungen und Schuldgefühlen im Zusammenhang.
3. Noch verbreiteter aber ist die bloße Angst vor etwaigen Nebenwirkungen. Diese kann sich auf die oben angeführten Symptome, aber auch auf völlig andere Inhalte wie etwa Krebs, Missgeburten und vielerlei anderes beziehen. Es wird in der Diskussion um die Nebenwirkungen nicht immer genügend beachtet, dass die tatsächlich vorkommenden körperlichen und nervösen Nebenwirkungen viel seltener sind als die bloße Angst vor etwaigen Nebenwirkungen und dass die Patientin diese Angst vor Nebenwirkungen weitgehend mit dem tatsächlichen Vorhandensein von Nebenwirkungen verwechselt. Die Patientin ist, aus ihr unbekannter Quelle – wie dargestellt – beunruhigt. Zur Rationalisierung dieser unbewussten Ängste spricht sie dauernd von Nebenwirkungen.

Darf man aber die Angst und die Schuldgefühle, die sich entweder in nervösen Symptomen oder in der unrealistischen Furcht vor Nebenwirkungen äußern, wirklich als Nebenwirkungen der OH auffassen? Es handelt sich dabei nicht um Wirkungen der OH selber oder um Wirkungen, die von den sonstigen kontrazeptiven Methoden an sich ausgehen würden, sondern es handelt sich um Fehlurteile und Fehlerleben bei neurotisch verformten Persönlichkeiten. Nicht die OH an sich sind verantwortlich, so wie eine Droge etwa durch bestimmte pharmakologische Mechanismen eine Nebenwirkung mit sich bringt, sondern die Konfrontation mit den OH ist in der Lage, beim Vorliegen von bestimmten neurotischen Konflikten, Verdrängungen und Hemmungen schon vorher bereitliegende Ängste und Befürchtungen zu mobilisieren. Das heißt aber, nicht jeder Mensch kann quasi beliebig die eine oder die andere der diskutierten Ängste und Befürchtungen entwickeln, sondern nur ganz bestimmte Menschen können und müssen jeweils spezifische Ängste haben, wie in den angeführten Arbeiten detaillierter ausgeführt worden ist. Dabei besteht ein ganz besonders interessanter Zusammenhang, der an anderer Stelle ausführlich beschrieben worden ist (8): dass nämlich unterschiedliche Auffassungen von der eigenen Weiblichkeit mit diesen Ängsten korreliert sind.

Es sei zusammengefasst:

Die Akzeptabilität einer kontrazeptiven Methode hängt also ab

1. von den speziellen realen Eigenschaften der jeweiligen Methode, wozu auch bestimmte Nebenwirkungen gehören können,
2. von den objektiven Gegebenheiten der jeweiligen Lebenssituation und
3. von der Persönlichkeitsstruktur.

Während der psychisch Gesunde eine vernünftige und realitätsgerechte Haltung einnimmt, werden Kontrazeption an sich, bzw. die jeweilige kontrazeptive Methode, beim psychisch Gestörten, unter einer unrealistischen Bedeutung erlebt, und es treten Schuldgefühle oder Ängste und Befürchtungen auf.

R. Lidz hat an der Yale University weitgehend gleiche Ängste und Befürchtungen sowohl bei den OH als auch bei Frauen mit der *Lippes*-Schleife beobachtet (1). Das stellt eine schöne wechselseitige Bestätigung der Befunde dar. Der Umstand, dass *Lidz* keinen Unterschied der Befunde bei Behandelten mit der intrauterinen Spirale und den OH erwähnt, bestätigt die Auffassung, dass Ängste und nervöse Symptome zwar von der Art der Methode beeinflusst sind, dass sie aber sehr viel mehr von der Art der Persönlichkeit abhängen.

Ein Unterschied besteht freilich darin, dass *Lidz* ihre so ähnlichen Befunde nicht auf unterschiedliche Persönlichkeitsstrukturen, mit denen bestimmte Konflikte verbunden sind, bezieht. Vielmehr zeigt sie, dass die Haltung der Frau zur kontrazeptiven Methode davon abhängt, welche Haltung sie zu Unfruchtbarkeit, Sexualität, Schwangerschaft, Geburt und Elternschaft hat. Auch *Ziolko* sagt, dass für die Nebenwirkungen der OH der „sexuelle Erlebensbereich" entscheidend sei (14).

Das Herausstellen der sexuellen und genitalen Funktionen bei *Lidz* und *Ziolko* und die Betonung der sogenannten prä-genitalen Erlebensanteile in den eigenen Arbeiten stellen aber nichts einander Ausschließendes dar. Es handelt sich lediglich um unterschiedliche Blickwinkel und Bezugspunkte. Denn es sollte beachtet werden, dass Konflikte im Bereich von Sexualität, Schwangerschaft, Geburt und Elternschaft oft in Konflikten des prägenitalen Erlebens wurzeln. Die Spezifität aber, die Beobachtung, dass bestimmte Methoden der Kontrazeption von einer bestimmten Person gerade so und nicht anders erlebt werden, ist im Bereich des prägenitalen Erlebens zu finden.

LITERATUR

(1) LIDZ, Ruth W.: Emotional Factors in the Success of Contrazeption. Fertility and Sterility 20, 1969, 761.

(2) MOLINSKI, H., und W. FUCHS: Akute Psychose nach Absetzen von Ovulationshemmer. Z. Psychother. med. Psychol. 16, 1966, 229.

(3) MOLINSKI, H.: Ovulationshemmer und das Erleben von Macht und Ohnmacht. Z. psychosom. Med. 13, 1967, 212.

(4) MOLINSKI, H., und M. SEIFF: Einige psychische Reaktionen bei der Einnahme von Ovulationshemmer. Z. Psychother. med. Psychol. 17, 1967, 203.

(5) MOLINSKI, H.: Fears Connected with the Intake of Ovulation Inhibitors. Abstracts 6th World Congress on Fertility and Sterility. Tel Aviv 1968, S. 84.

(6) Ders.: Anpassung an die Ovulationshemmer. Euromed 15, 1968. 741.

(7) Ders.: Oral Contraceptives: Emotionale Forces Affecting the Attitudes of Men and Women. Advances in Fertility Control 4, 1969, 3.

(8) Ders.: Bilder der Weiblichkeit und Kontrazeption. Empfängnisregelung und Gesellschaft, Herausg. Richard Kepp und Helmut Koester, Georg-Thieme-Verlag, 1969, 94-105.

(9) MOLINSKI, H., und M. SEIFF: Charakterstruktur und Konflikt bei Schwangerschaftserbrechen. Medicina Psychosomatica in Obstetrics et Gynaecologia. Wien 1965, S. 1-4 und Z. Psychosom. Med. 16, 1970, 311.

(10) MOLINSKI, H.: Bilder der eigenen Weiblichkeit, Ärger während der Geburt und Rigidität des Muttermundes. Z. psychosom. Med. 14, 1968, 90.

(11) Ders.: Archaische Mütterlichkeit als Ursache gestörter Schwangerschaft und Geburt. Unveröffentlichte Monographie.

(12) Ders.: Das Bild der Frau in den päpstlichen Enzykliken. Vortrag Sender Freies Berlin 23.3.70, Druck in Vorbereitung.

(13) Ders.: Ovulationshemmer, Bilder der Weiblichkeit und die Gleichberechtigung der Frau. Vortr. v. d. Intern. Gemeinschaft Arzt und Seelsorger, Hamburg 31.10.70, Druck in Vorbereitung.

(14) ZIOLKO, H.U.: Psychodynamische Aspekte bei oraler Kontrazeption. Z. Psychother. med. Psychol. 19, 1969, 1964.

OVULATIONSHEMMER UND DAS ERLEBEN VON MACHT UND OHNMACHT

Die psychologischen Aspekte, die mit der Einnahme von Ovulationshemmern verbunden sind, sind noch weitgehend unerforscht. Die Gründe, aus denen heraus die Ovulationshemmer mitunter abgelehnt werden, können uns da Aufschluss geben.

In ihrem bewussten Erleben begründen viele Frauen die Ablehnung der Ovulationshemmer mit den allgemein bekannten, tatsächlich vorkommenden Nebenwirkungen; noch häufiger aber mit der Furcht vor Krebs, Missgeburten, endgültiger Sterilität, eventuell tödlich auslaufender Unverträglichkeit mit anderen Medikamenten oder etwa auch mit der Furcht, dass es zur Ablehnung des Mannes kommen würde.

Eine 22jährige, ledige Patientin war schon zweimal schwanger geworden und hatte beide Male abtreiben lassen. Da sie zu leichtfertigen Bekanntschaften neigte, war sie an einem wirksamen Konzeptionsschutz sehr interessiert. In den psychoanalytischen Behandlungsstunden erörterte sie wiederholt die verschiedensten Verhütungsmethoden. Dabei wies sie jeden Gedanken an Ovulationshemmer aus Furcht vor gesundheitlichen Folgen, insbesondere aus Furcht vor Missgeburten, leidenschaftlich von sich. Eines Tages wunderte sie sich selbst über ihre Begründungen und sagte: „Komisch ist ja, ich fresse doch sonst alle Tabletten, so viele! Und da denke ich nie an so was!" Und ein anderes Mal rief sie in Begeisterung aus: „Man nimmt die Pille ja manchmal auch, wenn man Kinder kriegen will. Ja, für Fruchtbarkeit, wenn man davon fruchtbar wird, dann würde ich die Pille sofort nehmen."

Dieser Fall illustriert, dass die bewusst angegebenen Befürchtungen über die Ovulationshemmer nur bedingt gültig sind. Tatsächlich sind die Frauen in einer ihnen selbst unverständlichen Art aus anderen, nämlich unbewussten Quellen, innerlich aufgewühlt. Und die bewusst angeführten Befürchtungen sind ein Versuch, sich die eigene Angst vor den Ovulationshemmern verständlich zu machen.

Auf vier bestimmte Gruppen von Persönlichkeitsstrukturen wirken die Ovulationshemmer im Sinne einer auslösenden Situation so, dass jeweils spezifische Ängste und Befürchtungen mobilisiert werden. Nämlich

1. Furcht vor Identitätsverlust [2];
2. Furcht vor einer Zunahme der eigenen Selbständigkeit;
3. eine neurotische Furcht im Zusammenhang mit dem Wunsch nach Mutterschaft und
4. orale Befürchtungen in Form der Vorstellung, von innen aufgezehrt zu werden.

Hier soll nur auf die Furcht vor der Zunahme der eigenen Selbständigkeit eingegangen werden. Die Beobachtung zeigt, dass die Ovulationshemmer besonders häufig dann abgelehnt werden, wenn die Persönlichkeitsstruktur charakterisiert ist von aggressiven Hemmungen und daraus resultierender Gefügigkeitshaltung, Bequemlichkeitshaltung und Anspruchshaltung.

So, wie derartig strukturierte Frauen es überall im Leben nicht wagen können, an die Dinge selbständig und handelnd heranzugehen, so haben sie aus ihrer Struktur heraus auch in der Frage der Konzeptionsverhütung das Bedürfnis, sich ohne eigenes Dazutun ganz der Aktivität des Mannes zu fügen. Von derartigen Frauen hört man immer wieder Formulierungen wie: „An Verhütung, da würde ich überhaupt nichts dran tun. Der Mann soll das machen, oder ich schicke ihn nach Hause" „Tabletten einnehmen würde ich nie! Ich will das nicht. Der soll gucken, dass es nichts wird." Eine Frau rief wütend gestikulierend aus: „Das ist doch eine Unverschämtheit, dass die Frauen die Pille nehmen sollen! Das sollen doch gefälligst mal die Männer tun!" Oder eine andere Frau: „Ich brauche da doch nichts dran zu tun! Der Mann muss das tun. Der muss Schutzmittel gebrauchen, der kann ja aufpassen."

Diese von aggressiver Hemmung und Gefügigkeitshaltung gekennzeichneten Frauen bekommen deshalb Angst, weil die Ovulationshemmer ja für die Frau einen Machtzuwachs darstellen. Obgleich sich die Frau auf allen Gebieten Gleichberechtigung erkämpft hat, kann sie aus biologischen Gründen in der Genitalität mit allen ihren Folgen nicht frei über sich verfügen. Sie erlebt da eine Abhängigkeit, die dem Erleben des Mannes fern ist. Die Ovulationshemmer aber geben der Frau die Möglichkeit, in einem bisher nicht dagewesenen Ausmaß frei über der Natur stehen zu können und eine bisher ungewohnte Verfügungsgewalt über sich selbst erleben zu können. So wird die zunächst überraschende, jedoch häufig zu machende Beobachtung erklärlich, dass die Ovulationshemmer oft ein Erleben auslösen, das um das Thema Macht und Ohnmacht kreist. Diese neue Unabhängigkeit, die von vielen Frauen begrüßt wird, bereitet der aggressiv gehemmten Frau nur Angst, und aus ihr selber unbekannten Gründen muss sie sich gegen die Ovulationshemmer wehren.

Auf dem Internationalen Kongress für psychosomatische Medizin in der Frauenheilkunde, der 1965 in Wien stattgefunden hat, wurde verschiedentlich die Meinung vertreten, der sozio-ökonomische Status bzw. das soziale Milieu seien für den Umstand verantwortlich, dass die antikonzeptionellen Techniken von Land zu Land stark schwanken. In den USA z. B. lassen sich die Frauen die Verantwortlichkeit und Selbständigkeit in dieser Frage nicht aus der Hand nehmen. Darum stehen dort Verhütungsmethoden im Vordergrund, die bei uns wenig gehandhabt werden: das Diaphragma, intrauterine Apparate und Tubenligatur. In Deutschland, wo die Gefügigkeit verbreiteter ist, hat eine große Anzahl von Frauen das unabweisbare Bedürfnis, dass die Konzeptionsverhütung Sache der Verantwortlichkeit und des Tuns des Mannes bleibt.

Der Mann nimmt Kondome oder er unterbricht. Bei den Ovulationshemmern nun liegt die Entscheidung und die Aktivität wiederum bei der Frau. So ist es verständlich, dass die Ovulationshemmer in Amerika weite Verbreitung gefunden haben, während sie in Deutschland weniger gekauft werden, als es die Produzenten erwartet hätten. Der Grund für das unterschiedliche Verhalten zwischen den Frauen in Deutschland und in Amerika liegt nicht in sozialen oder ökonomischen Faktoren begründet, sondern ist in der hier diskutierten Gefügigkeitshaltung vieler deutscher Frauen, das heißt in der Charakterstruktur, begründet. Zu dieser Auffassung passt die Beobachtung des amerikanischen Gynäkologen *Newman* [3]: Mehr männlich ausgerichtete Frauen, wie er diesen Zusammenhang ausdrückt, wollen lieber die Ovulationshemmer; mehr weiblich ausgerichtete Frauen würden andere Methoden bevorzugen.

Die Machtfrage spielt nun nicht nur in Bezug auf die allgemeine Stellung der Frau eine Rolle, sondern auch in der ganz konkreten Auseinandersetzung mit dem Partner; insbesondere in zerrütteten Ehen.

Eine verlobte Patientin wollte an sich Verhütung. Sie hatte eine recht ambivalente Einstellung zum Verlobten und sagte: „Die Frauen sind doch blöd; die nehmen die Pille nur, damit die Männer richtig ... können. Das sehe ich doch überhaupt nicht ein. Wenn der Mann was von mir will, dann soll er auch unterbrechen." Noch mehr als der Inhalt zeigte der Ton dieser Worte, dass sie in ihrem Erleben gerade durch die Ablehnung der Ovulationshemmer eine strafende Art von Macht über ihren Verlobten ausübte. Aber auch in einer recht realistischen Weise erhoffte sie sich durch die Ablehnung der Ovulationshemmer Macht über ihren Verlobten. Sie sagte, wenn sie die Ovulationshemmer nehmen würde, würde nur der Mann profitieren und sich vor der Ehe drücken können. Ihr Erleben sah etwa so aus: „Wir beide wollen noch keine Kinder. Aber wenn ich zu diesem Zweck Ovulationshemmer nehme, mache ich es ihm unnötigerweise leicht. Und außerdem habe ich ihn in einer Zwangslage, wenn er selber die Konzeptionsverhütung handhaben muss. Entweder muss er dann nämlich selber aufpassen und verhüten, oder aber er muss Konsequenzen ziehen und mich heiraten. In jedem Falle hat er den größeren Profit davon, wenn ich Ovulationshemmer nehme."

Diese Patientin erlebt sich also gerade dann mächtiger, wenn sie die Ovulationshemmer nicht nimmt. Ob nun die Einnahme oder gerade die Nichteinnahme von Ovulationshemmern in der betreffenden Beziehung mehr Macht gibt, hängt von der Art der Beziehung zwischen den beiden Partnern und auch von der äußeren Lebenssituation ab.

Eine Frau z. B. befürchtete, dass ihr vom Mann die Schuld gegeben würde, wenn es zu einer erneuten Schwangerschaft kommen sollte. Sie lehnte deshalb die Ovulationshemmer ab und sagte: „Wenn ich die Pille nehme, und wenn es dann trotzdem zur Schwangerschaft kommt, kann der Mann dann sagen, ich wäre mitbeteiligt gewesen. Aber ich hätte es dann lieber dem Mann zugeschoben." Mehr Macht durch die Ablehnung der Ovulationshemmer hat die Frau auch in den Fällen, wo sie noch ein Kind haben will, er aber nicht. Wenn sie dann die Ovulationshemmer nimmt, hat sie sich ihm restlos gefügt. Nimmt sie sie aber nicht, bringt sie zum Ausdruck: „Ich will ja Kinder, wenn Du keine Kinder willst, kannst Du es ja so einrichten." Und wenn sie dann doch schwanger wird, kann er ihr nichts vorwerfen. Ähnlich liegen die Dinge in jenen, nicht allzu seltenen Ehen, wenn der Mann von der Frau unter Androhungen eine Abtreibung verlangt.

Um zu zeigen, wie kompliziert das Motivationsgefüge manchmal sein kann, aber auch um zu zeigen, wie eng in der Psychologie oft die Gegensätze beieinanderliegen, sei zu dem Fall jener Verlobten etwas nachgetragen, die mittels Nichteinnahme von Ovulationshemmern eine strafende Art von Macht über ihren Verlobten ausüben wollte. Sie übt ja gerade dadurch ihre Macht aus, dass sie sich völlig inaktiv, passiv, hilflos verhielt. Sie gehörte gleichzeitig zu der hier diskutierten Gruppe von Frauen, die die Ovulationshemmer aus Angst vor Verantwortung und Selbständigkeit ablehnen. Sie lehnt die Ovulationshemmer also einmal ab, weil sie den Machtzuwachs fürchtete; und gleichzeitig deshalb, weil sie dadurch Macht über den Verlobten zu gewinnen hofft.

Die Kenntnis der erwähnten vier geheimen Ängste, von denen hier nur eine diskutiert worden ist, kann therapeutischen Nutzen bringen. Wenn eine Frau z. B. lieber weitere Abtreibungen vornehmen lassen will, statt sich zu Ovulationshemmern entschließen zu können, wird sich der Arzt nicht auf fruchtloses Argumentieren innerhalb der Ebene der bewusst geäußerten Befürchtungen einlassen, ob die befürchteten Gefahren nun realer gegeben seien oder nicht. Der Arzt wird vielmehr auf die von der jeweiligen Charakterstruktur bedingten Ängste eingehen. Dabei würden sich bei der hier diskutierten Gruppe von Frauen je nach Fall Besprechungen über etwa die folgenden Fragen ergeben: „Kann man nicht das Bedürfnis, sich von dem Mann führen zu lassen, auf eine andere Art befriedigen, die nicht so große Nachteile für einen selber mit sich bringt?" „Haben Sie nicht vielleicht das Bedürfnis, hier mal eigenständig zu sein?" „Ist es denn wirklich so gefährlich, hier mal selber zu handeln?" „Schön, Sie wollen es Ihrem Verlobten nicht so leicht machen, aber zahlen Sie nicht einen sehr hohen Preis, wenn Sie das durch die Ablehnung von Ovulationshemmern erreichen wollen?"

Aus der Literatur sei die Arbeit von *Zell* und *Crisp* [4] erwähnt, in der eine Klassifikation der bewussten Befürchtungen bei der Einnahme von Ovulationshemmern gegeben wird, in der aber gleichzeitig schon angedeutet wird, dass oft tiefsitzende Konflikte einer der Wissenschaft noch unbekannten Art eine Rolle spielen würden. *Bakker* und *Dightman* [1] haben in psychologischen Tests die Persönlichkeit von Frauen, die das Einnehmen der Pille vergessen, untersucht, und haben dabei gefunden, dass es sich um Frauen mit einem „erheblichen Grad von Unreife" handelt, die impulsiv sind und bei der Lösung eines Problems eher zum Handeln als zum Abwägen neigen. Im Zusammenhang mit den hier vorgetragenen Beobachtungen ist von Interesse, dass die Tests aber auch zeigen, dass diese Frauen es vermeiden, Verantwortung zu übernehmen. Diese Beobachtung und die schon erwähnte Bemerkung von *Newton* entsprechen den hier vorgetragenen Beobachtungen.

ZUSAMMENFASSUNG

In psychoanalytischen Behandlungen wird erkennbar, dass die Ovulationshemmer auf vier bestimmte Persönlichkeitsstrukturen so wirken, dass jeweils bestimmte Ängste und Befürchtungen mobilisiert werden:

1. Furcht vor Identitätsverlust;
2. Furcht vor einer Zunahme der eigenen Macht und Selbständigkeit;
3. neurotische Furcht im Zusammenhang mit dem Wunsch nach Mutterschaft;
4. orale Befürchtungen in der Form der Vorstellung, von innen aufgezehrt zu werden.

An Beispielen wird gezeigt, dass die untergründige Furcht vor der Zunahme der eigenen Selbständigkeit bei Frauen auftritt, die durch aggressive Hemmungen und daraus resultierender Gefügigkeitshaltung, Bequemlichkeitshaltung und Anspruchshaltung charakterisiert sind. Es wird das spezifische Zusammenwirken erklärt, warum gerade bei dieser Methode der Konzeptionsverhütung gerade bei derartig strukturierten Frauen gerade diese bestimmte Furcht ausgelöst wird.

LITERATUR

(1) CORNELIS, B., M.D. BAKKER, R. CAMERON and B.S. DIGBTMAN: Fertil. a. Steril. 15, 5 (1964).
(2) MOLINSKI, H. und W. FUCHS: Akute Psychose nach Absetzen von Ovulationshemmern. Ztschr. Psychoth. u. med. Psychol. 16, 229-233 (1966).
(3) NEWTON, M. Jackson, Mass., USA; Diskussionsbeitrag auf dem 2. Internationalen Kongress für psychosomatische Medizin in der Geburtshilfe und Gynäkologie, Wien 1965.
(4) ZELL, J.R. und W.E. CRISP: A Psychiatric Evaluation of the Use of Oral Contraceptives. Obstetr. a. Gynecol. 23, 5, 657-661 (1964).

EINIGE PSYCHISCHE REAKTIONEN BEI DER EINNAHME VON OVULATIONSHEMMERN

Der Gedanke an die Einnahme von Ovulationshemmern mobilisiert oft Ängste und Konflikte, die mit neurotischen bzw. neurotoiden Verformungen der Persönlichkeitsstruktur in einem spezifischen Zusammenhang stehen. Besonders aufschlussreich sind diejenigen Fälle, in denen die Einnahme von Ovulationshemmern aus unrealistischen und neurotischen Gründen abgelehnt wird. Wenn psychosomatisch oder psychoneurotisch erkrankte Frauen im Rahmen einer Frauenklinik psychotherapeutisch behandelt werden, wird das Thema der Ovulationshemmer von den Patientinnen mit ziemlicher Häufigkeit spontan angeschnitten. Die mitzuteilenden klinischen Befunde beruhen auf einer zahlenmäßig nicht mehr zu bestimmenden Anzahl kurzer therapeutischer Gespräche im Verlaufe von 2½ Jahren, in denen die Aufmerksamkeit der Verfasser auf die Frage der Ovulationshemmer konzentriert war; sie beruhen aber insbesondere auf der aufmerksamen Beobachtung von 7 langen psychoanalytischen Behandlungsverläufen und von ca. 15 psychoanalytisch orientierten Kurztherapien sowie auf der Erfahrung aus der psychoanalytischen Praxis der nicht an der Frauenklinik arbeitenden Mitverfasserin. Alle Angaben zu den Ovulationshemmern waren also spontane Äußerungen neurotischer Frauen innerhalb psychotherapeutischer Behandlungssituationen, in denen der Therapeut niemals von sich aus das Thema der Antikonzeption angeschnitten oder die Einnahme von Ovulationshemmern angeraten hatte.

In ihrem bewussten und reflektierten Erleben begründen viele Frauen die Ablehnung der Ovulationshemmer mit den allgemein bekannten objektiven oder auch nur subjektiven Nebenwirkungen, die insbesondere *Hauser* (1-5), aber auch *Zeil und Crisp* (6) und *Jaynes* (7) einer eingehenden Untersuchung unterzogen haben. Noch häufiger aber werden als Begründung Furcht vor Krebs, vor Missgeburten, vor endgültiger Sterilität, eventuell tödlich auslaufender Unverträglichkeit mit anderen Medikamenten usw. angegeben; „Nebenwirkungen" also, die tatsächlich nicht vorkommen, an die aber trotz aller Aufklärungsarbeit mit einer Hartnäckigkeit geglaubt wird, die nur durch die noch zu schildernden Ängste und Befürchtungen untergründiger Art verständlich wird.

Eine 22jährige ledige Patientin, die zwei Abtreibungen hinter sich hatte und zu leichtfertigen Bekanntschaften neigte, erörterte verständlicherweise in den Behandlungsstunden wiederholt die verschiedensten Verhütungsmethoden und wies dabei jeden Gedanken an Ovulationshemmer aus angeblicher Furcht vor gesundheitlichen Folgen leidenschaftlich von sich. Eines Tages wunderte sie sich selber über ihre Begründungen und sagte: „Komisch ist ja, ich fresse doch sonst alle Tabletten, so viele! Und da denke ich nie an so was!" Und ein anderes Mal rief sie in Begeisterung aus: „Man nimmt die Pille ja manchmal auch, wenn man Kinder kriegen will. Ja, für Fruchtbarkeit, wenn man davon fruchtbar wird, dann würde ich die Pille sofort nehmen."

Wie schon einmal ausgeführt worden ist (8), soll dieser Fall die Erfahrung illustrieren, dass die bewusst angegebenen Befürchtungen über die Ovulations-hemmer oft überdeterminiert sind: Tatsächlich sind viele Frauen in einer ihnen selber unverständlichen Art aus anderen, nämlich unbewussten Quellen innerlich aufgewühlt; und die bewusst angeführten Befürchtungen sind ein Versuch, sich die eigene Angst im Sinne einer Rationalisierung verständlich zu machen. Dem entspricht die Erfahrung vieler Beobachter (vgl. dazu auch 1, 2, 3), dass die Ovu-lationshemmer in antikonzeptioneller Anwendung in einem sehr viel höheren Prozentsatz tatsächliche Nebenwirkungen hervorrufen, als wenn sie zur Behand-lung krankhafter Zustände verabreicht werden. Im folgenden sollen 6 typische Konstellationen besprochen weiden, aus denen heraus die Einnahme von Ovula-tionshemmern bei entsprechend strukturierten Frauen abgelehnt werden kann.

1. Furcht vor Identitätsverlust

Den Hormonen gegenüber besteht die Gefahr des Erlebens eines Identitäts-verlustes. Bis zu einem gewissen Grade neigen sehr viele Menschen und auch die wissenschaftliche Meinung dazu, den Hormonen einen so bestimmenden Einfluss auf unser Erleben zuzuschreiben, dass, bildlich gesprochen, unser Ich eigentlich nur noch ausführt, was unsere Hormone bewerkstelligen. Als typi-sches Beispiel darf *Hoskins* (9) angeführt werden: „Wir haben nunmehr schlüs-sige Beweise, dass alles, was einen Menschen macht – physisch, geistig, sexuell und emotionell –, im größten Umfange der Tätigkeit seiner endokrinen Drüsen zuzuschreiben ist." Zu pathologischen Folgen führt dieser weit verbreitete Glauben an die Allmacht der Hormone jedoch nur, wenn die Persönlichkeits-struktur durch eine Identitätsschwäche gekennzeichnet ist. So bringt die thera-peutische Verabreichung von Hormonen oft eine untergründige Auseinander-setzung mit der Eigengeschlechtlichkeit und der eigenen Identität in Gang. Wenn z. B. eine Symptomatik vorliegt, bei der ohnehin schon die Einstellung zur eigenen Weiblichkeit gestört ist – wie bei manchen Fällen von Amenorrhoe, Dysmenorrhoe oder Pubertätsmagersucht –, kann die Verabreichung von Hor-monen von der Patientin so erlebt werden, als wenn sie von außen her mittels eines chemischen Tricks auf den Weg der von ihr selber als konflikthaft erlebten Weiblichkeit gezwungen werden sollte; insbesondere. wenn die Behandlung auf Drängen anderer hin stattfindet.

Als z. B. im Verlaufe von Kriegsereignissen Vergewaltigungen vorkamen, wurde verständlicherweise bei vielen Frauen die zuvor schon gestörte Einstellung zur eigenen Weiblichkeit intensiviert. Ein junges Mädchen aus gutem Hause, das von diesen Vergewaltigungen hörte, wurde amenorrhoeisch, und als der Arzt ihr Hormone verabreichte, bekam sie echte Fremdheitsgefühle und wurde vorübergehend Prostituierte, Sie hatte, als sie ihrem Erleben nach zur Weiblichkeit gezwungen werden sollte, subjektiv und objektiv einen Identitätsverlust erlitten, der allerdings in einer psychoanalytischen Behandlung behoben werden konnte. Wie sich bei dieser Patientin schon zuvor eine gestörte Beziehung zur Eigengeschlechtlichkeit entwickelt hatte, mag dadurch illustriert sein, dass sie, als sie als kleines Mädchen mit dem Bruder zusammen Diphtherie gehabt hatte und der Bruder daran gestorben war, hörte, wie die Eltern sagten: „Schade, dass ausgerechnet der Junge und nicht das Mädchen gestorben ist."

Ähnlich können bei therapeutischer Röntgenkastration Nebenwirkungen und Reaktionen auftreten, die über das biologisch Erklärbare hinausgehen, weil die Patientin untergründig erlebt, durch den Ausfall von Hormonen die Identität mit ihrem eigenen Geschlecht verloren zu haben.

Hinsichtlich der Ovulationshemmer ist nun in der Bevölkerung die – etwas verzerrte – Vorstellung weit verbreitet, dass die eigenen weiblichen Hormone durch fremde weibliche Hormone unterdrückt und dass obendrein männliche Hormone zugefügt würden. Das kann nun leicht zu einer Furcht vor Identitätsverlust und zur Ablehnung der Ovulationshemmer führen, insbesondere, wenn die Persönlichkeitsstruktur durch Schwäche der unter anderem auf den eigenen Körper gerichteten Weltbezogenheitsgefühle (intentionale Hemmung nach *Schultz-Hencke* [10]) und andere schizoide Züge gekennzeichnet ist. Dann liegt immer schon von vornherein eine verunsicherte Beziehung zum eigenen Geschlecht vor. Wenngleich in diesem Zusammenhang das Vorkommen einer Psychose eine äußerste Seltenheit ist, sei dennoch, da der Inhalt des Erlebens so typisch ist, der folgende Fall skizziert:

Eine 27jährige Frau hatte nach der Geburt des einzigen Kindes 17 Monate lang Ovulationshemmer genommen. Auch sie hatte die Vorstellung, dass die Ovulationshemmer männliche Hormone enthalten und die Eigenproduktion weiblicher Hormone hemmen, dass man also innerlich vermännlicht würde. Ferner wiesen Verhalten und Vorgeschichte dieser Patientin darauf hin, dass ein Wunsch nach Männlichkeit, den sie sich aber selber nicht eingestehen konnte, durch die Einnahme von Ovulationshemmern in der Phantasie eine gewisse Befriedigung erfahren hatte. Aber gerade durch diese unbewusste Befriedigung ihrer Wünsche nach Männlichkeit ist sie in Angst geraten, und sie setzte daher die Einnahme der Ovulationshemmer aus eigenem Antrieb ab, um wenige Tage später in den Zustand einer paranoid-halluzinatorischen Psychose zu geraten. Wie es für den Ausbruch einer Psychose typisch ist, befand sie sich nämlich nach dem Absetzen der Ovulationshemmer in einem wirklichen Dilemma: Wenn sie die Ovulationshemmer weiter nahm, stellte sich intensive Angst in Bezug auf ihre Identität ein; wenn sie die Ovulationshemmer nicht nahm, stellte sich Angst im Zusammenhang mit ihrer Konzeptionsfurcht ein, die ihr übrigens auch nur angedeutet bewusst war. Das Maß an Angst, das die Patientin verarbeiten konnte, wurde überschritten, und die Persönlichkeit desintegrierte. Die Zweifel hinsichtlich ihrer Identität manifestierten sich in den psychotischen Inhalten; sie sagte, sie sei Hitler, Churchill, Chruschtschow; sagte aber gleichzeitig: „Ich bin doch Oma, ich bin doch Tante Christa!" Und weiter sagte sie: „Ich bekomme doch ein Kind, ich muss doch meine Tage kriegen. Es riecht nach 1000 Kindern, alles meine Kinder" (11).

Zu derartigen Beobachtungen passt ganz der Hinweis von *S. Gesenius* (12), dass „Der Stern" über eine Frau berichtet, die sagte: „Ich nehme die Pille nicht, ich möchte lieber ich selber bleiben."

Umgekehrt ist auch zu beobachten, dass gerade solche Frauen, die sich untergründig danach sehnen, ein Mann zu sein, den Arzt bedrängen können, ihr Ovulationshemmer zu verschreiben.

Eine Frau z. B. mit Angstsymptomatik, Dysmenorrhoe und ausgeprägten phallischen und hysterischen Zügen, die sich wegen eines „Männervernichtungsdranges" in psychoanalytische Behandlung begeben hatte, berichtete gleich zu Anfang der Behandlung den folgenden Traum: „Ein Ehemann, die Frau führt das Regiment, eine vitale Frau. Der Mann ist schlank, eine Lunge ist lahmgelegt. Er zeigt viel Verständnis. Sie ist burschikos. Sie sagen, sie wäre falsch. Ein Punkt ist im Traum, da habe ich mich geschämt. Dieser Mann hat seine Frau angegriffen, in die Arme gerissen, robust, sie fiel um, wie eine Tote lag sie da. Als sie da lag, hatte sie eine Mannesgestalt, männliche Unterwäsche trug sie, ein männliches Glied schaute heraus, das war steif."

2. Furcht vor Eigenverantwortlichkeit, und Macht

Das Thema „Empfangen und Gebären" ruft bei vielen Frauen die allerdings kaum bewusst reflektierte Frage hervor: „Darf ich Subjekt sein oder muss ich Objekt sein?" Bei dieser Frage geht es gleichzeitig um das Erleben von Eigenverantwortlichkeit; dieses wiederum hat eine Beziehung zum Thema Macht oder Ohnmacht. Denn befruchtet zu werden ist ein passiv zu erleidendes Schicksal, selbst wenn die Frau während des Verkehrs durchaus Aktivität entfalten kann. Das Kind wächst einfach in ihr, ob sie es will oder nicht, und sie ist für viele Jahre gebunden. Auch ist die Frau hinsichtlich Zeitpunkt und Dauer des Verkehrs von der Erektion des Mannes abhängig, und sie ist auch abhängig davon, inwieweit er auf ihre sexuellen Bedürfnisse Rücksicht nehmen will. Der Mann dagegen ist in der Erreichung der Befriedigung vom Zustand der Frau und ihrer Bereitwilligkeit sehr viel weniger abhängig. Trotz eines Generationen während erfolgreichen Kampfes um Gleichberechtigung kann die Frau also aus biologischen und kulturellen Gründen nicht so frei über sich selber verfügen, wie es der Mann kann.

Die Ovulationshemmer nun werden von vielen Frauen als ein Fortschritt begrüßt, weil sie die Macht geben, in einem bisher nicht dagewesenen Ausmaß frei über Natur und Konvention stehen zu können und frei über sich selber verfügen zu können. Die Frau kann jetzt selber bestimmen, ob und wann sie empfangen will, ohne, wie das für andere antikonzeptionelle Mittel zutrifft, vom Verhalten des Mannes abhängig zu sein, und sie hat sogar die Freiheit, den Menstruationstermin ihren Wünschen anpassen zu können. Sie hat die Macht, wenn sie es wollte, sich in sexueller Hinsicht folgenlos willkürlich verhalten zu können, was sie bisher als ein nur männliches Vorrecht anzusehen pflegte. So ist eine mit großer Häufigkeit zu machende Beobachtung erklärlich, die man auf den ersten Blick nicht erwarten würde, dass nämlich die Ovulationshemmer oft ein Erleben auslösen, das um das Thema Macht und Ohnmacht kreist.

Beispiele und eine detaillierte Darstellung darüber finden sich in einer gesonderten Arbeit (8), und es sei daher nur zusammenfassend darauf hingewiesen, dass Frauen mit aggressiver Hemmung und daraus resultierender Gefügigkeitshaltung, Bequemlichkeitshaltung und Anspruchshaltung – also Frauen, die z. B. keinen Einschreibebrief annehmen wollen, ohne erst den Ehemann zu fragen – auch an die Frage der Konzeptions-Verhütung nicht selbständig und nicht handelnd herangehen können, sondern das Bedürfnis haben, sich ohne eigenes Dazutun ganz der Aktivität des Mannes zu fügen. Solche Frauen nun können die Möglichkeit einer Zunahme der eigenen Selbständigkeit nur mit einer ihnen selber unverständlichen Angst beantworten und müssen daher die Ovulationshemmer aus ihnen selber unbekannten Gründen ablehnen. „Ich brauche doch daran nichts zu tun! Der Mann muss das tun. Der muss Schutzmittel gebrauchen, der kann ja aufpassen." Solche häufig zu hörenden Äußerungen kommen fast immer von aggressiv-gehemmten Frauen. Für die Ablehnung der Ovulationshemmer scheint diese Gruppe die zahlenmäßig größte Rolle zu spielen. In Deutschland, wo die Gefügigkeit ein verbreitetes Problem ist, verlangen die Frauen antikonzeptionelle Praktiken wie Coitus interruptus und Kondome, wobei sie selber keinerlei Aktivität zu entfalten brauchen und scheinbar auch keine Verantwortung tragen. In Amerika dagegen lassen die Frauen sich auch die Frage der Konzeptionsverhütung nicht aus der Hand nehmen, und Diaphragma, intrauterine Apparate sowie Ovulationshemmer werden bevorzugt angewandt.

In der Literatur finden sich vereinzelte Hinweise auf einen Zusammenhang zwischen Konzeptionsverhütung und dem Thema Macht. *Lehfelt und Guze* (13) haben beobachtet, dass beim Versagen kontrazeptiver Maßnahmen jeglicher

Art feindliches Erleben dem Mann gegenüber und das Verlangen, ihn zu kontrollieren und zu bestrafen, eine Rolle spielen. *Bakker und Dightman* (14) haben beobachtet, dass Frauen, die dazu neigen, die Einnahme von Ovulationshemmern zu vergessen, unter anderem dadurch charakterisiert sind, dass sie es vermeiden, Verantwortung zu übernehmen.

Die Machtzunahme durch Ovulationshemmer kann auch in den Dienst neurotischer Motivationen gestellt werden.

Eine Patientin eines Kollegen, die den Mann als übermächtig und unfehlbar, gewissermaßen auf einem Sockel stehend, erlebte, hatte gleichzeitig diesen Männern gegenüber starke Kastrationstendenzen. Sie rief dem Therapeuten zu: „Geben Sie Ihrer Frau nie Ovulationshemmer!" Und sie malte dabei aus, dass die Frau unter Ovulationshemmern ein vernichtend heftiges sexuelles Verhalten entwickeln würde, so dass der Mann sich daneben ganz unfähig und machtlos fühlen würde.

3. Furcht vor Beeinträchtigung des Kinderwunsches

Es ist ein merkwürdiger Befund, dass viele Frauen die Ovulationshemmer gerade wegen der bewusst als Vorteil erlebten 100%igen Sicherheit des Mittels ablehnen, selbst wenn bewusst ein starkes Interesse an Konzeptionsverhütung besteht. Sexuelle Freiheit wird zwar gewünscht, aber die Gewissheit, dass es durch die 100%ige Wirkung der Ovulationshemmer nicht mehr zu einer Befriedigung des Wunsches nach einem Kinde kommen kann – und sei es durch das bewusst keineswegs erwünschte Versagen der antikonzeptionellen Methode –, ist unerträglich.

Eine Frau z. B., die wegen häufig wechselnder Freundschaften sehr an Antikonzeption interessiert war, ermahnte den Mann vor dem Verkehr immer, er solle ein Kondom nehmen oder unterbrechen. Sie war über das Risiko, das sie einging, besorgt, lehnte aber Ovulationshemmer kategorisch ab. Eines Tages berichtete sie mit Verwunderung, wie unvorsichtig sie sich trotz der eben ausgesprochenen Warnung beim Verkehr selber zu verhalten pflege. „Aber im Moment des Verkehrs ist mir das dann immer gleich." Auch sie gab viele Hinweise dafür, dass sie die Ovulationshemmer darum nicht wollte, weil trotz bewussten Interesses an Antikonzeption ständig ein unbewusster Kinderwunsch wirksam war und unter Ovulationshemmern nicht mehr auf eine unbeabsichtigte Panne zu hoffen sei.

Das Erleben der absolut gewissen Versagung des Kinderwunsches kann zu zwei verschiedenen Weiterungen führen:

a) Für nicht wenige Frauen wird der Sexualverkehr weitgehend entwertet, wenn es mit Sicherheit nicht mehr zu einer Konzeption kommen kann. Zwar ist eine Abnahme der sexuellen Erlebnisfähigkeit als reine Östrogenfolge (die

Ovulationshemmer enthalten ja Östrogene) denkbar, der Gesamtzusammenhang der therapeutischen Gespräche weist aber darauf hin, dass bei den hier diskutierten Frauen die Beeinträchtigung des Strebens nach Lust eine Folge davon war, dass unter Ovulationshemmern der Wunsch nach einem Kind mit Sicherheit enttäuscht bleiben musste.

Diese Beobachtung wird unterstützt durch die Ergebnisse von *Paniagua und Mitarb.* (15), die in Puerto Rico festgestellt haben, dass 24% der 519 Frauen, die auf Antrag sterilisiert worden waren, weil sie aus wirtschaftlichen Gründen ihre meist kinderreiche Familie nicht weiter anwachsen lassen wollten, nach der Operation eine Abnahme der sexuellen Erlebnisfähigkeit in Bezug auf Verlangen, Häufigkeit und Befriedigung angegeben hatten. 17,3% der Frauen gaben an, dass der Orgasmus weniger häufig eintritt; und 14,1% der Frauen gaben an, dass die persönlichen Beziehungen mit dem Ehemann, Familie und anderen Leuten schlechter geworden seien. Zwar sagten trotzdem nur 8,3% der Frauen, dass sie sich nach der Operation weniger glücklich gefühlt hätten als vor der Operation; der Befund unterstützt aber die Beobachtung, dass für viele Frauen die Sexualität an Wert verliert, wenn nicht wenigstens eine gewisse Chance besteht, dass gleichzeitig der Wunsch nach einem Kind doch noch eine Befriedigung finden könnte.

b) In einer ganzen Reihe von Beispielen sind die Ovulationshemmer immer wieder aus der bewusst geäußerten Furcht abgelehnt worden, dass es dann zu einer Ablehnung des Mannes kommen könnte, dass man dem Mann gegenüber „empfindlich" werden könnte. Was die Frau selber nicht voll reflektiert merkt, ist ihre Irritation darüber, dass ausgerechnet derjenige volle sexuelle Befriedigung finden soll, der unter der eigenen Einwirkung von Ovulationshemmern ihren Wunsch nach einem Kind enttäuschen muss; zumal wenn nicht nur das Erleben der Versagung des Kinderwunsches vorliegt, sondern obendrein noch eine Abnahme der eigenen sexuellen Erlebnisfähigkeit.

Schätzing hat 1965 in Wien (2. Internationaler Kongress für psychosomatische Medizin in der Geburtshilfe und Gynäkologie) in einer Diskussion die Beobachtung vorgetragen, dass unter Ovulationshemmern manche Frauen zu weniger liebenswürdigen Ehefrauen würden und mit-unter sagen: „Ich kann meinen Mann nicht mehr ertragen; wie er die Tür aufmacht, die Treppe raufkommt, das ist mir auf einmal unerträglich." Die Annahme, dass es sich dabei um eine direkte Wirkung der Hormone handle, ist unwahrscheinlich, denn chemische Reaktionen bewirken nicht Empfindlichkeit dem Ehemann gegenüber. Es ist dagegen anzunehmen, dass es sich um Fälle der hier diskutierten Gruppe handelte; dass also auch diese Frauen ärgerlich auf den Mann waren, weil dieser noch weiterhin sexuelle Befriedigung findet, während der eigene Wunsch nach einem Kind nicht einmal durch Versagen der Methode auf eine Befriedigung hoffen kann.

Man kann sogar beobachten, dass die Ablehnung des Mannes und das Nachlassen der eigenen Sexualität bei ein und derselben Frau gleichzeitig vorkommen. Wenn nun einer Frau Ovulationshemmer verschrieben werden und es resultieren a) das Gefühl einer hoffnungslosen Versagung des Wunsches nach einem Kinde sowie b) ein Nachlassen der eigenen sexuellen Erlebnisfähigkeit und dazu eventuell noch c) Ärger auf den Ehemann, so wundert es nicht, dass die Verabreichung von Ovulationshemmern nicht in jedem Falle eine Entlastung der zuvor angespannten Familiensituation bringt; dass sie vielmehr unter Umständen ganz im Gegenteil zu erheblichen familiären Spannungen führen kann. Derartige Beobachtungen unterstützen die bisweilen in Frage gestellte Forderung, die Rezeptpflicht für Ovulationshemmer aufrechtzuerhalten.

Es ist also zu beobachten, dass bei manchen Frauen das Streben nach sexueller Lust beeinträchtigt wird, wenn jeglicher Kinderwunsch mit Sicherheit enttäuscht bleiben muss. Nebenbei sei bemerkt, dass eine gesonderte Arbeit notwendig wäre, um aufzuzeigen, dass dennoch der Wunsch nach sexueller Lust und der Wunsch nach einem Kind keineswegs als identisch aufzufassen sind. Die Unterscheidung dieser beiden Strebungen spielt nicht nur in der moraltheologischen Diskussion über die Zwecke der Ehe eine Rolle, sondern ist auch notwendig, wenn es darum geht, bei psychosomatischen Krankheiten in Geburtshilfe oder Gynäkologie die psychodynamischen Zusammenhänge zu verstehen.

4. Aktivierung des weiblichen Kastrationskomplexes

Eine ganze Reihe von Frauen, die erhebliche Angst vor weiteren Schwangerschaften hatten und bewusst Antikonzeption wollten, und die in der Vergangenheit einmal oder mehrmals abgetrieben hatten, sagten entschieden, ehe sie Ovulationshemmer nehmen würden, würden sie lieber wieder abtreiben lassen. Die Analyse ergab den scheinbar widersprüchlichen Befund, dass sie einen bewussten Drang nach weiteren Schwangerschaften hatten, aber keineswegs weitere Kinder haben wollten.

Dieser Widerspruch erklärt sich durch die Aktivierung des weiblichen Kastrationskomplexes. Angst, dass das Vorliegen einer als Strafe eingetretenen genitalen Beschädigung, insbesondere eine Beschädigung der Gebärfähigkeit, den anderen offensichtlich werden könnte, also Angst, dass der eigene kastrierte Zustand rauskommen könnte, spielt im neurotischen Geschehen der Frau eine ähnliche Rolle, wie es beim Mann die Furcht vor dem Erleiden der Kastration tut.

Ganz wie es der alten psychoanalytischen Erfahrung, dass von der Frau das Kind als ein Ersatz für den fehlenden Penis erlebt werden kann, entspricht, wollen die Frauen dieser Gruppe unbedingt schwanger werden, weil dadurch vor ihnen selber und vor der Umgebung bewiesen würde, dass die befürchtete genitale Beeinträchtigung keine Realität ist. Ob man aber, wenn man sich erst einmal durch das

Vorliegen einer Schwangerschaft als genital unbeschädigt erwiesen hat, auch wirklich ein Kind haben und austragen will, ist eine andere Frage.

Die 100%ige Wirksamkeit der Ovulationshemmer bedingt aber, dass der Beweis für die genitale Intaktheit nicht einmal mehr per Versagen der Methode erhofft werden kann. Die 100%ige Wirksamkeit der Ovulationshemmer ist also für zwei extrem verschiedene Frauen unerträglich: einmal für die Frauen, die unbedingt ein Kind haben wollen; dann aber auch für diejenigen Frauen, die lediglich die Fähigkeit, schwanger werden zu können, beweisen müssen, obwohl sie danach das einmal empfangene Kind abzutöten bereit sind.

Übrigens entspricht die Beobachtung, dass bei den Frauen dieser Gruppe Konflikthaftigkeit um Onanie eine besondere Rolle spielte, ebenfalls den alten psychoanalytischen Erfahrungen.

Es wurde eingangs erwähnt, dass bei der Ablehnung von Ovulations-hemmern die Furcht vor Nebenwirkungen oft nur ein Einwand im Sinne der Rationalisierung unbewusster Befürchtungen ist. Befürchtungen, dass man durch die Ovulationshemmer unfruchtbar werden könnte oder dass das Kind eine Missbildung davontragen könnte, sind aber bisweilen auch ein direkter Ausdruck der Angst vor dem Vorhandensein oder vor dem Bekanntwerden einer genitalen Beschädigung.

5. Orale Ängste

Wiederholte Erfahrung zeigt, dass diejenigen Frauen, die zur Begründung der Ablehnung von Ovulationshemmern auf die Gefahr von Krebs pochen, meist deutlich oral stigmatisiert sind. Die Verfasser haben jedoch keine Beob-achtungen gemacht, die diesen empirischen Zusammenhang zwischen oralen Ängsten und Ovulationshemmern verständlich machen würden. Es sei daher lediglich darauf hingewiesen, dass Menschen, deren Persönlichkeitsstruktur durch orale Hemmungen und deren Verarbeitung charakterisiert sind, oft die Furcht haben, aufgefressen zu werden, insbesondere von innen her aufgefressen zu werden. Die Vorstellung „Krebs" eignet sich vortrefflich dazu, diese Furcht in einer symbolischen Weise zum Ausdruck zu bringen. So führt auch *Fenichel* (16) aus, dass neurotische Krebsfurcht oft auf der Vorstellung beruht, von einem introjizierten Objekt aufgefressen zu werden.

6. Verunsicherungen auf dem Gebiet von Zärtlichkeit und Hingabeimpulsen

Wenn das Streben nach Intimität und das Streben nach Hingabe verunsi-chert und mit Angst besetzt sind, können die Ovulationshemmer wiederum

eine für die Persönlichkeitsstruktur spezifische Gefahr und Angstquelle darstellen und daher abgelehnt werden. Denn das Vermeiden von Intimität und
Hingabe ist erschwert, wenn die Frau nicht mehr Konzeptionsfurcht vorschieben kann. In der Tat lehnen nicht wenige derartig strukturierte Frauen die
Ovulationshemmer ab, um nicht allzu viel Verkehr haben zu müssen.

Zur Illustration der Gefühlsbefindlichkeit dieser Frauen sei vergleichend
darauf hingewiesen, dass beklagenswert viele schizophrene Patienten dazu neigen, unvernünftigerweise gerade die Medikamente hartnäckig abzulehnen, die
eine so große Hilfe darstellen können, nämlich die Phenothiazine. Die Erklärung liegt oft darin, dass der Patient nicht von einer außerhalb seiner selbst
liegenden Macht abhängig sein will, oft aber auch darin – und darauf kommt
es in diesem Zusammenhang an –, dass diese Medikamente eine entspannende
Wirkung haben, viele schizophrene Patienten aber strukturbedingt gerade
Furcht vor Hingabe, Relaxation, Entspannung haben.

Verunsicherungen von Intimität und Hingabe brauchen nicht nur zu einem
angstvollen Vermeiden zu führen, sondern können auch ganz im Gegenteil die
Grundlage, von unüberlegtem Verkehr sein.

Eine schizoid strukturierte Frau mit erheblichen Kontaktstörungen fühlte
sich wie vor einer unüberwindlichen Mauer, wenn sie einen Mann gern hatte
oder überhaupt eine echte seelische Beziehung zu ihm hatte, so dass ihr jegliche
Intimität unmöglich war. Zu ihrer eigenen Besorgnis war sie aber bei jeder
flüchtigen Männerbekanntschaft sofort zu Verkehr bereit. Nur durch ihre
Konzeptionsfurcht konnte sie manchmal zurückgehalten werden, und um den
Schutz dieser wertvollen Furcht nicht zu verlieren, lehnte sie die vom besorgten
Hausarzt vorgeschlagenen Ovulationshemmer ab.

Auch Frauen mit hysterischer Persönlichkeitsstruktur sowie retentiv gehemmte
Frauen, das heißt Frauen, die nicht auf eigenen Besitz oder eigenes Recht bestehen können und unfähig sind, nein zu sagen, können – wenn auch aus anderen
Schwierigkeiten heraus – in eine ähnliche äußere Lage geraten. Obgleich es sich
um einen neurotischen Gesamtzusammenhang handelt, darf man nicht sagen,
dass die Ovulationshemmer auch von den letztgenannten Frauen aus einer
neurotischen Motivation heraus abgelehnt würden.

Während also ein Teil der Frauen mit Störungen auf dem Gebiet der Zärtlichkeit und der Hingabe die Ovulationshemmer ablehnen, um vor während
des Verkehrs auftretenden Hingabeängsten geschützt zu sein, lehnen andere so
strukturierte Frauen die Ovulationshemmer ab, um sich vor sexuellen Entglei-
sungen zu schützen. Da eine Unfähigkeit zu Intimität und Hingabe mitunter
durch ein reaktives und übertriebenes Streben nach sexueller Lust im Sinne
eines Kontaktersatzes zu kompensieren gesucht wird, wäre es denkbar, dass ein
Teil dieser Frauen die Ovulationshemmer nicht ablehnen, sondern ganz im
Gegenteil danach verlangen. Derartige Erfahrungen liegen den Verfassern aber
nicht vor.

Nachdem nunmehr dargestellt worden ist, wie 6 verschiedene Persönlichkeitsstrukturen aus ganz spezifischen Ängsten und Konflikthaftigkeiten heraus dazu neigen, die Ovulationshemmer abzulehnen, sollen noch einige weitere Beobachtungen mitgeteilt werden.

7. Neurotische Schuldgefühle und Strafbedürfnis

In der psychoanalytischen Literatur finden sich immer wieder Hinweise dafür, dass mitunter eine Schwangerschaft als Sühne für die Sünde der Sexualität angestrebt wird. Die Verfasser haben zwar keinen Fall beobachten können, in dem in einer erkennbaren Weise aus einem derartigen Grund die Ovulationshemmer abgelehnt worden wären. Wohl aber fanden sich immer wieder Hinweise dafür, dass manche tatsächlich vorhandenen Nebenwirkungen der Ovulationshemmer – im Gegensatz zu lediglich Angst vor dem etwaigen Auftreten derartiger Nebenwirkungen – von Schuldgefühlen und Strafbedürfnis bedingt oder mitbedingt waren. Ein schlechtes Gewissen erwartet Strafe, befürchtet und erhofft Strafe und Sühne. Das trifft in besonderem Ausmaß für depressive Strukturen zu. Dieser Eindruck wird durch die bekannte Tatsache unterstützt, dass die körperlichen Nebenwirkungen in einem viel kleineren Prozentsatz auftreten, wenn die Ovulationshemmer nicht in antikonzeptioneller Absicht genommen werden, sondern zur Steigerung der Fruchtbarkeit oder um pathologische Zustände zu behandeln (vgl. dazu 1, 2, 3).

In einer Diskussion wurde einmal die Vermutung ausgesprochen, wenn die Sünde der Sexualität durch die Ovulationshemmer nicht mehr eine Sühne findet, müssten Ängste mobilisiert werden, die zu einer Symptomatik führen könnten. Diese Vermutung wird durch unsere Beobachtung tatsächlich im eben genannten Sinne mitunter bestätigt.

Man findet nicht selten die Auffassung, dass die Anwendung von Kondomen oder von Coitus interruptus zur Nervosität führe. Der Umstand, dass man jetzt gelegentlich schon Frauen findet, die ähnliche Nervosität auf die Einnahme von Ovulationshemmern zurückführen, zeigt, dass es sich bei derartigen Nebenwirkungen nicht um eine Folge der Methode, sondern um eine Folge von Schuldgefühlen handelt. Die Frauen sind nicht wegen der Art der Konzeptionsverhütung, sondern aus Schuldgefühlen nervös.

8. Kritik der öffentlichen Meinung

Die öffentliche Meinung, wie sie sich unter anderem auch in den Illustrierten und Zeitungen widerspiegelt, hat sich an die absolute Sicherheit, die den Frauen jetzt zur Verfügung steht, noch nicht angepasst, und es werden mannigfaltige

Zweifel und Ängste ausgedrückt: nach dem Motto etwa: „Die fühlen sich jetzt frei, viel zu frei!" Die Frau könnte sexuell verwahrlosen, es könnte eine Neigung zur Promiskuität eintreten, ja es soll sogar angeblich die Gefahr der Zunahme von Perversionen bestehen. Eine Zunahme der sexuellen Ansprechbarkeit, ja geradezu eine sexuelle Übererregbarkeit, soll eine Gefahr für das geordnete Zusammenleben darstellen. Besonders häufig wird befürchtet, dass die unter dem Namen von „Fraulichkeit" oder „echter Weiblichkeit" geschätzten Werte innerlich ausgehöhlt werden könnten.

Zwar ist es offensichtlich, dass die Ovulationshemmer oft gerade deshalb genommen werden, damit die Frau in der Realität dem Streben nach sexueller Lust unbeschwerter nachgehen kann. Es soll in diesem Zusammenhang aber betont werden, dass die oben ausgedrückte Furcht vor der Zunahme des sexuellen Verlangens von uns nie bei den Frauen selber beobachtet worden ist und dass die Frauen in unserem Beobachtungsgut nie die Einnahme von Ovulationshemmern aus einer derartigen Furcht heraus abgelehnt haben.

Im übrigen ist uns auch keine Beobachtung bekannt, dass Frauen, die es sonst nicht getan hätten, sich unter der Einnahme von Ovulationshemmern so verhalten, wie es die öffentliche Kritik befürchtet. Diese öffentliche Kritik enthält ja den Irrtum und gleichzeitig die unausgesprochene ungeheuerliche Beschuldigung, dass nur die Angst vor dem Kind als Bremse gegen die Unmoral der Frauen wirken würde; als wenn Ethik nur auf Angst beruhen würde.

Wohl gibt es Fälle, in denen bei nicht genauem Hinsehen irrtümlicherweise von einer Furcht vor einer etwaigen Zunahme des eigenen Strebens nach sexueller Lust gesprochen werden könnte. Es wurde ja ein Fall erwähnt, in dem die Patientin davor warnte, Ovulationshemmer zu verschreiben, weil dann das sexuelle Verhalten der Frau einen verschlingenden und den Mann entmächtigenden Charakter annehmen könnte. Diese Frau hatte jedoch nicht Angst vor einer Zunahme des eigenen Strebens nach Lust, sondern sie hatte Angst davor, dass sie mittels sexuellen Verhaltens ihre kastrierenden Tendenzen hemmungslos ausleben könnte. Bei den erwähnten Hingabeängsten handelt es sich ebenfalls um etwas anderes als um eine etwaige Angst vor dem eigenen Streben nach sexueller Lust.

Wie erklärt sich die Diskrepanz, dass derartige Befürchtungen in der Öffentlichkeit sehr verbreitet sind, dass der Arzt sie aber nicht bei seinen Patientinnen beobachten kann? Am naheliegendsten ist die Vermutung, dass die öffentliche Kritik die Ängste der Männerwelt, nicht aber die Reaktionen der Frauen selber, auf die Ovulationshemmer wiedergibt.

Eine weitere typische Männerfurcht ist, dass infolge der Ovulationshemmer die Sexualität langweilig werden könnte. Es gibt ja viele Männer, die an Verkehr einen besonderen Reiz finden, solange dieser mit gewissen Gefahren verbunden ist: Unter falschem Namen in ein Hotel einmieten; im Wald und auf der Wiese; ängstliche Erwartung jeder Menstruation, ob nicht etwa eine

Befruchtung stattgefunden hat usw. Sobald innerhalb eines geordneten ehelichen Verhältnisses derartige Risiken aufhören. lässt bei manchen Männern der sexuelle Anreiz nach. Solche Männer befürchten nun, dass die Ovulationshemmer durch die Wegnahme eines Risikos alle Erotik verkümmern lassen könnten, und sie unterstellen den Frauen ein ähnliches Erleben.

9. Moralische und religiöse Fragen

Die Ovulationshemmer haben, wie alle Fragen der Antikonzeption, eine Beziehung zu moralischen und religiösen Fragen. Die Diskussion dieser Frage kann nicht die Aufgabe einer Arbeit sein, in der lediglich empirisch dargestellt werden soll, mit welchem Erleben die Einnahme von Ovulationshemmern verbunden sein kann. Es kann also auch nicht zu der Frage Stellung genommen werden, inwieweit „das Natürliche" für den Menschen verbindlich ist. Es soll aber gesagt werden, dass das Ringen um diese Frage oft eine zusätzliche Rolle spielt, wenn die Einnahme von Ovulationshemmern abgelehnt wird. Manche Frauen oder Ehepaare erleben den Naturbegriff als so verbindlich, dass keinerlei Eingriff in die Natur zulässig erscheint. Der moderne Mensch lebt aber nicht mehr in einer „natürlichen" Umwelt, sondern ist von einer in jeder Hinsicht künstlich manipulierten Umwelt abhängig; auch hinsichtlich Aufzucht und Überlebenschancen der Kinder. So kommt es, wenn keine Verhütungsmethoden angewandt werden, zu einer Furcht vor einer endlosen Zahl von Schwangerschaften, die ebenfalls etwas „Unnatürliches" darstellt, wenn man den Vergleich zu den ursprünglichen und von manchen eben als „natürlich" erlebten Verhältnissen anstellt. Wer sich dem „Natürlichen" (im Sinne des Ursprünglichen) verpflichtet fühlt, ist somit in dem Dilemma, lediglich zwischen dem „Unnatürlichen" in Form von Verhütungsmethoden oder dem „Unnatürlichen" in Form von Konzeptionsfurcht wählen zu können. Das „Natürliche" (gleich Ursprüngliche) steht überhaupt nicht mehr zur Wahl an. Wenngleich zu der religiösen Frage selber von dem hier mitgeteilten Beobachtungsgut her nicht Stellung genommen werden kann, sei doch die Frage aufgeworfen, ob es nicht zur „Natur" des Menschen gehört, eine künstlich manipulierte Umwelt, das heißt Kultur, zu schaffen; ob man also wirklich „natürlich" mit ursprünglich gleichsetzen darf, wie es die in diesem Abschnitt diskutierten Frauen oder Ehepaare tun.

Wo diese Furcht vor dem „Unnatürlichen" vorliegt, werden die Ovulationshemmer bisweilen mehr als andere antikonzeptionelle Methoden abgelehnt. Nach dem subjektiven Erleben dieser Frauen greifen die Ovulationshemmer in das hormonale Geschehen ein; sie greifen in die Natur selber ein; man hat der Natur ein Geheimnis abgelesen, das man jetzt gegen die Natur verwendet. Das wird als unheimlich und als schlimmer erlebt, als ein rein mechanisch wirkendes Mittel anzuwenden. Das untergründige und unreflektierte Gefühl lautet also oft anders als das Argument des wissenden Intellektes, das darauf hinweist, die Ovulationshemmer seien als ein relativ natürliches Mittel anzusehen, weil ja nur die physiologischen Verhältnisse einer Schwangerschaft nachgeahmt würden. *Zeil und Crisp* (6) haben sich dieser Frage angenähert, wenn sie betonen, dass die sehr wichtige Frage noch ungeklärt bliebe, wie die grundlegende psychische Reaktion der Frauen auf die Substitution ihres natürlichen Östrogen-Progesteron-Zyklus durch einen exogen-gesteuerten Zyklus sei.

Die meisten Frauen allerdings, die dem Arzt gegenüber die Ovulationshemmer aus religiösen Gründen ablehnen, lassen nicht erkennen, dass sie von einer tatsächlich vorhandenen moralischen oder religiösen Problematik im Bereich des Sexuellen beeinflusst seien. Das schlechte Gewissen betrifft z. B. nicht den Umstand, dass Sexualität genossen wird, ohne dass es zu einer Konzeption kommen kann, sondern hängt vielmehr meistens damit zusammen, dass dem Gebot der geistlichen Autorität nicht gehorcht worden ist.

Ein sogenanntes religiöses Problem wird also in der Praxis oft ein Gefügigkeitsproblem sein und damit in den Rahmen des Abschnittes Nr. 2 gehören.

Es wurden die Frauen erwähnt, die lieber noch weitere Abtreibungen planen, als Ovulationshemmer zu nehmen. Es wäre voreilig zu meinen, dass diese Frauen taub für moralische Bedenken sein müssen. Das Gegenteil kann der Fall sein. Jeden Tag immer wieder durch die Einnahme eines antikonzeptionellen Mittels zu sündigen und gleichzeitig jeden Tag wieder den Vorsatz fassen zu wollen, nicht zu sündigen, kann als unerträglicher erlebt werden, als einmal gelegentlich abzutreiben. Denn das kann man bereuen und beichten, während man nicht jeden Tag die Einnahme von antikonzeptionellen Mitteln bereuen und es doch ganz regelmäßig tun kann. Die Ovulationshemmer machen es also für manche Frauen, die aus ihrer Persönlichkeitsstruktur heraus zu Aggressivität und Handeln neigen, unter Umständen moralisch schwerer und nicht leichter. Moralisch schwerer wird es auch für jene aggressiv-gehemmten Frauen mit Gefügigkeitshaltung und Bequemlichkeitshaltung, die dem Mann alle Aktivität und damit scheinbar auch alle moralische Verantwortung bei der Antikonzeption abverlangen. Wenn sie Ovulationshemmer nähmen, müssten sie selber, und nicht mehr, wie sonst, der Mann, die moralische Verantwortung tragen und beichten gehen; und darum lehnen sie die Ovulationshemmer ab.

Eine Mutter von 3 Kindern sprach so, dass jedermann überzeugt davon sein musste, dass sie am liebsten noch eine ganze Reihe weiterer Kinder haben wollte, und sie mag sich sogar selber einen weiteren Kinderwunsch vorgemacht haben. Ihr Verhalten aber, insbesondere die Leidenschaftlichkeit, mit der sie beim Thema der Konzeptionsverhütung die Selbstkontrolle verlor, zeigte, dass sie die Konzeptionsverhütung wollte, dass sie aber aus einer Bequemlichkeits- und

Anspruchshaltung heraus nicht mit der moralischen Entscheidung und Verantwortung belastet sein wollte. Sie wollte es sich erlauben können, bewusst mehr Kinder zu wünschen, um ihr Gewissen zu beruhigen; gleichzeitig wollte sie, dass der Mann ihr gewissermaßen gegen ihren ausdrücklichen Willen das als sündhaft empfundene Verlangen nach Geburtsbeschränkung befriedigte.

Der Umstand, dass die Ovulationshemmer eine solche Vielzahl von Ängsten und Konflikten mobilisieren können – allerdings immer nur, wenn bestimmte neurotische oder neurotoide Verformungen der Persönlichkeitsstruktur vorliegen –, ist der Grund dafür, dass sich in der Öffentlichkeit so viele Befürchtungen hartnäckig halten und durch die Aufklärung der Ärzteschaft kaum beeinflusst werden; darum auch die heiße und vielschichtige Diskussion in der Öffentlichkeit. Bei einer derartigen Überdeterminierung sollte die Rezeptpflicht aufrechterhalten bleiben.

Wie der Wortlaut des Titels schon andeutet, erhebt diese Arbeit nicht den Anspruch, das Thema der psychischen Reaktionen auf die Ovulationshemmer in seiner Gesamtheit behandelt zu haben. Zwar werden vom Erleben kranker Menschen her Rückschlüsse auf das Erleben gesunder Menschen gezogen werden können, der Bereich der gesunden Reaktionen auf die Ovulationshemmer ist in dieser Arbeit aber nur andeutungsweise zum Ausdruck gekommen. Um das zu illustrieren, sei ein Hinweis wiederholt, den Frau Dr. *Zelazny* in einer Diskussion gemacht hat: Die Gewissheit, dass eine Ovulation stattfindet, „dass es also an sich geht", sei für die Frau auch eine Frage der Potenz und der Selbstbestätigung, bedeute eine Erweiterung des Selbstgefühles der Frau. Ferner sei als Beispiel für die Unvollständigkeit dieser Arbeit darauf hingewiesen, dass es eine gewisse Verarmung des Erlebens darstellt, wenn nicht mehr, wie sonst immer, mit Spannung auf den Termin der Menstruation gewartet wird.

LITERATUR

(1) HAUSER, G.H.: Erfahrungen mit Ovulationshemmern. Méd. et Hyg. 22 (1964), 479-481.
(2) HAUSER, G.H., V. SCHUBIGER: Nebenwirkungen der ovulationshemmenden Präparate. Arch. Gynäk. 202 (1964), 175-182.
(3) HAUSER, G.H.: Praktische Erfahrungen mit Ovulationshemmern. Fortschr. Geburtsh. Gynäk. 21 (1965), 123-124.
(4) HAUSER, G.H., V. SCHUBIGER: Warum verlassen die Patientinnen die sogenannten Ovulationshemmer? Gynaecologia 162 (1966), 169-174.
(5) HAUSER, G.H., V. SCHUBIGER: Nebenwirkungen der sogenannten Ovulatioshemmer. Therapiewoche 16 (1966), 991-998.
(6) ZELL, J.R., W.E. CRIPS: A Psychiatric Evaluation of the Use of Oral Contraceptives. Obstet. and Gynec. 23 (1964), 657-661.
(7) JAYNES, Richard, V.: Acceptance of Oral Contraception by Private Patients. Obstet. and Gynec. 24 (1964) 512-514.

(8) MOLINSKI, H.: Ovulationshemmer und das Erleben von Macht und Ohnmacht. Z. psychosom. Med. 13 (1967), 212-215.

(9) HOSKINS, R.G.: The Tiles of Life. Norton, New York. 1933 nach Gion Condrau: Psychosomatik der Frauenheilkunde. Huber. Bern 1965.

(10) SCHULTZ-HENCKE, H.: Lehrbuch der analytischen Psychotherapie. Thieme, Stuttgart 1951.

(11) MOLINSKI, H., W. FUCHS: Akute Psychose nach Absetzen von Ovulationshemmern. Z. Psychother. med. Psychol. 16 (1966), 229-233.

(12) GESENIUS, S.: Die Haltung West-Berliner Frauen gegenüber den Ovulationshemmern. Z. ärztl. Fortbild. 56 (1967). (Vergl. „Der Stern" Nr. 23 vom 5. Mai 66).

(13) LEHFELT, H., H. GUZE: Psychological Factors in Contraceptive Failure. Fertil. and Steril. 17 (1966), 110-115.

(14) BAKKER, C.B., C.R. DIGHTMAN: Fertil. and Steril. 15 (1964), 559-567.

(15) PANIAGUA, M.E., M. TAYBACK, J.L. VÁZQUEZ: Medical and Psychological Sequelae of Surgical Sterilization of Women. Amer. J., Obstet. Gynec. 90 (1964). 421-430.

(16) FENICHEL, O.: The Psychoanalytic Theory of Neurosis. Norton, New York 1945.

BILDER DER WEIBLICHKEIT UND KONTRAZEPTION

Die Ovulationshemmer (OH) haben eine tiefgreifende Beunruhigung hervorgerufen. Sogar die bislang so fest gefügte römisch-katholische Kirche hat eine Erschütterung erfahren. Wie ist diese Wirkung zu verstehen?

Die Zusammenfassung dieses Beitrages sei vorweggenommen: Wer in seiner eigenen Entwicklung auf einer frühen Entwicklungsstufe des Bildes der Weiblichkeit stehen geblieben ist oder wer eine solche unreife Stufe des Bildes archaischer Mütterlichkeit sogar für verbindlich hält, muss durch die OH eine Verunsicherung erfahren.

TYPISCHE ÄNGSTE UND KONFLIKTE DEN OVULATIONSHEMMERN GEGENÜBER

In früheren Arbeiten (*MOLINSKI* 1967, 1968, 1969; *MOLINSKI u. FUCHS* 1966; *MOLINSKI u. SEIFF* 1967) sind unter Mitarbeit von *M. SEIFF* und *W. FUCHS* typische Ängste und Konflikte den OH gegenüber kasuistisch beschrieben worden. Sie resultieren aus jeweils spezifischen Verformungen der Persönlichkeitsstruktur, und sie unterscheiden sich interessanterweise bei Mann und Frau.

Bei der Frau fanden sich Furcht vor Identitätsverlust bei Verunsicherung über die eigene Geschlechtsrolle und Furcht vor Eigenverantwortlichkeit und Macht bei gefügigen, aggressiv verunsicherten Frauen. Die 100%ige Wirksamkeit der OH ist für zwei extrem verschiedene Frauen unerträglich. Es fand sich nämlich dass die Frauen mit Hypertrophie der Mütterlichkeit die Hoffnung brauchen, wenigstens mittels eines bewusst keineswegs gewollten Versagens der antikonzeptionellen Methode schwanger werden zu können und dass Frauen mit einem starken Kastrationskomplex die Hoffnung brauchen, wenigstens durch Versagen des Mittels ihre Konzeptionsfähigkeit und damit ihre genitale Intaktheit beweisen zu können, obgleich die letzteren Frauen nicht selten bereit sind, die einmal empfangene Frucht wieder abtreiben zu lassen. Bei der Frau findet man außerdem Befürchtungen den OH gegenüber, die mit oralen Ängsten und mit Verunsicherungen auf dem Gebiet von Zärtlichkeit und Hingabe zusammenhängen. Neurotische Schuldgefühle und bestimmte Einstellungen dem Numinosen gegenüber spielen ebenfalls eine Rolle.

Beim Mann dagegen fanden sich Befürchtungen, in der eigenen Potenz oder besser gesagt Impotenz überfordert zu werden; der untergründige Wunsch, die Frau durch weitere Schwangerschaften abhängig zu halten oder sie durch weitere Schwangerschaften strafen zu können. Und fand sich beim Mann das

Bedürfnis nach Risiko und Angst, z. B. vor dem Eintritt einer Schwangerschaft, als Vorbedingung für das Erleben genitaler Lust.

Die angedeuteten Befunde werden seither auch von anderen Verfassern erwähnt (IMLE 1968; CULLBERG 1969; POETTGEN 1968, 1969), und sie werden von PRILL (1969) aufgrund eines andersartig gewonnenen Materials ausdrücklich diskutiert und weitgehend bestätigt.

ENTWICKLUNGSSTUFEN DES BILDES DER WEIBLICHKEIT

Spätere Forschungsarbeiten ganz anderer Art ergaben rückblickend einen neuen Gesichtspunkt zu diesen Ängsten und Konflikten. Zum Studium der psychogenen Gebärstörungen machte der Verfasser nämlich einige Jahre lang neben seiner psychiatrischen Tätigkeit auch geburtshilflichen Dienst im Kreißsaal.

Es stellte sich heraus, dass psychogene Störungen von Schwangerschaft und Geburt weitgehend mit der Vorstellung, mit dem Bild zusammenhängen, das die betreffende Frau von ihrer eigenen Weiblichkeit hat. Dabei stehen unterschiedliche Störungen von Schwangerschaft und Geburt mit unterschiedlichen Bildern der Weiblichkeit in Zusammenhang, wie in einer noch nicht veröffentlichten Monographie (MOLINSKI) ausgeführt wird. Die eingehendere Beobachtung hat in einem weiteren Schritt zu der Erkenntnis geführt, dass diese unterschiedlichen Bilder der Weiblichkeit eine Stufenfolge von Entwicklungsschritten darstellen. Das Bild der Weiblichkeit, in das sowohl Aspekte der Mütterlichkeit als auch Aspekte von Eros eingehen, entwickelt sich bei dem heranwachsenden Mädchen schrittweise von ursprünglichen zu reiferen Formen.

Um welche Entwicklungsstufen des Bildes der Weiblichkeit handelt es sich dabei? Wenngleich zum rechten Verständnis ein plastisches Ausmalen der Bilder notwendig wäre, muss auch hier wiederum eine stichwortartige Aufzählung genügen.

Symbiose mit der Mutter

Bei der auf die Symbiose mit der Mutter fixierten Frau kennt das Bild der Weiblichkeit keine Individualität von Mutter oder Tochter, und der Eros-Bereich fehlt. Das hat eine Unsicherheit der eigenen Geschlechtsrolle zur Folge.

Die Nur-Tochter

Nach der Auflösung der Dual-Union, wenn das Kind anfängt, sich wenigstens teilweise als ein von der Mutter unterschiedenes Wesen zu erleben, erlebt das kleine Mädchen sich unter dem Bild der Nur-Tochter. Mit der Mutter verbindet es das Bild einer archaischen Mütterlichkeit, die durch orale und destruktive Züge gekennzeichnet ist.

Identifizierung mit dem mütterlichen Aspekt der Mutter

In einem weiteren Entwicklungsschritt identifiziert sich die Tochter mit dem mütterlichen Aspekt der Mutter. Die Tochter erlebt sich nun selber, zumindest teilweise, unter dem Bild einer archaischen Mütterlichkeit.

Identifizierung mit dem Eros-Aspekt der Mutter

Wenn der Geschlechtsunterschied von Vater und Mutter größere Bedeutung annimmt, in der sogenannten ödipalen Phase, wird der Eros-Aspekt der Mutter mit in das Bild der Weiblichkeit aufgenommen und dem Vater gegenüber praktiziert.

Entwertung der Weiblichkeit und Latenz der Mütterlichkeit

Das Bild der Weiblichkeit erfährt in den folgenden Jahren im Erleben des Mädchens eine gewisse Abwertung.

Weiterentwicklung von Eros in der Partnersuche bei weiterer Latenz der Mütterlichkeit

Es folgt eine Belebung des Eros-Bereiches, die mit der beginnenden Partnersuche einhergeht. Für diese Phase ist das Bild der Weiblichkeit typisch, wie es in Illustrierten weit verbreitet ist. Die Mütterlichkeit bleibt ähnlich wie in der Phase zuvor weitgehend in der Latenz.

Die den Partner mit einbeziehende Mütterlichkeit

Die weitere Phase der den Partner mit einbeziehenden Mütterlichkeit wird gleich eine besondere Betonung erfahren.

Regression zur Urmütterlichkeit

In späteren Jahren erfährt bei nicht wenigen Frauen der Eros-Bereich eine Einbuße, was nicht selten zu einer erneuten Dominanz des Bildes der Urmütterlichkeit führt.

Die Entwicklung des Bildes der Weiblichkeit geht also von der Mütterlichkeit aus und nimmt erst später erste Ansätze des Eros-Bereiches mit auf. Danach geht der Impuls zur Weiterentwicklung des Bildes der Weiblichkeit gerade umgekehrt von einer Belebung des Eros-Bereiches aus, um dann in weiteren Entwicklungsschritten, wie noch näher geschildert wird, auf das Bild der Mütterlichkeit zurückzugreifen.

WAS IST PSYCHOLOGISCH GESEHEN WEIBLICHKEIT?

Was ist psychologisch gesehen Weiblichkeit? Diese Frage ist wissenschaftlich ungeklärt. Die einen meinen, biologische Faktoren spielen die entscheidende Rolle. Andere meinen, kulturelle Faktoren seien mindestens ebenso wichtig. Nicht einmal in rein deskriptiver Hinsicht kann befriedigend angegeben werden, was als weiblich anzusehen ist.

Wenn hier von Bildern der Weiblichkeit die Rede ist, werden derartige Fragen außer Acht gelassen. Vielmehr wird rein empirisch festgestellt, welche Vorstellung oder welches Bild der Weiblichkeit bei der betreffenden Frau wirksam ist.

Dabei liegt auf dem Wort wirksam eine besondere Betonung. Denn das Bild der eigenen Weiblichkeit gehört zu dem Gefüge psychodynamischer Faktoren, die Verhalten und Erleben und damit auch das Auftreten einer etwaigen Symptomatik beeinflussen. Es ist verständlich, dass eine Frau auf Schwangerschaft und Geburt mit ganz anderen Vorstellungen, Gefühlen und Impulsen reagieren wird, je nachdem welche der genannten Entwicklungsstufen sie erreicht hat. Neben dem Bild der eigenen Weiblichkeit ist nämlich auch die Reaktion der Frau auf ihr Bild der Weiblichkeit von Bedeutung.

Für den Zweck dieser Mitteilung ist nun die Beobachtung von ausschlaggebender Bedeutung, dass das Stehenbleiben auf einer dieser Entwicklungsstufen des Bildes der Weiblichkeit erhebliche pathologische Folgen nach sich ziehen kann, u. a. auch jeweils typische Störungen von Schwangerschaft und Geburt.

BILDER DER WEIBLICHKEIT UND ÄNGSTE UND KONFLIKTE DEN OVULATIONSHEMMERN GEGENÜBER

Von diesen Bildern der Weiblichkeit her gesehen erscheinen die Ängste und Konflikte, die bestimmt strukturierte Frauen den OH gegenüber haben, in einem neuen Licht. Auch besteht eine Beziehung zwischen der ablehnenden Haltung mancher Kreise der römisch-katholischen Kirche und dem Bild der Weiblichkeit. Um das zu schildern, muss auf die Entwicklungsstufen des Bildes der Urmütterlichkeit und auf die reife Stufe der den Partner mit einbeziehenden Mütterlichkeit näher eingegangen werden.

Symbiose mit der Mutter

Intrauterin besteht eine echte biologische Symbiose zwischen Mutter und Kind, wie in der Verzahnung der wechselseitigen endokrinen Vorgänge vielleicht am deutlichsten wird. Diese Symbiose setzt sich in einem gewissen Ausmaß postnatal im psychologischen Bereich und andeutungsweise sogar im biologischen Bereich fort. Beim Stillen z. B. gibt die Mutter dem Kind Nahrung, und im selben Akt gibt das Kind der Mutter Befreiung von der Spannung in der Brust. Psychologisch gesehen ist in mannigfacher Hinsicht die Bedürfnisbefriedigung des einen von der Bedürfnisbefriedigung des anderen abhängig, wie nur angedeutet werden kann.

Eine Frau kann nun bis ins Erwachsenenalter hinein weitgehend in einer symbiotischen Beziehung mit der Mutter verharren. Da diese Frauen die Individualität nie entdeckt haben und niemand außer der Mutter für sie eine wirkliche Relevanz hat, bleibt der Eros-Bereich unentfaltet. Damit hängt auch zusammen, dass diese Frauen durch Unsicherheit über die eigene Geschlechtsrolle charakterisiert sind. Diese Frauen neigen dazu, die OH als übermächtige Hormone zu erleben, die einen Identitätsverlust auslösen können.

Das Bild der Weiblichkeit ist auf dieser Stufe nur von der Mütterlichkeit her gefärbt, die typischerweise eine naturhaft und triebhaft anmutende Form annimmt. Streng genommen hat diese Frau nicht ein solches Bild der Weiblichkeit – denn sie erlebt sich selber nicht in einer bewußten Weise unter einem solchen Bild der Weiblichkeit –, sondern sie agiert dieses Bild der Mütterlichkeit ihren Kindern gegenüber. Das heißt, sie geht auf im Zustand und in der Funktion der Mutterschaft, und sie geht auf in der Reaktion auf die infantilen Bedürfnisse des Kindes, ohne dabei das Kind als Individuum erkennen und seine Eigengesetzlichkeit berücksichtigen zu können. Auch die eigene Individualität spielt dabei keine Rolle. Denn sie tut das ganz unreflektiert, und das Bild der eigenen Weiblichkeit bleibt für sie selber vage und undefinierbar.

Diese Frauen müssen aber hinsichtlich einer eigenen Mutterschaft äußerst konflikthaft sein. Denn eigene Mutterschaft bringt ja die Gefahr der Auflösung der als lebensnotwendig erlebten Symbiose mit der Mutter mit sich. Der Wunsch nach Mutterschaft muss daher unterdrückt werden. Viele dieser Frauen neigen zur Ehelosigkeit. Wenn sie doch heiraten, bleibt die Ehe oft kinderlos, und zwar entweder gewollt oder weil psychosomatische Konzeptionsstörungen vorliegen. Diese Frauen spielen also in der Fertilitätssprechstunde eine Rolle. Unter der Geburt neigen sie zu hypotoner Wehenschwäche. Vielleicht am schädlichsten ist aber, dass sie mannigfache schwere Störungen bei ihren Kindern verursachen können, da sie dazu neigen, auch diese wiederum in einer symbiotischen Beziehung zu fesseln. Diese umfangreiche Pathologie wird hier aufgezählt, um hervorzuheben, dass es nicht gleichgültig ist, ob eine Frau auf dem Bild einer ursprünglichen Mütterlichkeit stehen bleibt oder sogar darauf verpflichtet wird.

Die Nur-Tochter

Eine Patientin auf der nächsten Entwicklungsstufe, nämlich auf der Stufe der Nur-Tochter, hatte die oral-spendenden und die destruktiven Züge archaischer Mütterlichkeit folgendermaßen bildlich dargestellt: Eine riesengroße Kuh mit einem prall gefüllten Euter streckte trotz eines so friedlichen und harmlosen Gesichtsausdruckes die Zunge schon aus, um eine ganz zarte, wehrlose Blume aufzufressen. Diese winzige Blume war die Patientin selbst.

In seinem Hunger phantasiert das kleine Kind Mutter und Mütterlichkeit unter dem Bild spendender Fülle. In seiner physiologisch bedingten Schwäche phantasiert es die Mutter als übermächtig, um sich ihrer Führungsrolle anvertrauen zu können. Da die Nur-Tochter sich nicht vorstellen kann, wie sie ohne die Mutter existieren könnte, phantasiert sie, dass die Mutter sie nie hergeben werde. D. h., sie erlebt die Mütterlichkeit als lebensspendend, aber auch als einengend und destruktiv.

Für das kleine Kind ist dieses Bild der Mütterlichkeit angepasst und nützlich. Wenn aber eine erwachsene Frau unter dem Einfluss des Bildes der Mütterlichkeit stehengeblieben ist, wird sie von ungeheuer starken oral-spendenden und oral-destruktiven Tendenzen beunruhigt. Indem sie diese abwehren muss, entwickeln sich Bescheidenheitshaltung, Opferhaltung und Verpflichtungshaltung. Das Beiwort Haltung besagt dabei, dass es sich nicht etwa um freiwillige und realitätsausgerichtete Verhaltensweisen handelt, sondern dass starre, unfreiwillige, wenig steuerbare Verhaltensweisen im Sinne einer Reaktionsbildung vorliegen, dass es sich um Not und nicht um Tugend handelt.

Wer sich mit dem Bild archaischer Mütterlichkeit identifiziert, übernimmt außerdem notwendigerweise einen rücksichtslosen Machtwillen. Denn Eros ist ja noch nicht entwickelt. Solche Machtgelüste müssen ebenfalls abgewehrt werden und führen zu Gehemmtheiten im aggressiven Bereich, z. B. in Form von Durchsetzungsschwäche. Es sei daran erinnert, dass die genannte Kuh friedfertig-harmlos aussah und gleichzeitig destruktiv war. Um der Hypertrophie archaischer Mütterlichkeit zu entgehen, braucht die Frau kompensatorisch auch die Weiblichkeit des nicht mütterlichen Bereiches, nämlich Partnerschaft mit dem Mann und Eros.

Die archaische Mütterlichkeit neigt notwendigerweise zur Hypertrophie. Das zeigt sich z. B. auch in einem triebhaften Wunsch nach immer mehr Kindern, selbst wenn das wider alle Vernunft geht.

Dabei spielt der Mann im Wesentlichen lediglich die Rolle eines Erzeugers und Ernährers. Das physiologische Verlangen nach genitaler Lust mag zwar eine gewisse Rolle spielen, aber Eros und Partnerschaft sind dieser Frau fremd. Für diese Frau muss in der Tat jeder eheliche Akt auf die Erzeugung menschlichen Lebens hingeordnet bleiben, wie es auch die Enzyklika Humanae vitae erneut postuliert.

Auf der Grundlage dieser archaischen Mütterlichkeit kann es – wie in mehreren Arbeiten eingehender abgehandelt worden ist (*MOLINSKI* 1968; *MOLINSKI u. SEIFF* 1965; *MOLINSKI u. WERNERS* 1969) – zu schwerwiegenden pathologischen Folgen kommen. Als Beispiel sei lediglich auf die Hyperemesis gravidarum (übermäßiges Erbrechen während der Schwangerschaft), auf eine Untergruppe der funktionellen zervikalen Dystokie (eine Geburtsstörung infolge einer funktionell bedingten Verhärtung des am Uterusausgang gelegenen Muttermundes) und auf bestimmte Formen vitaler Depression post partum hingewiesen. Betont sei, dass erhebliche Entwicklungsstörungen und auch Erkrankungen bei den Kindern induziert werden können. Obgleich diese pathologischen Folgen für den vorgetragenen Gedankengang von entscheidender Bedeutung sind, müssen diese Andeutungen genügen.

Die den Partner mit einbeziehende Mütterlichkeit

Ganz anders liegen die Dinge auf der Stufe der den Partner mit einbeziehenden Mütterlichkeit. Es wird meist nicht mit genügender Deutlichkeit gesehen, dass diejenige Frau, die Schwangerschaft und Geburt innerhalb ihrer partnerschaftlichen Beziehung zum Mann erlebt, sich noch über das auf den Mann bezogene Bild der eigenen Weiblichkeit hinaus zu einer reiferen Art der Mütterlichkeit entwickelt. Nach der Pubertät geht es bei der heranwachsenden Frau anfänglich in erster Linie um die Entfaltung von Eros und um die Zuwendung zum Partner. Erst wenn Eros seine volle Entfaltung und auch Erfüllung gefunden hat und ein Verhältnis echter Partnerschaft hergestellt ist, wird in einem weiteren Entwicklungsschritt des Bildes der Weiblichkeit die Mütterlichkeit weiter entfaltet. Denn wer Eros entwickelt hat, wird dem geliebten Mann ein Kind geben wollen bzw. von diesem ein Kind haben wollen. Wer aus dem Verlangen, die partnerschaftliche Beziehung zum Mann zu verewigen, schwanger wird und gebiert, erreicht eine reifere Mütterlichkeit. Diese ist bewusster und reflektierter. Auf der präödipalen Entwicklungsstufe kommt es der Frau lediglich darauf an, Mutter eines Kindes zu sein, um es in einer ursprünglichen und naturhaften Mütterlichkeit aufziehen zu können: Sie ist zwar Mutter, aber gewissermaßen ohne Mann. Die Frau der jetzt diskutierten Entwicklungsstufe will dagegen nicht lediglich ein Kind überhaupt haben, sozusagen der Natur des Ehezweckes gehorchend, wie bestimmte Theologen meinen würden, sondern sie will ein Kind von dem geliebten Mann haben. Auch diese Motivation entspricht der Natur des Menschen, wie der Verfasser meinen würde, allerdings der Natur des Menschen auf einer reiferen Entwicklungsstufe. Das Problem der Natur des Menschen muss eben auf den unterschiedlichen Entwicklungsstufen des menschlichen Bewusstseins unterschiedlich bewertet werden.

Es ist eine der eindrucksvollsten Beobachtungen aus dem Kreißsaal, dass diese Frauen keine psychogenen Störungen von Schwangerschaft und Geburt haben. Sie sind reif und gesund. Sie sind auch später die besseren Mütter. So sind sie z. B. bereit, der Individualität des Kindes Raum zu geben. Das heißt aber, nicht diejenige Frau ist die bessere Mutter, die eine Hypertrophie ursprünglicher Mütterlichkeit zeigt, sondern die Frau, die Eros und

Mütterlichkeit gleichzeitig entwickelt und miteinander integriert hat, die Frau, die diese beiden Aspekte der Weiblichkeit ganz lebt und nicht nur das eine oder das andere.

KORRESPONDENZ ZWISCHEN DEN BILDERN DER WEIBLICHKEIT UND SPEZIFISCHER EINSTELLUNG DEN OVULATIONSHEMMERN GEGENÜBER

Die angedeuteten unterschiedlichen Entwicklungsstufen des Bildes der Weiblichkeit gehen nun nicht nur mit jeweils typischen Störungen von Schwangerschaft und Geburt einher, sondern sie zeigen auch jeweils typische Ängste und Befürchtungen den OH gegenüber. Auf der Stufe der Symbiose findet sich die Angst vor Identitätsverlust. Auf den Stufen der Nur-Tochter und der Identifizierung mit dem mütterlichen Aspekt der Mutter finden sich Furcht vor Eigenverantwortlichkeit und Macht, Furcht vor der 100%igen Wirksamkeit des Mittels wegen Beeinträchtigung des Wunsches nach immer mehr Kindern und die angedeuteten oralen Ängste. Die Ängste den OH gegenüber im Zusammenhang mit dem weiblichen Kastrationskomplex und im Zusammenhang mit Verunsicherungen auf dem Gebiet von Zärtlichkeit und Hingabe gehören zu den den Eros-Bereich mit einschließenden Entwicklungsstufen des Bildes der Weiblichkeit. Da vornehmlich die normale Entwicklung aufgezeigt werden sollte, ist eine Variante des Bildes der Weiblichkeit nicht erwähnt worden, nämlich die von Eros besessene Frau ohne Mütterlichkeit. Diese Frauen neigen dazu, die OH entweder in einer kritiklosen Art und Weise zu gebrauchen oder diese wiederum in einer kritiklosen Art und Weise zum Selbstschutz abzulehnen. Die Frauen aber, die die Stufe der den Partner mit einbeziehenden Mütterlichkeit erreicht haben, stehen der Frage der Konzeptionsregelung und den OH konfliktfrei gegenüber, und sie verhalten sich der jeweiligen Realität entsprechend.

DIE BEDEUTUNG DES BILDES DER WEIBLICHKEIT BEI KIRCHLICHER EINSTELLUNG ZUR KONTRAZEPTION

Auch die Ablehnung der OH durch weite Kreise der römisch-katholischen Kirche lässt eine Beziehung zum Bild der Weiblichkeit erkennen. Denn erklären manche Theologen nicht das Bild archaischer Mütterlichkeit als ein für die Frau verbindliches Leitbild, und zwar unter Hinweis auf die natürliche Ordnung? Gebärdet die Kirche sich nicht selber weitgehend wie eine archaische Mutter? Oder wird sie nicht zumindest von weiten Kreisen der Gläubigen wie eine archaische Mutter erlebt?

Mit den folgenden Hinweisen soll nicht etwa zu der theologischen Frage Stellung genommen werden, was die Kirche als Institution ihrem Wesen nach sei. Es soll vielmehr zu der psychologischen Frage Stellung genommen werden, wie die Kirche – vielleicht regional und zeitlich begrenzt – unter dem Einfluss von Seiten mancher Theologen von vielen Gläubigen erlebt wird. Von großer Aussagekraft sind dabei u. a. das Madonnenbild und die Marienlieder der Volksfrömmigkeit, denn sie malen das Ideal, das Leitbild für die Frau aus.

Kirche als archaische Mutter

Die Faszination, die das Bild der Madonna mit dem Kind auf dem Arm auf uns ausübt, hängt damit zusammen, dass beim Stillen zwischen Mutter und Kind keinerlei Interessenkonflikt besteht. Beide finden im gleichen Akt antinomielose Befriedigung. So etwas gibt es im Bereich zwischenmenschlicher Beziehungen sonst nur noch beim Orgasmus. Das Madonnenbild erzeugte die Vorstellung, dass diese konfliktlose Glückseligkeit fortbestehen könnte, so als wenn die zwischenmenschliche Antinomie in der Welt weggetan werden könnte.

In einer vergleichbaren Weise bietet die Kirche sich dem Gläubigen als eine Mutter an. Der Gläubige sagt gern: „Unsere Mutter, die Kirche". Die Anrede an das Kirchenvolk heißt „liebe Söhne und Töchter". Im Schoße der Kirche soll der gläubige Katholik Geborgenheit und Sicherheit finden.

Dabei wird die Kirche von vielleicht der Mehrzahl der Gläubigen – eben weil sie sich teilweise entsprechend gebärdet – vornehmlich unter oralem Aspekt erlebt. Sie spendet Gnaden, Vergebung, die Sakramente und damit ewiges Leben. Leben zu spenden ist aber die mütterliche Eigenschaft schlechthin. Auch ihre weltlichen Tätigkeiten sind zum großen Teil spendender Natur. Sie spendet den Armen die Gaben der Caritas, sie hat dem Abendland die Krankenhäuser beschert.

Aber auch die einengenden, gefangenhaltenden, machthungrigen, ja destruktiven Seiten archaischer Mütterlichkeit fehlen der Mutter Kirche nicht. Mancherlei Beispiele sind allgemein bekannt. Die Kirche fordert Führungsrecht und darüber hinaus Autorität und Gehorsam, und zwar nicht nur in Fragen, die durch Gesetz und Vorschrift zu regeln sind, sondern auch in Fragen, in denen von der Einsicht her eine Bewertung vorzunehmen ist; als wenn es einem psychisch reifen, über die Entwicklungsstufe der Nur-Tochter hinausgewachsenen Gläubigen überhaupt möglich wäre, in Gehorsam ein Werturteil für richtig zu halten, das er seiner eigenen Einsicht gemäß eben gerade nicht übernehmen kann. Freilich ist eine derartige Betrachtung einer archaischen Mutter fremd, denn sie hat ja, wie dargestellt wurde, noch keine hinreichende Beziehung zur Individualität. So soll auch Zeitungsmeldungen zufolge der Enzyklika Humanae vitae, die ja von weiten Kreisen der Kirche gerade nicht innerlich akzeptiert werden kann, eine Enzyklika über den Gehorsam folgen.

Wer sich nicht an die Enzyklika Humanae vitae halten kann, weil zugegebenermaßen für Eheleute „ernste Schwierigkeiten" zu erwarten sind, wird unter ausdrücklichem Hinweis auf die Demut auf das Bußsakrament verwiesen. Der

Gläubige soll also – notfalls wider eigene Einsicht aus Gehorsam – die Lehrmeinung anerkennen; wenn er sie dennoch nicht in seinen Handlungen befolgen kann, soll er sich in Demut dem Priester der Kirche anvertrauen. Dass ein Gläubiger, der sich so verhält, in seinem Herzen um so größere unmündige Abhängigkeit von seiner Mutter, der Kirche, verspüren muss, ist offensichtlich. Die Kirche hat immer Nachsicht gegen die Schwächen ihrer Kinder gekannt, nicht aber Nachsicht gegen irgendwelche Regungen zur Selbständigkeit oder gar zu eigenständigem Urteil; etwa nach dem Motto: „Nur die große Mutter weiß, was für euch gut ist.“ Wenn er nur im Schoße der Kirche weile, so hat der Gläubige gelernt, wenn er nur die Spenden der Kirche empfange und dabei nur so denkt und handelt, wie ihn der Geistliche und die kirchlichen Vereine lenken, dann sei er so wohl aufgehoben, dass er vor der Unbilden der Welt gefeit ist.

Diese archaische Mütterlichkeit, die im Madonnenbild und im Bild der Kirche gemeinsam anklingen, befreit aber nur scheinbar von den Unbilden des Lebens. Deshalb wurden ja weiter oben die pathologischen Folgen des Bildes der Urmütterlichkeit so herausgestellt. Es darf nicht übersehen werden, dass es sich bei der Darstellung der Madonna um ein präödipales Glück handelt, also um das scheinbare Glück einer infantilen Entwicklungsphase.

Es soll nicht etwa der Eindruck erweckt werden, dass es sich auch bei der biblischen Maria um eine archaische Mütterlichkeit handeln würde. Ganz im Gegenteil, die biblischen Geschichten belegen, dass Maria bereit war, die Eigengesetzlichkeit ihres Sohnes anzuerkennen und dass sie bereit war, ihn seiner Aufgabe im Leben herzugeben. Es ist eine der Mutterschaft inhärente, schicksalsbestimmte Problematik, dass die Mutter erst dem Kind das Leben gibt und dann das Kind dem Leben hergeben muss. Diese Aufgabe ist so schwer, dass sie bei manchen Völkern durch gewisse jährlich zu wiederholende Zeremonien in symbolischem Vollzug immer wieder geübt wird. Frauen auf der Entwicklungsstufe archaischer Mütterlichkeit können das nicht, die biblische Maria aber konnte es.

Außerdem geht Maria ihrem eigenen persönlichen Weg nach, und es ist sicherlich kein Zufall, dass ihre Partnerschaft mit dem Zimmermann, die sie von vielen Madonnenbildern unterscheidet, ausdrücklich erwähnt wird.

Archaische Mütterlichkeit als kirchlich nahegelegtes Leitbild für die Frau

Die Kirche wird also weitgehend wie eine archaische Mutter erlebt. Darüber hinaus wird von vielen kirchlichen Einflüssen zum Ausdruck gebracht, dass nur eine der archaischen Mütterlichkeit entsprechende Einstellung mit der Natur und Würde der Frau vereinbar sei.

Bei vielen Frauen, die das Madonnenbild als eigenes Leitbild übernehmen, kommt die Botschaft an, die Frau müsse keusch und ohne Eros sein, in ihrem Ehemann dürfe sie eigentlich nur einen „Nährvater“ sehen. Die hohe Wertschätzung der Nonne und Ordensschwester übermittelt ihr eine ähnliche

Aussage. Zwar gelten diese als Bräute Christi, aber im Bewusstsein der Gläubigen überwiegen ihre Rolle als „ehrwürdige Mutter" und die fehlende Beziehung zum Mann.

Das Madonnenbild verführt die Betrachterin darüber hinaus zu der Auffassung, dass die Frau ihr Wesen lediglich mit dem Kind auf dem Arm verwirkliche und dass sie dementsprechend natürlich auch nur mit dem Kind Bejahung und Geltung erwarten könne. Die Betrachterin wird nicht dazu angehalten, losgelöst davon einen Wert in der Entfaltung der eigenen persönlichen Tendenzen und Bedürfnisse zu sehen.

Das Aufgehen in der Glückseligkeit, die die ausschließliche Mutter-Kind-Beziehung des Madonnenbildes ausdrückt, legt es der Frau nahe, die erwähnte Verpflichtungshaltung und Opferhaltung für verbindlich anzusehen. Das Gebot, den Nächsten wie sich selbst zu lieben, münzt sie um in das Gebot, den Nächsten, in diesem Falle das Kind, mehr als sich selbst zu lieben, ein für archaische Mütterlichkeit so typischer Zug.

Entsprechend dieser Auffassung fühlt sich die Frau zur Opferhaltung aufgerufen, wenn sie hört, dass in der alten moraltheologischen Diskussion dem Arzt immer eingeschärft worden ist, in geburtsunmöglichen Situationen niemals das Leben des Fetus der Überlebensmöglichkeit der Mutter zu opfern.

Empfängnisverhütung gilt im Wesentlichen als sündhaft und wird zumindest erschwert. Ein Fetus darf dem Überleben der Mutter niemals geopfert werden, gleichgültig, wie viele unversorgte Kinder zurückgelassen werden. Muss die Frau, die das beherzigt, nicht glauben, es ginge einfach um die Anzahl der Kinder, nicht aber um das individuelle Schicksal der Kinder, ganz wie es der archaischen Mütterlichkeit entspricht? Wer aber archaische Mütterlichkeit für verbindlich hält, muss gegen die OH sein.

Wie schon betont worden ist, soll mit diesen Hinweisen nicht etwa gesagt werden, dass „die Kirche" in einer authentischen Weise die archaische Mütterlichkeit für verbindlich erklären würde. Viele Aussagen kompetenter Theologen klingen sicherlich ganz anders, und es gibt Epochen, in denen das Madonnenbild sehr wohl Züge von Eros zu erkennen gibt. Aber innerhalb der Kirche gibt es einflussreiche Tendenzen, das Bild archaischer Mütterlichkeit als für die Frau verbindlich hinzustellen, wobei als Hintergrund das Schreckgespenst der erwähnten Nur-Eros-Frau ausgemalt wird. Es dürfte vielleicht eine lohnende Aufgabe für einen an derartigen Fragen interessierten Theologen sein, die Beziehung des theologischen und religiösen Schrifttums verschiedener Herkunft in Bezug auf die unterschiedlichen Bilder der Weiblichkeit zu untersuchen.

Das Problem des „Natürlichen" und Ablehnung der Kontrazeption

In der Diskussion um die Kontrazeption spielt der Begriff des Natürlichen eine große Rolle. Das Ringen um die Frage, inwieweit „das Natürliche" für den

Menschen verbindlich sei, spielt bei Ehepaaren, die mit dem Arzt Konzeptions-regelung besprechen, in der Tat gelegentlich eine Rolle. Dabei erleben manche den Naturbegriff als so verbindlich, dass keinerlei Eingriff in die Natur zulässig erscheint. Der moderne Mensch lebt nicht mehr in einer „natürlichen" Umwelt, sondern er ist von einer in jeder Hinsicht manipulierten Umwelt abhängig, auch hinsichtlich der Aufzucht und Überlebenschancen der Kinder. „Machet euch die Erde untertan!" So kommt es, wenn keine Verhütungsmethoden ange-wandt werden, zur Furcht vor einer endlosen Zahl von Schwangerschaften, die ebenfalls etwas „Unnatürliches" darstellt, wenn man den Vergleich zu den ursprünglichen und von manchen eben als „natürlich" erlebten Verhältnissen anstellt. Wer sich dem „Natürlichen" (im Sinne des Ursprünglichen) verpflich-tet fühlt, ist somit in dem Dilemma, lediglich zwischen dem „Unnatürlichen" in Form von Verhütungsmethoden und dem ‚Unnatürlichen' in Form von Kon-zeptionsfurcht wählen zu können. Das „Natürliche" (im Sinne des Ursprüng-lichen) steht überhaupt nicht mehr zur Wahl an. Es sei die Frage aufgeworfen, ob es nicht zur Natur des Menschen gehört, eine künstlich manipulierte Umwelt, d. h. Kultur zu schaffen, ob man also wirklich „natürlich" mit ursprünglich gleichsetzen darf, wie es die eben angedeuteten Ehepaare tun. In ähnlicher Weise mag manch einer nur ursprüngliche, nicht aber reifere Entwicklungs-stufen der Bewusstseinsentfaltung und damit auch des Bildes der Weiblichkeit für „natürlich" halten.

Hinsichtlich psychologischer Folgen erwartet die Öffentlichkeit von den OH im Allgemeinen nur schädliche Einflüsse. Das ist ein Vorurteil, analog dem Vorurteil vergangener Zeiten gegen die Einführung der Webmaschinen. Denn die OH fordern von uns wie jede neue wissenschaftlich-technische Errungen-schaft eine Anpassung. Damit fördern sie Bewusstseinserweiterung und mora-lische Entscheidung. Die moralische Entscheidung wird differenzierter und damit vielleicht erst eigentlich moralisch. Verdanken wir es nicht fernerhin den OH, dass manche kirchlichen Kreise gezwungen werden, ihre Vorstellung von der Weiblichkeit und deren gesundheitliche Folgen neu zu überdenken?

LITERATUR

(1) CULLBERG, J.: Die psychische und sexuelle Anpassung bei Frauen, die orale Emp-fängnisverhütungsmittel einnehmen. IPPF med. Bull. 3 (1969) 1.
(2) IMLE, C: Motivation für die Ablehnung der Ovulationshemmer. Inaug.-Diss., Würzburg 1968, 1965.
(3) MOLINSKI, H.: Ovulationshemmer und das Erleben von Macht und Ohnmacht. Z. psychosom. Med. 13 (1967) 212 Psychother. med. Psychol. 17 (1967) 202.
(4) MOLINSKI, H.: Anpassung an die Ovulationshemmer. Euromed. 8 (1968) 74.
(5) MOLINSKI, H.: Bilder der eigenen Weiblichkeit, Ärger während der Geburt und Rigidität des Muttermundes. Z. psychosom. Med. 14 (1968) 90.

(6) MOLINSKI, H.: Oral contraceptives: emotive forces which influence male and female attitudes, Advanc. Fertil. Contr. 4 (1969) 111.

(7) MOLINSKI, H.: Archaische Mütterlichkeit als Ursache gestörter Schwangerschaft und Geburt. Unveröffentlichte Monographie.

(8) MOLINSKI, H., W. FUCHS: Akute Psychose nach Absetzen von Ovulationshemmern. Z. Psychother. med. Psychol. 16 (1966) 229.

(9) MOLINSKI, H., M. SEIFF: Charakterstruktur und Schwangerschaftserbrechen. Medicina Psychsomatica in Obstetritiis et Gynaecologia. 2. Int. Kongr. Psychosomat. Med. in Geburtsh. u. Gynäkol. Wien 1965.

(10) MOLINSKI, H., M. SEIFF: Einige psychische Reaktionen bei der Einnahme von Ovulationshemmern. Z. psychother. med. Psychol. 17 (1967) 202.

(11) MOLINSKI, H., P.H. WERNERS: Rigidity of the cervix uteri and hyperemesis gravidarum, an obstetrical anger syndrome. Med. Gynaec. Sociol. 4 (1969) 118.

(12) POETTGEN, H.: Diskussionsbemerkung. In: Empfängnisverhütung aus Verantwortung, hsg. von *Kepp, R., H. Koester.* Thieme, Stuttgart 1968

(13) POETTGEN, H.: Psychologische und theologische Probleme der Kontrazeption mittels Ovulationshemmern. Arch. Gynäk. 207 (1969) 99.

(14) PRILL, H.-J.: Motivation und Einstellung der Frau zur Kontrazeption. In: Empfängnisverhütung aus Verantwortung, hsg. von *Kepp, R., H. Koester.* Thieme, Stuttgart 1969.

DISKUSSION ZUM VORTRAG MOLINSKI:

POETTGEN, Düren: Der Vortrag von Herrn MOLINSKI über „Bilder der Weiblichkeit", die ihn naturgemäß archaische Bilder der Weiblichkeit aufspüren ließen, veranlasst mich, doch noch einmal einen kritischen Rückblick auf das Referat von Herrn KAUTZKY zu werfen. Herr Kollege KAUTZKY hatte gesagt, die Einheit von Sexualität und Zeugung sei unbestrittene Grundlage, von der nicht abgegangen werden könne. Diese Vorstellung, dass Sexualität und Zeugung unlösbar miteinander verbunden seien, die Jahrhunderte und Jahrtausende die sittliche Norm der Moraltheologie beherrscht hat, ist sowohl biologisch als auch theologisch unrichtig. Die in dieser Vorstellung enthaltene formale Inkonsequenz lässt sich an einem Beispiel schnell nachweisen. Wenn eine Frau, die durch eine Operation oder eine Erkrankung unfruchtbar ist, dennoch ihrer geschlechtlichen Lust huldigt, würde sie nach dieser Norm permanent sündigen. Aber nicht nur formale Inkonsequenz eignet dieser Norm, sondern auch ihre theologischen Fundamente sind falsch. Die Vorstellung, daß Zeugung im sexuellen Geschehen das Primat habe, stammt aus antikem, mythologischem Denken und hat über ARISTOTELES, CLEMENS VON ALEXANDRIEN, THOMAS VON AQUIN und AUGUSTINUS als synkretistisches Element Einzug in die Theologie gefunden. Diese ideologische Überfremdung christlichen Gedankengutes wird heute von den fortschrittlichen Theologen beider Konfessionen entmythologisiert. Dass mythische Bilder die Vorstellungen und Verhaltensweisen hinsichtlich des Verhältnisses zur eigenen Weiblichkeit mitformen, wird durch die Ausführungen von Herrn MOLINSKI eindeutig und tiefenpsychologisch fundiert dargelegt. Von theologischer Seite aber steht – wie wir eben hörten – ebenso gut fest, dass unkontrollierte mythisch-mantische Elemente sich mit christlichem Gedankengut vermischt haben und die Moraltheologie von Jahrhunderten mitgeprägt und mitbeherrscht haben. Hier liegt der Schlüssel zum Verständnis derjenigen Neurosen, die aus dem unbewältigten Konflikt zwischen den Forderungen ethischer Normen und den Ansprüchen der sexuellen Triebsphäre resultieren. Von hier aus aber muß auch der Begriff der „Norm", mit dem Herr KAUTZKY in seinem Vortrag „Gewissen und ethische Norm in Fragen der Kontrazeption" laboriert hat, mit einem großen Fragezeichen versehen werden. Es heißt da u. a. „…aber die Norm ist festgelegt…" und „…wie sinnlos es wäre, Norm und Gewissen als Konkurrenten anzusehen …" Das Gegenteil ist richtig: Sobald Norm verabsolutiert wird, kann es erforderlich werden, dass das Gewissen gegen die Norm aufstehen muss! Gerade von einer christlich-paulinischen Theologie her muss das Gewissen als ständige Kritik am Normativen der Norm ansetzen, da die „Norm" durch den ständigen Wandel des Lebens immer wieder in die Gefahr gerät, lebensfremd und damit menschenfeindlich zu werden! Das Gewissen muss die Norm immer wieder in dem Bezug von pathischem Bedürfnis des Menschen zur Selbstverwirklichung des Einzelnen in der Gemeinschaft aufspüren. Institutionelle Normen – und um die geht es doch in dem Referat von KAUTZKY, wenn von „Norm", die feststeht, gesprochen wird – institutionelle Normen sind gefährlich.

KAUTZKY: Es ist offenkundig, Herr Kollege POETTGEN, dass Sie mich falsch verstanden haben. Ich sagte genau das Gegenteil von dem, was Sie gehört haben. Ich sagte, es sei allgemeine Auffassung, dass Sexualität und Zeugung nicht identisch sind. Es ist zwar unbestritten, dass die Fortpflanzung im Sinn der Sexualität gelegen ist, aber Sexualität ist auch Ausdruck des Verhältnisses von Mann und Frau und dies wahrscheinlich sogar in erster Linie. In meinem Vortrag war auch weder von „institutionellen" Normen die Rede noch davon, dass sie verabsolutiert werden sollten. Als „festgelegt" bezeichnete ich nur die „Norm" dass die Zulässigkeit jeder medizinischen Maßnahme daran zu messen sei, ob sie dem Wohl der gesamten leibgeistigen menschlichen Person diene.

Man wird vielleicht erwarten, dass ich jetzt zu dem Vortrag von Herrn MOLINSKI etwas sage. Aber ich glaube, das würde zu weit führen. Über das Bild der Kirche hier zu debattieren, würde, meine ich, aus dem Rahmen fallen. Es wird wohl niemand bestreiten, dass dieses Mutterbild irgendwie in dem Bild der Kirche vorhanden ist. Nur sollte man, wenn man zu einem Phänomen, wie die Kirche, Stellung nimmt, sich doch vielleicht an der neuesten Auffassung und ihren besten Vertretern orientieren und nicht an ein bisschen veralteten Nachzüglern.

MOLINSKI: Da stimme ich mit Herrn Prof. KAUTZKY ganz überein. Ich sprach ausdrücklich nicht über das, was die Kirche „ist". Vielmehr versuche ich darzulegen, wie die Kirche von vielen Menschen – regional und zeitlich nuanciert – erlebt wird. Allerdings glaube ich nicht, dass dieses Bild der Weiblichkeit nur in früheren Jahren bestanden hat, sondern dass es zum Beispiel auch für die Enzyklika „Humanae vitae" Pate stand.

KAUTZKY: Die psychologischen Hintergründe der Enzyklika „Humanae vitae" werden sich hier kaum in allen Einzelheiten darlegen lassen. Jedoch hat bei ihr wohl nicht nur dieses Mutterbild hinsichtlich der Ehe eine Rolle gespielt, sondern auch das Mutterbild, das die Kirche von sich selbst besitzt. Das würde ich viel mehr betonen.

MOLINSKI: Ja, dieser Unterschied ist sehr wichtig. Wenn die Kirche sich so darstellt, sagt sich die Gläubige, dass sie dann auch so sein müsse, denn die Kirche ist ja ihr Vorbild.

KAUTZKY: Das ist richtig, jedoch müssen wir vermeiden, uns jetzt ständig nur Argumente, an denen auf beiden Seiten etwas daran ist, mit verschiedenen Akzentuierungen vorzuwerfen. Im übrigen hoffe ich, dass aus meinem Vortrag hervorging, daß auch ich die Enzyklika „Humanae vitae" nicht als ein extrem progressives Dokument ansehe.

KEPP: Herr Kollege KAUTZKY erwähnte in seinem Vortrag auch das recht kritische und ausführliche Gutachten der „Katholischen Ärztearbeit Deutschlands" zur Enzyklika. Es liegt inzwischen gedruckt vor und ist erhältlich (Bonn, Venusbergweg 1).

KÖRTE, Gießen: Herr MOLINSKI, ich bin Ihnen für Ihre Ausführungen außerordentlich dankbar. Sie haben gezeigt, dass dieses archaische Mutterbild, das in der Kirche so permanent vertreten worden ist, ausgezeichnet dazu geeignet ist, Herrschaft auszuüben. Es ist ein Herrschaftsinstrument, mit dessen Hilfe man die Frauen auf einer infantilen Stufe in inferioren Positionen festhält. Aber nicht nur die Frauen, sondern auch die Männer, die man an diese Frauen bindet, werden gleichzeitig durch die Kirche beherrschbar. Es ist also ein Machtinstrument. Ich wäre Ihnen dankbar, wenn Sie zu der Frage, wozu man eigentlich dieses Bild der Frau seitens der Kirche entwickelt hat, noch einmal Stellung nehmen wollten.

MOLINSKI: Sehr gerne, doch muss ich es in einer Weise tun, die sich sehr von dem unter scheidet, was Sie sagten. Neurotische Fehlhaltungen kommen kausal zustande, sie hängen mit infantilen Konflikten zusammen. Ich glaube nicht, dass ein Bild der Weiblichkeit, irgendeine infantile Bewusstseinsstufe, erfunden werden kann, um etwas zu erreichen, sei es Macht oder sonst etwas. Ich habe hier vielmehr dargestellt, dass jede Frau durch diese Phasen hindurchgehen muss. Nur ist es verhängnisvoll, wenn ein Mensch oder gar eine ganze Gruppe von Menschen auf dieser Stufe stehenbleibt und dann großen Einfluss hat. Das Zölibat ist wohl dafür mitverantwortlich, dass dieses Bild der Weiblichkeit sich im katholischen Bereich soviel hartnäckiger gehalten hat als in anderen christlichen Bereichen. Das ist aber durchaus keine Machtabsicht, sondern ein Mann, der von Anfang an zölibatär denkt, wird einfach im ursprünglichen Bilde der Weiblichkeit ganz automatisch festgehalten. Die böse Absicht der Machtausbreitung würde ich dabei also nicht unterstellen und Ihre Überlegung auch nicht für richtig halten. Dass die archaische Mutter effektiv eine gewisse Macht ausübt, habe ich ja sehr deutlich beschrieben.

PRILL, Siegen: Bei Herrn Prof. *KAUTZKY* und auch bei Ihnen ist das Problem der Normfindung etwas sehr Wichtiges. Wir müssen uns also überlegen, welches denn eigentlich die Kriterien sind, nach denen sich diese Entwicklung bis zu den einzelnen Stufen der Weiblichkeit vollzieht. Eine Rolle spielen dabei die Familie, die Eltern und die gesamte Umwelt. Daraus wird die Norm entwickelt, nach der der Mensch sich ausrichtet. Dazu gehören auch die Nachbarn, dazu gehört einfach alles, was auf diesen Menschen eindringt. Es ist doch ganz erstaunlich, wie die weitaus überwiegende Mehrzahl der Frauen von ihrer sozialen Umwelt ungeheuer abhängig ist, was dort gesagt wird, wie dort gehandelt wird. Wir sehen das zum Beispiel an der Entwicklung der Einnahme der Ovulationshemmer, die ja in starkem Maße davon abhängig ist. Man sollte also die Normfindung nicht nur in hohen ethischen Bereichen suchen, sondern in erster Linie als eine Folge der familiären und sozialen Entwicklung des Menschen. Das muss berücksichtigt werden, wenn vom Werden und von Ethik in diesem Bereich und auch von der Entwicklung der Weiblichkeit gesprochen wird.

WEBER, München: Ich möchte Herrn *MOLINSKI* fragen – auch in Bezug auf das, was Herr Prof. *PRILL* soeben gesagt hat –, ob er der Meinung ist, dass das überlieferte „Bild der Weiblichkeit", das auch in der Enzyklika – wie wir hörten – anscheinend Pate gestanden hat, die Grundlage von Erklärungen des Papstes zu sein scheint, ob dieses „Bild der Weiblichkeit" nicht stets sehr neurotisierend gewirkt hat und dies auch noch weiter tut –auch noch in der heutigen Zeit?

MOLINSKI: Mein ganzer Vortrag war doch eine Antwort auf diese Frage! Ich ging von Beobachtungen im Kreißsaal aus. Ich sah dort verschiedene Störungen bei Gebärenden und fand sie immer dann auftreten, wenn diese Frauen ein ganz bestimmtes Bild von sich selber hatten. Ich ging also von dieser Beobachtung aus, dass überhaupt unterschiedliche Bilder der Weiblichkeit mit bestimmter Pathologie zusammenhängen. Das ist auch ganz verständlich. Denn es ist ein Grundkonzept der *FREUD*'schen Neurosenpsychologie, dass ein Stehenbleiben auf einer infantilen Stufe immer zu allen möglichen pathologischen Folgen führt. Das ist allgemein bekannt, und ich brauche hier nicht weiter darauf einzugehen. Die Entwicklungsstufen des Bildes der Weiblichkeit sind für bestimmte infantile Lebensabschnitte normal, führen aber zu Krankheiten, und zwar zu schweren Krankheiten, wenn sie im Erwachsenenleben noch vorhanden sind.

SCHWANGERSCHAFT ALS KONFLIKT

Das praktische Verhalten des Beraters bei Schwangerschaftskonflikt, der Stil und das Ziel seiner Tätigkeit hängen davon ab, ob eine Grundvoraussetzung erfüllt ist. Der Berater muss von einem doppelten Wissen durchdrungen sein:

1. dass das Wort „Schwangerschaftskonflikt" richtig geprägt ist und wirklich auf inneren Konflikt abzielt und
2. dass äußere Schwierigkeit und innerer Konflikt nicht dasselbe sind.

Viele meinen ja, das Wort Schwangerschaftskonflikt sei im Wesentlichen identisch mit schwieriger äußerer Gegebenheit wie drohende Beeinträchtigung der körperlichen oder psychischen Gesundheit, beeinträchtigende soziale Umstände, Not. Folgerichtig glauben sie, durch das Verändern der äußeren Situation sei der Konflikt hinreichend gehandhabt; Schwangerschaftskonfliktberatung bestehe also in dem Erwirken äußerer Gegenmaßnahmen.

1. Die allgemeine Verbreitung des Schwangerschaftskonflikts

Zunächst soll darauf hingewiesen werden, dass sich wohl kaum eine Frau einem Schwangerschaftskonflikt entziehen kann.

Diese Aussage mag unserem heutigen Bewusstsein zunächst fremd klingen. Zwar ist es richtig, dass man in manchen Landstrichen von einer schwangeren Frau sagt, sie sei „verfallen". Es war in der Tat nur realistisch, wenn die weibliche Befindlichkeit bis in unsere Tage hinein durch das Gefühl der Abhängigkeit von Natur und Schicksal mitbestimmt war. Heute aber ist doch alles möglich geworden: Ovulationsauslösung und Insemination, Kontrazeption, Sterilisation, Interruptio. Der Mensch von heute hat Macht über Konzeption und Kontrazeption, und er weiß genau, dass er von seiner Willensentscheidung her alles entscheiden kann.

Das aber stellt eine veränderte psychische Landschaft dar. Wenn der Wille alles entscheiden kann, sollte man erwarten, dass das Vorliegen eines Schwangerschaftskonflikts eher die Ausnahme geworden ist.

Hier steht jedoch die ärztliche Erfahrung im Gegensatz zur Erwartung. Die klinische Beobachtung zeigt: Bewusster Wille und untergründige Tendenzen stimmen oft nicht überein. Der scheinbar eindeutige Entschluss 'ich will kein Kind' schließt keineswegs das untergründige Verlangen nach einem Kind aus. Umgekehrt schließt der scheinbar eindeutige Wunsch nach einem Kind keineswegs die Wirksamkeit untergründiger Ängste und Befürchtungen aus. Das soll an drei Fällen verdeutlicht werden.

Fall 1: Die Patientin hatte nach der Geburt des einzigen Kindes sieben Jahre lang nicht mehr konzipieren können und kommt mit der Angabe, sie sei deshalb nun schon „fünf Jahre lang in pausenloser ärztlicher Behandlung". Es wurde ein ovulationsauslösendes Mittel gegeben. Wenige Tage nachdem sie wusste, dass die ersehnte Schwangerschaft eingetreten sei, entwickelte die Patientin urplötzlich eine Zwangssymptomatik, in deren Mittelpunkt der Gedanke an Kindsmord stand. Sie hatte ständig den Gedanken und den Impuls, ihrer siebenjährigen Tochter das Küchenmesser durch die Brust zu treiben. Gleichzeitig sagte sie: „Ich kann in dieser Schwangerschaft keine Beziehung zu dem Kind finden, obgleich wir es uns ja gewünscht haben." Sie zitterte am ganzen Körper, war steif, verkrampft, von Angst getrieben, so dass sogar eine stationäre Behandlung notwendig wurde. Nach der Entbindung verschickte sie Geburtsanzeigen, welche von „übergroßem Glück" sprachen; und schon wenige Wochen nach der Entbindung besprach sie mit dem Gynäkologen, dass sie jetzt unbedingt sofort ein drittes Kind haben wolle.

Diese Patientin wollte also unbedingt weitere Kinder haben und ihre bewusste Willensausrichtung kannte weder Zweifel noch Bedenken. Untergründig aber richten sich Mordgedanken gegen das Kind. Da ihre Bedenken einem weiteren Kind gegenüber verdrängt waren, konnten sich diese nur in einer Symptomatik äußern.

Fall 2: Ein junges Mädchen sagt ihrem Geliebten, dass Heirat ausgeschlossen sei, es sei denn, ihr Wunsch nach einer Schwangerschaft würde zuvor in Erfüllung gehen. Sobald sie aber schwanger war, setzte schweres Schwangerschaftserbrechen ein.

Zweifellos wünschte auch diese Frau ein Kind; aber die Symptomatik zeugt von der Wirksamkeit eines Konfliktes.

Fall 3: Die Mutter eines 13 Monate alten Kindes ist erneut schwanger und bittet um Interruptio. Die Sorge für das erste Kind hatte ihren Perfektionismus strapaziert; sie hatte einige Monate nach der Entbindung zunehmende Symptome einer neurotischen Depression entwickelt, und sie schilderte verzweifelt, dass in ihrem Haushalt „alles durcheinander sei". Obgleich sie nach der Entbindung in diese Schwierigkeiten geraten war, hatte sie dennoch ohne Wissen des Mannes heimlich die Pille abgesetzt, hatte sich sogar eine Befriedigung über die „unerwartete Schwangerschaft" halbwegs eingestanden und bat dann in großer Not um Interruptio.

Frauen, welche unbedingt ein Kind haben wollen, können also eine nervöse Symptomatik entwickeln, sobald sie schwanger werden. Frauen, die alles tun, um schwanger zu werden, können um Interruptio bitten. Umgekehrt können Frauen, welche unbedingt kein Kind bekommen wollen, eine nervöse Symptomatik entwickeln, sobald kontrazeptive Maßnahmen oder eine Interruptio durchgeführt werden. Schließlich können Frauen, welche alles tun, um schwanger zu werden, dennoch in Not um Interruptio bitten. Die ärztliche Praxis zeigt also rein empirisch, dass die Einstellung zur Schwangerschaft in vielen Fällen konflikthaft ist.

Eine theoretische Überlegung unterstreicht, dass die Einstellung zur Schwangerschaft sogar fast unausweichlich konflikthaft sein muss; dass der Schwangerschaftskonflikt also eine universale Verbreitung hat. Denn immer, wo zwei Menschen etwas miteinander zu tun haben, besteht ein zumindest teilweiser Interessenkonflikt. Das gilt selbst für so optimale Bedingungen wie bei einem zufriedenen Ehepaar, wo er vielleicht den besten Appetit um 12 Uhr, sie aber erst um 15 Uhr haben mag. Im Falle einer Schwangerschaft haben Kindsmutter und Kindsvater, deren Eltern und Schwiegereltern, das zu erwartende Kind, ja auch der Vermieter der Wohnung, die Nachbarn und die Gesellschaft unterschiedliche Interessen, Wünsche oder gar Rechte. Schwangerschaft geht also immer und unausweichlich mit Interessenkonflikten einher.

Schwangerschaft geht immer mit interpersonaler Beziehung und damit mit Beziehungsproblemen einher. Konfliktfreie Beziehung aber gibt es nicht.

Übrigens ist Schwangerschaft schon von der biologischen Grundlage her durch Ambiguität gekennzeichnet; d. h. durch Züge, welche sich scheinbar wechselseitig ausschließen und damit unausweichlich Konflikthaftigkeit mit sich bringen. Ist der Fötus ein Teil der Mutter? Ist der Fötus ein unabhängiges bzw. einzigartiges biologisches Wesen? Unter rein biologischen Gesichtspunkten müssen beide Fragen gleichzeitig bejaht und verneint werden. Kaum etwas ist dem Menschen aber so unerträglich wie der Umstand, dass ein und dasselbe Phänomen mitunter in mehr als nur einer einzigen Bedeutung aufgefasst werden kann oder gar muss.

Es sei zusammengefasst: Konzeption und Kontrazeption können heute weitgehend vom Willen her gesteuert werden. Und dennoch zeugen klinische Beobachtung und theoretische Überlegung von der universalen Verbreitung des Schwangerschaftskonfliktes. Dabei besteht der Schwangerschaftskonflikt zunächst nur darin, dass das Kind sowohl gewünscht als auch gefürchtet wird. „Soll ich ein Kind haben? Oder nicht?"

2. SCHWANGERSCHAFT ALS MANNIGFALTIGES MOTIVATIONSGEFÜGE

Die Einstellung zum Kind hängt von einem außerordentlich mannigfaltigen Motivationsgefüge ab, in dem die unterschiedlichsten Wünsche, aber auch Ängste und Befürchtungen eine Rolle spielen.

Der Wunsch nach dem Kind ist in unserer heutigen, weitgehend kontrazeptiv eingestellten Gesellschaft häufig verdrängt oder gar verpönt. Die Aussage, dass der Wunsch nach dem Kind universal verbreitet sei, ist daher für viele nicht ohne weiteres annehmbar und würde das interessantere Thema darstellen.

Es sei betont, dass der Wunsch nach dem Kind und der Entschluss zu einem Kind unterschiedliche Phänomene sind. Überall im Leben gibt es ein „ich würde gern", obgleich man sich vielleicht aus gewichtigen Gründen anders entschließt. Der Entschluss zu einem Kind oder gegen ein Kind ist nicht etwa ein Anzeichen einer Konfliktlosigkeit. Ein solcher Entschluss ist vielmehr das Resultat einer Auseinandersetzung mit konflikthaften Tendenzen und stellt eine gelungene, im Fall der oben angeführten Patientinnen aber auch eine nicht gelungene Konfliktlösung dar.

Von den vielen psychischen Quellen für den Wunsch nach dem Kind soll exemplifizierend nur eine einzige erwähnt werden. Bei Mann und Frau findet sich das Bedürfnis, Zärtlichkeit zu spenden, was heißen soll, das Bedürfnis, die Bedürfnisse eines anderen Wesens zu befriedigen. Das gilt insbesondere für die Bedürfnisse eines kleinen, hungrigen, vielleicht nassen und kalten hilfsbedürftigen Wesens. Wer würde nicht gern ein solches Baby auf den Arm nehmen und es haben wollen, um dieses eigene Bedürfnis zu stillen? Dass man sich dennoch vielleicht gegen das Kind entschließt, weil man den Preis nicht zahlen möchte, macht das Bedürfnis, die Bedürfnisse eines anderen Wesens zu stillen, nicht unwirksam. Dasselbe Bedürfnis ist übrigens auch bei manchen Tieren, welche hilflose fremde Junge aufnehmen, zu beobachten.

3. Angst vor dem Kind

Das Thema Angst vor dem Kind ist in unserem Kulturbereich bewusstseinsnäher und sehr viel weniger tabuisiert. Jeder weiß auf Anhieb, was gemeint ist, und eine detaillierte Aufzählung der vielen konkreten Gründe, aus denen heraus ein Kind abgelehnt wird, würde eher langweilig wirken. Wenn hier dennoch auf die Angst vor dem Kind näher eingegangen wird, kommt es weniger auf die Darstellung dieser konkreten Ängste und Befürchtungen an als vielmehr auf deren Unterteilung in bestimmte Gruppen; weil dadurch nämlich therapeutische Konsequenzen deutlich werden.

3.1. *Reale äußere Schwierigkeiten*

1. Das Kind kostet Geld, Zeit und Mühe. Für die Eltern wird dadurch die Teilnahme an den zur Verfügung stehenden Gütern und Möglichkeiten beeinträchtigt.

2. Die dreifache Rolle der Frau als Gattin, Mutter und Berufstätige bringt Stress und die Gefahr der Überforderung mit sich.
3. Das Kind bringt Abhängigkeiten mit sich. Es ergeben sich Probleme für Gleichberechtigung und Emanzipation.
4. Das Kind kann Leben und Gesundheit der Mutter gefährden.
5. Konflikte mit Dritten sind, wie schon gesagt, unausweichlich. Ein Kind bringt also viele Unannehmlichkeiten mit sich, die in der äußeren Realität, in den Interessen des Kindes und den Interessen Dritter begründet sind.
6. Darüber hinaus gehen vom sozialen und kulturellen Umfeld Einflüsse aus, die den Wunsch nach einem Kind beeinträchtigen können.
   Um nur zwei Beispiele anzudeuten, sei etwa an die Größe der Wohnung erinnert oder an den Umstand, dass Ehe und traditionelle Werte zunehmend in Frage gestellt, teilweise verpönt werden.

3.2. *Der realistische, nicht-neurotische psychische Konflikt*

Solche realen äußeren Schwierigkeiten stellen sich dem Wunsch nach dem Kind entgegen und sind ebenso universal verbreitet wie dieser. So geht Schwangerschaft – von vielleicht seltenen Ausnahmen abgesehen – immer mit psychischem Konflikt einher.

Dabei darf man aber äußere Not und Schwierigkeiten nicht einfach mit dem psychischen Konflikt gleichsetzen. Denn es kommt nicht nur auf das Vorhandensein der äußeren Schwierigkeiten an sich an, sondern auf die Antwort, die die Frau darauf gibt. Dieselben Schwierigkeiten, die bei der einen Frau das Verlangen nach Interruptio auslösen, mögen von der anderen als relativ bedeutungslos beiseitegeschoben werden. Die eine Frau mit Karzinom mag um Interruptio bitten; die andere aber möchte genau umgekehrt noch ein Kind gebären, bevor sie stirbt. Zu einer psychischen Wirkkraft, welche sich gegen den Kinderwunsch stellt und damit einen Konflikt konstituiert, werden die schwierigen äußeren Umstände also erst durch die innere Antwort, durch die Bewertung, die die Frau ihnen gibt. Das heißt, die äußeren Schwierigkeiten werden internalisiert, der äußere Konflikt wird verinnerlicht zu einem inneren Konflikt.

Viele, die sich mit Schwangerschaftskonfliktberatung befassen, erkennen nicht die Rolle dieses psychischen Konfliktes. Sie meinen, der Konflikt, den es zu lösen gilt, sei im Wesentlichen äußere Not, äußerer ungünstiger Umstand.

Andere realistische und nicht-neurotische Konflikte in der Schwangerschaft haben eine nur weniger direkte Beziehung zur äußeren Realität. Schwangerschaft und Mutterschaft verlangen, dass neue psychische Aufgaben bewältigt werden. Die Mutter darf und muss sogar mit dem Kind in eine partielle psychische Symbiose eintreten; sie darf und muss aber gleichzeitig auch ihre eigene Individualität wahren. Sie gibt dem Kind das Leben, sie muss sich aber auch auf die Aufgabe vorbereiten, das Kind dem Leben wieder herzugeben. Auch die Angst vor der Rache des Kindes, vor der Rache der jungen Generation, sollte nicht unterschätzt werden. Mutterschaft bringt eine Umorientierung der Triebstrukturierung mit sich, und so kann es zu unterschiedlichen Triebkonflikten kommen. Alle diese Dinge können hier, ähnlich wie die vielen unterschiedlichen Motive hinter dem Wunsch nach dem Kind, nur eine kurze Andeutung finden.

3.3. *Angst vor dem Kind aus irrationalen, neurotischen Konflikten*

In der Schwangerschaft können darüber hinaus auch neurotische, d. h. irrationale Ängste und Konflikte mobilisiert werden. Dabei kann es sich um eine irrationale Verzerrung der schon genannten Konflikte, aber auch um Konflikte eigener Art handeln. Wiederum müssen einige stichwortartige Hinweise genügen.

Infantile Frauen können befürchten, dass sie durch das Kind die übermäßig enge Beziehung zur eigenen Mutter verlieren.

Übermäßig intellektuell eingestellte Frauen können Angst vor der zeitweiligen Regression der eigenen Bewusstseinslage haben, welche im Umgang mit dem kleinen Kind notwendig ist. Sie haben Angst vor der genannten Symbiose.

Verwandt damit ist die Angst, als Mutter nur noch ein Werkzeug der Natur zu sein.

Andere Frauen haben Angst davor, sich in der eigenen Nur-Mütterlichkeit zu verlieren.

Mehr zwanghaft strukturierte Frauen können Angst für das Wohlergehen des Kindes haben: Angst, ob man dem Kind gerecht werden kann.

Angst vor der eigenen Aggressivität dem Kind gegenüber, ja vor eigenen Todeswünschen dem Kind gegenüber, kann eine Rolle spielen.

Wiederum andere Frauen befürchten, infolge des Kindes an sexueller Attraktivität zu verlieren und anderen Frauen gegenüber weniger konkurrenzfähig zu werden.

Einige dieser Ängste können zusammengefasst werden als Angst vor Liebesverlust von Seiten des Mannes oder von Seiten des Kindes.

Die äußeren Schwierigkeiten führen also zunächst zu dem Konflikt, dass der Wunsch nach dem Kind und die Angst vor dem Kind gegeneinander stehen. Ein solcher Konflikt würde noch eine relativ einfache Konfliktlösung im Sinne einer Entscheidung für oder wider erlauben.

Der internalisierte und erst recht der neurotische Konflikt können sich aber in mannigfaltige weitere Dimensionen ausdehnen. Die Frau will vielleicht nicht nur ihr Kind haben, sondern sie will gleichzeitig alles für sich haben und nichts opfern, jeglichen Konflikt mit Dritten vermeiden, eine symbioseähnliche Beziehung mit der eigenen Mutter aufrechterhalten.

4. Therapeutische Konsequenzen

Wer die Universalität und Vielgestaltigkeit des Schwangerschaftskonflikts erkannt hat, ist vor der illusionären Erwartung geschützt, Schwangerschaftskonfliktberatung könnte auf die Auflösung, Beseitigung des Konfliktes, also auf Konfliktlosigkeit abzielen.

Der Gesunde ist sich der vielen realen Konflikte bewusst. Er drückt sich nicht um das Erleben der Konflikthaftigkeit. Aber gerade darum kann er zu einer gesunden Konfliktlösung im Sinne einer Entscheidung für oder gegen das Kind kommen; wobei er eventuell auch zu einem bewussten Verzicht bereit ist; er kann einen Kompromiss finden und dafür sorgen, dass weder er selbst noch der andere zu kurz kommt; er kann sich dazu realitätsangepasst verhalten.

Die neurotische Persönlichkeit aber wird mit diesen Ängsten und Konflikten nicht fertig. Der Neurotische gesteht sich die realen Konflikte nicht ein. Er meint, eine konfliktfreie Einstellung zum Kind zu haben. Untergründig aber schwelen die Dinge umso mehr.

Viele z. B. sagen, die gesunde Lösung des Schwangerschaftskonflikts sei das absolute Wunschkind. Gerade bei dem absoluten Wunschkind, wo ja die eine Seite des Konfliktes unbeachtet bleibt bzw. verleugnet wird, mangelt es an einer gesunden Konfliktlösung, wie die angedeuteten Fälle zeigen. Das im Sinne einer Konfliktlösung und Entscheidung bejahte und akzeptierte Kind ist etwas ganz anderes als die Ideologie des sogenannten absoluten, also konfliktfreien Wunschkindes.

Ferner soll die vorliegende Darstellung der Schwangerschaft als Konflikt den Stellenwert der technischen ärztlichen Maßnahmen deutlicher werden lassen. Fertilitätsfördernde oder fertilitätshemmende Eingriffe und Maßnahmen sowie soziale Hilfen und Maßnahmen ändern lediglich die äußere Situation, meist – aber nicht immer – im Sinne der Entscheidung, manchmal auch eher im Sinne des Wunsches der Patientin, was nicht dasselbe sein muss, wobei die betreffende Maßnahme beiden, vielleicht aber auch nur dem einen oder dem anderen der beiden Partner gerecht wird. Diese äußeren Maßnahmen mögen es erleichtern, dass die Patientin zu einer Lösung, d. h. zu einem adäquaten Umgang mit ihrem Schwangerschaftskonflikt kommt; Schwangerschaftskonfliktlösung ist aber mehr als die Anwendung dieser äußeren Maßnahmen.

Literatur

(1) Molinski, H.: Die unbewusste Angst vor dem Kind. München, 1972.
(2) Nijs, P.: Psychosomatische Aspekte der oralen Antikonzeption. Stuttgart, 1972.
(3) Petersen, P.: Psychiatrische und psychologische Aspekte der Familienplanung bei oraler Antikonzeption. Stuttgart, 1969.

PSYCHISCHE SPÄTKOMPLIKATIONEN NACH SCHWANGERSCHAFTSABBRUCH

Die Neufassung des § 218 verfolgt zwei Ziele. Einerseits soll das Leben der Frucht geschützt werden. Darum heißt der erste Satz der Neufassung: „Wer eine Schwangerschaft abbricht, wird mit Freiheitsstrafe bis zu drei Jahren oder mit Geldstrafe bestraft." Andererseits sollen auch das Leben und die Gesundheit der Mutter geschützt werden. Daher werden im § 218 a Indikationen definiert, bei deren Vorliegen der Schwangerschaftsabbruch nicht strafbar ist.

Dabei wird auch die psycho-soziale Gesundheit der Frau gewertet. Aber der Inhalt der Notlagenindikation nach § 218 a wird oft falsch verstanden. In der Öffentlichkeit wird weitgehend so gesprochen, als wenn es sich dabei um eine soziale Indikation im wörtlichen Sinn handeln würde: das Vorliegen sozialer, also äußerer Umstände könne in sich allein schon eine hinreichende Grundlage für einen Abbruch darstellen.

Tatsächlich gebraucht das Gesetz an keiner Stelle das Wort ‚soziale Indikation'. Das Gesetz spricht vielmehr

1) von einer ‚Notlage', die
2) ‚so schwer wiegt', dass die Fortsetzung der Schwangerschaft
3) ‚nicht verlangt werden kann'; und
4) spielt der Begriff ‚zumutbar' eine Rolle.

In vier Wendungen des Gesetzestextes wird also zum Ausdruck gebracht, dass es nicht um einen äußeren, z. B. einen sozialen Tatbestand an sich geht. Nicht die äußere Schwierigkeit an sich stellt die Indikation dar, sondern die Not; d. h. die psychische Folge der äußeren Schwierigkeiten (1).

Ganz in Übereinstimmung damit fordert das Gesetz darüber hinaus noch ausdrücklich, dass die Feststellung der Notlage an „ärztliche Erkenntnis" gebunden sei. Damit ist gesagt, dass es auf einen ärztlichen, also auf einen medizinisch relevanten Gesichtspunkt ankommt. Dieser ärztliche Gesichtspunkt aber ist der psychische Befund der Frau; d. h. die Frage, ob die Frau die Ich-Stärke hat oder nicht hat, um mit den äußeren Schwierigkeiten fertig zu werden. Das Ausmaß der psychischen Behinderung, also psychische Krankheit, ist entscheidend dafür, ob eine äußere Schwierigkeit zur persönlichen Notlage führt, welche die Leistungs- und Belastungsfähigkeit der Frau überschreitet.

Interessanterweise gilt eine entsprechende Aussage sogar für die sog. eugenische Indikation. Das Gesetz sagt, eine Abtreibung sei nicht strafbar, wenn

‚der Schwangeren' das Austragen einer geschädigten Frucht nicht ‚zumutbar' sei. Das entscheidende Kriterium ist also wiederum der psychische Befund der Mutter.

KANN SCHWANGERSCHAFTSABBRUCH DIE PSYCHO-SOZIALE GESUNDHEIT DER FRAU GEFÄHRDEN?

Wenn aber Schwangerschaftsabbruch vom Gesetz nur zugelassen wird, um Leben, sowie körperliche und psycho-soziale Gesundheit der Frau zu schützen, ist zu untersuchen, inwieweit dieses Ziel erreicht wird. Dabei ist es auch angebracht zu fragen, ob Schwangerschaftsabbruch mitunter genau umgekehrt die psycho-soziale Gesundheit der Frau beeinträchtigen kann.

Unter juristischem Gesichtspunkt geht es bei der Frage von psycho-sozialen Spätkomplikationen nach Schwangerschaftsabbruch um die Frage der Rechtfertigung für die Verminderung des Schutzes der Frucht.

Unter medizinischem Gesichtspunkt geht es einerseits um die Frage von Indikation und Gegenindikation. Denn der Arzt darf keinen Schaden bewirken.

Die Frage etwaiger psycho-sozialer Spätfolgen ist aber auch von Einfluss darauf, in welcher Organisationsform die Bitte um Schwangerschaftsabbruch gehandhabt werden sollte. Diese Fragen wurden auf der 43. Tagung der Deutschen Gesellschaft für Gynäkologie und Geburtshilfe 1980 in Hamburg im Rahmen eines Symposions konkret erörtert (*H. Molinski, M. Mall-Haefeli, D. Richter, H. Poettgen, M. Herbest*).

Schließlich interessieren die psycho-sozialen Folgen auch hinsichtlich der sehr vernachlässigten Frage des nachträglichen ärztlichen Umgangs mit der Frau, die einen Schwangerschaftsabbruch gehabt hat. Eine Frau z. B. war aus einer Amenorrhoe heraus schwanger geworden, hatte in der 19. Schwangerschaftswoche eine Interruptio gehabt und suchte 6 Wochen danach den Nervenarzt auf. Der Abbruch sei überhaupt nicht schlimm gewesen; das sei ganz schnell gegangen; und sie habe gar nichts gemerkt. Andererseits gebraucht sie selbstanklagend nur das Wort ‚Abtreibung', und sie klagt, dass sie seit 4 Wochen das merkwürdige Gefühl habe, in einer schwer beschreibbaren Weise völlig verändert zu sein; auch könne sie nicht mehr an Gott glauben. „Und etwas Schönes war es bestimmt nicht." Die Patientin hatte also 2 Wochen nach der Interruptio eine depressive Symptomatik entwickelt, suchte 6 Wochen nach dem Abbruch den Nervenarzt auf und stellte das Erleben der Interruptio als eine Bagatelle dar. Der behandelnde Nervenarzt aber, welcher mir diesen Fall erzählte, fühlte sich gemäß dem psycho-dynamischen Konzept von Verdrängung und Symptombildung gedrängt, diese verdrängende Patientin in eine bewusstere Auseinandersetzung zu drängen, damit sie ihre unbewussten

Gefühle von Schuld, Verlust und Empörung über Schwiegermutter und Freund, welche zur Interruptio gedrängt hatten, aufarbeiten könne. Natürlich wird solch einer bedrängten Frau nicht dadurch geholfen, dass man sie noch zusätzlich bedrängt. Wie aber soll der Arzt sich verhalten?

Die Frage der psycho-sozialen Folgen nach Interruptio ist also unter vielen Gesichtspunkten von Interesse.

Welche Antwort findet sich in der politischen Diskussion und in der medizinischen Literatur?

In der politischen Diskussion sagen die einen, in psycho-sozialer Hinsicht sei überhaupt kein Schaden, sondern nur Nutzen zu beobachten; darum sei Schwangerschaftsabbruch ja gerechtfertigt. Die anderen meinen, psycho-sozialer Schaden sei sehr wohl zu beobachten; aber man fühlt sich hilflos, das Ausmaß und die Art dieses Schadens genau zu erfassen.

Dieselbe Zwiespältigkeit findet sich in der medizinischen Weltliteratur. Zwei medizinische Dissertationen von 1976 und 1977 (2, 3) kommen da zu einem übereinstimmenden Ergebnis. Auf der einen Seite fanden sich Autoren, die überhaupt keine oder nur unwesentliche nachteilige Erscheinungen beschreiben. Dem gegenüber stehen sieben Verfasser, die in über 40% der Fälle Komplikationen aufzeigen. Das Patientengut dieser 7 Verfasser macht 33% der Gesamtfälle der Weltliteratur aus. In den Veröffentlichungen mit maximal 5% schweren negativen psychischen Folgen wird die Hälfte aller Patientinnen der Weltliteratur untersucht. Die Literatur gibt keine Auskunft darüber, weshalb unterschiedliche Verfasser zu so unterschiedlichen Ergebnissen kommen. Weiter hinten wird ausgeführt werden, dass die Literatur außerdem nur ungenügend Auskunft über die Art und Beschreibung der in Frage kommenden psycho-sozialen Folgen geben kann.

Problem der statistischen Aussagen

Aus mehreren Gründen wäre es extrem schwierig, statistisch auswertbare Untersuchungen zur Frage der psycho-sozialen Früh- und Spätkomplikationen nach Schwangerschaftsabbruch durchzuführen.

Am Tage nach dem Abbruch lag eine Patientin auf der Station im Bett und halluzinierte: sie sah das Kind als Bettler unter ihrem Bett oder als Königskind oben an der Decke. Der gynäkologische Stationsarzt aber konnte in seinem Krankenblatt nur einen komplikationslosen Verlauf vermerken. Es ist ihm da kein Vorwurf zu machen. Denn woher sollte er von der beginnenden Psychose etwas wissen, wenn die Patientin ihm nichts sagte? Ihm fehlte die psychologische

Schulung, um aus dem Verhalten und den Worten der Patientin aufmerksam zu werden. Der Nervenarzt aber konnte es erfahren, weil die Patientin Wochen später im Zustand einer voll etablierten Psychose zu ihm kam und ihm diesen Verlauf berichtete.

Eine Begrenzung an psychiatrisch-psychologischem Wissen und Begriffen sowie eine Begrenzung hinsichtlich der praktischen Schulung bedingen also, dass Auge und Ohr des Gynäkologen nicht hinreichend geöffnet sind, um Früh- und Spätkomplikationen voll erkennen zu können.

Bei gezielten Nachuntersuchungen aber wird sich ein erheblicher und dazu noch ein selektiv definierter Teil der Frauen demjenigen, der den Abbruch durchgeführt hat, nicht stellen wollen. Viele möchten nicht mehr an den Abbruch erinnert werden, und sie möchten nie mehr an die Stelle zurückkehren, wo der Abbruch durchgeführt worden ist. Das gilt erst recht, wenn die Frau bewusst oder unbewusst an dem Abbruch leidet.

Der Gynäkologe hätte bei statistischen Nachuntersuchungen also eine Basiszahl, nämlich die von ihm durchgeführten Schwangerschaftsabbrüche, auf die er die Anzahl der Folgeerscheinungen zurückführen könnte. Nur hat er keine Gelegenheit, das Gesamt seines Kollektivs oder auch nur einen nicht durch Selektion veränderten Teil seines Kollektivs in einer Nachuntersuchung zu sehen.

Beim Nervenarzt verhält es sich genau umgekehrt. Dieser beobachtet zwar alle möglichen Folgeerscheinungen; nur hat er keine Basiszahl von Schwangerschaftsabbrüchen, auf die er seine Beobachtungen statistisch beziehen könnte. Auch er ist also prinzipiell nicht in der Lage, wohlbegründete statistische Aussagen zu machen.

Auch der Psychologe an einer Schwangerschaftskonfliktberatungsstelle stößt auf eine Kombination ähnlicher Schwierigkeiten.

Vor allen Dingen aber sind Nachuntersuchungen so schwer durchzuführen, weil die Frauen so häufig einen Schwangerschaftsabbruch unbewusst und unreflektiert halten müssen. Trotz Wissen darum wird nie davon gesprochen, das Denken daran vermieden. Selbst in psychoanalytischen Behandlungen werden Schwangerschaftsabbrüche mitunter erst recht spät erwähnt; mitunter nur ein einziges Mal unter Schmerz und mit Vehemenz, um dann nie wieder erwähnt zu werden; es sei denn, der Arzt greift diese Abwehr auf. Im Fragebogen aber darf man eine große Anzahl von bewusst falschen Antworten erwarten. Es sei an die eben erwähnte Patientin mit der depressiven Reaktion 14 Tage nach der Interruptio erinnert. Es ist natürlich das Motiv des Selbstschutzes, welches hier wirksam ist. Schließlich fehlen den Fragebogen – das zeigt die Durchsicht der Literatur – oft die relevanten Kategorien, nach denen zu fragen ist. Viele relevante Dinge sind überhaupt nicht erfragbar, wie etwa die Folgen bei den eigenen Kindern (vgl. weiter hinten).

Auch spielt der Zeitpunkt der Nachuntersuchung eine Rolle. Der Zustand nach 10 Jahren mag entscheidender sein als der Zustand nach 3 oder 9 Monaten.

Aber nach 10 Jahren mag die Tendenz zur Verleugnung um so größer geworden sein. Außerdem kann ein objektiver Befund nach 10 Jahren nur mit verminderter wissenschaftlicher Beweiskraft auf das Ereignis der Interruptio zurückgeführt werden, selbst wenn diese tatsächlich eine entscheidende ursächliche Rolle spielen sollte. Die Vernachlässigung eines wissenschaftlich nicht hinreichend belegbaren Zusammenhanges, der aber dennoch wirksam ist, führt jedoch ebenfalls zu einem falschen wissenschaftlichen Ergebnis.

Alle diese Hinweise machen deutlich, wie ungewöhnlich schwer, ja fast unmöglich es ist, stichhaltiges statistisches Material über die psycho-sozialen Folgen nach Schwangerschaftsabbruch zu bekommen. Wenn das aber so ist, werden wir uns bescheiden müssen und anerkennen können: das beste Mittel der Erkenntnis, das uns überhaupt zur Verfügung steht, ist die klinische Erfahrung des Nervenarztes und des Psychotherapeuten.

WELCHE PSYCHO-SOZIALEN FOLGEN NACH INTERRUPTIO KOMMEN IN DER NERVENÄRZTLICHEN SPRECHSTUNDE ZUR BEOBACHTUNG?

Die folgende Aufzählung von Problemen beruht lediglich auf klinischer Erfahrung und nicht auf wissenschaftlicher Untersuchung, nicht einmal auf gezielt ausgerichteter Beobachtung. Sie bleibt unvollständig und ist nur unvollständig systematisiert.

Offenkundige psychische Symptomatik

Die schon angeführten beiden Dissertationen (2, 3) kommen zu der zusammenfassenden Beurteilung, dass die zusammengefasste medizinische Weltliteratur im Mittelwert grob 5% schwere psycho-soziale Folgen nach Interruptio angibt. Über die leichteren nachteiligen psychischen Veränderungen sei es unmöglich, eine auch nur einigermaßen gültige Aussage zu machen.

Dabei bleibt die Literatur in der Definition der Störungen meist recht ungenau und spricht lediglich von neurotischen Tendenzen, Depressivität, Nervosität, psychosomatischen Störungen, Schuldgefühlen, sexuellen Störungen, suizidalen Tendenzen.

Kaum Auskunft zu erhalten ist aus der Literatur, inwieweit sich Früh- und Spätkomplikationen unterscheiden. Nach dem eigenen klinischen Eindruck werden unmittelbar auftretende psychische Störungen wie etwa Zorn und Empörung über die Umgebung, ein Aufbäumen gegen das Verlusterlebnis, Gefühle der Verdemütigung usw. meist vom Willen her schnell unterdrückt, so dass sie scheinbar schnell wieder abklingen. Das schnelle Verschwinden der offenkundigen Frühkomplikationen sollte aber nicht so missverstanden werden, als wenn nun alles in Ordnung sei. Denn in einer nicht unerheblichen

Anzahl von Fällen entwickeln sich anschließend langsam psychische Spätkomplikationen.

Bei der offenkundigen psychischen Symptomatik kann es sich um depressive
Reaktionen aller Schweregrade handeln. Diese gehen nicht selten, mit funktionellen Sexualstörungen und mit anderen gynäkologischen Symptomen wie
etwa Unterleibsschmerzen ohne Organbefund einher. Es kommen paranoide
Entwicklungen, mitunter auch psychotische Entwicklungen vor. Ferner kommen in meinem Beobachtungsgut hypochondrische Reaktionen sowie alle
möglichen psychoneurotischen und psychosomatischen Symptome vor. In der
eigenen Praxis gab es einen Fall von gelungenem Suizid nach Interruptio.
Das Ausmaß des Drucks von Seiten des Sozialarbeiters der Behörde äußerte
sich u. a. darin, dass er die Patientin selber in das Sprechzimmer hineinführte,
um dann anzufangen, das ärztliche Gespräch mitzustenographieren.

Psychische Symptomatik, die verborgen bleibt

Nach Interruptio kann sich mitunter auch eine psychoneurotische oder psychosomatische Symptomatik entwickeln, die eher vage und undefiniert bleibt
und kein fest umrissenes Krankheitsbild darstellt: Nervosität, Erregbarkeit,
Depressivität, sexuelle Schwierigkeiten, sog. Kreislaufstörungen u. a. mehr.

Augenscheinlich kommen derartige Fälle gar nicht so selten vor. Allein in
dem kleinen Kreis meines engeren beruflichen Umfeldes kamen eine Ärztin
und eine MTA scheinbar nur wegen Arbeitsstörungen. In beiden Fällen hatten
sich erst nach der Interruptio paranoide Tendenzen und Spannungen mit
den Arbeitskollegen entwickelt, aus denen heraus eine Fortsetzung der Berufsarbeit nicht möglich war. In beiden Fällen hielt die Umgebung die Patientinnen
nicht für krank und niemand wäre auf den Gedanken gekommen, das veränderte Verhalten am Arbeitsplatz mit einer Interruptio in Zusammenhang zu
bringen.

In diesem Zusammenhang darf jedoch nicht übersehen werden, dass es auch
die Möglichkeit eines umgekehrten Kausalzusammenhanges gibt: aus einem
depressiven oder paranoiden Zustand heraus mag sich die Patientin einer Interruptio anklagen, die überhaupt nicht stattgefunden hat; oder ein realer früherer
Schwangerschaftsabbruch kann retrograd emotional aufgeladen werden.

Schuldgefühl

Das Problem der Schuldgefühle nach Interruptio hat noch keine hinreichende
Darstellung gefunden; nicht einmal in rein deskriptiver Hinsicht.

Schuldgefühle können in den realen Gegebenheiten des jeweiligen Falles
verankert sein. Schuldgefühle nach Interruptio können aber auch aus tief
unbewussten neurotischen Konflikten stammen, welche mit der unmittelbaren

Realität nur wenig zu tun haben. Beide Arten von Schuldgefühlen sind unterschiedlich zu bewerten und erfordern einen unterschiedlichen Umgang.

Oft ist es so, dass der Schwangerschaftsabbruch einerseits in bewusster Erinnerung bleibt, also nicht eigentlich verdrängt wird, andererseits aber eigenartig unreflektiert und unbedacht bleibt, so dass man am ehesten von einer Bewusstseinsverschiebung sprechen möchte. Dieser Umstand gibt den Schuldgefühlen und ihren Folgeerscheinungen oft einen merkwürdigen Charakter, der halbwegs durch Bewusstheit und halbwegs durch Unbewusstheit gekennzeichnet ist.

Übrigens halte ich es für kurzschlüssig, wenn so häufig gesagt wird, die Schuldgefühle seien ja ,nur' auf den Einfluss der Kirche zurückzuführen. Wer hört denn in Fragen der Sexualität heute überhaupt noch auf die Kirche? Wer richtet z. B. sein kontrazeptives Verhalten nach den Lehren der Kirche? Wenn aber das Sexualleben so weitgehend von der Kirche unbeeinflusst bleibt, warum sollen dann nach dem Schwangerschaftsabbruch auftretenden Schuldgefühle ausgerechnet auf die Kirche zurückzuführen sein? Oder ist es vielleicht eher umgekehrt, dass die Schuldgefühle der betroffenen Frauen allgemeinmenschlich sind und nur auch von der Kirche geteilt werden? Hippokrates und die vielen nicht christlichen Völker, denen Schwangerschaftsabbruch ein Problem blieb, waren ja auch nicht von den christlichen Kirchen beeinflusst. Eine ideologisch eingeschränkte Sicht über die Herkunft der Schuldgefühle aber erschwert den therapeutischen Umgang mit ihnen.

Neues Symptom oder Exacerbation?

Die eingehende anamnestische Untersuchung zeigt, dass eine Interruptio meist nur dann zu einer nachfolgenden nervösen Symptomatik führt, wenn auch schon in der Vorgeschichte nervöse Schwierigkeiten nachzuweisen sind. Dabei kann es sich lediglich um Zeichen einer nervösen Persönlichkeitsstruktur, aber auch um eine voll ausgeprägte nervöse Symptomatik handeln. Relativ selten kommt es vor, dass eine Interruptio zu einer neurotischen oder psychotischen Erstsymptomatik führt. Dieser Umstand hat Konsequenzen für Prognose und Indikationsstellung. Es mag zunächst überraschend klingen, dass beim Vorliegen einer wohl begründeten, sog. ,guten' psychiatrischen Indikation – z. B. also bei dem Vorliegen einer schizophrenen Erkrankung – am ehesten mit dem Auftreten von psychischen Früh- und auch Spätkomplikationen zu rechnen ist. Bei näherem Zusehen handelt es sich dabei jedoch um eine Selbstverständlichkeit. Denn die Indikation zur Interruptio besteht hier ja gerade in der großen Ich-Schwäche dieser Frauen. Wegen dieser Ich-Schwäche sind sie mitunter durch Schwangerschaft und Mutterschaft überfordert; genauso wenig können sie aber mitunter einen Schwangerschaftsabbruch verkraften. Gerade beim Vorliegen schwerer psychiatrischer Erkrankung ist also eine Interruptio nicht ganz automatisch und blindlings indiziert, sondern nur nach Abwägung der individuellen Gegebenheiten. Was kann diese konkrete Patientin aller Voraussicht nach weniger verkraften: Schwangerschaft und Mutterschaft oder Schwangerschaftsabbruch?

Der folgende Fall einer schizophrenen Patientin zeigt, dass das Austragen einer zunächst unerwünschten Schwangerschaft mitunter ausgesprochen günstig wirken kann. Diese Patientin aus ‚gut bürgerlicher‘ Familie bat um Interruptio, da sie vergewaltigt worden sei und da sie schon zweimal in psychiatrischer Anstaltsbehandlung gewesen war. Sie kam in Begleitung ihrer Eltern, welche das Verlangen nach Interruptio kräftig unterstützten. Im Interview ohne die Eltern erklärte die Patientin: Der angebliche Vergewaltiger war der offizielle Verlobte der Patientin, ein italienischer Gastarbeiter. Nach einem gemeinsamen Nachmittagskaffee mit den Eltern machte das junge Paar einen Spaziergang. Über die Friedhofsmauer war man gemeinsam geklettert. Hinreichend entkleidet hatte die Patientin sich selber. Nach dem Interview, in dem ich nichts in Frage gestellt hatte, keine Stellung bezogen hatte und mir lediglich alle interpersonalen Beziehungen realitätsorientiert erzählen ließ, sagte die Patientin überraschend und mit Bestimmtheit, nun wolle sie ihr Kind austragen. Voller Dank hat mir die Patientin in den 14 Jahren seither regelmäßig zu Weihnachten geschrieben, wie es dem Kind und ihr selber geht. Sie hatte den Verlobten geheiratet und war im Gegensatz zu der Zeit vor der Schwangerschaft psychisch stabil geworden, und es war kein Rückfall psychotischer Symptomatik eingetreten. Wohl aber brachte die Patientin vor einigen Jahren ihre Schwester in einem Schub akuter schizophrener Erkrankung zu mir.

Die ‚beste‘ psychiatrische Indikation zieht also nicht selten eine Verschlechterung der psychischen Symptomatik nach sich. Genau umgekehrt aber findet man bei reiner sog. sozialer Indikation – die es ja dem Wortlaut des Gesetzes nach überhaupt nicht gibt – oft keinerlei erkennbare Zeichen nachfolgender psychischer Störungen.

Ein Verwaltungsbeamter forderte nachdrücklich eine Interruptio für seine ältere Tochter. Ihm und seiner Frau könne die Belastung nicht zugemutet werden; sie könnten sich auch nicht einschränken; denn die Klavierstunden für die beiden Töchter dürften nicht aufgegeben werden; sie hätten ein neues Haus gebaut. Es war ihm ein Anliegen – wohl aus einer kämpferischen sozial-kritischen Haltung heraus – spontan zu betonen, dass beide Elternteile und die Töchter völlig gesund seien und keine psychischen Schwierigkeiten hätten. Zwei Kliniken hätten die Interruptio abgelehnt; darum hätte er sich an das Ministerium gewandt, um die Anschrift der zuständigen „Abtreibungsklinik“ zu erfahren.

Diese Leute haben keine Bedenken; sie waren psychisch außerordentlich stark; sie können sich über alles hinwegsetzen. Wenn in einem solchen Fall ein Schwangerschaftsabbruch durchgeführt würde, ist am ehesten zu erwarten, – dass keine psychischen Krankheitssymptome auftreten. Freilich bleibt die

Frage bestehen – und hier gibt und kann es auch gar keine beweiskräftigen Nachuntersuchungen geben – ob eine der subtileren Folgen, von denen gleich die Rede sein wird, eintritt.

Es gibt nämlich auch mannigfaltige psychische Spätkomplikationen nach Schwangerschaftsabbruch, die sich medizinischen Kategorien entziehen. Diese sind natürlich in keiner Statistik zu finden. Aber aus der nervenärztlichen und psychotherapeutischen Erfahrung heraus möchte ich sagen, dass sie viel häufiger auftreten, als angenommen wird.

Ein Knick in der Lebenslinie

Nach Schwangerschaftsabbruch tritt nicht selten eine ungünstige veränderte Einstellung zu dem Kindsvater, ja zu allen Männern ein. Manchmal überwiegen die Folgen einer desillusionierten Einstellung; manchmal drängt es die Frau zur Rache am Mann, an der Umwelt; manchmal kommt es zu depressivem Rückzug. Nicht selten kommt es dabei zu manifesten funktionalen Sexualstörungen, manchmal zu mehr versteckten sexuellen Schwierigkeiten oder zu Lebensverläufen, in denen die sexuelle Beziehung mehr oder weniger vollständig aufgegeben oder nur pflichtgemäß unterhalten wird. Manche Frauen bleiben unverheiratet. Bei anderen kommt es zu erheblichen Störungen in der Ehe. Die weiter vorne genannte Ärztin entschloss sich erst nach der Interrutio Kinderärztin zu werden. Dann aber fing die erwähnte paranoid gefärbte Entwicklung an: sie klagte ständig an, dass sich die Kollegen – insbesondere die männlichen Kollegen – unverantwortlich den Kindern gegenüber und diskriminierend ihr gegenüber verhalten würden.

Probleme der Emanzipation

Eine große Anzahl von Frauen bittet lediglich unter Druck, ja unter Zwang um Interruptio. Es sei an die vielen ich-schwachen Frauen erinnert, oder an die Frauen mit einer depressiv getönten Versagenshaltung, die von ihren Eltern, Lehrern, Sozialberatern, Ehemännern oder von ihren Freunden und Freundinnen abhängig sind. Viele von diesen wollen ihr Kind in Wirklichkeit gerne haben. Man lässt sie aber nicht, und die Schwangere fügt sich. Denn kaum etwas ist ihr so unerträglich, wie alleine gelassen zu werden und dann alleine zu sein.

Das, was als eine neue Freiheit für die Frau beabsichtigt ist, bringt also in nur allzu vielen Fällen in Wirklichkeit ein hohes Maß an Unfreiheit mit sich. Denn das Ausüben von Druck und Zwang ist durch die Möglichkeiten, die das neue Gesetz mit sich bringt, um so leichter geworden. Wenn die Frau aber ein Kind, das sie an sich lieber haben möchte, wegen Druck von außen nicht austragen kann, dann ist ihre Emanzipation nicht gefördert, sondern behindert.

Anwalt der Abtreibung

Eine Wendung in der Lebenslinie kann auch so aussehen, dass sich nach einer eigenen Interruptio das eigene Verhalten und Erleben wandeln und man zum engagierten Anwalt für Interruptio wird. Nicht wenige Frauen z. B., die sich in der öffentlichen Diskussion oder durch die Wahl ihrer Berufsausübung engagiert für den Schwangerschaftsabbruch einsetzen, haben in Wort und Schrift öffentlich bekannt, dass sie ja selber auch eine Interruptio gehabt hätten. Aus mehreren persönlichen Begegnungen weiß ich, dass der engagierte Einsatz für das Recht der Frau auf Interruptio dabei mitunter erst durch die eigene Interruptio ausgelöst war.

Ähnliches gilt mitunter auch für Ärzte. Nachdem sie einmal eine Interruptio durchgeführt haben, entwickeln sie bisweilen das drängende Bedürfnis, sich zu beweisen, dass sie trotz ihrer inneren Bedenken richtig gehandelt haben. Sie übertönen dann ihre inneren Bedenken dadurch, dass sie geradezu zum Anwalt für weitere Interruptiones werden. Auf einem großen gynäkologischen Kongress sagte ein Kollege öffentlich, dass er selber über 3000 Interruptiones durchgeführt habe. Aus Kenntnis der Situation darf ich hinzufügen: um sich und den anderen zu beweisen, wie notwendig diese Tätigkeit sei.

Wiederholt habe ich selber erlebt und auch von anderen Ärzten gehört, dass Frauen mit der Begründung um Interruptio bitten, sie dürften und könnten kein Kind mehr haben, weil sie früher schon einmal abgetrieben hätten. Mitunter wird hinzugefügt: weil sie daher kein Kind verdienen würden. Zu dieser Bestrafungsphantasie gesellt sich aber ein weiteres Motiv. Um sich selber zu beweisen, dass sie trotz aller Schuldgefühle bei ihrer ersten Abtreibung richtig gehandelt hätten, drängt es sie zur Wiederholung der Abtreibung, mitunter mehrmals.

Man darf sich nicht wundern, dass derartige Beweggründe meist eher beiläufig geäußert werden, so dass sie leicht überhört werden können. Denn man kann ja in einer Beratungsstelle nicht so leicht sofort seine tieferen Beweggründe aussprechen, und so wird bei der Bitte um Interruptio oft zunächst von oberflächlicheren Dingen gesprochen.

Folgen beim Mann

Beim Zustandekommen einer sog. ungewollten Schwangerschaft spielen oft nicht nur eigene persönliche Konflikte der Frau selber, sondern auch geheime Partnerkonflikte und interpersonale Interaktionen eine Rolle (4). Umgekehrt kann dann aber auch die Interruptio selber einen verändernden Einfluss auf die Umgebung, vor allem auf den Mann ausüben; und sei es nur dadurch, dass fortan sein Bild der Männlichkeit und sein Bild der Weiblichkeit verändert sind. Die psychischen Folgen sind mitunter sogar beim Mann markanter als bei der Frau selber. Aber es handelt sich dabei nicht selten um wenig handgreifliche

Folgen, die sich der klinischen Beobachtung und damit auch der Statistik leicht entziehen. Ein Patient hatte vor der Heirat von seiner Freundin eine Interruptio verlangt. Sie nahm ihm das bis in die Ehe hinein übel. Als Reaktion darauf, dass sie ihm die Interruptio übel nahm, fing er an, sie zu hassen.

Folgen bei der nächsten Generation

In psychotherapeutischen Verläufen kommt es gar nicht so selten vor, dass Patienten von Abtreibungen ihrer Eltern sprechen – „Ich weiß gar nicht, ob ich selber kommen sollte." Die Fallgeschichten zeigen dann, wie nachhaltig durch das Wissen um Abtreibung der Eltern das Urvertrauen und das Vertrauen der Kinder gestört werden können. Selbsthass kann die Folge sein. Man hält sich für ein gerade noch geduldetes, eigentlich abtreibungswürdiges Objekt. Konflikthaft erlebter Entschluss zu eigener Kinderlosigkeit kann die Folge sein. Eine Patientin schwärmte in der Phantasie immer wieder davon, wie schön es wäre, ein Kind zu gebären. Der Gedanke an die eigenen abtreibenden Eltern aber verhinderte es, dass sie sich wirklich zu einem Kind entschließen konnte.

Folgen verweigerter Interruptio

Abschließend stellt sich die Frage, ob nicht auch die Verweigerung von erbetener Interruptio psychische Spätkomplikationen nach sich ziehen kann. Hier ist es erst recht unmöglich, zu statistischen Aussagen zu kommen. Denn die Frau geht ja zu dem Arzt, der sie abgewiesen hat, kaum wieder zurück. Aber auch in der nervenärztlichen Praxis hört man kaum je diesbezügliche Anklagen. Die Frage der Folgen verweigerter Interruptio ist bislang ein dunkles und unübersichtliches Kapitel geblieben.

In der nervenärztlichen Sprechstunde mit offenem Ohr und gutem Willen darauf hinzuhören, was die Frauen selber sagen, ist auch hier die beste Information, die uns zur Verfügung steht. Bessere Daten haben wir nicht.

LITERATUR

(1) MOLINSKI, H.: Psycho-soziale Hintergründe des Schwangerschaftsabbruchs heute; Ärztin 5, 1-7, 1980.
(2) BUCK, W.: Psychische Folgezustände des legalen Schwangerschaftsabbruchs, Sammelreferat und Übersicht über die Weltliteratur; Dissertation der Medizinischen Hochschule Hannover, 1976.
(3) HOCH, W.: Psychische Folgen des Schwangerschaftsabbruchs; Dissertation der Medizinischen Fakultät der Universität Düsseldorf, 1977.
(4) MERZ, M.: Unerwünschte Schwangerschaft und Schwangerschaftsabbruch in der Adoleszenz; Hans Huber, Bern - Stuttgart - Wien, 1979.

PSYCHO-SOZIALE HINTERGRÜNDE DES SCHWANGERSCHAFTSABBRUCHS HEUTE

SCHWANGERSCHAFT ALS KONFLIKT

Die psycho-sozialen Hintergründe des Schwangerschaftsabbruchs werden erst durch die Einsicht verständlich, dass Schwangerschaft fast immer mit Konflikt einhergeht (1).

Es war nur realistisch, wenn weibliche Befindlichkeit bis in unsere Tage hinein durch das Gefühl der Abhängigkeit von Natur und Schicksal mitbestimmt war. Heute aber ist fast alles möglich geworden: Ovulations-auslösung, Insemination, die allerverschiedensten kontrazeptiven Methoden, die auch praktisch für jedermann zugänglich sind, Sterilisation, operative Refertilisierung, Interruptio und auch weitgehende pränatale Diagnostik mit evtl. anschließender Interruptio. Der Mensch von heute hat also Macht über Konzeption und Kontrazeption. Er weiß genau, dass seine Willenseinstellung weitgehend alles entscheiden kann. Das aber stellt eine neue und veränderte psychische Landschaft dar.

Wenn aber der Wille alles entscheiden kann, sollte man erwarten, dass das Vorliegen eines Schwangerschaftskonfliktes eher die Ausnahme geworden ist. Gibt es überhaupt noch Schwangerschaftskonflikt?

Hier steht die ärztliche Erfahrung im Gegensatz zur Erwartung. Die klinische Erfahrung zeigt: bewusster Wille und untergründige Tendenzen stimmen oft nicht überein. Der scheinbar eindeutige Entschluss „ich will kein Kind", schließt keineswegs das untergründige Verlangen nach einem Kind aus. Umgekehrt schließt der scheinbar eindeutige Wunsch nach einem Kind keineswegs die Wirksamkeit untergründiger Ängste und Befürchtungen aus.

Eine Patientin z. B. wollte unbedingt ein zweites Kind haben und war daher 7 Jahre lang ununterbrochen in der Behandlung der Fertilitätssprechstunde gewesen. Ihre bewusste Willensausrichtung kannte dabei weder Zweifel noch Bedenken. Am selben Tag aber, als sie endlich von der neu eingetretenen Schwangerschaft erfuhr, regten sich kaum zu beherrschende Mordgedanken gegen das Kind.

Ein junges Mädchen hatte ein ungetrübtes Verhältnis zu ihrem Geliebten, sagte aber, Heirat sei ausgeschlossen, wenn sie nicht zuvor schwanger würde. Kaum aber war sie schwanger, setzte ein ganz schweres Schwangerschaftserbrechen ein.

Eine konflikthafte Einstellung zur Schwangerschaft zeigt sich oft auch, wenn man Frauen, welche um Interruptio bitten, nach ihrem kontrazeptiven

Verhalten fragt. Nicht selten nämlich stellt sich heraus, dass diejenige Frau, welche jetzt um Interruptio bittet, vorher die Pille heimlich weggelassen hatte, und zwar ohne ihrem Mann etwas davon zu sagen. Sie hat also alles getan, was nur möglich ist, um schwanger zu werden, nur um alsbald um Interruptio zu bitten.

Die ärztliche Praxis zeigt also rein empirisch, dass die Einstellung zur Schwangerschaft in vielen Fällen konflikthaft ist. Und das, obgleich die Frau die Möglichkeit hätte, vom Willen her zu entscheiden, ob sie Kinder haben will oder nicht.

Auch eine theoretische Überlegung zeigt, dass die Einstellung zur Schwangerschaft fast unausweichlich konflikthaft sein muss. Denn immer, wo zwei Menschen etwas miteinander zu tun haben, besteht ein zumindest teilweiser Interessenkonflikt. Das gilt selbst für so günstige Bedingungen, wie sie bei einem zufriedenen Ehepaar vorliegen. Er hat z. B. den besten Appetit vielleicht um 12 h. mittags, sie aber erst um 15 h. Im Falle einer Schwangerschaft haben Kindsvater und Kindsmutter, Eltern und Schwiegereltern, das zu erwartende Kind, ja auch der Vermieter der Wohnung, die Nachbarn und die Gesellschaft unterschiedliche Interessen, Wünsche oder gar Rechte. Schwangerschaft geht also fast unausweichlich mit Interessenkonflikten einher.

Übrigens ist Schwangerschaft schon von der biologischen Grundlage her durch Ambiguität gekennzeichnet; d. h. durch Züge, welche sich scheinbar wechselseitig ausschließen und damit unausweichlich Konflikthaftigkeit mit sich bringen. Ist der Foet ein Teil der Mutter? Ist der Foet ein einzigartiges biologisches Wesen? Unter rein biologischen Gesichtspunkten müssen beide Fragen gleichzeitig bejaht und verneint werden. Kaum etwas ist dem Menschen aber so unerträglich wie der Umstand, dass ein und dasselbe Phänomen mitunter in mehr als nur einer einzigen Bedeutung aufgefasst werden kann oder gar muss.

Zusammengefasst: Konzeption und Kontrazeption können heute weitgehend vom Willen her gesteuert werden. Und dennoch zeugen klinische Beobachtung und theoretische Überlegung von der universalen Verbreitung des Schwangerschaftskonfliktes.

Inhalt des Schwangerschaftskonfliktes ist es, dass die Einstellung zum Kind von einem außerordentlich mannigfaltigen Motivationsgefüge abhängt. In diesem Motivationsgefüge spielen die unterschiedlichsten Wünsche aber auch Ängste und Befürchtungen eine Rolle.

DER WUNSCH NACH DEM KIND

Der Wunsch nach dem Kind ist in unserer weitgehend kontrazeptiv eingestellten Gesellschaft das interessantere Thema. Denn der Wunsch nach einem

Kind ist heute häufig verpönt oder gar verdrängt. Die Aussage, dass der Wunsch nach dem Kind universal verbreitet ist, ist daher für viele nicht annehmbar und bedarf einer eingehenderen Darstellung.

Vorweg sei jedoch betont, dass der Wunsch nach dem Kind und der Entschluss zu einem Kind unterschiedliche Phänomene sind. Überall im Leben gibt es ein „ich würde gerne", obgleich man sich vielleicht aus gewichtigen Gründen anders entschließt. Der Entschluss zu einem Kind und der Entschluss gegen ein Kind sind nicht etwa Anzeichen einer Konfliktlosigkeit; sondern sie sind Folgen einer Auseinandersetzung mit konflikthaften Tendenzen und stellen bereits eine Konfliktlösung dar.

Es besteht Meinungsverschiedenheit darüber, ob es gerechtfertigt ist, von einem biologisch begründeten Muttertrieb zu sprechen. Ein solcher Erklärungsversuch kann weder belegt, noch widerlegt werden. Andere sagen, der Wunsch nach dem Kind sei ja „nur" kulturell bedingt; das Individuum würde lediglich eine Rollenerwartung der Kultur übernehmen. Auch diese Aussage kann weder belegt noch widerlegt werden. Eine Aussage, welche weder verifiziert noch falsifiziert werden kann, ist aber von eingeschränkter wissenschaftlicher Bedeutung.

Wohl aber können viele unterschiedliche Motivationen für den Wunsch nach einem Kind nachgewiesen werden. Vielfache Wünsche können am besten durch ein Kind befriedigt werden.

1. Bei Mann und Frau findet sich das Bedürfnis, Zärtlichkeit zu spenden; d. h. das Bedürfnis, die Bedürfnisse eines anderen Wesens zu befriedigen. Das gilt insbesondere für die Bedürfnisse eines kleinen, hungrigen, vielleicht nackten und kalten sowie hilfsbedürftigen Wesens. Wer würde nicht gerne ein solches Baby auf den Arm nehmen und es haben wollen, um dieses eigene Bedürfnis zu stillen? Dass man sich dennoch vielleicht gegen ein Kind entschließt, weil man den Preis nicht zahlen möchte, macht das Bedürfnis, die Bedürfnisse eines anderen Menschen zu stillen, nicht unwirksam. Dasselbe Bedürfnis ist übrigens auch bei manchen Tieren zu beobachten, welche hilflose, fremde junge Tiere aufnehmen.

Zu dem Bedürfnis nach Zärtlichkeit gehört auch das Bedürfnis, Hautkontakt zu geben und zu empfangen; z. B. ein Baby bei der Körperpflege zu berühren, es auf dem Arm zu wiegen. Ein Kind erlaubt nicht nur die Befriedigung des eigenen Bedürfnisses, Zärtlichkeit zu spenden. Umgekehrt kann man sich auch mit der zärtlichen Bedürfnisbefriedigung des Kindes identifizieren. Der Wunsch nach dem Kind kann die Wunschphantasie verbergen, selber noch einmal wie ein Kind Zärtlichkeit empfangen zu dürfen.

2. Verwandt, aber nicht identisch damit, ist das Bedürfnis der Frau, in eine bio-psychische Symbiose mit dem Kind einzutreten und zu erleben, wie dieses sich schrittweise mit Hilfe der Mutter aus dieser Symbiose heraus zu einem

Individuum entwickelt. Das Erleben der Aufzucht eines Kindes kann eine starke Triebkraft hinter dem Wunsch nach dem Kind sein. Viele Frauen, deren Kinder schon größer sind, sagen, dass sie diese Mutter-Kind-Verzahnung in der Aufzucht eines kleinen Kindes unbedingt noch einmal erleben möchten.

3. Es ist ein Unterschied, ob man ein Kind großziehen möchte, haben und besitzen will oder ob man es gebären möchte. Manchen Frauen, welche den Gedanken an ein Kind weit von sich weisen würden, weil ihnen die Aufzucht zu große Last bedeutet, sagen strahlend, wie gern sie ein Kind gebären würden. Sie haben Freude an der Funktion und Physiologie ihrer weiblichen Organe. Eine dieser Frauen z. B. registrierte auch immer voller Befriedigung ihren Eisprung. Es handelt sich um Funktionslust, vergleichbar etwa der Lust an Muskelbewegung.

Bei den drei genannten Motivationen handelt es sich zwar nicht um einen biologischen Muttertrieb; wohl aber handelt es sich um biologisch verankerte Wünsche und Motivationen.

4. Die Geschlechtsidentität entfaltet sich über unterschiedliche Entwicklungsstufen. Schon in einer ganz frühen Entwicklungsstufe, in der sog. ödipalen Phase, kommt es zu einer Verknüpfung zwischen sexuell getönter Liebe und dem Wunsch nach dem Kind. Das Kind tritt nämlich in eine Romanze mit dem gegengeschlechtlichen Elternteil ein. In dieser Romanze spielt aber der Wunsch nach einem Kind mit dem gegengeschlechtlichen Elternteil eine zentrale Rolle.

Wie fest diese Verknüpfung durch das ganze Leben hindurch bleiben kann, soll durch einen Fall illustriert werden. Eine 26jährige Patientin und ihr Mann wollten unter keinen Umständen Kinder in die Welt setzen; angesichts der Übervölkerung, der wirtschaftlichen und politischen Probleme wäre die Verantwortung untragbar. Gleichzeitig sagte die Patientin aber, sie wisse nicht, ob er sie und sie ihn wirklich lieben würde; denn in ihrem untergründigen Erleben kann ein Mann, welcher ihr kein Kind gönnt, sie auch nicht lieben und umgekehrt.

5. Das Bild, welches ein Individuum von der Männlichkeit und von der Weiblichkeit hat, stellt eine außerordentlich wichtige psychische Wirkkraft dar. Das in dem betreffenden Fall gültige Bild der Männlichkeit oder auch der Weiblichkeit mag aber das Kind mit einschließen. Oft wird ein Kind gewünscht, um sich selber und auch um den Partner in Übereinstimmung mit dem Bild der Männlichkeit und dem Bild der Weiblichkeit zu bringen.

6. Der Wunsch, sich zu verewigen, bzw. der Wunsch über den Tod hinaus nachzuwirken, führen häufig zu dem Wunsch nach einem Kind. Dabei sind verschiedene Untergruppen von Wünschen und Erwartungen zu unterscheiden. Manchen kommt es auf den biologischen Aspekt an. Im Kind wird das Weiterleben der eigenen körperlichen Existenz, der eigenen Erbmasse erlebt.

Bei anderen spielen mehr soziologische Vorstellungen eine Rolle. Es geht um das Fortleben der Familie, des Geschlechts, des Namens.

Es kann um das Fortleben in materieller Hinsicht gehen. Es wird ein Erbe gewünscht.

Es kann aber auch um das Fortleben in ideeller Hinsicht gehen. Der Wunsch nach demjenigen, welcher die eigenen Aufgaben fortsetzt, welcher das eigene geistige und kulturelle Erbe aufnimmt und weitergibt.

Letzterer Wunsch ist weitgehend identisch mit dem Wunsch nach der Weitergabe der eigenen Persönlichkeit.

ZWEI KLINISCHE BEISPIELE

Eine junge Frau wusste, dass sie wegen Störungen in der Samenbildung des Mannes keine Kinder erwarten könne. Da ließ sie sich mit Absicht von einem ihr fast unbekannten Mann schwängern, um dennoch ein Kind zu haben. Der Ehemann, welcher unter seiner Kinderlosigkeit litt, akzeptierte dieses außereheliche Kind nicht nur, sondern er begrüßte es sogar als eine Chance für sich selber. Er sagte: „Das Biologische kann ich ja nicht; aber das geistige Erbgut kann ich dem Kind doch weitergeben."

Ein anderes infertiles Ehepaar ist sich hinsichtlich einer evtl. Adoption uneins. Er sagt, er würde ein Kind haben wollen, welches eine schöne Mischung beider Ehepartner darstellen würde. Deshalb würde er gerne ein Kind mit seiner Frau haben, nicht aber adoptieren wollen. Sie sagt: „Was ist schon das bisschen Chromosomen von Dir und mir? Ich möchte dem Kind meine eigene Persönlichkeit vermitteln können. Das ist doch wichtiger als die paar Gene." Sie malt dann aus, dass sie die Denkweise, die Mentalität und das Kulturgut ihrer Familie und ihrer gesellschaftlichen Schicht weitergeben möchte.

7. Das Kind verkörpert die Hoffnung auf eine bessere Welt. In diesem Sinne kommt das Symbol in vielen Religionen vor. Es geht auch um die Hoffnung, dass das Kind an die Stelle der eigenen, nicht gelungenen Selbstverwirklichung treten möge.

Weitere Quellen für den Wunsch nach dem Kind sollen wenigstens namentlich angedeutet werden:

8. Beim Mann der Wunsch, die eigene Potenz unter Beweis zu stellen; bei der Frau der Wunsch, ihre genitale Intaktheit zu beweisen.

9. Der Wunsch, sich vollständig zu fühlen.

10. Der Wunsch, das Kind vorzeigen zu können, um Sozialprestige zu erreichen; um darauf stolz sein zu können; um der sozialen Norm zu entsprechen.

11. Der Wunsch nach dem Kind als Besitz.

12. Der Wunsch, durch das Kind Abhängigkeit vom Mann oder manch mal genau umgekehrt Unabhängigkeit von den Eltern zu gewinnen.

13. Oft wird ein Kind gewünscht, um die eigene Egozentrizität, den eigenen Narzissmus übersteigen zu können. In diesem Sinne wird das Kind mitunter als „Erlösung" erlebt. Gerade in dieser Hinsicht wird Kinderlosigkeit als besonders schmerzhaft erlebt werden. „Nur für mich da sein", wird als schmerzhaft erlebt. Manche Frau in der Menopause sagt, da sie keine Kinder habe, wisse sie nicht, wofür sie überhaupt gelebt habe.

14. Der Wunsch, Leben zu spenden, Leben weiterzugeben, ist eine ähnliche Motivation. Aber es handelt sich um eine Motivation, die wiederum mehr zu dem biologisch zentrierten Erleben gehört. Hier kommt es nicht darauf an, sich selber zu verewigen, sondern das Leben weiterzugeben. Der Zustand der Fruchtbarkeit wird als schön erlebt.

15. Auf einer psychisch reifen Stufe des Erlebens kommt ein weiteres Motiv hinzu. Es handelt sich um den Wunsch nach dem Kind von dem Partner, für den Partner und zusammen mit dem Partner; wie es z. B. der eben angedeutete Ehemann zum Ausdruck gebracht hat. Außerdem wird das Kind auf dieser Ebene des Erlebens als ein Individuum in eigenen Rechten gewünscht; nicht so sehr als etwas, was man für sich selber haben möchte.

Der Wunsch nach dem Kind stammt also teilweise aus sehr archaischen, mehr biologisch orientierten Schichten des Erlebens; teilweise aus egoistischen und ich-bezogenen Motiven; teilweise aber auch aus mehr objekt-ausgerichteten Motiven.

Die Angst vor dem Kind

Das Thema der Angst vor dem Kind ist im Zeitalter der Kontrazeption bewusstseinsnäher und sehr viel weniger tabuisiert. Jeder weiß auf Anhieb, was gemeint ist. Eine detaillierte Aufzählung der vielen konkreten Gründe aus denen heraus ein Kind abgelehnt wird, würde daher eher langweilig wirken. Wohl aber sollen unterschiedliche Gruppen der Angst vor dem Kind herausgearbeitet werden.

1. *Angst vor dem Kind aus realen äußeren Schwierigkeiten*

Das Kind beansprucht Geld, Zeit, Mühe, Wohnraum. Die eigenen Möglichkeiten werden beeinträchtigt. Das Kind ist also u.a. auch ein Konkurrent für die Eltern.

Die dreifache Rolle als Ehefrau, Mutter und Berufstätige bringt Stress und die Gefahr der Überforderung mit sich.

Das Kind bringt Abhängigkeit mit sich und es ergeben sich Probleme für Gleichberechtigung und Emanzipation.

Konflikte mit dem Dritten sind, wie schon gesagt, unausweichlich.

Das Kind kann auch heute noch Leben und Gesundheit der Mutter gefährden.

Ein Kind bringt also viele Unannehmlichkeiten mit sich, die in der äußeren Realität, in den Interessen des Kindes und in den Interessen Dritter begründet sind. Dabei betrachten wir in zunehmenden Ausmaß nicht nur individual-psychologische, sondern auch sozial-psychologische Faktoren. Denn es gibt Phänomene, welche nicht auf dem Boden eines einzelnen Individuums, son-dern auf dem Boden mehrerer, einer Gruppe zustande kommen. So gehen vom sozialen und kulturellen Umfeld viele Einflüsse aus, welche den Wunsch nach einem Kind beeinträchtigen können. Hierher gehören mancherlei Überzeu-gungen, Ideen, Leitbilder, Werte und Bewertungen. Ehe und mancherlei tradi-tionelle Werte werden zunehmend in Frage gestellt.

Jede Frau gehört nun gleichzeitig unterschiedlichen Gruppen an: religiösen und weltanschaulichen, politischen und beruflichen Gruppierungen, die enge-ren und der weiteren Familie, der Haus-, Straßen- oder Dorfgemeinschaft. Durch die gleichzeitige Identifizierung mit den Vorstellungen verschiedener Gruppen kann die Einstellung zur Schwangerschaft in sich selbst widersprüch-lich werden.

Ein 16jähriges Mädchen z. B. wurde von dem Arzt zur Interruptio in die Klinik eingewiesen. Sie kam in Begleitung ihrer Lehrerin. Das junge Mädchen aber wollte das Kind unbedingt austragen, und die Mutter des jungen Mädchens hatte am folgenden Tag sofort ihre Bereitschaft ausgedrückt, das Kind zu über-nehmen. In den folgenden Monaten der Schwangerschaft machte die Lehrerin dem jungen Mädchen ständig Vorhaltungen, dass doch eine Unterbrechung das Richtige gewesen wäre. So können Fürsorgebehörden, Lehrer und andere Instanzen das Austragen einer Schwangerschaft verpönen, während die Fami-liengruppe die Schwangerschaft akzeptiert.

Solche realen äußeren Schwierigkeiten stellen sich dem Wunsch nach dem Kind entgegen und sind ebenso universal verbreitet wie dieser. Aus manchen Gründen mag die Schwangerschaft gewünscht, aus anderen aber gefürchtet werden.

Dabei darf man aber äußere Not und Schwierigkeiten nicht einfach mit psy-chischem Konflikt gleichsetzen. Denn unterschiedliche Frauen können auf ein und dieselbe Schwierigkeit unterschiedlich antworten. Die eine Frau mit Ca. mag um Interruptio bitten; die andere aber möchte genau umgekehrt noch ein Kind gebären, bevor sie stirbt. Zu einer psychischen Wirkkraft, welche sich gegen den Kinderwunsch stellt, werden die schwierigen äußeren Umstände also erst durch die bewertende Antwort der Frau.

Das heißt aber: Die äußeren Schwierigkeiten werden internalisiert, der äußere Konflikt wird verinnerlicht zu einem inneren Konflikt.

Viele, die sich mit Schwangerschaftskonfliktberatung befassen, erkennen nicht die Rolle dieses psychischen Konfliktes. Sie meinen, der Konflikt, den es zu lösen gilt, sei im Wesentlichen äußere Not, äußerer ungünstiger Umstand.

2. *Angst vor dem Kind aus innerpsychischen Schwierigkeiten*

Schwangerschaft und Mutterschaft verlangen, dass man mancherlei psychischen Aufgaben gerecht werden muss. Diese psychischen Aufgaben bringen aber Konflikthaftigkeit mit sich und können zu Angst vor dem Kind führen.

Als Beispiel sei die Problematik um Selbstbehauptung und Hingabe angedeutet. Eine Frau mag sich durch den biologischen Vorgang der Schwangerschaft als Individuum überwältigt fühlen. Der Umstand, gezwungen zu sein, es geschehen lassen zu müssen, kann aber als eine Erniedrigung erlebt werden; u.a. auch als eine erniedrigende Ungleichheit dem Mann gegenüber. Die Frau kann nun in einem Versuch der Selbstbehauptung rebellieren, oder sie kann die Abhängigkeit von Natur und Schicksal sich hingebend akzeptieren.

Eine weitere psychische Aufgabe ist es, dass die Frau weiß: das Kind, dem sie das Leben gibt, wird sie eines Tages dem Leben wieder hergeben müssen.

3. *Angst vor dem Kind aus neurotischen Schwierigkeiten*

In der Schwangerschaft können aber auch neurotische, d. h. irrationale Ängste und Konflikte mobilisiert werden. Die stichwortartige Aufzählung einiger neurotischer Konflikte muss genügen.

Infantile Frauen können befürchten, dass sie durch das Kind die übermäßig enge Beziehung zur eigenen Mutter verlieren.

Der Umgang mit dem kleinen Kind machte es für die Mutter notwendig, sich zeitweilig auf die Bewusstseinslage des Kindes einzuschwingen.

Übermäßig intellektuell eingestellte Frauen können vor dieser zeitweiligen Regression der eigenen Bewusstseinslage Angst haben. Sie haben Angst vor der weiter oben genannten Symbiose.

Verwandt damit ist die Angst als Mutter nur noch ein Werkzeug der Natur zu sein.

Andere Frauen haben Angst vor der eigenen Nur-Mütterlichkeit und befürchten, sich in diese hinein zu verlieren.

Mehr zwanghaft strukturierte Frauen können Angst für das Wohlergehen des Kindes haben: Angst, ob sie dem Kind gerecht werden können. Dieselbe Angst liegt übrigens hinter manchen Stillstörungen.

Wiederum andere Frauen fürchten, infolge des Kindes an sexueller Attraktivität zu verlieren. Sie können befürchten, anderen Frauen gegenüber weniger konkurrenzfähig zu werden.

Die Angst vor der Rache des Kindes, vor der Rache der jungen Generation, sollte nicht unterschätzt werden. Sie ist z.T. real begründet.

Viele dieser Ängste können zusammengefasst werden als Angst vor Liebesverlust von Seiten des Mannes oder von Seiten des Kindes.

Erwähnt sei noch Angst vor den eigenen Todeswünschen dem Kind gegenüber oder die Angst vor der eigenen Aggressivität dem Kind gegenüber.

Es gibt also eine kaum übersehbare Anzahl neurotischer Konflikte in Bezug auf Schwangerschaft und Geburt. Nicht selten wirken diese übrigens auch zurück auf die Einstellung zu den erwähnten realen Schwierigkeiten; auf die Einstellung zu der äußeren Not. Erst durch die Wirksamkeit solcher geheimen neurotischen Konflikte wird die äußere Notsituation, welche die Frau bei der Bitte um Interruptio vorträgt, zu einer inneren Notsituation.

Es sei noch einmal zusammengefasst: Der Wunsch nach einem Kind und die Angst vor einem Kind kommen im Allgemeinen vergesellschaftet vor. Die Angst vor dem Kind kann auf realen Gegebenheiten, aber auch auf neurotischen Konflikten beruhen. In diesem Rahmen also finden Schwangerschaftskonfliktlösung und u. U. auch Interruptio statt.

Der Inhalt der Notlagenindikation nach dem neuen §218

Die psycho-sozialen Hintergründe des Schwangerschaftsabbruches heute sind besser zu verstehen, wenn an zweiter Stelle der Diskussion der Inhalt des Gesetzes abgehandelt wird.

Die Einführung der Notlagenindikation bringt sowohl den Arzt als auch die Öffentlichkeit in Schwierigkeiten.

Der Arzt fühlt sich überfordert, weil er nicht zu beurteilen weiß, was der Inhalt der vom Gesetz genannten Notlage sein soll. Er klagt, dass der Inhalt der Notlagenindikation nicht hinreichend definiert sei.

Eine weite Öffentlichkeit meint, wenn die Neufassung des §218 eine Indikation aus „Notlage" einführt, dann sei damit eine sog. soziale Indikation gegeben. Wer sich in sozialer Schwierigkeit fühlt, habe ein Anrecht auf Schwangerschaftsabbruch; wenn eine Frau aus äußerer Not sagt, sie könne das Kind nicht haben und wünsche daher eine Interruptio, dann sei die vom Gesetz geforderte Indikation gegeben; der Arzt dürfe also eine Interruptio durchführen.

In dieser Meinung sind zwei Annahmen enthalten:

1. die Notlagenindikation würde eine soziale Indikation im wörtlichen Sinn des Wortes darstellen: das Vorliegen sozialer, also äußerer Umstände, könne in sich allein schon eine hinreichende Grundlage für eine Interruptio darstellen;
2. zwar würde die vom Gesetzgeber seinerzeit angestrebte Fristenlösung vom Bundesverfassungsgericht als verfassungswidrig erklärt worden sein: aber die juristische Möglichkeit der Notlagenindikation erlaube dennoch eine großzügige Indikationsstellung, welche weitgehend den Wunsch der Schwangeren zum Maßstab nehmen kann. Nicht selten werden der Klinik daher Gutachten zur Indikationsstellung vorgelegt, welche nur einen einzigen Satz

enthalten, wie z. B.: „Wegen sozialer Schwierigkeiten ist Schwangerschaft als ungünstig anzusehen. Mit freundlichem Gruß, Unterschrift."

Manche Schwangere und ihre Bezugspersonen sind dann enttäuscht, wenn sie erfahren, dass die gesetzlichen Bestimmungen zur Notlagenindikation keineswegs den Anspruch auf Schwangerschaftsabbruch nach Wunsch beinhaltet.

Was sagt das Gesetz?

Zunächst einmal fällt auf, dass der Gesetzgeber im Gegensatz zu obiger Meinung das Wort „soziale Indikation" nicht kennt. Der Gesetzestext spricht vielmehr

1. von einer „Notlage", die
2. „so schwer wiegt," dass die Fortsetzung der Schwangerschaft
3. nicht verlangt werden kann.
4. Schließlich spielt der Begriff „zumutbar" eine Rolle.

In 4 Wendungen wird also zum Ausdruck gebracht, dass es nicht um einen äußeren, z. B. einen sozialen Tatbestand an sich geht. Nicht die äußere Schwierigkeit an sich stellt die Indikation dar, sondern die Not; d. h. die Einwirkung der äußeren Gegebenheiten auf die Frau. Nicht die äußere Schwierigkeit an sich stellt die Indikation dar; sondern die psychische Folge der äußeren Schwierigkeiten.

Es kommt also auf den Grad der Hilflosigkeit den äußeren Schwierigkeiten gegenüber an; d. h. auf den Grad der Ich-Schwäche und deren Folgen. Das Ausmaß der psychischen Behinderung, also Krankheit, ist entscheidend dafür, ob eine äußere Schwierigkeit zur persönlichen Notlage führt.

Ganz in Übereinstimmung mit dieser Aussage fordert das Gesetz darüber hinaus noch ausdrücklich, dass die Feststellung der Notlage an „ärztliche Erkenntnis" gebunden sei. Damit ist gesagt, dass es auf einen ärztlichen, also auf einen medizinisch relevanten Gesichtspunkt ankommt.

Es kommt also nicht darauf an, ob die Patientin schon viele Kinder, viel Arbeit und wenig Geld hat. Vielmehr kommt es auf die Leistungsfähigkeit und auf die Belastungsfähigkeit der Frau an; ob sie mit den äußeren Schwierigkeiten fertig werden kann oder nicht. Es kommt auf den Grad ihrer evtl. Hilflosigkeit und Ich-Schwäche an.

Die Notlagenindikation stellt also nicht eine soziale Indikation im wörtlichen Sinne des Wortes dar. Vielmehr ist die Notlagenindikation in Wirklichkeit eine psychiatrische, eine medizin-psychologische Indikation.

Interessanterweise gilt eine entsprechende Aussage sogar für die sog. eugenische Indikation. Denn das Gesetz sagt nicht etwa, eine kranke Frucht dürfe abgetrieben werden. Das Gesetz sagt vielmehr, eine Abtreibung sei nicht strafbar, wenn der Mutter das Austragen der Frucht nicht zumutbar sei. Das entscheidende Kriterium ist also wiederum nicht etwa der Gesundheitszustand des Kindes, sondern die Belastungsfähigkeit der Mutter.

Die psycho-soziale Lage der um Interruptio bittenden Frau

Ist die eingangs dargestellte Konflikthaftigkeit der Schwangerschaft schon eine hinreichende Verursachung für die Bitte um Interruptio?

Offensichtlich nicht. Denn meist kommt es ja beim Vorliegen einer Schwangerschaft nicht zur Bitte um Interruptio, sondern zu einer spontanen Konfliktlösung ganz anderer Art; indem die Frau sich nämlich entweder für ein Kind entscheidet oder aber im Dienste ihrer Entscheidung gegen das Kind eine adäquate Kontrazeption durchführt.

Was also sind die Besonderheiten, wenn die Frau die Lösung ihres Schwangerschaftskonfliktes in einer so extremen Maßnahme wie der Interruptio sucht? Handelt es sich um besonders schwerwiegende äußere Schwierigkeiten? Handelt es sich um eine besondere Persönlichkeitsstruktur? Oder handelt es sich um eine besondere psycho-soziale Lage der betreffenden Frau?

Es ist versucht worden, die Frage statistisch zu beantworten; indem z. B. angegeben wird, wie oft die Bitte um Interruptio mit einem zu geringen Einkommen, mit zu enger Wohnung, mit Konflikten mit dem Partner, mit Überlastung durch das Kind, mit Schwierigkeiten in Studium und Ausbildung, mit Schwierigkeiten im Beruf oder durch uneheliche Schwangerschaft begründet worden ist. Bei einer solchen Aufzählung äußerer Situationen handelt es sich aber in Wirklichkeit nicht um die eigentlichen Konflikte, sondern häufiger um Rationalisierungen, welche die Frau angibt, um ihren Zweck zu erreichen. Dabei passt die Frau sich in ihren Angaben sehr weitgehend an das Denkschema desjenigen an, der das Interview durchführt. Bei uns werden solche äußeren Situationen kaum je als eigentlicher Grund für den Wunsch nach Schwangerschaftsabbruch angegeben. Das liegt ganz einfach daran, dass wir mit den Frauen so sprechen, dass die eigentlichen dahinterliegenden Motive alsbald zur Sprache kommen.

Wir haben daher von unseren eigenen Fällen eine lange Liste von konkreten psycho-sozialen Konflikten aufgestellt. Eine vollständige Systematisierung, welche dann auch statistisch ausgewertet werden kann, fällt schwer. Ich möchte daher lediglich einige immer wiederkehrende Situationen nennen, welche uns doch einiges über die psycho-soziale Lage der um Interruptio bittenden Frau sagen kann.

Als Erstes und als Wichtigstes möchte ich darauf hinweisen, dass eine große Anzahl von Frauen lediglich unter Druck, ja Zwang um Interruptio bittet. Das, was eine neue Freiheit für die Frauen erscheinen mag, ist in nur allzu vielen Fällen in Wirklichkeit ein hohes Maß an Unfreiheit. Ich denke an die vielen ich-schwachen Frauen oder an die Frauen mit einer depressiv getönten Versagens-Haltung, an die Frauen, die von ihren Eltern, Lehrern, Fürsorgebeamten, Ehemännern, unverheirateten Freunden usw. abhängig sind. Viele von diesen wollen ihr Kind in Wirklichkeit gerne haben. Man lässt sie aber nicht, und die Schwangere fügt sich. Denn kaum etwas ist so unerträglich, wie allein gelassen zu werden. Das Ausüben von Druck und Zwang ist durch das Vorhandensein des neuen Gesetzes umso leichter geworden. Es muss darauf verzichtet werden, an dieser Stelle die vielen konkreten Fälle zu schildern, die da zu beobachten sind. Es sei aber betont: es ist erschreckend zu sehen, in wie weitem Ausmaß die psycho-soziale Situation vieler Frauen durch Unfreiheit, Druck und Zwang gekennzeichnet ist. Es sei an die anfänglichen Ausführungen über die vielen Motive, aus denen heraus so häufig ein Kind gewünscht wird, erinnert. Wo man meint, von Freiheit und Emanzipation sprechen zu müssen, ist nur allzu oft in Wirklichkeit Unfreiheit verborgen. Dazu gehört u.a. auch die Tabuisierung von Kontrazeption.

An zweiter Stelle wäre die große Anzahl von verborgener psychischer Krankheit zu erwähnen. In einer größeren Anzahl von Fällen werden nämlich zwar ausschließlich soziale Schwierigkeiten angeführt; der psychiatrische Fachmann aber erkennt das Vorliegen schwerer psychischer Störung. Die Schwangere ist wegen dieser Störungen nicht in der Lage, mit ihrer Lebenssituation fertig zu werden. Es kommt in Reaktion auf die Schwangerschaft zu Dekompensation und offenkundiger psychischer Erkrankung.

Die äußere Schwierigkeit hat hier lediglich den Stellenwert einer auslösenden Ursache für den Notstand. Die psychische Störung ist die eigentliche Ursache.

Warum aber schiebt die Schwangere soziale Schwierigkeiten vor, statt ihre Hilflosigkeit zu schildern? Patient und Familie sind bisweilen nicht in der Lage, psychische Phänomene, selbst psychische Phänomene, unter denen sie schwer leiden, in Worten auszudrücken oder gar begrifflich zu fassen. In anderen Fällen möchten sie aus Gründen der Selbstachtung die psychische Behinderung wegreden. Im Sinne einer Rationalisierung werden da lediglich äußere Schwierigkeiten erlebt und angeführt.

In den eben angeführten Fällen ist die Schwangere aus psychischer Störung heraus äußeren Schwierigkeiten nicht gewachsen. In anderen Fällen baut die Schwangere aus psychischer Störung die äußeren Schwierigkeiten selber erst auf. Die Notlage ist Folge der psychischen Störung. Manche äußere Situation wird erst durch die Wirksamkeit geheimer innerer Konflikte und Störungen zu einer wirklichen Schwierigkeit aufgebaut. Wenn nicht bestimmte innere Konflikte und neurotische Haltungen bestehen würden, würden dieselben äußeren Umstände kein entscheidendes Gewicht haben.

In beiden Gruppen zeigt also die Erfahrung, dass viele sog. Notlagenindikationen richtiger als psychiatrische Indikation formuliert werden müssten. Ob derartige Fälle nun unter dem Terminus psychiatrischer Indikation oder

Notlagenindikation formuliert werden, hängt nicht so sehr von dem Sachverhalt selbst ab, sondern von den Begriffen und Denkmöglichkeiten, welche dem Untersucher zur Verfügung stehen. Dem Allgemeinarzt und dem Gynäkologen, welcher den Eingriff durchführen soll, ist die psychische Grundlage für die Indikation oft eher erahnbar als begrifflich fassbar. Insofern stellt das Wort „Notlagenindikation" in nicht wenigen Fällen ein Flickwort, einen Ausweg dar, wenn der Arzt das Vorhandensein einer Indikation erkennt, es aber nicht klar formulieren kann.

Als Sonderfall dieser psychiatrischen Indikationen, welche aber oft eher als soziale Indikation formuliert werden, sei an diejenigen Frauen erinnert, die sich durch ihren eigenen Perfektionismus überfordert fühlen. Es ist eine zahlenmäßig große Gruppe.

Für den Begutachter ist es besonders wichtig, einen etwa vorhandenen Ambivalenz-Konflikt zu erkennen. Wenn eine Frau heimlich die Pille weglässt, dann aber um Interruptio bittet, hat sie augenscheinlich zwei entgegengesetzte Wünsche gleichzeitig: den Wunsch nach einem Kind und den Wunsch, von der Schwangerschaft wieder befreit zu werden. Gerade in einem solchen Fall sollte der Begutachter ein offenes Auge dafür haben, ob die Frau nicht nur unter Druck und Erpressung um Interruptio bittet.

Es kann an dieser Stelle leider nicht plastisch dargestellt werden, auf welche mannigfaltige Art und Weise sich ein Ambivalenz-Konflikt bemerkbar machen kann.

Wenn die bislang geschilderten Motive zusammengefasst werden sollen, müssen hauptsächlich zwei Worte genannt werden:

1. Druck und Unfreiheit und
2. krankhafte Ich-Schwäche.

Anders ist es, wenn etwa ein Amtmann und seine Frau die Bitte um Interruptio mit der finanziellen Belastung durch den Erwerb eines Eigenheimes begründen. Auch sei den beiden Töchtern nicht zuzumuten, auf den Klavierunterricht zu verzichten. Es war dem Amtmann und seiner Frau dabei wichtig gewesen zu betonen, dass sie sich beide in guter körperlicher und seelischer Verfassung befänden. Da zwei Krankenhäuser die Interruptio abgelehnt hätten, hätten sie sich beim Ministerium erkundigt, welches die zuständige Abtreibungsklinik sei.

Äußere Schwierigkeiten liegen auch hier in der Tat vor; nicht aber liegt eine Beeinträchtigung der psycho-physischen Belastungsfähigkeit bzw. der vom Gesetz geforderte Notstand vor. Wenn man hier eine Notlagenindikation aussprechen würde, würde man sich sowohl in wissenschaftlicher als auch in rechtlicher Hinsicht falsch verhalten.

Echte Armut wird in unserem Beobachtungsgut ziemlich selten als eigentliches Motiv erkennbar. Sehr viel häufiger kommt es vor, dass jedes materielle

Gut auf der Wertskala höher rangiert als die Existenzberechtigung eines schon gezeugten Kindes. Aber auch hier ist wiederum oft ein geheimer Zwang verborgen: jener Konsumzwang nämlich, gegen den ja heute vielerorts als unfrei machend rebelliert wird.

LITERATUR

(1) MOLINSKI, H.: Schwangerschaft als Konflikt, in Schwangerschaftskonfliktberatung, Vandenhoeck & Ruprecht, Göttingen 1978.

ZUR MULTIKAUSALITÄT DER HYPEREMESIS GRAVIDARUM UND VERWANDTER SYMPTOME

Zu Anfang der psychosomatischen Forschung glaubte man, die Entstehung einer psychosomatischen Erkrankung hinreichend erfasst zu haben, wenn man die zugrunde liegenden psychischen Konflikte erkannt hatte. Heute sprechen wir nicht mehr von reinen psychogenen Erkrankungen. Denn wir wissen, dass eine sogenannte psychosomatische Erkrankung immer durch das Zusammenwirken mehrerer Faktoren zustande kommt. *Mirsky* (1) zeigte, dass für das Zustandekommen eines Ulcus duodeni drei Gruppen von Verursachungsfaktoren gegeben sein müssen: biologische Veränderungen, psychische Abweichungen und sozio-kulturelle Voraussetzungen.

Die eigenen Untersuchungen über Hyperemesis gravidarum haben das Vorliegen einer ganz entsprechenden Multikausalität ergeben.

Zweifellos gibt es in der Schwangerschaft Stoffwechselveränderungen, die zum Erbrechen prädisponieren. Im Extremfall, wie etwa der Blasenmole, können sie allein eine hinreichende Verursachung für das Erbrechen darstellen. Es gibt aber ganze Völkerschaften und soziale Stände, in denen Hyperemesis gravidarum praktisch unbekannt ist. Dann wiederum kann Hyperemesis bei nur vermuteter, tatsächlich aber nicht bestehender Schwangerschaft auftreten. Folglich stellen die prädisponierenden somatischen Veränderungen im Allgemeinen keine hinreichende Verursachung dar.

Biologische und psychologische Faktoren wirken zusammmen im Sinne einer Ergänzungsreihe. Im Extremfall kann jeder dieser Faktoren für sich allein die Erkrankung hervorrufen: Bei der Blasenmole spielt lediglich der biologische Faktor eine Rolle; beim Schwangerschaftserbrechen ohne Schwangerschaft nur der psychologische.

Die eigenen Untersuchungen zu den psychischen Faktoren ergaben vier Gruppen von Befunden.

1. Die Persönlichkeitsstruktur der Frauen mit Hyperemesis gravidarum ist durch orale und aggressive Gehemmtheiten gekennzeichnet.
2. Das Erleben und Verhalten der Patientinnen während des ärztlichen Gespräches – also die sogenannte Übertragung – ist durch die Dennoch-Wirksamkeit gehemmter oraler oder gehemmter aggressiver Impulse charakterisiert.
3. Diese Frauen sind vom Bild einer archaischen Mütterlichkeit beherrscht.
4. Das Kind wird in überwertiger Weise als ein oraler Konkurrent erlebt.

Jedes Kind stellt realerweise einen oralen Konkurrenten dar. Denn es kostet Zeit und Geld, und es beeinträchtigt daher die Befriedigungsmöglichkeiten der Mutter. Die psychisch gesunde Frau ist dabei in der Lage, für einen Kompromiss zu sorgen, so dass weder sie selber noch das Kind zu kurz kommt. Die Frau mit Hyperemesis aber kommt gerade mit diesem Konflikt nicht zurecht, und zwar wegen der Behinderungen, die in ihrer Persönlichkeitsstruktur begründet sind.

Die Frauen mit Hyperemesis sind durch Bescheidenheitshaltung, passive Erwartungshaltung, Opferhaltung und Vorwurfshaltung gekennzeichnet. Der Terminus Haltung soll beinhalten, dass es sich um starre Verhaltensmuster handelt, die weder der Realität angepasst sind noch durch den Willen beeinflusst werden können; dass es sich also, bildlich gesprochen, um Not und nicht um Tugend handelt.

Aus ihrer oralen Gehemmtheit heraus erscheinen diese Frauen nach außen hin wunschlos. Vor allen Dingen können sie die Dinge und Möglichkeiten, die ihnen dennoch zur Verfügung stehen, nicht genießen. Daraus resultiert die erwähnte Bescheidenheitshaltung. Untergründig sind diese Frauen aber von umso größeren unrealistischen Erwartungen beherrscht. Infolge ihrer Gehemmtheit im aggressiven Erlebensbereich fehlt ihnen die Fähigkeit zur Selbstbehauptung, und sie schrecken vor jeder eigenständigen Tätigkeit zurück, die eigentlich im Dienste ihrer eigenen Angelegenheiten notwendig wäre. Stattdessen haben sie die erwähnte passive Erwartungshaltung. Da sie auch in dem Bedürfnis, etwas für sich selber zu behalten, gehemmt sind, haben sie eine Opferhaltung, die natürlich etwas ganz anderes ist als die freiwillige Bereitschaft, im Interesse des neuen Kindes Opfer zu bringen. Trotz der scheinbaren Bescheidenheit drücken diese Frauen im Dienste ihrer untergründigen Erwartungen allerhand Ansprüche aus; freilich in einer unbewussten und indirekten Art und Weise. Ihre untergründigen Ansprüche können aber niemals befriedigt werden. Daher neigen sie dazu, der Umgebung Vorwürfe zu machen, nach dem Motto etwa: „Seht, was Mutter alles für euch tut und opfert! Und ihr seid so und so!"

Bilder und Skulpturen vorgeschichtlicher Zeiten und ursprünglicher Völkerschaften zeigen oft eine dickleibige Frau mit prallen Brüsten, die übrigens nicht selten ihre Kinder auffrisst. Es handelt sich dabei nicht etwa um eine Venus, sondern um das Bild einer Mütterlichkeit, das die Wünsche des bedrohten Urmenschen und des hilflosen kleinen Kindes als erfüllt darstellt. Denn in seinem Hunger phantasiert das kleine Kind Mutter und Mütterlichkeit unter dem Bild spendender Fülle. In seiner physiologisch bedingten Schwäche phantasiert es die Mutter als übermächtig, um sich ihrer Führungsrolle anvertrauen zu können. Da das kleine Kind sich nicht vorstellen kann, wie es ohne die Mutter existieren könnte, phantasiert es, dass die Mutter es nie hergeben werde. So wird die Mütterlichkeit in dieser frühen Entwicklungsstufe des Bildes der eigenen Weiblichkeit (2) als lebenspendend, aber auch als einengend und destruktiv zugleich erlebt. Das Beobachtungsmaterial zeigt: Frauen, die zur Hyperemesis gravidarum neigen, sind auf diesem Bild der Weiblichkeit bis ins Erwachsenenalter hinein stehengeblieben.

Nicht Befund, sondern Erklärungsversuch ist die folgende Überlegung, die die geschilderte Persönlichkeitsstruktur als Folge der Fixierung auf das Bild archaischer Mütterlichkeit ansieht. Die erwachsene Frau, die auf dieser Entwicklungsstufe des Bildes der eigenen Weiblichkeit stehengeblieben ist und die sich mit dieser archaischen Mütterlichkeit identifiziert, muss selber riesige oralverschlingende Tendenzen entwickeln. Weil sie aber so ungeheuer starke oralverschlingende Tendenzen entwickelt, muss sie diese abwehren. Eine so ungeheuer große Oralität kann in unserer Kultur nicht konfliktfrei erlebt werden. Eine solche Frau muss also orale Hemmungen entwickeln. Diese führen in sekundären Entwicklungsschritten zu den Zügen wie Opferhaltung und so weiter.

Die Frau, die in ihrer Entwicklung auf dem Bild archaischer Mütterlichkeit stehengeblieben ist, muss sich aber auch mit deren aggressiv-destruktiver Seite identifizieren. Sie übernimmt also notwendigerweise einen rücksichtslosen Machtwillen. Solche Machtgelüste müssen ebenfalls abgewehrt werden und führen zu den beschriebenen aggressiven Hemmungen. Denn es ist wiederum so, dass eine so ungeheure Aggressivität in unserer Kultur nicht konfliktfrei erlebt werden kann.

Nun zur Symptom-Bildung. Ein Kind kostet Zeit und Geld. Die Mutter muss also teilen, und es droht eine Beeinträchtigung ihrer Befriedigungsmöglichkeiten. Das Kind ist, zwar nicht ausschließlich, aber unter anderem doch auch ein Mitesser, ein oraler Konkurrent. Die gesunde Frau bringt in diesem Konflikt einen Kompromiss zustande: Sie ist in der Lage, dafür zu sorgen, dass weder sie selbst noch das Kind zu kurz kommt.

Die oral gehemmte Frau muss noch mehr als jede andere Frau das Kind als einen oralen Konkurrenten erleben. Denn gerade wegen ihrer Hemmungen kommt sie ohnehin immer zu kurz. Daher muss sie untergründig eine umso übertriebenere Vorstellung von den Wünschen, Ansprüchen und Rechten des Kindes haben. Diese Bedrohung der eigenen Bedürfnisse führt aber reaktiv zu einer Anregung der eigenen Appetenz, also zu einer Belebung der eigenen oralen Impulse. Diese oralen Impulse können aber nicht zu Ende geführt werden. Denn es handelt sich ja um oral gehemmte Individuen. Das physiologische Korrelat der nicht abgeführten Appetenz-Stimmung äußert sich aber in Form von Hypersalivation. Ein Teil des Schwangerschaftserbrechens besteht ja gar nicht in Erbrechen von Mageninhalt, sondern in Erbrechen von riesigen Mengen Speichel. Die Erwartung, durch die Geburt des Kindes leer auszugehen, mobilisiert aber auch Ärger und Enttäuschung. Die mobilisierten ärgerlichen Impulse können ebenfalls nicht abgeführt werden. Denn die betreffenden Frauen sind ja im aggressiven Erleben gehemmt. Das Erbrechen von Mageninhalt ist das Korrelat der mobilisierten, aber nicht zu Ende geführten aggressiven Impulse.

Ein konkretes Beispiel soll illustrieren, wie in einer psychotherapeutischen Behandlungsstunde das Wirken der beschriebenen Kräfte direkt beobachtet werden kann.

Eine Patientin, die mit schwerer Hyperemesis gravidarum in stationärer Behandlung stand, hatte sich gerne zur psychotherapeutischen Behandlung überweisen lassen. Umso erstaunlicher war die recht ärgerliche und fordernde Weise, in der sie als erstes die Anklage erhob, dass man ihr auf der Station zu wenig zu essen geben würde. Dem Psychiater warf sie ärgerlich vor, was sie denn überhaupt bei ihm solle. Die Ärzte sollten doch ohne viel Gerede wissen, was zu tun sei. Sie selber könne wohl akzeptieren, dass man ihr eine psychotherapeutische Behandlung geben müsse; aber doch ohne dass sie selber so viel befragt werde. Der Zuhörer merkt: Sie ist voller Ärger, und sie meint, statt dass sie etwas bekommt, solle sie etwas hergeben. Ansonsten sagt sie lediglich, sie sei durch nichts beunruhigt, ihr Mann verdiene gut, sie freue sich auf ihr Kind, sie komme mit allen Beziehungspersonen gut aus. Während der ärgerlichen Stimmung in dieser ersten Behandlungsstunde war sie von in der Magengegend empfundenem Brechreiz beeinträchtigt und stand mehrfach kurz vor dem Erbrechen von Mageninhalt.

In der zweiten Behandlungsstunde war sie sehr viel weniger ärgerlich. Ihre Phantasie ist dafür ausschließlich bei oralen Dingen: beim Essen und bei dem, was sie nach der Geburt des Kindes nicht haben werde. Mehrmals unterbricht sie das Gespräch und fragt mit Nachdruck, ob die Besprechung wirklich um 11.50 Uhr beendet sein werde, denn dann gäbe es auf der Station Essen. Sie malt aus, was eine Mutter alles für ihr Kind tun „müsse". Wenn das Kind Hunger hat, müsse man zum Beispiel sofort das und das tun. Die zu erwartenden Opfer werden hauptsächlich auf das Essbedürfnis des Kindes zurückgeführt. Sie verweilt aber auch bei der finanziellen Umstellung, die sie als erheblich erlebt. Sie befürchtet, dass sie des Kindes wegen vielleicht keine Cafébesuche mehr machen könne. Bei all dem bringt sie Verpflichtungsgefühle und eine Opferhaltung dem Kind gegenüber zum Ausdruck, ohne dass dabei die Vorstellung eines Müssens oder einer Belastung in ihr reflektierendes Erleben eintreten würde. Auffällig war, dass sich die Patientin wiederholt auf den Magen fasste, während sie die zu erwartenden oralen Bedürfnisse des Kindes ausmalte. Dem vorwiegend oralen Thema entsprechend, hatte sie in dieser zweiten Behandlungsstunde lediglich eine ganz erhebliche Hypersalivation, nicht aber in der Magengegend empfundenen Brechreiz.

Helene Deutsch meint, dass beim Schwangerschaftserbrechen feindliche, gegen den Fötus gerichtete Impulse die entscheidende Rolle spielen würden. Durch das Erbrechen würde in der Phantasie der Patienten die Frucht auf oralem Wege wieder ausgestoßen. Bei dem tatsächlich zu beobachtenden Ärger der Frau mit Hyperemesis handelt es sich aber nicht – und das ist einfach ein

Befund – um Ärger auf das Kind. Ganz im Gegenteil würden die Frauen, die zu Hyperemesis gravidarum neigen, am liebsten ganz viele Kinder haben. Das ist eine weitere Folge davon, dass diese Frauen in der Identifizierung mit dem Bild archaischer Mütterlichkeit leben. Typisch ist z. B. eine Frau mit ganz schwerem Schwangerschaftserbrechen, die ihrem Freund nachhaltig zu verstehen gegeben hatte, dass sie ihn nicht heiraten würde, wenn sie nicht zuvor schwanger werde. Die Auffassung, Hyperemesis gravidarum trete auf, weil die Frau kein Kind haben wolle, ist eben nicht richtig.

Die beschriebenen psychischen Faktoren stehen in einem engen Zusammenhang mit den sozio-kulturellen Faktoren, die das Auftreten von Hyperemesis gravidarum begünstigen.

In vielen ursprünglichen asiatischen und afrikanischen Völkerschaften ist Hyperemesis gravidarum praktisch unbekannt. Die Rolle und die Möglichkeiten der Frau sind auch genau festgelegt, so dass ein neues Kind höchstens eine geringe Beeinträchtigung der oralen Ansprüche der Frau mit sich bringen kann. Sobald dieselbe Familie aber in eine der großen Städte zieht, tritt Hyperemesis gehäuft auf. Denn in der urban-industriellen Gesellschaft hat die Frau eine größere persönliche Bewegungsfreiheit, und sie ist einem größeren oralen Angebot ausgesetzt: Ein neues Kind beeinträchtigt auf einmal ihre eigenen Befriedigungsmöglichkeiten.

Man darf dabei ursprünglichere sozio-kulturelle Verhältnisse nicht etwa mit Armut verwechseln. In den ganz reichen Familien des feudalistischen Indiens war Hyperemesis praktisch unbekannt. Auch hier ist die Rolle der Frauen so festgelegt, dass diese ohnehin nur beschränkt eigenständigen Lebenszielen nachgehen können, in deren Verfolgung ihnen vielleicht das Kind Opfer abverlangen würde. Ein neues Kind gibt ihnen höchstens mehr Prestige, aber keine zusätzliche Einschränkung. Die arme Frau auf der Straße der indischen Großstadt aber hat alle Veranlassung, bei einem neuen Kind um die eigene Ernährung besorgt zu sein. Gerade in diesen Schichten aber ist Hyperemesis äußerst verbreitet.

Die bislang so rätselhaft erscheinende epidemiologische Verteilung der Hyperemesis gravidarum findet also durch den psychologischen Befund eine zwanglose Erklärung und stellt daher eine indirekte Bestätigung für die hier vorgetragene Auffassung von der Hyperemesis dar.

Abgesehen von der Hyperemesis können in der Schwangerschaft viele andere Symptome vorkommen, die eine deutliche Beziehung zu einer pathologischen Verarbeitung von oralen und aggressiven Impulsen haben. Bei diesen Symptomen liegen eine ähnliche Persönlichkeitsstruktur und Konflikthaftigkeit zugrunde. Lediglich die Akzentsetzungen innerhalb des Ausmaßes der oralen oder aggressiven Gehemmtheiten bedingen die andersartige Symptomatik. Eine relativ direkte Abfuhr gehemmter oraler Impulse findet sich bei Sodbrennen, zügellosem Appetit, der zu übermäßiger Gewichtszunahme führt, bei den sogenannten Schwangerschaftsgelüsten nach besonderen Nahrungsmitteln und bei Hypersalvation. Bei Appetitmangel, Ekel und Aversionen gegen bestimmte

Nahrungsmittel sind die oralen Hemmungserscheinungen stärker als die Dennoch-Wirksamkeiten der gehemmten oralen Impulse. Beim Stehlen in der Schwangerschaft mit seiner deutlichen Beziehung zu oralen Impulsen ist die aggressive Komponente nicht nur im Symptom, sondern auch in der Persönlichkeitsstruktur besonders offensichtlich.

In einer ganz anderen Untersuchung, nämlich in einer Untersuchung über *psychogene Gebärstörungen*, wurde beobachtet, dass die funktionelle Rigidität des Muttermundes ein Korrelat zu einer ärgerlichen Stimmung unter der Geburt ist, die nicht bewusst erlebt und daher nicht abgeführt werden kann. Denn die Persönlichkeitsstruktur dieser Frauen ist durch die Hemmung aggressiver Impulse gekennzeichnet. Überrascht hat der weitere Befund, dass bei der einen Untergruppe von funktioneller Rigidität des Muttermundes ausgerechnet wieder dieselbe Persönlichkeitsstruktur gefunden wurde, wie sie für Hyperemesis gravidarum typisch ist. Diese Beobachtung führte zu der Vermutung, dass Hyperemesis gravidarum und funktionelle Rigidität des Muttermundes dazu neigen müssten, bei ein und derselben Frau vorzukommen. Diese Vermutung wurde durch die Auswertung der Krankenblatteintragung aus weiter zurückliegenden Jahrgängen statistisch signifikant bestätigt. Dieses statistische Ergebnis darf als weiterer indirekter Hinweis für die Gültigkeit der vorgetragenen Beobachtungen gewertet werden.

Aus den vorgelegten Ergebnissen sollte nicht die Folgerung gezogen werden, Patientinnen während einer Hyperemesis gravidarum einer psycho-analytisch orientierten Psychotherapie zuzuführen. Es würde lediglich eine Verschlimmerung der Aufregung und der Symptomatik resultieren. Für die Mehrzahl der Schwangerschaftsstörungen gilt die Regel, dass eine psychotherapeutische Führung nicht aufdeckend, sondern unterstützend vorgehen sollte. Wenn der Arzt aber die geschilderten Zusammenhänge in sich aufgenommen hat, ist er in die Lage versetzt, mit der Patientin wohlwollend und sachgemäß umgehen zu können. Zum Teil sollten die oralen Bedürfnisse der Patientin befriedigt werden. Das kann zum Beispiel durch freundliche Zuwendung von Seiten des Arztes oder durch eine Krankenhauseinweisung geschehen. Solche Zuwendung allein bringt bei der untergründig nach Mutter und eigener Sättigung jammernden Frau oft schon genügend Erleichterung. Es liegt an der damit verbundenen oralen Zuwendung und Geborgenheit, wenn das Erbrechen ohne alle weiteren Maßnahmen prompt aufhört, sobald die Frau nur in einem Krankenhausbett liegt.

Ferner sollte der Effekt einer ganz einfachen Aussprache nicht unterschätzt werden. Es macht etwas aus, wenn die Patientin sich einmal bei jemandem aussprechen darf, der mit Interesse zuhört. Dabei soll der Arzt die Aussage vermeiden, es handle sich um ein psychogenes Symptom, es wäre alles nur Folge von psychischen Konflikten.

In einem solchen Gespräch mag der Arzt zum Beispiel die Berechtigung der oralen Wünsche der Frau ausdrücklich bestätigen und sanktionieren. Der Arzt

wird Schuldgefühle reduzieren, wenn er der Schwangeren den Gedanken nahelegt: „Ich darf an mich selber denken und brauche nicht nur an das Kind zu
denken." Der Arzt kann der Patientin helfen, zu sehen, dass es normal ist,
wenn sie denkt: „Ich liebe mein Kind. Aber manchmal ist es mir auch lästig."
Diese Zwiespältigkeit kann die Frau mit Schwangerschaftserbrechen ja nicht
bewusst erleben. Der Arzt kann durch seine verständnisvolle Führung dazu
beitragen, dass die Patientin einen Kompromiss fertigbringt zwischen ihren
eigenen Bedürfnissen und den Bedürfnissen des Kindes. Der Arzt kann der
Patientin helfen, zu sehen: „Das Kind wird Opfer verlangen. Aber das und das
werde ich mir trotzdem leisten können." Es sei wiederholt: Eine solche Beantwortung der unausgesprochenen Fragen der Patientin sollte im Allgemeinen
ohne viel Aufdecken erfolgen. In der Schwangerschaft sollte alle nachhaltige
Aufregung vermieden werden.

Bei dem oft nützlichen Rat, das häusliche Milieu zu vermeiden, denkt der
Arzt häufig, durch den Ortswechsel würde eine ärgerliche Auseinandersetzung
mit dem Ehemann, mit der Schwiegermutter usw. vermieden. Wichtiger ist
wohl, dass der eigene Haushalt der Ort ist, wo die Frau ihre Opferhaltung
praktiziert und wo sie die Verpflichtungsgefühle erlebt. Wenn sie den eigenen
Haushalt sieht, wird sie an die orale Konfliktsituation dem Kind gegenüber
erinnert. In der Tat hört das Erbrechen bei vielen Frauen auf, wenn sie dem Rat
des Arztes entsprechend verreisen, obgleich der angeblich Ärger auslösende
Ehemann mitreist. Sobald sie aber nach ihrer Rückkehr die eigene Wohnung
betreten, fängt das Erbrechen wieder an. Bei dem Rat eines Milieuwechsels ist
also im Allgemeinen nicht die Trennung vom Ehemann, sondern die Trennung
vom eigenen Haushalt das entscheidende Moment.

So werden die oralen Wünsche der Frau mit Hyperemesis zum Teil durch
die Behandlung selber befriedigt; zum Teil werden eigene orale Wünsche als
berechtigt erklärt; zum Teil wird darauf hingewiesen, dass eine gewisse Befriedigung durchaus möglich ist; zum Teil wird der Patientin geholfen, einen Kompromiss zwischen den eigenen Ansprüchen und den Ansprüchen des Kindes
zu finden. Eine nähere Beschreibung der psychodynamischen Zusammenhänge
und der therapeutischen Implikationen findet sich in dem Buch „Die unbewusste
Angst vor dem Kind" (2).

LITERATUR

(1) WEINER, H., M. THALER, M.F. REISER and I.A. MIRSKY: Etiology of Duodenal
    Ulcer. I. Relation or Specific Psychological Characteristics to Rate of Gastric Secre-
    tion (Serum Pepsinogen). Psychosom. Med. 19, 1-10 (1957).
(2) MOLINSKI, H.: Die unbewusste Angst vor dem Kind. Kindler Verlag, München,
    1972.

EMOTIONALE UND INTERPERSONALE ASPEKTE
DER GEBURT

Das Verhalten und Erleben der gebärenden Frau wird in erster Linie von biologischen Faktoren bestimmt, d. h. von dem überwältigenden Prozess der Gebärphysiologie. Es wird aber auch davon bestimmt, welche Emotionen während des Gebärens mitschwingen, und in welchen interpersonalen Beziehungen die Gebärende steht. Die funktionsabhängige ortsständige, also autochthone Organphysiologie kann also von der Affektphysiologie überlagert und modifiziert werden. So kann es zu funktionellen Gebärstörungen kommen.

Das generative Erleben stellt einen großen, sich kontinuierlich entfaltenden Verlaufsbogen dar (1). Der Gedanke an eine evtl. eintretende Schwangerschaft geht immer mit einer Vielzahl von Hoffnungen und Erwartungen einerseits, mit Ängsten und Befürchtungen andererseits einher: Schwangerschaft als Konflikt. Dabei kann es sowohl zu gesunden als auch zu pathologischen Formen der Lösung dieses Konfliktes kommen. Mit dem Eintritt einer tatsächlichen Schwangerschaft ändern sich die äußere Realität und damit auch die Motivationslage der Frau sowie Inhalt und Form des Schwangerschaftskonfliktes. Im ersten, zweiten, dritten Trimenon sowie während Geburt und Wochenbett kommt es dann zu einer Abfolge sich regelhaft einstellender normaler psychischer Veränderungen der Frau. Das generative Erleben mündet ein in die Aufgaben und Probleme der Elternschaft.

Die von *Stauber* dargestellten modernen Änderungen in der ärztlichen Führung von Schwangerschaft, Geburt und Wochenbett wollen dabei nicht zuletzt auch zu einer guten Eltern-Kind-Beziehung beitragen und eine günstigere und gesündere Elternschaft fördern. Die Beschäftigung mit der Psychologie von Schwangerschaft, Geburt und Wochenbett hat also eine präventive Funktion in Bezug auf etwaige spätere Fehlentwicklungen des Kindes.

Normale psychische Veränderungen während der Geburt

Innerhalb dieses weitgespannten Bogens generativen Erlebens zeichnet sich das Erleben während der Geburt (1) dadurch aus, dass es noch fester durch die Reaktion auf biologische Vorgänge festgelegt ist, als es für einen Teil dieses Verlaufsbogens ohnehin gilt.

Gegen Ende des dritten Trimenons, wenn der körperliche Zustand immer schwieriger wird, gerät die Frau in einen Zustand dranghafter psychischer und körperlicher *Spannung* und sie fängt an, unruhig herumzulaufen. Schon am Ende des dritten Trimenons kommt es zu häufigeren Kontraktionen des Uterus. Schließlich gehen die getriebene Erregung und die vermehrte Motorik in den Wehenbeginn über, und die Eröffnungsperiode setzt ein.

Die Gebärphysiologie besteht weitgehend aus einem sich fließend ändernden Gleichgewicht zwischen *austreibenden* und *zurückhaltenden* Kräften. Die austreibenden Kräfte werden durch die Bauchmuskulatur, durch Atmung, ja schließlich fast durch die gesamte Körpermuskulatur unterstützt. Eine zurückhaltende Kraft kann durch den Einsatz von Beckenboden-, Bauch-, Extremitäten-, Atem- und Rektummuskulatur erzeugt werden. Nicht inbegriffen ist der Uterus. Es handelt sich ja um eine relativ bewusstseinsnahe und willensbetonte Verhaltensweise.

Unter der Geburt gibt es kein Entweichen mehr. Die Gebärende ist einem überwältigenden Naturgeschehen ausgeliefert, sie ist dem Schicksal verfallen. Hier ist ein Affekt der *Hingabe* realitätsgerecht und förderlich. Anders ausgedrückt: Die Tätigkeit des Gebärens erfordert die aktive Fähigkeit, den Willen des Ichs, zurückzutreten und die Autonomie der Naturvorgänge gewähren zu lassen. Eine solche Hingabe ist eine aktive Tätigkeit, die nicht mit Passivität verwechselt werden darf.

Wer das aber aus einer psychischen Hingabestörung heraus nicht fertigbringen kann und sich aufbäumen muss, neigt zu einer weiteren Form des gestörten Verhaltens und Erlebens unter der Geburt und damit zu einer weiteren Form von funktioneller Gebärstörung.

Natürlich geht jede Wehentätigkeit unausweichlich mit einem gewissen Ausmaß von *Schmerz* einher. Je mehr aber die rückhaltenden Tendenzen und Kräfte überwiegen, je mehr der Ärger überwiegt, je mehr die Anspannung wächst, desto größer wird der Schmerz werden.

Schmerz ist gleichbedeutend mit vermehrter Bewusstwerdung und Aufmerksamkeitszuwendung. Solange man ein bestimmtes Organ nicht bemerkt, schmerzt es auch nicht und weitgehend umgekehrt. Insofern ist der Geburtsschmerz ein Preis für den psychologischen Fortschritt, für die Erweiterung des Bewusstseins.

Ähnliches mag auch im Bereich geistigen und moralischen Erlebens gelten. Da aber Gebären und ein Kind zu bekommen zunehmend weniger vom kulturellen Umfeld getragen werden, mag die Geburt mitunter ein umso schmerzhafteres Erleben werden, das nur noch nach Pharmakologie zu rufen scheint: nicht nur Schmerz, sondern Seelenpein.

Mit dem Größerwerden des Schmerzes aber wächst die *Angst*, Angst vor allem vor weiterem Schmerz. Ein gewisses Ausmaß von bewusst erlebter Angst führt zu keiner Gebärstörung, sondern fördert die Gebärphysiologie. Die Patientin mit manifester Angst kann aktiv werden, sie kann sich wehren und kämpfen. Wohl aber klingt es plausibel, dass die Physiologie von Schwangerschaft und auch von

Geburt am besten unter einem Gefühl der Sicherheit vonstatten gehen (2). Merkwürdigerweise aber wird bei einem solchen Wortgebrauch nicht so schnell eine Beziehung zum Thema Angst hergestellt, obgleich ein Gefühl der Sicherheit in Wirklichkeit doch weitgehend identisch ist mit dem Zustand der Freiheit von Angst.

Ein zu starkes Ausmaß von Angst kann zu dem weiter von *Stauber* erwähnten Angst-Spannungs-Schmerz-Syndrom führen. Die Geburtsvorbereitungskurse und die sonstigen Veränderungen der modernen Geburtshilfe dienen jedoch nicht nur der Verminderung von Verspannung und Geburtsschmerz. Sie dienen ebenso der Korrektur einer einseitig technisierten Geburtshilfe. Sie wollen den emotionalen Bedürfnissen von Vater, Mutter und Kind besser Rechnung tragen. Schließlich geht es dabei auch um den schon erwähnten prospektiven und präventiven Aspekt der Eltern-Kind-Beziehung.

Unter der Geburt kommt es zu einer *Minderung* von *Bewusstseinslage*, *Wahrnehmung* und *Ich-Identität*. Das rationale Denken tritt zurück und die Macht der inneren Bilder wird größer. Das Unbewusste wird bewusstseinsnäher und übernimmt die Führung, die Selbstkontrolle wird beeinträchtigt.

Dabei handelt es sich nicht etwa um eine negativ zu beurteilende Ich-Regression, sondern um eine zweckdienliche Anpassung, wobei sich die Bewusstseinslage weitgehend auf die Dominanz des Naturvorganges einschwingt: die Frau konzentriert sich ganz auf die zu leistende Arbeit. Gleichzeitig wird sie der Hilfe von Seiten der Hebamme und des Arztes umso zugänglicher. Auch wird so der Schmerz weniger relevant erlebt und schnell wieder vergessen, da es sich ja um ein quasi abgekapseltes Stück Erleben handelt.

Auch im Bereich der Veränderungen der Bewusstseinslage kann es zu Pathologie kommen; zu hochsteigenden Phantasien, die zu Realitätsverzerrungen führen können; zu delierartigen Träumen, die zu unangepasstem Verhalten führen können und auch falsche Erinnerungen hinterlassen können; dass z. B. bestimmte Individuen bei der Entbindung dabei gewesen seien und bestimmte Dinge gesagt oder getan haben würden. Im Extremfall kann es zu psychoseähnlichen Zuständen kommen.

In ihrer Not ist die Frau wie ein Kind auf Hilfe von außen angewiesen. So hat sie das *Bedürfnis nach einer helfenden Mutterfigur*, nach Hautkontakt, Zärtlichkeit und Zuwendung. Ebenso hat sie das Bedürfnis nach einer starken und führenden Person. Geburtshelfer und Hebamme müssen diese beiden unterschiedlichen Funktionen sowohl akzeptieren als auch ausüben können.

Mit der vollzogenen Entbindung erleidet die Frau einen *doppelten Verlust*. Sie hat einen körperlichen Verlust erlitten, denn das Kind ist nicht mehr in ihrem Leib. Sie hat aber auch die schönen ganz privaten Schwangerschaftsphantasien verloren, denn ihre unbegrenzten Träume sind jetzt durch die triviale Realität des Kindes ersetzt. Nach der eigenen Meinung hat der sog. Heultag oft etwas mit diesem Erlebensbereich zu tun.

Auch hier kann es wiederum zu pathologischen Entwicklungen kommen. Nach der Entbindung geben manche Frauen erst einmal einem gleichgültigen oder gar feindlichen Gefühl dem Kind gegenüber Ausdruck. Von mütterlichen Gefühlen ist da mitunter noch nicht viel zu sehen. Aber sowie die Frau das Kind angelegt, genährt, gestillt hat, sowie sie angefangen hat, für das Kind zu sorgen, erlebt sie, dass es ihr Kind ist, und dass dieses Kind zu versorgen für sie etwas Positives bedeutet. Es gibt Fälle, in denen die Entwicklung mütterlicher Gefühle auf Dauer mehr oder weniger vollständig ausbleibt. In einigen dieser Fälle ist eine markante narzisstische Pathologie unübersehbar.

PATHOLOGISCHES UND NORMALES GEBÄRVERHALTEN

Die obige Darstellung des Erlebens der Gebärenden könnte den Eindruck erwecken, als wenn die Frau quasi isoliert und privat bleibend nur auf die autonomen physiologischen Vorgänge im eigenen Körper reagieren würde. Tatsächlich aber sind der Ablauf der Gebärphysiologie und das Zusammenspiel der austreibenden und zurückhaltenden Strukturen auch von den während der Geburt wirksamen Affekten und Impulsen überlagert.

Geburtshilfliche ‚Diagnosen‘ wie etwa fetal distress, verzögerter Geburtsverlauf, Geburtsstillstand, Dystokie, fehlerhafte Einstellung des Kopfes, Fieber unter der Geburt u. a. m., unterscheiden sich in zweifacher Hinsicht von dem, was man üblicherweise in der Medizin unter einer Diagnose versteht. Erstens wird nicht das Vorliegen einer bestimmten Krankheit diagnostiziert, sondern es wird festgestellt, dass Umstände eingetreten sind, die einer Indikationsstellung, also einer Handlungsanweisung an den Arzt gleichkommen. Wenn man aber das zugrundeliegende pathologische Geschehen diagnostizieren wollte, müsste man zweitens in vielen Fällen nicht eine organische Störung, bzw. eine Störung der Organphysiologie benennen, sondern ein gestörtes Verhalten der Patientin: es gibt normales und pathologisches Gebärverhalten (3).

Gestörtes Gebärverhalten ist nun keineswegs immer ein direktes Korrelat zu Angst, wie es durch den allgemein anerkannten Ausdruck Angst-Spannung-Schmerz-Syndrom nahegelegt wird. Als pathologisches und damit gleichzeitig pathogenes Gebärverhalten sind u. a. anzuführen das retentive, das ärgerliche, das perfektionistische, das inaktive, das kontakt-arme, das ratlose, das planlose Gebärverhalten. Alle diese unterschiedlichen Verhaltensweisen sind Korrelat zu jeweils unterschiedlichem Erleben während der Geburt; sie alle können zu einer Vielzahl von geburtshilflichen Indikationen führen.

Angsterfülltes Gebärverhalten

Jeder Geburtshelfer kennt Verhaltensweisen unter der Geburt, die ein direktes Korrelat zu Angst sind: entweder unkoordiniertes und lautes Gesamtverhalten, wie etwa Schreien und Strampeln oder ein Gebärverhalten, das durch den planlosen und unzweckmäßigen Einsatz der oft verkrampften Muskulatur gekennzeichnet ist. Die Frau macht alles falsch. Sie ist zu einer Kooperation mit Arzt und Hebamme nicht fähig. Sie kann z. B. – um nur eine der vielen Untergruppen zu nennen – viel zu früh mitpressen, wenn der Kopf noch lange nicht tief genug steht.

Retentives Gebärverhalten

Ein gewisses Ausmaß von zurückhaltendem Gebärverhalten ist, wie oben schon ausgeführt worden ist, situationsgerecht und biologisch notwendig. Darüber hinausgehend können retentive Impulse in unterschiedlichen psychologischen Zusammenhängen ein pathologisches Ausmaß annehmen. Der Beckenboden wird angespannt, die Oberschenkel werden zusammengekniffen, der Bauch rausgestreckt. Das Gesäß wird mitunter angehoben, so dass die Frau mit Fuß und Waden entgegenstemmen kann. Dann kann durch eine bestimmte Atemtechnik das Diaphragma in der Inspirationsstellung gehalten werden, so dass die Ausatmung erschwert ist und eine Sogwirkung resultiert. Dabei können subkonjuntivale und suborbitale Blutungen vorkommen.

Den Geburtsverlauf störende, zurückhaltende Impulse treten häufig als Reaktion auf die Angst vor dem Austreten des Kopfes auf. Retentive Impulse können aber auch der Ausdruck von Trotz und Widerspenstigkeit sein. Es mag schwer verständlich erscheinen, dass die Gebärende einen aus ganz anderen interpersonalen Beziehungen stammenden Trotz auf das Kreißsaalpersonal übertragen kann. Aber das wesentliche des neurotischen Verhaltens ist es ja gerade, dass es inadäquat ist. Beim Vorliegen retentiven Gebärverhaltens haben wir nicht selten die Wirksamkeit eines untergründigen Wunsches beobachtet, das Kind ganz für sich behalten zu wollen, ohne es mit der Umwelt teilen zu müssen. In retentiven Impulsen unter der Geburt kann eine Frau sich auch gegen den Zwang auflehnen, der von Natur und Schicksal ausgeht. Gerade solche Aufbegehrungstendenzen gegen die Einschränkungen, die das weibliche Dasein mit sich bringt, können im besonderen Ausmaß das Verhalten unter der Geburt bestimmen.

Ärgerliches Gebärverhalten

Ein gewisses Ausmaß ärgerlich getönter Arbeitsstimmung fördert die Entfaltung der Gebärphysiologie. Wenn die Frau aber im Erleben ärgerlicher Befindlichkeit gehemmt ist, wenn es sich also um im aggressiven Erlebensbereich gehemmte Frauen handelt, ist der physiologische Fortgang der Geburt behindert. Es kommt dann nicht mehr zu einer weichen Eröffnung des Muttermundes, sondern zur Rigidität, zu einer zervikalen Dystokie, die mit einer verlängerten und vermehrt schmerzhaften Geburt einhergeht.

Das Verhalten unter der Geburt ist dabei durch einen Ärger gekennzeichnet, der infolge der aggressiven Gehemmtheit der Gebärenden nicht richtig bewusst wird, und damit auch nicht abgeführt werden kann, sondern als untergründiger und unentfalteter Ärger weiterschwelt. Von den mannigfachen klinischen Manifestationen sei hier lediglich an das Bild eines stillen aber dennoch irgendwie vorwurfsvollen Leidens erinnert, das mit unwilligem Stöhnen einhergeht. Oft sind diese Frauen unter der Geburt mürrisch und verdrießlich, auch widerspenstig. Unterschiedliche klinische Manifestationen des ärgerlichen Gebärverhaltens und die psychischen Quellen des Ärgers unter der Geburt sind an anderer Stelle ausführlich geschildert worden (4, 5).

Zumindest in einigen Fällen von Sturzgeburt ist an dem Verhalten post partum ein auffälliger Mangel an retentivem Erleben und Eigenwillen zur Beobachtung gekommen. Es stellt sich die Frage, ob eine in der Persönlichkeitsstruktur verankerte Hemmung des retentiven Erlebens überhaupt die Ursache dafür war, dass das für eine Geburt normale retentive Erleben und Verhalten nicht praktiziert werden konnte.

Inaktives Gebärverhalten

Das Verhalten unter der Geburt kann durch einen Mangel an jeglicher Aktivität, also durch Passivität, gekennzeichnet sein. U. a. mangelt es auch an einer einsatzbereiten Mitarbeiterin mit Arzt und Hebamme.

Kontakt- und ratloses Gebärverhalten

Das kontaktarme und gleichzeitig ratlose Gebärverhalten ist für manche schizoidstrukturierte Frau typisch.

Perfektionistisches Gebärverhalten

Bei dem perfektionistischen Gebärverhalten wird die Frau mit den Problemen um Aktivität und Passivität sowie Hingabe nicht fertig. Gerade das perfektionistische Gebärverhalten ist mit seinen verschiedenen Manifestationen von großer praktischer Bedeutung. Seine verschiedenen Manifestationen würden ähnlich wie das ängstliche, ärgerliche und retentive Gebärverhalten eine gesonderte breitere Darstellung erfordern.

Planloses Gebärverhalten

Schließlich gibt es eine planlose Aktivität unter der Geburt, die nicht eine direkte Manifestation von Angst ist, und die für die hysterisch strukturierte Frau typisch ist.

Ungestörtes Gebärverhalten

Ein der Situation angepasstes und kooperatives Verhalten unter der Geburt bringen am ehesten diejenigen Frauen fertig, die ein gewisses Ausmaß von Angst und ärgerlich getönter Arbeitsstimmung bewusst erleben können; die Aktivität fertigbringen und es gleichzeitig akzeptieren können, sich dem Naturgeschehen hinzugeben. Mitunter gibt es sogar ein ausgesprochen zufriedenes und trotz Angst und Schmerz freudvoll getöntes Gebärverhalten. Dabei handelt es sich nicht etwa um Frauen mit einem Bild der eigenen Weiblichkeit, das ausschließlich den mütterlichen Bereich beinhaltet; vielmehr handelt es sich dabei um diejenigen Frauen, deren Bild der eigenen Weiblichkeit auch auf den Partner bezogen ist. So sprechen diese Frauen z. B. auch im Kreißsaal nicht nur von Mutterschaft und Kind, sondern auch von ihrem Mann. Sie sind von einem Gefühl der Sicherheit gekennzeichnet.

THERAPEUTISCHE BEDEUTUNG

Wenn der Gynäkologe weiß, dass unter der Geburt unterschiedliche Affekte und Impulse einen störenden Einfluss ausüben können, kann er seine Patientinnen besser verstehen und daher auch sachgemäßer mit ihnen umgehen, wodurch dem Eintreten mancher geburtshilflicher Störung vorgebeugt werden kann. Psychologische und pharmakologische Geburtsleitung schließen sich nicht wechselseitig aus und können sich ergänzen.

Freilich genügt es für ein besseres Verständnis der individuellen Patienten nicht, lediglich zu erkennen, welche Affekte und Impulse in diesem betreffenden Fall unter der Geburt wirksam sind. Auf die ebenso wichtige Frage, in welchen vielfachen Erlebniszusammenhängen diese störenden Affekte und Impulse auftreten können, kann hier nicht eingegangen werden.

Ferner erscheint eine neue Belebung der psycho-prophylaktischen Vorbereitungskurse denkbar, wenn man bereit ist zu berücksichtigen, dass es nicht ausschließlich um Angst geht.

WISSENSCHAFTLICHE AUFGABEN

Affekte nehmen an zwei unterschiedlichen biologischen Bereichen Anteil. Sie sind einerseits nervös gesteuerte physiologische Vorgänge, die den biologischen Sinn haben, dem personalen Umfeld das Vorliegen eigener Bedürfnisse, also ein Ungleichgewicht in der eigenen Homöostase anzuzeigen. Andererseits haben die Affekte einen Stellenwert im Erleben der Betroffenen, also im assoziativen Gefüge der psychischen Inhalte, wodurch eine Steuerung des

Affektiven möglich wird. Es erscheint wünschenswert, an den einzelnen involvierten Organen mittels physiologischer Methodik zu untersuchen, wie die Affektphysiologie die autochthone Gebärphysiologie überlagern und modifizieren kann. Man könnte bei dieser Aufgabe von einer geburtshilflichen Neurologie sprechen.

Die Pathogenese der hier geschilderten funktionellen Gebärstörungen ist übrigens auch von einem wissenschaftstheoretischen Interesse. Die interpersonale Psychiatrie nach *Harry Stuck Sullivan* fasst die nicht organisch bedingten psychischen Störungen und Symptome als interpersonales Geschehen auf und nicht mehr als Eigenschaften, die einem isolierten Individuum anhaften würden. Indem die funktionalen Störungen der Gebärphysiologie teils Korrelat zu, teils Folge von Affektkonstellationen und Verhalten sind, bestätigen sie diese Auffassung der interpersonalen Psychiatrie. Die Medizin studiert die physiologischen Vorgänge gerne so, als wenn diese Vorgänge ein in sich geschlossenes System innerhalb der Grenzen eines isolierten Organismus darstellen würden. In Wirklichkeit wird der Ablauf vieler physiologischer Vorgänge von den gegenwärtig wirksamen Affekten, d. h. aber von der konkreten interpersonalen Situation determiniert. Wir können also geradezu von einer interpersonalen Physiologie sprechen. Eine solche interpersonale Sicht, die uns für die Lustphysiologie und für die funktionellen Sexualstörungen zunehmend geläufiger wird, gilt auch für einen Teil der gynäkologischen Urologie und nicht zuletzt auch für einen Teil der funktionellen Gebärstörungen.

LITERATUR

(1) HERTZ, Dan G., H. MOLINSKI: Psychosomatik der Frau, 3. Aufl. Springer, Berlin, Heidelberg New York, 1986.

(2) MOLINSKI, H.: Geburtshilfliche Symptomatik als Folge gestörten Gebärverhaltens. Z Geburtshilfe Perinatol. 179: 383, 1975.

(3) MOLINSKI, H.: Psychosomatische Aspekte bei Fehlgeburt. Gynäkologe 21: 273, 1988.

(4) MOLINSKI, H.: Bilder der eigenen Weiblichkeil, Ärger während der Geburt und Rigidität des Muttermundes. Z Psychosom. Med. 14: 90, 1968.

(5) MOLINSKI, H.: Die Auswirkung von Ärger auf den Geburtsverlauf. Z Psychosom. Med. 16: 343, 1970.

DIE BEDEUTUNG DER NATÜRLICHEN GEBURT

Die Geburtshilfe war ursprünglich vorwiegend an den mechanischen Gesetzmäßigkeiten orientiert, nach denen das Kind die Geburtswege passiert. Die moderne Geburtshilfe aber hat in zunehmendem Ausmaß auch psychologische Aspekte berücksichtigt. Dabei haben sich 4 unterschiedliche Zielsetzungen entwickelt.

Zwischen beiden Weltkriegen mehrte sich die Einsicht, dass Angst unter der Geburt zu körperlicher Verspannung und zu verstärktem Schmerz führen kann. Schmerz aber erhöht zirkelförmig rückwirkend wiederum die Angst. Als Folge dieses Angst-Spannungs-Schmerz-Syndroms kann es zu geburtshilflichen Komplikationen bei der Frau und zu einer Schädigung des Kindes – z. B. zu einem spastischen Kind – kommen. Read in England und Velvovsky in Russland entwickelten daher psychologisch orientierte Kurse zur Geburtsvorbereitung – in Deutschland meist Readkurse genannt – und Methoden einer sog. natürlichen Geburt. Dabei soll durch körperliche und psychische Entspannung dieser Zirkel von Angst und Verspannung und Schmerz durchbrochen werden. Der Einsatz psychologischer Methoden diente also zunächst dem engumgrenzten Ziel, Schmerz und Verspannung zu vermeiden. Der natürlichen Entbindung ohne eine medikamentöse Dämpfung des Bewusstseins wurde aber auch ein idealer Wert beigemessen.

In denselben Jahren, nach dem zweiten Weltkrieg, führten biologische und technische Forschungsergebnisse die Geburtshilfe aber auch in eine genau umgekehrte Richtung. Verfeinerte apparative und biochemische Überwachungsmethoden erlauben eine fortlaufende Intensivbeobachtung, so dass Risiken für Mutter und Kind frühzeitig erkannt werden können. Bei drohender Gefahr kann die Entbindung im Sinne einer sog. programmierten Geburt medikamentös eingeleitet werden. Verfeinerte Methoden der medikamentösen Schmerzbekämpfung und die medikamentöse Beeinflussung der Wehentätigkeit erlauben eine weitgehende Kontrolle über den Geburtsverlauf. Die verbesserten operativen Möglichkeiten haben das operative Risiko vermindert. Die technisierte Geburtshilfe hat also ein hohes Maß an Schmerzfreiheit für Mutter und Kind gebracht.

So würden sich psychologische Bemühungen weitgehend erübrigen, wenn die technisierte Geburtshilfe selber nicht neue psychische Schwierigkeiten mit sich gebracht hätte: nämlich mangelnde Berücksichtigung der Bedürfnisse der Frau sowie ein Rollenkonflikt des Arztes.

Die technisierte Geburtshilfe erfordert eine große Anzahl von Mitarbeitern, die alle eine beschränkte Funktion ausüben: Stationsarzt, Oberarzt, Chefarzt, das operative Team, Narkosearzt, Kinderarzt, Spezialisten und Laboranten für spezielle Untersuchungsmethoden, Stationsschwestern, Hebammen, Kinderschwestern, Heilgymnastinnen. Niemand weiß, wie oft am Tag die Tür des Krankenzimmers geöffnet wird. Über die Vielzahl dieser Funktionen hinaus bringt der wechselnde Schichtdienst ständig wechselnde Gesichter mit sich.

So findet die Patientin den ganzen Tag lang einerseits keine Ruhe; andererseits wird durch den ständigen Wechsel der Personen ein Gefühl von Unpersönlichkeit und Verlorenheit gefördert; zumal wenn die einzelnen Mitarbeiter eine mehr auf ihre Sachfunktion bezogene Fürsorglichkeit zeigen. Das Bedürfnis nach Geborgenheit ist aber identisch mit dem Bedürfnis nach Sicherheit; d. h. mit dem Bedürfnis nach Freiheit von Angst. Die technisierte Geburtshilfe hat die Angst vor Schmerz und vor Gefahr für Leben und Gesundheit gemindert; hat aber eine diffuse Angst des Nicht-Geborgenseins mit sich gebracht.

Der Mangel an Geborgenheit liegt aber keineswegs an der apparativen Medizin an sich. Vorhandensein oder Mangel an zwischenmenschlicher Integration hängt vielmehr weitgehend von geistigen und weltanschaulichen Gegebenheiten ab. Diese äußern sich u. a. in den Arbeitsbedingungen des Personals. Auch sei an die egalisierenden baulichen Maßnahmen in manchem neuen Großklinikum erinnert.

Bei der programmierten und technisierten Entbindung sind ferner eigene Initiative und Aktivität, nicht selten auch das Bewusstsein weitgehend ausgeschaltet, und die Frau braucht lediglich alles mit sich geschehen zu lassen. Das mag für eine Frau, die ganz passiv sein möchte, zufriedenstellend sein. Wer aber nicht entmündigt sein will und seine Entbindung als eigene, aktive und persönliche Leistung erleben möchte, mag sich um den menschlichen Gehalt des Geburtserlebnisses teilweise beraubt fühlen.

Auch findet der Kontakt zwischen Mutter und Kind oft genug ohne Berücksichtigung ihrer momentanen Bedürfnislage statt. Sobald das Kind geboren ist, eignen Arzt und Hebamme es sich zunächst einmal an. Erst wenn diese ihre beruflichen Bedürfnisse gestillt haben, wird das Kind ganz kurz der Mutter gegeben, nur damit es ihr alsbald wieder abgenommen wird. Der Kontakt zwischen Mutter und Säugling wird den Bedürfnissen der Stationsroutine eingepasst. Der biologische Rhythmus des Kindes ist aber zunächst noch nicht festgelegt. So kann es geschehen, dass das Kind der Mutter angelegt wird, wenn dieses entweder noch keinen Hunger hat oder wenn es schon vor Hunger erschöpft ist; wenn es gerade wach oder wenn es tief in seinem Schlafrhythmus versunken ist.

Die technisierte Geburtshilfe kann also dazu führen, dass viele Bedürfnisse der Mutter und des Kindes unberücksichtigt bleiben. Einige Bedürfnisse von Arzt, Hebamme und Kinderschwester aber finden durchaus ihre Befriedigung.

Offensichtlich befriedigt die technisierte Geburtshilfe die Bedürfnisse des naturwissenschaftlich orientierten Arztes. Es wird nicht lange überlegt, welche

Bedürfnisse die Gebärende selber jetzt wohl gerade haben mag. Vielmehr zentriert das Denken um Diagnose, Kausalzusammenhänge und die rechten Handgriffe und Maßnahmen.

Es ist erlaubt zu erkennen, dass in das an sich rational begründete Verhalten von Arzt und Hebamme auch die Befriedigung eigener Wünsche und Phantasien mit eingehen kann; vor allem Gebärphantasien und der Wunsch, das Kind selber zu besitzen. Während die Frau passiv alle Prozeduren über sich ergehen lässt, scheinen es eigentlich Arzt und Hebamme zu sein, welche das Kind durch ihr Können und ihre Anstrengung zur Welt bringen. Das Drücken und Pressen und der Ruf „Jetzt wollen wir das Kind aber kriegen!" mutet bisweilen fast wie ein Streit an, wer das Kind gebären soll: Arzt und Hebamme oder die werdende Mutter. Und eine untergründige Konkurrenz um den Besitz des Kindes kann sich hinter der vielerorts gemachten Beobachtung verstecken, dass es gerade Hebamme und Kinderschwester sind, welche der Frau das Kind bisweilen trotz etablierten rooming-in-Systems unter irgendeinem Vorwand vorenthalten.

Gleichzeitig schützt die rein naturwissenschaftliche Orientierung den Arzt davor, allzu sehr persönlich und emotional angesprochen zu werden. Ein solcher Selbstschutz ist bisweilen gerade für den feinfühligen Arzt notwendig, um sich im Gleichgewicht zu halten.

Obgleich der Arzt also in der technisierten Geburtshilfe durchaus persönliche Befriedigung finden kann, ist er in einen Rollen- und Identitätskonflikt geraten.

Soll er sich der technisierten Geburtshilfe zuwenden und Mediziner im eng naturwissenschaftlichen Sinne des Wortes sein? Aber er spürt, dass er sich einem Teil seiner ärztlichen Aufgabe entfremdet, wenn die Kluft zwischen Arzt und Patientin zu groß geworden ist.

Oder soll er sich umgekehrt der mehr psychologisch orientierten Geburtshilfe zuwenden in der Absicht, ein Arzt in vollem Sinn des Wortes zu bleiben? Aber schöpft er wirklich die Möglichkeiten der Medizin aus, wenn er nur alles möglichst natürlich gestalten möchte?

Zusammengefasst hat die technisierte Geburtshilfe also sowohl zu einer mangelnden Berücksichtigung der Bedürfnisse der Frau als auch zu einem Rollenkonflikt des Arztes geführt. So kommt es, dass sowohl der Geburtshelfer als auch die Öffentlichkeit eine Rehumanisierung der technisierten Geburtshilfe fordern.

Viele Geburtshelfer versuchen neue Wege zu finden. Aber auch Kritik und Diskussionen von Seiten mancher Frauengruppen haben hilfreiche Anstöße gegeben.

Bei den beiden Zielsetzungen von
1. Vorbeugung von Geburtsschmerz und Verspannung und
2. Humanisierung einer technisierten Geburtshilfe

geht es vor allem um das Wohlergehen der Mutter; und zwar zum Zeitpunkt der Entbindung. Während der Entwicklung entsprechender praktischer Methoden und unter dem Einfluss einer Fortentwicklung in den Sozialwissenschaften hat sich eine dritte Zielsetzung entwickelt: die Sorge um die psycho-sozialen Entwicklungschancen von Vater, Mutter und Kind.

Spätere psychische Fehlentwicklung und nervöse Erkrankung kann schon in den frühen Beziehungen zwischen Mutter und Kind grundgelegt werden. Es gibt keine wesentlichere Vorbeugung als eine gute Mutter-Kind-Beziehung.

Die psychoanalytische Lehre sieht es so, dass eine individuelle kindliche Psyche von der Erfahrung an den frühen Bezugspersonen geprägt wird. Die interpersonale Psychiatrie sieht die Zusammenhänge zwischen Mutter und Kind noch enger. Zwar wird anerkannt, dass dem Menschen die Kapazität, psychische Phänomene zu entwickeln, angeboren ist; die empirisch fassbare Psyche in Form von konkretem Erleben und Verhalten aber würde erst in der Interaktion mit anderen Menschen entstehen. Die empirisch fassbaren psychischen Phänomene seien nur scheinbar privater, in Wirklichkeit aber interpersonaler Natur.

Wenn den ersten Interaktionen mit der Mutter aber eine so große Bedeutung zukommt, genügt es nicht mehr, dass die Geburtshilfe lediglich das Wohlbefinden der Mutter berücksichtigt. Die Geburtshilfe muss auch kindgerecht, ja familiengerecht werden und beachten, welchen Einfluss sie auf das spätere Wohlergehen von Vater, Mutter und Kind nimmt.

1. Prophylaxe von Geburtsschmerz und Verspannung,
2. Rehumanisierung einer technisierten Geburtshilfe und
3. Förderung der Entwicklungschancen für das Kind

sind also drei Zielsetzungen, aus denen heraus die moderne Geburtshilfe in zunehmendem Ausmaß psychologische Aspekte berücksichtigt hat. Dabei scheint es zunächst zu genügen, bestimmte Methoden und Maßnahmen einzuführen: etwa die psychologisch orientierten Kurse zur Geburtsvorbereitung, kind- und familiengerechte Gestaltung von Entbindung und Wochenbett.

Das Ergreifen bestimmter Maßnahmen und Methoden genügt aber nicht, und es stellt sich

4. die sehr viel anspruchsvollere Aufgabe der psychologischen Führung der Frau.

Denn es zeigte sich, dass die Wirksamkeit der angedeuteten Methoden und Maßnahmen weitgehend vom persönlichen Engagement des Arztes abhängt. Ja, es zeigte sich, dass diese Methoden überhaupt nur mit Verstand entwickelt und gehandhabt werden können, wenn der Arzt das individuelle Erleben der Frau berücksichtigt. Und es zeigte sich ferner, dass diese Methoden insbesondere der psychisch gesunden Frau, nur begrenzt aber der neurotisch gestörten Frau, helfen.

Die Aufgabe der psychischen Führung ergibt sich aus einer veränderten Krankheitslehre. Wir wissen ja alle, dass der kranke Mensch etwas anderes ist als sein krankhafter Organbefund. Der Kranke ist nicht lediglich der unpersönliche Träger einer Krankheit.

Was aber muss der Arzt für eine solche psychologische Führung der Schwangeren wissen?

Er muss die normalen psychischen Veränderungen während Schwangerschaft, Geburt und Wochenbett kennen. Während Schwangerschaft, Geburt und Wochenbett kommt es nämlich zu einer typischen Abfolge von Auseinandersetzungen und normalen psychischen Veränderungen, welche einen fortschreitenden dynamischen Prozess darstellen.

Für eine psychische Führung der Schwangeren muss der Arzt ferner mit den typischen psycho-sozialen Konflikten vertraut sein, welche von der Frau mit Anpassung oder Fehlanpassung beantwortet werden können. Denn Schwangerschaft stellt unausweichlich einen Konflikt dar, in den immer die unterschiedlichsten Ängste und Befürchtungen eingehen.

Schließlich sei auch das Problem des Gebärverhaltens angeschnitten. Das Zusammenspiel der austreibenden und zurückhaltenden Strukturen und Kräfte hängt u. a. auch von den während der Geburt wirksamen Affekten und Impulsen ab. Das einerseits gestörte und andererseits funktionelle Störungen verursachende Gebärverhalten ist aber keineswegs immer eine direkte Begleiterscheinung von Angst, wie es dem eingangs angedeuteten Begriff des Angst-Spannungs-Schmerz-Syndroms entsprechen würde. Zurückhaltendes Gebärverhalten oder perfektionistisches, ratloses, inaktives oder planloses Gebärverhalten können z. B. Begleiterscheinung einer Vielzahl andersartiger Affekte sein. Diese Einsicht sollte die Gestaltung der Kurse zur Geburtsvorbereitung und die psychische Führung unter der Geburt beeinflussen.

Der Begriff der natürlichen Geburt bezieht sich also nicht mehr lediglich auf die Vermeidung von Angst, Spannung und Schmerz und auf die Vermeidung von bewusstseinsdämpfenden Medikamenten. Der Begriff der natürlichen Geburt ist vielmehr um den ser viel breiteren Bereich des psycho-sozialen Wohlergehens von Vater, Mutter und Kind erweitert.

Wie aber soll eine technisierte Geburtshilfe humaner und familiengerechter werden?

Manche fordern die Wiedereinführung der Hausgeburt; nur die Risikofälle sollten in die Klinik eingewiesen werden. Der sachkundige Geburtshelfer gibt hier mit Recht zu bedenken, dass die Geburtshilfe nur allzu oft eine Notfallmedizin ist. Auch wo sich zunächst keine Auffälligkeiten zeigen, treten häufig unter der Geburt kurzfristig unerwartete Risiken ein. Eine Rückkehr zur Hausgeburt würde also eine Rückkehr zu erhöhten Risiken für Mutter und Kind bedeuten.

Auch ist daran zu erinnern, dass der Übergang zur Klinikgeburt ja zunächst auf Wunsch der Frauen selber erfolgte. Aus den psycho-sozialen Gegebenheiten der städtisch-industriellen Gesellschaft wollten schon vor der technisierten Geburtshilfe zunächst die Bessergestellten, dann auch immer weitere Bevölkerungsschichten nicht mehr zu Hause entbunden werden.

Wie aber soll dann die Lösung des offenkundigen Konfliktes zwischen Sicherheit und Humanität aussehen? Wie so oft liegt die Antwort darin, dass sich die beiden Gegensätze zu einem neuen Dritten vereinigen, nämlich

1. zu der gleichzeitig bio-psycho-sozial orientierten Sprechstunde des Arztes und
2. der humanisierten Klinikgeburt.

Die positiven Elemente der Hausgeburt und die Ausrichtung auf die Familie werden in die Sprechstunde und in die Klinik hineingenommen.

Dabei kommt dem eher unscheinbar anmutenden ärztlichen Gespräch während der Schwangerenbetreuung die eher größere vorbeugende Bedeutung zu. Denn die Mutter-Kind-Beziehung wird von der schrittweisen psychischen Entwicklung während der gesamten Schwangerschaft mehr geprägt als etwa von den Wechselfällen während Entbindung und Wochenbett.

Das wichtigste Mittel einer psychologisch orientierten Geburtshilfe ist also die gleichzeitig bio-psycho-sozial orientierte Sprechstunde; eine Sprechstunde, in der es wohl um den körperlichen Befund geht; in der aber auch das Erleben der Frau und ihre interpersonale Situation in das ärztliche Handeln mit-einbezogen werden, um ihr Hilfestellung in der Anpassung an ihre neuen Aufgaben zu geben.

Der Arzt sollte es der Frau z. B. ermöglichen, ihre vielleicht zwiespältige Einstellung zu Schwangerschaft, Kind und Mann auszusprechen. Wenn sie ihre Zwiespältigkeit nicht unterdrückt, sondern ausspricht, wird Störungen von Schwangerschaft und Geburt und auch späteren Fehlentwicklungen um so eher vorgebeugt. Zur Sprache kommen können die Ansprüche von Seiten des Kindes, die der Mutter Opfer abverlangen werden; auch Schwierigkeiten der Frau, ein Gefühl der Mütterlichkeit zu entwickeln; ihr Ressentiment der Stellung des Mannes gegenüber oder auch familiäre Störfaktoren.

In der modernen Geburtshilfe findet die sog. Risikoschwangerschaft besondere Aufmerksamkeit. Man sollte sich daran gewöhnen, auch von psychologischer Risikoschwangerschaft zu sprechen: risikohaft in Bezug auf die Mutter, den Vater oder das Kind. Die Kriterien sind noch nicht hinreichend erarbeitet. Wenn aber einer Frau der Wunsch nach Schwangerschaftsabbruch abgelehnt werden musste, wenn sie einen Abtreibungsversuch gemacht hat, wenn Mehrlinge zu erwarten sind, wenn besondere interfamiliäre Probleme oder psychische Krankheiten vorliegen, braucht die Frau besondere psychologische Hilfe.

In der bio-psycho-sozial orientierten Sprechstunde verwendet der Gynäkologe nicht etwa Techniken einer formalen Psychotherapie. Zu warnen ist ferner vor psychotherapeutischem Übereifer, der mehr Beunruhigung als Beruhigung mit sich bringen mag. Die Schwangere erwartet vom Gynäkologen nicht Gesundung von allen möglichen psychischen Schwierigkeiten, sondern Hilfe zu einem ruhigen und komplikationslosen Verlauf von Schwangerschaft und Geburt.

Die Kurse zur Geburtsvorbereitung sollen nicht als eine Alternative zur apparativen Geburtshilfe aufgefasst werden, sondern als ein Beitrag zur Synthese zwischen psychologisch und apparativ orientierter Geburtshilfe. Dabei hat sich die Zielsetzung der Kurse freilich etwas verschoben.

Man sieht die Kurse gerne zu ausschließlich unter dem Aspekt des Erlernens einer bestimmten technischen Vorgehensweise im Kreißsaal. Die Kurse sollten nicht auf Entspannungs- und Atemübungen, Eindrillen einer bestimmten Verhaltensweise unter der Geburt und theoretischen Unterricht beschränkt werden. Vielmehr muss eine besondere Betonung darauf gelegt werden, dass die Teilnehmer sich aussprechen können, damit die realistischen und unrealistischen Quellen der Angst zur Sprache kommen.

Die Atmosphäre der Kurse muss so sein, dass die Teilnehmer auch Unvernünftiges zu äußern wagen. Dann sind die Kurse ein gutes Mittel, um zu einer Lösung des Schwangerschaftskonfliktes beizutragen, zumal ja der Ehemann mit einbegriffen ist. Dabei ist das freie Gespräch ein besseres Mittel als die themenzentrierte Aussprache.

Die Kurse sollten ferner berücksichtigen, dass pathologisches Gebärverhalten nicht nur auf Angst, sondern auch auf ganz anderen Affekten beruhen kann.

Besonders aber kommt es darauf an, dass die Frau in den Kursen Vertrautheit und Vertrauen finden kann; Vertrautheit mit dem Krankenhaus, dem geburtshilflichen Team und auch mit den für die Sicherheit notwendigen Maßnahmen der technischen Medizin.

Wenn die Klinikgeburt hausgeburtsartig und familiengerecht sein soll, geht es um die Atmosphäre im Kreißsaal.

Ein normales Gebärverhalten wird gefördert, wenn im Kreißsaal eine warme, wohlwollende zwischenmenschliche Beziehung gefördert wird, statt dass nur eine sterile Sachlichkeit herrscht, wo kaum gesprochen wird. Diese zusätzliche Aufgabe kann dem Geburtshelfer schwer fallen. Denn sein primäres Interesse ist ja nicht das Erleben der Frau, sondern die Entbindung und das gesunde Kind. Das Erleben der Frau wird nur allzu leicht lediglich zusätzlich in Kauf genommen. Die Geburtshilfe experimentiert jedoch z. Zt. mit vielen Neuerungen, um eine solche emotionale Atmosphäre zu erleichtern.

Dabei geht es auch um so äußerliche Dinge wie die räumliche Gestaltung des Kreißsaals. Es ist nicht notwendig, dass der Anblick des Kreißsaals wie ein Operationssaal durch Sterilität, Glas und Chrom, Geräte und Kanülen beherrscht sein muss.

Es laufen besondere Bemühungen, auch die Untersuchungsmethode und Apparate patientengerechter zu gestalten. Rein äußerlich werden die Apparate kleiner. Es wird darauf geachtet, dass die apparativen Prozeduren nicht mehr so in den Vordergrund der Szene rücken.

Die Rolle des Vaters ist in der Geburtshilfe lange Zeit übersehen worden. Viele Väter wollen heute aber nicht nur an den Kursen teilnehmen, sondern auch im Kreißsaal mit dabei sein.

Ein Motiv dabei ist, dass die junge Generation zunehmend den Drang zeigt, Schwangerschaft und damit auch Geburt als eine gemeinsame Aufgabe zu erleben. Elternschaft hat ja in der Tat einen sozialen Aspekt: die Frau kann nicht isoliert für ihr Kind allein Mutter sein. Die Anwesenheit des Mannes wird darüber hinaus auch als Unterstützung für die Frau angestrebt. Und schließlich geht es dabei auch um die emotionale Weiterentwicklung des Mannes und um die Vater-Kind-Beziehung.

Der französische Geburtshelfer Leboyer zielt zusätzlich darauf ab, die Entbindung kindgerecht zu gestalten. Die Vermeidung von grellem Licht, das Liegen auf dem Bauch der Mutter, das Streicheln, das warme Bad sollen das Kind auf eine sanfte und gewaltlose Art und Weise in Empfang nehmen und einen psychischen Geburtsschock verhindern.

Es geht im Kreißsaal um die Kunst, Psychologie und Technik zu vereinen. Dabei geht es auch um die Frage, inwieweit der Geburtshelfer eine physiologische Geburt zulässt oder umgekehrt das Erleben und Bewusstsein der Gebärenden beeinflusst. Natürlich kann nur die ärztliche Kompetenz von Fall zu Fall entscheiden, inwieweit medikamentös einzugreifen ist. Eine psychologische Geburtsleitung, welche auf das Erleben und Verhalten der Patientin eingeht, hat jedoch die Aufgabe, von vornherein einem gestörten Gebärverhalten vorzubeugen. Auch bei schon eingetretenem pathologischen Gebärverhalten ist eine psychologische Geburtsleitung oft wirksamer als ein Psychopharmakon. Falls aber dennoch Störungen auftreten, darf mit einer medikamentösen Hilfe nicht gezögert werden.

Die Berücksichtigung psychologischer Aspekte ist im Wochenbett nicht so schwierig wie im Kreißsaal. Es gibt heimisch anmutende Stationen mit getönten Wänden und aufgelockertem Mobiliar. Ein wichtiger Schritt vorwärts ist das rooming-in-System, wobei das Kind nicht in den Kindersaal kommt, sondern im Zimmer der Mutter verbleibt. Verbunden damit ist die Frage der offenen Tür für die Familie. Es ist für den späteren Familienfrieden nicht gleichgültig, auf welche Art und Weise die oft verunsicherten älteren Geschwister den ersten Kontakt zu dem neuen Kind aufnehmen. Schließlich geht es um Fragen wie Bruststillen, Stillen und Füttern nach Zeitwahl oder Schema.

In Bewertung der aufgezählten Methoden und Maßnahmen in Kreißsaal und Wochenbett ist zu betonen: wichtiger als alle diese Methoden und Maßnahmen an sich ist das Eingehen auf das individuelle Erleben und Verhalten der Frau. Damit geht es aber auch um die Persönlichkeit des Arztes. Wenn die Frau kein Vertrauen zu Arzt, Hebamme und Krankenhaus haben kann, können moderne Organisationsformen wenig dazu beitragen, geburtshilflichen Komplikationen vorzubeugen und das emotionale Wachstum von Vater, Mutter und Kind zu fördern.

Daher ist es so wichtig, dass die Patientin trotz der Vielzahl der eingangs aufgezählten Ärzte einen individuellen Arzt erkennen kann, den sie von der Aufnahme bis zur Entlassung als für sie ganz persönlich zuständig erleben kann. Dieser Forderung ist nicht leicht Rechnung zu tragen. Denn ein leitender Gedanke unseres medizinischen Systems ist die Zuständigkeit der jeweiligen Fachdisziplin, welche im therapeutischen Plan an der Reihe ist. Die beteiligten Ärzte sollten es akzeptieren, dass nicht unbedingt der „zuständige" Arzt immer derjenige ist, an den die Patientin sich halten möchte.

Klingt es nicht übertrieben, von den doch nur kurzfristig währenden Maßnahmen im Kreißsaal und im Wochenbett einen so entscheidenden Einfluss für die Entwicklung des Kindes zu erwarten? Würden wir nicht glauben, dass solche äußeren Maßnahmen weniger zählen als etwa die emotionale Einstellung der Mutter? Meiner Ansicht nach ist bei den Maßnahmen nach Leboyer und beim rooming-in weniger ein direkter prägender Einfluss auf das Kind anzunehmen, wohl aber ein günstiger Einfluss auf die Entwicklung der väterlichen und mütterlichen Identität und damit auf die Beziehung der Eltern zum Kind.

Mitunter besteht die Gefahr, dass die neuen Entwicklungen im Kreißsaal und Wochenbett ideologisiert werden. Wenn das rooming-in aber am ehesten über die Motivierung der Mutter und der Angehörigen wirkt, erscheint es um so weniger sinnvoll, auf rooming-in zu drängen, wenn die Frau sich überlastet fühlt.

Auch kann der Arzt in einem zu großen Eifer die Patientin in ein Heilschema hineinzwängen, so dass die Patientin in Wirklichkeit entmündigt wird und mit sich geschehen lassen muss, was das Krankenhaus bestimmt. Ein sozialer Faktor der Geburtshilfe ist ja die große Abhängigkeit der Frau von dem Schema, welches Arzt und Medizin vorgeben.

Wenn die Ideologisierung solcher Methoden dazu führt, dass der Umgang mit dem Kind von überwertenden Gedanken und Gefühlen bestimmt ist, hat dieses eine große Chance, gestört zu werden.

Eine Ideologisierung der neuen Methoden wird vermieden, wenn Schwangerschaft, Geburt und Wochenbett eher persönlichkeitsspezifisch als methodenspezifisch gehandhabt werden.

BILDER DER EIGENEN WEIBLICHKEIT, ÄRGER WÄHREND DER GEBURT UND RIGIDITÄT DES MUTTERMUNDES

Seit den Arbeiten von *Platonov* (1) und *Read* (2) kennt die Geburtshilfe das Angst-Spannungs-Schmerz-Syndrom, und man richtete Kurse für Schwangere ein, die darauf abzielen, durch Befreiung von Angst und durch Entspannung schmerzärmere und weniger pathologische Geburtsverläufe zu erzielen. Diese so bewährten *Read-Kurse* haben natürlich, wie jede andere medizinische Methode, eine gewisse Versagerquote. Zwei Jahre lang wurden Patientinnen, die trotz und zum Teil auch ohne Teilnahme an solchen Read-Kursen schwere Entbindungen hatten, einer psychoanalytisch orientierten Exploration unterzogen. Diese Beobachtungen wurden während eines Jahres praktischer geburtshilflicher Arbeit im Kreißsaal fortgesetzt. Ein Teil des Materials stammt aus psychoanalytischen Behandlungsverläufen. Dabei hat sich unter anderem die in der Literatur bislang unerwähnte Tatsache ergeben, dass nicht nur Angst, sondern auch Ärger zu gestörten Geburtsverläufen führen kann, und dass Angst einerseits und Ärger andererseits zu unterschiedlichen Geburtsstörungen führen.

Da bei dem Vorliegen von Ärger untergründig auch immer eine Angst besteht, könnte man alle psychogenen Gebärstörungen letztlich auf Angst zurückführen. Dabei würde aber unberücksichtigt bleiben, dass in der unmittelbaren Kausalkette ein Teil der Gebärstörungen ein direkter Ausdruck von Angst ist, während ein anderer Teil direkter Ausdruck von Ärger ist. Wenn aber dennoch die auf Ärger beruhenden Gebärstörungen von den auf Angst beruhenden getrennt werden, so deshalb, weil die Gebärstörungen mit dem jeweils vorhandenen relativ bewusstseinsnahen Affekt im Zusammenhang stehen und nicht in einer direkten Weise mit den zutiefst wirksamen Ängsten.

Da diese Arbeit hauptsächlich von der Rolle des Ärgers handelt, sei nur kurz vorausgeschickt, dass die Geburtsstörungen, die ein direkter Ausdruck von Angst sind, entweder durch unkoordiniertes Gesamtverhalten, wie etwa Schreien und Strampeln, und durch einen unkoordinierten, planlosen und unzweckmäßigen Einsatz der oft verkrampften Muskulatur gekennzeichnet sind, oder durch zielgerichtet retentives Gebärverhalten.

Physiologisch ist der Muttermund in der Eröffnungsperiode weich. Der Muttermund kann aber zu Beginn der Eröffnungsperiode rigide, ja sogar steinhart sein, oder er kann es im Verlaufe der Eröffnungsperiode werden. Wenn es infolge des damit erhöhten Widerstandes zu sehr schmerzhaften Wehen, zu

einer Erhöhung der Grundspannung des Uterus und zu einer erheblichen Verlängerung der Eröffnungsperiode kommt, spricht man von einer zervikalen
Dystokie. Fälle mit mechanischem Geburtshindernis oder nach eingeleiteter
Geburt, wo der Organismus also noch nicht zu spontanem Geburtsbeginn reif
war, fallen nicht in den Rahmen der vorliegenden Untersuchung.

Bei den hier untersuchten funktionellen Fällen kann die Rigidität von
Beginn der Eröffnungsperiode an bestehen – *Boden* (3) spricht dann von einer
mangelnden Geburtsreife der Portio und von prämaturer zervikaler Dystokie –
oder die Rigidität kann bei zunächst weichem Muttermund erst im Verlaufe
der Eröffnungsperiode auftreten. Im psychischen Befund ist bei diesen beiden
Gruppen bislang kein Unterschied aufgefallen. Das Fehlen eines Unterschiedes
im psychischen Befund unterstreicht die Auffassung, dass Rigidität des Muttermundes und zervikale Dystokie physiologisch gesehen nur graduelle Unterschiede ein und desselben Vorganges sind. Es hat rein praktische Gründe,
wenn in den schweren Fällen eine Krankheitsbezeichnung, nämlich der Name
zervikale Dystokie, gebraucht wird. Im Folgenden wird also der Kürze halber
nur von Rigidität des Muttermundes die Rede sein, und das soll die Fälle mit
dem vollen Symptombild einer zervikalen Dystokie mit einschließen.

BEFUND

Die Beobachtung zeigt, dass die Frauen mit Rigidität regelmäßig unter der
Einwirkung einer ärgerlichen Befindlichkeit stehen, die aber wegen des Vorliegens von Hemmungen im aggressiven Erlebensbereich im reflektierenden
Bewusstsein nicht als deutlich erkennbarer Ärger erlebt wird. Dieser unbewusste,
aber dennoch recht wirksame Ärger hat ein so typisches Erscheinungsbild, dass
dem Verfasser auf Stationsvisiten ante oder post partum seine Vermutungs-
diagnose, hier müsse es sich um eine Rigidität handeln, mit großer Regelmä-
ßigkeit bestätigt wurde.

Das äußere Erscheinungsbild wird meistens mehr von den aggressiven
Hemmungserscheinungen und den leisen Dennoch-Wirksamkeiten des Ärgers
als von einem deutlicher erkennbaren ärgerlichen Verhalten gekennzeichnet.
Zu Hause sind diese Frauen oft dominierend, haben, wie man so sagt, die
Hosen an, während die Ehemänner nicht selten sanft, weich und gefügig
erscheinen. Besonders charakteristisch ist die häufige Beschwerde dieser
Frauen, dass die Schwestern oder sonst jemand dieses oder jenes falsch
gemacht hätten. Unter der Geburt findet man oft ein leises, unwilliges Stöhnen, wobei die Frauen aber meist völlig ruhig bleiben und während der ganzen
Entbindung mitunter kaum einen Ton sagen. Es bietet sich das Bild eines
stillen, aber dennoch irgendwie vorwurfsvollen und anklagenden Leidens.
Wer aber nach dem im Ausdrucksverhalten sich widerspiegelnden Affekt

forscht, wird, wenn er nicht direkt von Ärger sprechen will, Worte gebrauchen wie mürrisch, verdrießlich, grämlich, schmollend, düster, übel gelaunt, trotzig, eigensinnig, widerspenstig. Wenn dieser Stimmung ein andeutungsweise direkterer Ausdruck verliehen wird, was nicht ganz so häufig vorkommt, werfen diese Patientinnen sich unwillig hin und her, das Stöhnen bekommt mehr den Charakter eines den Schmerz nicht hinnehmenden Sich-Aufbäumens, oder es wird zu einem ärgerlich-hilflosen Winseln. Manchmal treten Anspruchlichkeit und Vorwürfe mehr in den Vordergrund, wie bei jener Patientin, die alle paar Minuten, auch in recht unpassenden Momenten, die Hebamme zu irgendwelchen an sich kaum sinnvollen Dienstleistungen rief. Eine andere Frau bittet um eine Spritze, um unmittelbar hinterher vorwurfsvoll zu beanstanden, erst jetzt fühle sie sich infolge der Spritze richtig schlecht. Andere versuchen die Hebamme in allen kleinen Details zu dirigieren. Die Führungsrolle der Hebamme wird mitunter als Nötigung empfunden: „Wenn einer sagt, wie ich es machen muss, ich reagiere direkt anders … Obgleich mir die Hebamme sehr sympathisch war." Nur selten wird aus der erschwerten Lenkbarkeit ein geradezu antagonistisches Verhalten, und noch seltener werden diese Frauen in ihrer Not gegen das Kreißsaal-Personal motorisch und verbal aggressiv, denn die aggressiven Hemmungserscheinungen und die mehr indirekten Dennoch-Wirksamkeiten des Ärgers überwiegen ja bei weitem gegenüber dem direkten Ausdruckverleihen dieser Gefühlsbefindlichkeit, so dass das Verhalten meist geordnet und kooperativ bleibt. Da die Unbewusstheit des Ärgers eine geradezu notwendige Voraussetzung für das Zustandekommen der Rigidität ist, wird die Frage nach ärgerlichen Gefühlen von diesen Frauen immer verneint; paradoxerweise oft genug mit einem unwilligen Gesichtsausdruck. Dass der Ärger aber trotz der Verneinung dem eigenen Bewusstsein nicht allzu fern ist, wird deutlich, wenn die Frau sofort hinzufügt: „Aber nur, weil ich keine Spritze bekomme." Bei einer Anamneseerhebung post partum erkennen die Frauen aber im Allgemeinen die Gefühlsstimmung des Ärgers leicht wieder. Die Verneinung des Ärgers mag mitunter auch mit der Gefügigkeit dieser Frauen zu tun haben, weil sie befürchten, sie könnten den Arzt kränken, wenn sie Ärger ausdrücken. Menschen mit den hier geschilderten aggressiven Hemmungen haben ja immer eine Gefügigkeitshaltung. Weil es sich um eine unbewusste Art von Ärger handelt, die Frauen selber also gar nicht sagen können, dass sie Ärger spüren, und weil die Ärzte und Hebammen infolge der Lehre vom Angst-Spannungs-Schmerz-Syndrom lediglich erwarten, Angst zu sehen, hat der psychologisch ungeschulte Beobachter zunächst Schwierigkeiten, diesen Ärger als solchen zu erkennen. Er erkennt die ärgerliche Natur der Affektlage aber sofort, wenn er darauf aufmerksam gemacht wird. Die Hebammen bezeichnen solche Frauen mitunter als apathisch; wohl, weil sie ein Gefühl dafür haben, dass bei diesen Patientinnen affektiv irgendetwas in Gang ist, das sich aber im Ausdrucksverhalten nur ungenügend niedergeschlagen hat, das also gehemmt und unterdrückt ist.

Bewusster Ärger, der in Maßen bleibt, verursacht keine Rigidität, sondern scheint höchstens auf den Geburtsverlauf einen fördernden Einfluss zu haben. Eine Frau, die sowohl zu Hause als auch im Krankenhaus durch zielstrebiges, aktives und selbstsicheres Verhalten gekennzeichnet war und die in ihren motorischen Äußerungen nicht behindert war, fühlte sich von der unerwarteten Heftigkeit der Wehen überrascht, wehrte sich, schob die Hand der Hebamme energisch von sich und rief ärgerlich: „Nein, ich will das nicht!" Sie war also unter der Geburt teilweise ärgerlich und aggressiv, aber in einer voll bewussten und kaum gehemmten Art und Weise. Entsprechend hatte sie keinerlei Rigidität des Muttermundes.

BEZIEHUNG ZU ANDEREN ERKRANKUNGEN

Die hier beschriebene Gebärstörung kommt häufig als reiner Typ vor. Nicht wenige Frauen aber stehen unter der Geburt gleichzeitig unter dem Einfluss von Ärger und unter dem Einfluss von Angst. Wenn im psychischen Befund ein derartiges Mischbild vorliegt, hat man auch immer – und zwar mit einer erstaunlichen Sicherheit – im somatischen Befund ein Mischbild, nämlich sowohl eine Rigidität des Muttermundes, als auch das anfangs beschriebene unkoordinierte Fehlverhalten im Bereich der quergestreiften Muskulatur oder aber retentives Gebärverhalten.

Wie in einer anderen Arbeit beschrieben werden soll, bestehen statistisch signifikante Beziehungen zwischen dem Vorkommen von Rigidität des Muttermundes und Hyperemesis gravidarum. Dieser Befund unterstützt insofern die hier mitgeteilte Beziehung zwischen Rigidität und gehemmtem Ärger, als ja die psychoanalytisch orientierte Behandlung von Fällen mit Hyperemesis ergeben hatte, dass auch jene Krankheit mit aggressiver Gehemmtheit und unterdrücktem Ärger zusammenhängt; und zwar innerhalb eines ganz bestimmten psychodynamischen Zusammenhanges, worauf es aber in dem Zusammenhang der vorliegenden Arbeit nicht weiter ankommt (4).

Von den drei mit tetanischen Anfällen einhergehenden Entbindungen, die der Verfasser beobachtet hat, lag in zwei Fällen eine erhebliche Rigidität des Muttermundes vor. Auch das unterstützt den Zusammenhang zwischen Rigidität und Ärger, denn bei der psychogenen Tetanie ist ja immer wieder zu beobachten, dass es sich dabei weitgehend um mörderische Wut bei unentwickelter, undifferenzierter Aggressivität bei gleichzeitiger Gefügigkeit handelt.

Beziehungen zu Psychose, Dysmenorrhoe und rigidem Beckenboden werden noch erörtert werden.

Gebären und Arbeitswut

Der geschilderte Befund legt die Frage nahe: Wie kommt es, dass Ärger unter der Geburt zu einer Störung der Uterusfunktion führt? Der Umstand, dass nicht jeglicher Ärger, sondern nur gehemmter und unentfalteter Ärger zu einer derartigen Störung führt, weist schon darauf hin, dass obige Frage falsch gestellt ist und in die Irre führt.

Der Geburtshelfer *Luschinsky* aus New York machte zu den hier mitgeteilten Beobachtungen die überraschende und zunächst befremdlich klingende Bemerkung, die aber etwas an sich ganz Selbstverständliches ausdrückt, dass nämlich Gebären eine Tätigkeit sei, die physiologisch eine aggressive Tönung habe. (Vgl. auch [7].) Obgleich die Schwangerschaft normalerweise von beschützenden und umsorgenden Gefühlen dem Kind gegenüber gekennzeichnet ist, wird in der Tat der Zustand gegen Ende, wenn die Frau sich z. B. nicht mehr richtig bücken kann, recht beschwerlich, und praktisch alle Frauen sagen mit mehr oder weniger ungeduldigen oder ärgerlichen Worten: „Jetzt ist es genug. Ich habe es satt... Ich will das jetzt raus haben." Die aggressiven Gefühle richten sich aber auf den Zustand und allenfalls auf das Geburts-„Objekt", nicht jedoch auf das Kind, und dennoch hört man mancherlei – wenn auch nur scherzhaft vorgebrachte – Vorwürfe gegen den lästigen Einwohner, und nicht selten wechseln Gebärende und Hebamme Drohungen und Beschimpfungen aus über den „Lümmel", über den „Faulpelz" usw., der da nicht raus wolle: „Dem wollen wir es jetzt mal geben!" Sobald die schwere Geburtsarbeit aber beendet ist, hört man nur noch zärtliche und keine ärgerlichen Worte mehr. Wie sollte die Frau auch das Geburtsobjekt in schwerer Arbeit und ungeachtet ihrer Schmerzen herauspressen und ausstoßen können, ohne in gewisser Weise „aggressiv" zu werden und entsprechende Gefühle zu entwickeln? Körperliche Arbeit entgegen einem Widerstand – und darum handelt es sich ja bei der Geburt – muss mit „aggressivem" Verhalten und Erleben einhergehen, ja ist eigentlich dasselbe. Bis zu einem gewissen Grade ist also Ärger unter der Geburt rein physiologisch zu verstehen, und es wäre falsch, nach psychologischen Quellen zu suchen.

Das genaue Erfassen der Dinge wird aber durch einen Mangel der Sprache erschwert. Denn Aggressivität ist für das hier Gemeinte eigentlich ein unzureichender Ausdruck, weil immer der Beigeschmack des Sadismus bzw. der Vernichtung dabei ist. Die Verbindung einer auf konstruktive Aktivität eingestellten Stimmung mit einem nicht destruktiven „Ärger", für den uns ein zutreffendes deutsches Wort fehlt, zeigt sich auch in Ausdrücken, die aus dem aggressiven Bereich stammen, wie „Arbeitswut", „heiliger Zorn", „Ranklotzen", „Berserker"; der lateinische Wortstamm für Aggression ist ja auch ad gredi.

Zum richtigen Gebären ist also eine Art von physiologischer Ärgerlichkeit, von Arbeitswut notwendig. Wenn die Frau aber im Erleben ärgerlicher

Befindlichkeiten gehemmt ist – und das trifft ja für die Frauen mit Rigidität des Muttermundes zu –, ist auch der physiologische Fortgang der Geburt behindert. Der Befund zeigt ja: Nur bei einem ungehinderten aggressiven Erleben im hier gemeinten Sinne öffnet sich der Muttermund ohne das Auftreten einer Rigidität, ja selbst wenn eine darüber hinausgehende Ärgerlichkeit vorhanden ist, werden, wenn nur der Ärger nicht gehemmt ist, der Gebärvorgang und die Eröffnung des Muttermundes eher gefördert. Bei den Frauen mit Rigidität bleibt der Ärger im Ansatz stecken, und gleichzeitig bleibt auch der der Arbeitswut korrelierte physiologische Vorgang, der zur Eröffnung führen soll, gewissermaßen im Ansatz stecken, wird nicht richtig zu Ende geführt, so dass es zu einer Rigidität kommt. Die Rigidität ist also nicht ein Korrelat zu dem tatsächlich vorhandenen Ärger, wie es in der anfangs gestellten Frage unterstellt ist, sondern die Rigidität ist Korrelat dazu, dass die Aggressivität und der Ärger im Ansatz steckenbleiben.

Wenn man sich auch fragen mag, ob das Wort „aggressiv" für das gesunde Gebärverhalten wirklich der günstigste Ausdruck ist, kann kein Zweifel bestehen, dass es sich bei den Frauen mit Rigidität um Ärger im üblichen Sinne des Wortes bei aggressiv Gehemmten handelt. Die Erfahrung zeigt nun, dass bei Rigidität immer noch andere Quellen des Ärgers wirksam sind, nämlich psychologisch bedingter Ärger.

PSYCHISCHE QUELLEN DES ÄRGERS

1. *Aggressive Gestautheit*

Der Umstand des Vorliegens einer aggressiven Gehemmtheit allein bedingt schon, dass die Frauen ständig unter der Einwirkung aufgestauten Ärgers stehen, auch unter der Geburt. Die Wege, auf denen die aggressive Gehemmtheit zustande gekommen ist, zeigen nichts für diese Frauen Spezifisches und sollen daher nicht weiter geschildert werden.

Während die aggressive Gehemmtheit aus der persönlichen Genese heraus zu erklären ist, finden die folgenden Quellen von Ärger unter der Geburt – ähnlich wie die erwähnte Arbeitswut – nur bedingt ihre Erklärung in der persönlichen Genese. Das heißt, der im Folgenden diskutierte Ärger ist nicht so zu erklären, dass die Geburt im Sinne einer auslösenden Situation lediglich ein Wiederaufleben eines alten infantilen Konfliktes bedingen würde.

Hilflosigkeit, Mutterimago und reduzierte Bewusstseinslage

Bevor mit der Aufzählung der Quellen des Ärgers fortgefahren wird, soll eingeschaltet werden, dass die Geburt naturnotwendig nicht nur Arbeitswut,

sondern auch das Gefühl einer Hilflosigkeit, das Auftauchen einer Mutterimago und eine Reduktion der Bewusstseinslage bedingt. Diese vier Veränderungen im Erleben haben keine psychische Quelle; ähnlich wie die sexuellen
Partialtriebe in den erogenen Zonen wurzeln und keine eigene Psychogenese
haben, wenngleich unter Umständen psychische Einflüsse eine hervorrufende
Wirkung ausüben können.

Die Frau fühlt sich unter der Geburt allein und hilflos. Sie ist ja auch tatsächlich wie ein Kind auf Hilfe von außen angewiesen und ist einem über-
mächtigen und gefahrvollen Naturgeschehen ausgeliefert, das sie letztlich nicht
kontrollieren kann. So rufen fast alle Frauen unter der Geburt nach Hilfe,
zumindest bis zu einem gewissen Grade; insbesondere nach Hilfe von einer als
mütterlich erlebten Person. Wenn dieser Wunsch nicht direkt ausgesprochen
wird, wird er zumindest durch die Art und Weise ausgedrückt, wie die Hand
der Hebamme oder des Arztes hilfesuchend ergriffen wird. Mit diesem Gefühl
der Hilflosigkeit hat sich gleichzeitig eine Mutterimago konstelliert, und gesun-
derweise wird die Hebamme dann auch in Erfüllung dieses vertrauensvollen
Wunsches als eine gute Mutterimago erlebt. Der Wunsch der Gebärenden und
die damit konstellierte Mutterimago betreffen nicht das orale Verhältnis zwischen Mutter und kleinem Kind; es handelt sich vielmehr um all das, was die
Mutter für das Kind tut, abgesehen vom Ernähren. Die Frauen wollen etwas
Epidermales, Hautkontakt und mütterliche Zärtlichkeit sowie Zuwendung,
Verständnis, Trost und Führung.

Es wäre falsch, das Auftauchen der Mutterimago lediglich auf die Hilfebe-
dürftigkeit unter der Geburt zurückzuführen. Wenn Patientinnen während
einer psychoanalytischen Behandlung schwanger werden, kann man regelmäßig beobachten, wie sich von Anfang der Schwangerschaft an immer mehr
die Auseinandersetzung mit der Mütterlichkeit anbahnt und sich eine Mutterimago konstelliert. Verständlicherweise, man möchte sagen selbstverständ-
licherweise, konstelliert sich also schon zu Beginn der Schwangerschaft eine
für die betreffende Frau spezifische Mutterimago.

Das Auftauchen einer Mutterimago und insbesondere der Umstand, dass
diese Mutterimago so mächtig wird, hängen auch damit zusammen, dass unter
der Geburt eine Reduktion der Bewusstseinslage auftritt. Die Ichveränderun-
gen unter der Geburt haben verschiedene Aspekte und können hier nicht im
Einzelnen diskutiert werden. Es soll aber gesagt sein, dass die Reduzierung des
Bewusstseins unter der Geburt nicht einfach als eine Regression bezeichnet
werden kann. Wenn das Ich und das Bewusstsein aber kleiner werden, wird
die Macht der inneren Bilder umso größer.

Nebenbei sei gesagt: Nicht nur die Geburt selber, sondern die Ausübung des
Geschäftes, Mutter zu sein, geht ganz allgemein mit einer gewissen Reduktion
der Bewusstseinslage einher. In einem übertriebenen Ausmaß kann man das
an jenen Großmüttern und manchmal auch Müttern sehen, die im Umgang

mit den kleinen Kindern so weit aufgehen, dass der geistige Kontakt zu den anderen erwachsenen Familienmitgliedern Einbuße leidet. Sie gehen so sehr in der primitiv-unbewussten Welt des Kleinkindes auf, dass sie ganz in deren Gefühlen, Vorstellungen, Begriffen und Sprechweise leben. Die Frau versinkt mit der Schwangerschaft, mit der Geburt und auch in der Aufzucht des Kindes bis zu einem gewissen Grade in das mehr Unbewusste. Eine gesunde Frau tut das nur zeitweilig und partiell; solange sie nämlich einen direkten Umgang mit dem Kind hat. Die von dem Bild der großen Mutter besessenen Frauen dagegen werden in einem größeren Umfang unbewusster.

Die persönliche Genese nun bedingt die inhaltliche Ausgestaltung der auftauchenden Mutterimago, ob es sich um eine in dieser oder jener Tönung gute oder böse Mutter handelt. Abhängig von der eigenen Genese ist auch die Auseinandersetzung der Frau mit den verschiedenen Aspekten der Weiblichkeit und das Bild, das die Frau von ihrer eigenen Weiblichkeit hat. Es würde eine gesonderte Arbeit erfordern, die verschiedenen Möglichkeiten des Bildes der eigenen Weiblichkeit zu diskutieren. Der Umgang mit dem, was sich, wie geschildert, naturnotwendigerweise unter der Geburt konstelliert, ist aber abhängig von dem jeweils vorliegenden Bild der eigenen Weiblichkeit. Denn Schwangerschaft und Gebären rufen immer und zwangsläufig eine Reaktion auf das Bild der eigenen Weiblichkeit hervor. Damit sind wir aber wieder bei dem Thema der psychischen Quellen des Ärgers beim Vorliegen einer Rigidität.

2. *Ärger der Nur-Tochter auf die böse Mutter*

Wie geschildert, konstelliert sich unter der Geburt eigentlich immer eine Mutterimago. Bei der jetzt zu schildernden Untergruppe von Frauen mit Rigidität bestehen drei Besonderheiten: Es ist das Bild einer versagenden und somit bösen Mutter wirksam; das Bild der eigenen Weiblichkeit besteht in der Vorstellung, nichts anderes als Mutters Tochter zu sein; unter der Geburt ist die Frau von der Sehnsucht nach der helfenden Mutter beherrscht.

Der folgende Traum z. B., den die Patientin mehrmals in der Schwangerschaft und in der Nacht vor der Entbindung hatte, drückt, wie die Einfälle zeigten, sowohl die genannte Sehnsucht aus, sich einer beschützenden Mutter anvertrauen zu dürfen, als auch die Furcht vor einer Mutter, die die ersehnten Eigenschaften gar nicht hat.

„Ich falle in ein tiefes Loch. Dabei schrecke ich zusammen und werde hellwach." Eine andere Patientin träumte in der Schwangerschaft wiederholt „von der Kindheit" und „von der Landschaft von damals", wozu sie ein spielendes Kind assoziiert, das sich augenscheinlich geborgen fühlte. Aus ihrer Enttäuschung heraus konnte sie diese gefährlichen Traumbilder nur ganz diffus erinnern, und schon gar nicht hätte sie es wagen können, eine deutlich erkennbare mütterliche Figur zu träumen. Die Vorwürfe dieser Frauen, dass ihnen nicht richtig geholfen wird, dass sie nicht richtig versorgt werden, dass sie nicht das bekämen, was ihnen zusteht, wurde schon erwähnt. So werden typischerweise die Universitätsklinik oder die Privatstation überwertig erlebt, weil dort besser vorgesorgt sei. Eine Frau, die stundenlang mit rigidem Muttermund gelitten hatte, warf der Hebamme vor: „Nur, weil ich die Spritze nicht bekommen habe"; oder eine andere Frau: „Nur, weil ich den Kaiserschnitt nicht bekommen habe." Eine Frau mit äußerst rigidem Muttermund bewirkte durch ihr stummes, vorwurfsvolles Leiden, dass der Ehemann, der bei der Entbindung dabei war, ihr ein solches Übermaß von Hände halten, Trösten, Zärtlichkeit zukommen ließ, dass es auf den Zuschauer geradezu anstößig wirkte. In einem Gespräch post partum sagte diese Frau, dass der Ehemann besser zu ihr sei als die eigene Mutter.

Die Mehrzahl dieser Frauen drückt in ihrem unwilligen Ausdrucksverhalten mehr die Enttäuschung über die Nichterfüllung dieser Wünsche als die Wünsche selber aus. Die negativ getönte Mutterimago ist diesen Frauen relativ bewusstseinsnahe; zumindest in den mannigfaltigen Projektionen auf Hebammen, Ärzte, Krankenhaus, Ehemann usw. Wie häufig unter der Geburt das Bild der negativ getönten großen Mutter auftaucht, kann man aus dem so weit verbreiteten ungerechtfertigten Ruf entnehmen, den die Hebammen in Kauf nehmen müssen.

Die persönliche Genese dieser Frauen macht es in zweifacher Hinsicht verständlich, warum die unter der Geburt auftauchende Mutterimago diese negative Tönung annimmt. Oft zeigt die Anamnese, dass diese Frauen durch versagende oder mächtige oder oft durch recht verwöhnende Mütter gefügig gemacht worden sind, wodurch die Aggressivität auch im Sinne der aktiven Entfaltung unentwickelt geblieben ist. Das untergründige Erleben unter der Geburt kann man dann etwa folgendermaßen formulieren: „Wenn ich schon der Mutter gegenüber immer eine so brave Tochter war, dann muss diese jetzt auch helfend einspringen. Ich fühle mich ihr ausgeliefert, aber ich weiß ganz genau, ich werde doch nicht kriegen, worauf ich einen Anspruch habe."

Zwar waren die realen Mütter nur selten so versagend und böse, wie es der auftauchenden Mutterimago entsprechen würde, wohl aber hat die Beziehung zur realen Mutter immer zu einem Mangel an Eigenständigkeit und individueller Ausgestaltung des Lebens geführt, so dass diese Frauen relativ unbewusst geblieben sind und von ihrer eigenen weiblichen Rolle das Bild haben, nichts anderes als lediglich Tochter zu sein. Spuren davon finden sich häufig in der Beziehung zum Ehemann. Bei einem so kleinen und unentwickelten Ichbewusstsein muss ja die Mutterimago nicht nur einen bösen Charakter annehmen, sondern auch besonders mächtig werden. Diese Frauen stehen zwar unter dem Einfluss der Mutterimago, aber sie identifizieren sich nicht mit der Mütterlichkeit, sie können sich nicht selber als mütterlich erleben, sondern sie appellieren an eine Mutterfigur in der Außenwelt. Das heißt aber, diese Frauen, die so stark unter dem Einfluss der Mutterimago stehen, sind weit davon entfernt, die eigene Weiblichkeit als Mütterlichkeit zu erleben. Auch erleben sie sich kaum als die Gefährtin des Mannes. Sie sind vielmehr in der Tochterrolle steckengeblieben. Von keiner dieser Frauen (im Gegensatz zu den Frauen der folgenden Gruppe) hat der Verfasser Träume oder Phantasien erhalten, in denen sie selber eine Mutterrolle spielen; wogegen viele Träume oder Phantasien die Beziehung zu einer außen erlebten Mutterimago zum Inhalt haben.

Das geht so weit, dass eine Frau unter der Geburt in einem fast psychotischen Zustand stundenlang die eigene Geburt geträumt hat; wobei sie indirekt natürlich auch ihre Mutter und sich selber als Tochter geträumt hat. Ihr Bewusstsein war stark reduziert, und immer, wenn sie zu einer Wehe aufwachte, sagte sie, sie habe schon wieder mit Entsetzen durch eine lange Röhre kriechen müssen, aus der sie nicht raus kam; oder sie habe schon wieder unter Büschen gelegen. Dass sie selber schwanger ist und gebären soll, löst in ihr das angstgetönte Erleben aus: „Ich bin ja selber noch nicht ganz da, muss eigentlich erst selber noch geboren werden und soll doch nun selber Mutter werden!"

Das Auftauchen des Bildes einer versagenden Mutter aber erklärt den unter der Geburt wirksamen Ärger. Übrigens ist unter der Geburt das Bild der versagenden Mutter deutlicher konstelliert und bewusstseinsnäher als das Bild der Nur-Tochter.

Entsprechend der Tatsache, dass die hier diskutierten Frauen durch Ich-Schwäche und relative Dominanz des Unbewussten charakterisiert sind, boten, ähnlich wie die letzte Patientin, auch verschiedene andere Frauen dieser Gruppe unter der Geburt ein psychoseähnliches Bild. Dabei handelt es sich um eine Zwischenstufe zu manchen Fällen echter Schizophrenie intra oder post partum. Wenn nämlich unter der Geburt Ärger auf die Mutter als individuelles Objekt auftritt, wenn also an die Stelle eines mehr diffusen und unterdrückten Ärgers eigentliche und zielgerichtete aggressive Impulse treten, liegt eher eine Psychose als eine Rigidität vor. Auf die Mutter als Person gerichtete aggressive Impulse hat der Verfasser im Gegensatz zu einem mehr diffus erlebten Ärger bei Frauen mit Rigidität nicht gesehen.

Der beschriebene Frauentyp ist mit Jung's Beschreibung der Nur-Tochter (6) nicht ganz identisch.

Das folgende Beispiel zeigt nicht nur, dass gerade die Nur-Tochter zur Rigidität neigt, sondern zeigt auch, dass keine Rigidität mehr auftritt, wenn eine Frau sich über diese Auffassung der eigenen Weiblichkeit hinaus weiterentwickelt.

Um ihre Tochter nicht als ständig verfügbaren Begleiter aller eigenen Schritte und Gedanken zu verlieren, hatte die Mutter der Patientin trotz Reichtum und guter sozialer Stellung eine Berufsausbildung nicht gestattet. Obgleich die Patientin froh darüber war, durch die Eheschließung der Mutter räumlich entronnen zu sein, blieb sie dennoch Nur-Tochter, indem sie zum eigenen Schaden und zum Schaden ihres Mannes nichts ohne Mutters Teilnahme fühlen oder tun konnte. In dieser Entwicklungsphase hatte sie bei der Geburt des ersten Kindes eine ganz schwere zervikale Dystokie. In den folgenden Jahren erlebte sie sich nicht mehr als Nur-Tochter, sondern sie identifizierte sich mit dem Mutterbild. Sie erlebte den Mann lediglich als Versorger und Erzeuger; bemutterte ihre inzwischen hilfebedürftige alte Mutter und behütete ihre Kinder in einer so einengenden Weise, dass diese schwerste Schulstörungen entwickelten. Wegen dieser Art von Mütterlichkeit, der jegliche eigentliche Partnerschaft zum Manne fremd ist, entfremdete sich ihr Mann von ihr. Während dieser Phase der Identifikation mit dem Mütterlichen hatte die Patientin zwei weitere Geburten, die ausgesprochen leicht verliefen.

Der weitere Verlauf dieses Falles wird nur deshalb geschildert, weil einige typische Phantasiebilder erwähnt werden sollen. In einer späteren psychoanalytischen Behandlung überwand die obige Patientin auch diese Entwicklungsstufe und wurde zu einer echten Gefährtin ihres Mannes, wobei sowohl die Kinder als auch ihre Ehe gesundeten. Zur Einleitung dieser neuen Phase ihrer Entwicklung des eigenen Bildes der Weiblichkeit träumte sie nach einer Reihe von Träumen, in denen sie selber lediglich Muttertier gewesen war, den folgenden Traum: „Ich lebe in einem Land, wo viele Erdbeben sind. Meine Kinder sind in Sicherheit, die Gegend ist still und verlassen, jedoch stöhnt die Erde und wird von immer neuen Erschütterungen durchwühlt. Mit einem kleinen Flugzeug fliege ich mit einem Bekannten immer weiter. Wir entgehen langsam der Vernichtung, aber nicht der Gefahr. Auch die Kinder sind nicht in Gefahr. Mal steuere ich das Flugzeug und mal mein Bekannter." Die vorausgegangene Traumsymbolik und die Einfälle weisen darauf hin, dass sich hinter der bebenden Erde das Bild ihrer Mutter verbirgt. – Die Erde als Symbol einer ärgerlichen Mutter kommt öfters vor, insbesondere auch als der bildhafte Ausdruck für das Gebären. Ein Patient hatte zunächst lediglich die Absicht gehabt, ein Erdbeben zu malen. Während des Malens aber entstand ein feuerspeiender Vulkan, der die Vulva einer in Wehen daliegenden Frau war. Der Sturmwind, die Blitze und die Fetzen düsterer Wolken, die sich als Gewitteratmosphäre über die vulkanische Erdbebenlandschaft hinzogen, kamen aus dem Mund der Gebärenden und wurden über deren Bauch hinweg ausgeatmet: Ärger unter der Geburt.

Es ist nicht überraschend, dass dieses Bild von einem männlichen Patienten kommt. Zu Ärger unter der Geburt neigt ja sowohl die Nur-Tochter als gerade auch das männlich determinierte Bewusstsein, wie gleich darzustellen ist.

Es wäre ein Irrtum, anzunehmen, dass jegliches Rufen nach der Mutter unter der Geburt zu einer Rigidität führen würde. Auch die folgende Patientin ruft unter der Entbindung nach der Mutter, ohne sofort die Vorstellung von Versagung zu haben, und es kommt nicht zu Ärger und Rigidität.

Diese unverheiratete 20jährige Patientin war eine recht differenzierte Person und stammte aus guten und geordneten Verhältnissen. Unter der Entbindung zeigte sie zunächst ein etwas unkoordiniertes Verhalten, weigerte sich zeitweise rundweg mitzuarbeiten und rief: „Mutti, Mutti, ich will kein Kind, ich will kein Kind haben!" Dann auf einmal presste sie recht ordentlich mit.

3. Ärger auf das Schicksal bei männlich determiniertem Bilder eigenen Weiblichkeit

Rigidität unter der Geburt tritt nicht nur bei aggressiv gehemmten Frauen auf, die die eigene Weiblichkeit unter dem Bild der Nur-Tochter erleben, sondern auch bei solchen Frauen, die ein männlich determiniertes Bild der eigenen Weiblichkeit haben. Frisur, Kleidung und Gebaren zielen weniger darauf ab, dem Mann zu gefallen und ihn anzuziehen, sondern sind betont sachlich gehalten. So haben diese Frauen typischerweise kein Gefallen am Tanzen; Flirt liegt ihrem Wesen fern; und in ihren Zeichnungen haben die Frauenfiguren herbe und männliche Züge, kaum je wellige Haare oder eine Betonung der Hüft- und Brustpartien. Die Frauen dieser Gruppe geben sich oft den Anschein, besonders modern und aufgeschlossen zu sein; sie haben häufig einen Beruf und treiben meist Sport; beides allerdings in einer männlich determinierten Weise. Eine Frau verwaltete ein Sortiment technischer Artikel, und obgleich sie in der Behandlung immer klagte, kein rechtes Verhältnis zu technischen Dingen zu haben, erschien sie doch als die tüchtigste Kraft im Geschäft; und der Sport, den diese Frauen treiben, ist oft ausgesprochener Leistungssport. Intellektuelle Interessen spielen häufig eine Rolle, und diese Frauen operieren vom Willen und Verstand her, wogegen sie keine rechte Beziehung zum leiblichen Erleben haben. Dieser letzte Zug ist besonders augenfällig. Während die Frauen der vorigen Gruppe relativ undifferenziert und unbewusst, nämlich durch die Mutter, leben und erleben (im Gegensatz zu den Frauen der weiteren Entwicklungsstufe, die durch das Kind leben und erleben), leben und erleben die Frauen dieser Gruppe ausgesprochen bewusst; allerdings auf einer fehlentwickelten Bewusstseinsebene. Denn sie haben ja nicht eine volle Entfaltung der weiblichen Möglichkeiten erreicht, sondern sind in einer männlichen Identifikation steckengeblieben. Damit hängt es zusammen, dass der Mann als Objekt einer direkten Auseinandersetzung keine Rolle spielt: Sie sind der gleichartige – im Unterschied zum gleichberechtigten – Kamerad des Ehemannes, nicht aber diejenige, die ihn durch ihre eigene Weiblichkeit auf sich selber beziehen will. Nicht selten findet sich auch eine maskuline Tendenz im Körperbau. Erfahrene Hebammen rechnen schon von vornherein mit einer Rigidität, wenn eine sogenannte maskuline Frau mit straffer Muskulatur und starker Oberschenkelbehaarung in den Kreißsaal kommt.

Die Berücksichtigung des eigenen Bildes der Weiblichkeit schützt vor der Verwechslung mit der durch Penisneid gekennzeichneten phallisch-hysterischen Frau. Neid auf denjenigen, der im Gegensatz zu ihr ein Mann sein darf, und die ständige Notwendigkeit, ihn zu übertreffen, kann nur diejenige haben, bei der eine weibliche Identifikation stattgefunden hat; die ein auf den männlichen Partner ausgerichtetes Bild der eigenen Weiblichkeit erreicht hat. Bei den hier diskutierten Frauen ist es aber nicht zu dem Bedürfnis, den Mann durch den Einsatz der eigenen Weiblichkeit zu übertrumpfen, gekommen, weil sie sich von Anfang an mit dem Vater identifiziert haben, ohne über diese Identifikation in späteren Jahren hinauszuwachsen. In ihrer eben beschriebenen Art stechen sie nicht den Mann aus, sondern sie spielen die Rolle des Vaters.

Es wäre falsch, diese Frauen als phallisch zu bezeichnen; und es genügt nicht, sie als „androgyn" zu bezeichnen; denn letzteres Wort sagt nicht aus, dass das Bild der eigenen Weiblichkeit in der Identifikation mit dem Vater steckengeblieben ist. Die Entwicklung des eigenen Bildes der Weiblichkeit ist nicht so weit gegangen, dass sie Partner geworden wären; statt ein auf den Mann abzielendes Bild der Weiblichkeit zu entwickeln, sind sie in der Identifikation mit dem Vater steckengeblieben.

Recht verschiedene Umstände in der Genese können ein Steckenbleiben in dieser Identifikation bewirkt haben.

In einem Falle war der Vater eine in jener Landschaft hoch angesehene Richterpersönlichkeit von hoher geistiger Kultur, während die Mutter durch dramatische Szenen und unverantwortliches Verhalten gekennzeichnet war. Wichtiger noch als der Umstand, dass die Patientin die Identifikation mit dieser Mutter nicht erstrebenswert finden konnte, war der Umstand, dass der Vater alles Weibliche verachtete. Sie hatte das Gefühl, nur wenn sie Vaters Ebenbild wäre, könnte sie seine Liebe und Anerkennung finden.

Auch wenn eine Mutter sehr einengend ist und ihre eigene wenig anziehende Art des Frauseins als verbindlich darstellt, kann die Tochter sich mitunter nur dadurch von Mutters Bild der Weiblichkeit freimachen, dass sie sich männlich identifiziert. Das trifft unter anderem insbesondere für jene Mütter zu, die Frausein nur unter dem Bild des Muttertieres erleben können und die bei ihrer Tochter geistige Interessen durch die Warnung vor dem Blaustrumpf sowie erotische Interessen durch entsprechende andere Warnbilder unterdrücken.

Das Schicksal von Schwangerschaft und Geburt trägt an die Frau das Thema heran: „Warum sind wir Frauen damit belastet? Warum ist die Weltordnung so?" Für die Frauen mit dem männlich determinierten Bild der eigenen Weiblichkeit ist Gebären zu müssen ein demütigendes Erlebnis. Denn da wird ja endgültig dekouvriert, dass die männliche Identifikation doch nicht zur Identität mit dem Mann geführt hat. Es tritt ein ärgerlicher und beleidigter Protest dagegen auf, dass man nicht so männlich sein kann, wie es dem Bild der eigenen männlich determinierten Weiblichkeit entsprechen würde.

Eine dieser Frauen, die schon vor Beginn der Schwangerschaft in psycho-analytischer Behandlung war, schilderte schon im Voraus mit ärgerlichem Entsetzen, wie erniedrigend es sein werde, dass sie sich im Kreißsaal vor all den Männern entblößen müsse.

Während bei den Frauen der vorigen Gruppe die Macht der Mutterimago mit Ich-Schwäche und relativer Unbewusstheit zusammenhängt, haben die Frauen dieser Gruppe eine besonders ausgeprägte Bewusstheit entwickelt, und sie erleben die Reduktion des Bewusstseins unter der Geburt als kränkend. Während die Frauen der vorigen Gruppe mitunter Ärger über die Führungs-rolle der Hebamme als Repräsentantin der Mutterimago verspüren, wird von den Frauen der jetzigen Gruppe die Natur selber, die Dauer der Geburt, das Überwältigt-Werden durch die Autonomie der Presswehen, als ein demütigen-des Müssen erlebt. Eine Frau sagte post partum: „Etwas verkrampft war ich ja schon, als ich in den Kreißsaal rein musste, aber richtig erst, als es immer länger dauerte; das machte mich ärgerlich; ich dachte, in ein paar Stunden ist alles vorbei." Man kann das ärgerliche Erleben dieser Frauen etwa so zusam-menfassen: „Unter der Geburt bin ich ein Stück Natur, kollektiv; ich bin kein Individuum mehr." Und nach dem Motto „Ich will nicht diesem Schicksal aus-gesetzt sein" verlangen die Frauen dieser Gruppe häufiger nach Narkose.

Wie schon angedeutet, können Angst und Ärger kombiniert vorkommen. Angst zu haben, ist für diese maskulin orientierten Frauen aber ein ehrenrüh-riges Problem. Angst nicht zugeben zu können oder sogar leugnen zu müssen, macht aber ärgerlich und rigide. Zur Rigidität des Muttermundes kann sich hier eine Rigidität der quergestreiften Muskulatur des Beckenbodens gesellen. Diese Frauen versuchen es, durch ärgerlich-dominierendes Verhalten die Angst unbewusst zu halten. Während bei reiner Angst Geburtsstörungen in Form von Zukneifen und Zurückhalten vorkommen können, handelt es sich bei die-sen körperlich und psychisch unelastischen Frauen um eine Unfähigkeit, sich gehen zu lassen. Derartige Frauen sind unter der Geburt zu schlaff – eine Gebärstörung, die in dieser Arbeit nicht diskutiert wird –, oder sie sind zu starr. Das gesunde Lebendige ist dagegen elastisch, mal auf der schlaffen und mal auf der angespannten Seite. Sich nicht gehen lassen können und sich nicht dehnen können, also Rigidität der quergestreiften Muskulatur, ist aber weitge-hend dasselbe. Bei den jetzt diskutierten Frauen, die mit Ärger eine gleichzeitig vorhandene Angst unterdrücken, bestehen also Beziehungen zur Rigidität des Beckenbodens, die ja bisweilen mit einer Rigidität des Muttermundes vergesell-schaftet vorkommt.

Zusätzlich erschwert wird der Umgang mit dem Ärger in jenen Fällen, in denen sich die Patientin nicht mit der von der Mutter praktizierten Weiblich-keit identifizieren kann, obgleich Mutters Aussage, dass ihre Art der Weiblich-keit verbindlich, natürlich, Gott gewollt sei, dennoch geglaubt wird. Denn dann ist die ärgerliche Auflehnung der Patientin ja Auflehnung gegen Gott. Wo ein

kreatürlicher Ärger allenfalls noch gewagt werden könnte, muss aber Ärger auf
Gott doch verdrängt werden.

Die psychodynamischen Verhältnisse bei diesen so bewusst lebenden Frauen
erinnern an die Verhältnisse bei manchen Fällen von Dysmenorrhoe. In der
Tat haben diese Frauen in der Vorgeschichte häufig Dysmenorrhoe.

Um den Vergleich zu den phallischen Frauen noch einmal aufzunehmen, sei
an die alte psychoanalytische Erfahrung erinnert, dass ein Kind von diesen als
ein Penisersatz erlebt wird. Dementsprechend erleben diese Frauen in der
Phantasie durch die Geburt einen Machtzuwachs. Sie stehen daher – wie auch
die Erfahrung zeigt – positiver zu Geburt und Kind. Dagegen neigen sie zu
ganz anderen Gebärstörungen: Zwar wollen sie typischerweise dem Mann
Schmerz zufügen, sie selber aber können keinen Schmerz ertragen und neigen
dann unter der Geburt zu planlosem Verhalten.

Die psychisch ausgereifte Frau, die eine Gefährtin des Mannes geworden ist
und eine positive Einstellung zu allen Aspekten der Weiblichkeit erreicht hat,
wird das Schicksal von Schwangerschaft und Geburt hinnehmen, ja es sogar
bejahen. Und sie wird in der Lage sein, in Bezug auf ihre anderen Bedürfnisse
vernünftige Kompromisse zu schließen. Im modernen Zeitalter, das der Frau
viel mehr Möglichkeiten gibt als früher, ist die Frau, eben da sie diese Kompromisse fertigbringen muss, vielmehr darauf angewiesen, eine reifere Stufe
der Weiblichkeit zu erreichen. Die Frauen, deren eigenes Bild der Weiblichkeit
die Beziehung zum Mann mit einschließt, stehen unter der Geburt nicht ausschließlich unter der Wirkung einer Mutterimago, und sie protestieren nicht
gegen das Schicksal, sondern es hat sich unter der Geburt auch das Bild des
Mannes konstelliert. Er ist im Erleben der Frau mit dabei, und zwar in der
Form eines Partners. Diese Frauen sind zum Gebären bereit und haben unter
der Geburt typischerweise keine Störungen. Es ist bisher nicht mit genügender
Deutlichkeit gesehen worden, dass diejenige Frau, die Schwangerschaft und
Geburt innerhalb ihrer partnerschaftlichen Beziehung zum Mann erlebt, durch
Schwangerschaft und Geburt sich über das auf den Mann bezogene Bild der
eigenen Weiblichkeit hinaus entwickelt zu einer reiferen Art der Mütterlichkeit,
als sie bei den Frauen anzutreffen ist, deren eigenes Bild der Weiblichkeit nicht
über die ursprüngliche Mutterimago hinausgewachsen ist. Mit anderen Worten: diejenige Frau, die ihre Beziehungsfunktion zum Mann entwickelt hat,
entwickelt eine differenziertere Mütterlichkeit im Unterschied zu der bloßen
Identifikation mit der Mutterimago. Zwar ist die Angabe richtig, dass sich bei
der Frau die Beziehungsfunktion aus dem Bild der großen Urmutter herausdif-
ferenziert. Es ist aber auch richtig, dass sich eine reife über die Urnatur hinausgehende Mütterlichkeit erst in einem weiteren Schritt aus der Beziehungsfunktion heraus entwickeln kann. Eine solche Mütterlichkeit schließt handelnde
Reife in Bezug auf ihre anderen Bedürfnisse und ihre Stellung in der Welt mit
ein.

Nicht jeglicher Protest gegen das weibliche Schicksal führt zu Ärger unter der Geburt. Manche Frauen haben das mit Verpflichtungsgefühlen verbundene Bild der eigenen Weiblichkeit: „Als Frau und Mutter muss ich immer nur zum Nutzen anderer da sein. Irgendetwas in mir wehrt sich wahnsinnig dagegen!" Diese Frauen neigen ebenfalls zu bestimmten gynäkologischen Erkrankungen, aber nicht zu Rigidität des Muttermundes.

4. Reaktiver Ärger

Außer der Arbeitswut, dem aufgestauten Ärger bei neurotischer Gehemmtheit und dem in verschiedenen Bildern der eigenen Weiblichkeit begründeten Ärger kann durch die Realsituation durchaus begründeter Ärger – also nicht neurotisch bedingter Ärger – eine zusätzliche Rolle spielen. Ferner wurde schon geschildert, wie das Bild der bösen Mutter auf die verschiedenen Beziehungspersonen projiziert wird. Wenn diese aber erst einmal als böse und versagend oder als dominierend erlebt werden, hat die Patientin mit diesen so verzerrt erlebten Beziehungspersonen in der Realsituation die verschiedenartigsten Verwicklungen, die zu weiterem Ärger führen müssen. Außerdem kann Ärger nicht nur die Ursache, sondern auch die Folge von zervikaler Dystokie sein. Wenn nämlich die Wehen gegen einen erhöhten Widerstand an arbeiten müssen und immer kräftiger und schmerzhafter werden und wenn die Geburt verlängert ist, kann verständlicherweise ein Ärger auf diesen Zustand auftreten; aber wie aller Ärger dieser Frauen lediglich in einer unentwickelten Form. All dieser mit der Realsituation zusammenhängende Ärger wirkt im Sinne eines Circulus vitiosus.

ANTRIEBE, INNERE BILDER UND PSYCHOSOMATISCHES SYMPTOM

Man kann die psychosomatische Krankheit zervikale Dystokie allein vom Impulsgeschehen her weitgehend verstehen. Ärger unter der Geburt tritt auf als Folge der Frustrierung von Ansprüchen, die entweder auf helfende und zärtliche Fürsorge oder aber auf eine bestimmte Art der männlichen „Würde" gerichtet sind. Infolge von Hemmungen im aggressiven Erlebensbereich handelt es sich um eine relativ unbewusste Art von Ärger, der nicht richtig abgeführt, zu Ende geführt wird. Ein physiologischer Vorgang, der zu seinem Ablauf eine gewisse „Arbeitswut" verlangt, nämlich die weiche Eröffnung des Muttermundes, kann aber nicht richtig vonstatten gehen, wenn aggressives Erleben nicht richtig zu Ende geführt werden kann. Interessanterweise ist die Rigidität nicht, wie es bei den psychosomatischen Symptomen so häufig der Fall ist (5), Korrelat zu einem trotz der Hemmung dennoch wirksamen Rest eines Impulses, sondern ist durch den Mangel eines zu Ende geführten

Impulses verursacht. Es stellt sich die Frage, ob man die Darstellung eines Krankheitsbildes, wie die zervikale Dystokie, um die Beschreibung der wirksamen Antriebe oder um die Beschreibung der in der Patientin wirksamen Bilder zentrieren soll. Es wäre falsch, entscheiden zu wollen, das eine sei falsch und das andere sei richtig. Die Beschreibung des Impulsgeschehens bewährt sich und befriedigt am ehesten das an der Physiologie orientierte wissenschaftliche Bedürfnis. Wenn wir also nur die Pathogenese der Symptome betreiben wollten, würden wir uns mit der Betrachtung der Antriebe begnügen. Es gibt aber drei Gründe, weshalb man nicht bei der Betrachtung der Antriebe stehen bleiben sollte, sondern die in der Patientin jeweils wirksamen Bilder betrachten sollte.

1. Mit einem lediglich auf die Impulse gerichteten Denken kann nicht hinreichend erklärt werden, warum die Impulse gerade jetzt unter der Geburt mobilisiert werden. Der Ärger der Frauen mit Rigidität ist weder durch die Realsituation, nämlich die Entbindung, noch durch die individuelle Genese hinreichend zu erklären. Und doch handelt es sich um eine übermäßig heftige Emotion von zwingendem Charakter. Dass dieser Ärger ausgerechnet unter der Geburt entsteht, ist erst zu verstehen, wenn man berücksichtigt, dass die Geburtssituation naturnotwendigerweise eine gewisse Art von Aggressivität auslöst; mit dem Gefühl der Hilflosigkeit und außerdem mit einer die inneren Bilder belebenden Reduzierung des Bewusstseins einhergeht; und wenn man ferner berücksichtigt, dass die Entbindung eine Auseinandersetzung mit dem Bild der eigenen Weiblichkeit erzwingt.

2. Nur die Bilder der eigenen Weiblichkeit erklären, dass es Bündel von ganz bestimmten inhaltlich zusammenhängenden Symptomen gibt, die oft bei ein und derselben Frau auftreten. Kleine Akzentverschiebungen innerhalb z. B. des ersten dieser Bilder bedingen es, ob Erbrechen oder Rigidität oder Tetanie oder Stehlen in der Schwangerschaft oder Depression post partum auftritt. Und je nach den im Verlaufe einiger Wochen vielleicht auftretenden Akzentverschiebungen bewirkt ein und dasselbe Bild der eigenen Weiblichkeit etwas unterschiedliche Impulse, die inhaltlich nahe miteinander verwandt sind:

Etwa Sehnsucht nach der Mutter im Anfang der Schwangerschaft; bei der Geburt aber, wenn die Enttäuschung an der Mutter endgültig geworden ist, Ablehnung der Mutter. Dementsprechend kann das Schwangerschaftserbrechen ein Rufen nach der Mutter darstellen, von der Hebamme aber will die Patientin dann nichts wissen; oder es tritt sogar eine Tetanie auf wegen aktiver Wut auf die Hebamme.

3. Vor allem hat es sich aber als therapeutisch nützlich erwiesen, das Bild der eigenen Weiblichkeit, das in der Patientin jeweils aktiv wirksam ist, genau zu kennen. Denn man versteht die Patientin ja nicht, wenn man nicht weiß, dass die in Frage stehenden Impulse durch ein ganz bestimmtes Bild der Weiblichkeit bedingt sind.

ZUSAMMENFASSUNG

1. Funktionelle Gebärstörungen beruhen nicht nur auf Angst, sondern auch auf Ärger. Beide Gruppen unterscheiden sich in der somatischen Symptomatologie.
2. Es werden 5 Quellen des mit Rigidität des Muttermundes einhergehenden Ärgers beschrieben.
3. Unter der Geburt treten vier psychische Veränderungen auf, die naturnotwendig bedingt sind und keine eigene Psychogenese haben.
4. Zwar besteht ein direkter Kausalzusammenhang zwischen Impulsgeschehen und psychosomatischem Symptom. Warum bestimmte Impulse aber gerade in der Schwangerschaft und unter der Geburt auftreten und das Vorkommen von Bündeln zusammengehörender Erkrankungen wird nur erklärlich, wenn man das Bild der eigenen Weiblichkeit betrachtet. Es wird also von den inneren Bildern als einem Erklärungsprinzip bei psychosomatischen Erkrankungen gesprochen.
5. Unterschiedliche Bilder der eigenen Weiblichkeit entsprechen verschiedenen Entwicklungstufen. Und es wird insbesondere darauf hingewiesen, dass sich nicht nur die Beziehungsfunktion aus dem Mütterlichen entwickelt, sondern dass sich in einem weiteren Schritt eine reife Mütterlichkeit nur aus der Beziehungsfunktion entwickeln kann.
6. Die männlich identifizierte Frau, deren Bild der eigenen Weiblichkeit fast Identität mit dem Mann darstellt, wird von der phallischen Frau unterschieden, die ein auf den Mann als Beziehungsperson ausgerichtetes Bild der eigenen Weiblichkeit hat.

LITERATUR

(1) PLATONOV, K.J.: Verschiedene seit 1923 in russischer Sprache veröffentlichte Arbeiten. Vergleiche Literaturverzeichnis in L. Chertok, Les Méthodes Psychosomatiques d'Accouchement Sans Douleur. 1958, Paris; L'Expansion Scientifique Francaise.
(2) READ, D.G.: Natural Childbirth. Wm Heinemann Ltd., London 1933.
(3) BODEN, W.: In Vorbereitung.
(4) MOLINSKI, H., und M. SEIFF: Charakterstruktur und Schwangerschaftserbrechen. Medicina Psychosomatica in Obstetritiis et Gynaecologia. 2. Internat. Kongress für Psychosomatische Medizin in Geburtshilfe und Gynaekologie. Wien 1965.
(5) SCHWIDDER, W.: Grundsätzliches zur Entstehung psychosomatischer Krankheitssymptome. Zeitschrift Psychosom. Med. J., 238-245 (1958/59).
(6) JUNG, C.G.: Die psychologischen Aspekte des Mutterarchetypus (1938). In: Von den Wurzeln des Bewusstseins; Rascher-Verlag, Zürich.
(7) LUSCHINSKI, Heinz L.: L'Effet Analgésique de la Technique Respiratoire utilisé par la Méthode Lamaze sur les Douleurs de l'Accouchement. Bull. Officiel de la Soc. Int. de Psychoprophylaxie Obstétricale. Vol. 4, 195-204, 1962.

LARVIERTE DEPRESSIONEN IN GEBURTSHILFE UND GYNÄKOLOGIE

Die Ausbildung psychosomatischer Symptome darf nicht ausschließlich unter dem Aspekt von Angst und Angstabwehr gesehen werden. In einer anderen Arbeit haben wir gezeigt, dass ganz andere Affekte als Angst zu funktionellen Gebärstörungen führen können (3). Die Einsicht, dass Depressionen und vor allem larvierte Depressionen die Grundlage vieler psychosomatischer Symptome in Geburtshilfe und Gynäkologie sein können, eröffnet in vielen bislang therapieresistenten Fällen gute therapeutische Möglichkeiten. Die Verschreibung von Antidepressiva bringt oft prompte Befreiung vom Symptom. Aufdeckende und umstrukturierende Psychotherapie sind in einer Anzahl von Fällen nach der erfolgreichen Verschreibung von Antidepressiva möglich.

Nach verbreiteter Auffassung ist alle nicht organisch bedingte psychiatrische Symptomatik eine Folge von Angst und Angstabwehr. Die Psychiatrie und damit auch die Psychosomatik würden von interpersonalen Situationen handeln, welche Angst auslösen und zu den Folgen von Angst führen. Diese zentrale Rolle der Angst würde sowohl in ätiologischer als auch in therapeutischer Hinsicht gelten.

Gegenwärtig wird jedoch in zunehmendem Ausmaß erkannt, dass psychosomatische Symptome auch im Zusammenhang mit depressiven Effekten auftreten können.

Die herkömmliche psychiatrische Literatur beschreibt bei Depressionen lediglich allgemeine leibliche Missempfindungen und Hemmung körperlicher Funktionen: Erschöpfung und übermäßige Ermüdbarkeit, Störungen von Schlaf, Appetit, Stuhlgang und Libido. Die deutsche Psychiatrie kennt ja daher auch den Begriff der vitalen Depression.

Seit der Entdeckung der larvierten Depression werden auch speziellere und örtlich umschriebene körperliche Missempfindungen und insbesondere Schmerzen als Korrelat zu Depression aufgefasst. Man spricht von larvierter Depression, weil der Patient lediglich die körperlichen Beschwerden äußert, während bewusste seelische Verstimmtheit zurücktritt. Die psychiatrische Literatur sagt, die körperlichen Missempfindungen würden anstelle der depressiven Symptomatik treten; die larvierte Depression würde ohne erkennbare depressive Symptomatik einhergehen. Dabei werden fast ausschließlich scheinbar internistische Symptome beschrieben; und zwar im Bereich von Kopf- und Sinnesorganen, Thorax, Bauchraum, Gliedmaßen, insbesondere kardiale und gastrointestinale Beschwerden. Die Literatur erwähnt praktisch keine Symptome ans dem Bereich der Gynäkologie. Die ausführliche Statistik von *H. Wieck* erwähnt lediglich „Missempfindungen im Unterleib".

Es war für uns daher eine Überraschung zu beobachten, dass viele Symptome im Bereich von Geburtshilfe und Gynäkologie Korrelat zu Depression sein können. Die Durchsicht von 1100 gynäkologisch-psychosomatischen Krankenblättern der letzten 13 Jahre ergibt, dass uns in den ersten 9 Jahren nur 5mal eine larvierte Depression aufgefallen ist. Nachdem das klinische Auge für die Symptome der larvierten Depression allmählich geschärft wurde, und nachdem uns der Zusammenhang zu bestimmten gynäkologischen Symptomen deutlicher geworden war, sehen wir in den letzten 4 Jahren bei rund 10% der psychosomatischen Patientinnen, wie sie in einer Frauenklinik anfallen, eine larvierte Depression. Dabei kommt dieser Zahl nur eine grob approximative Bedeutung zu. Denn in die Zusammensetzung des Krankenguts und in die Dokumentation gehen persönliche Faktoren ein.

Welche Symptome in Geburtshilfe und Gynäkologie können auf der Grundlage einer larvierten Depression entstehen?

1. Unterleibsschmerzen ohne Organbefund

Bei den Unterleibsschmerzen ohne Organbefund können aus psychosomatischer Sicht mehrere Untergruppen unterschiedlicher Pathogenese unterschieden werden. Bei einer zahlenmäßig großen Untergruppe liegt eine larvierte Depression vor.

Es soll betont werden, dass vielen dieser Frauen mittels Antidepressiva in kurzer Zeit zu helfen ist. Viele chronische Fälle, welche sich als praktisch unheilbar erwiesen hatten und welche durch schweres menschliches Leid charakterisiert waren, konnten durch eine vergleichsweise minimale Therapie erhebliche Erleichterung, oft Symptomfreiheit finden.

Das Problem dabei ist, dass diese Frauen typischerweise nicht nur ihre Depression, sondern alle psychische Schwierigkeit überhaupt engagiert verleugnen. Im Dienste dieser Verleugnung wehren sie die einzig erfolgreiche Behandlungsmethode ab, um nur nach immer neuen Operationen zu verlangen. Die Schwierigkeit der Behandlung liegt also in der Motivierung der Patientin zur antidepressiven Behandlung. Diese Aufgabe kann so schwierig sein, dass der Einstieg erst in einer zweiwöchigen stationären Behandlung auf der psychosomatischen Abteilung gelingt. Eine Auseinandersetzung mit den psychischen Konflikten ist aus der Tendenz zum Verleugnen auch danach oft kaum möglich. In einer Anzahl von Fällen ist aber nach erfolgreicher antidepressiver Behandlung ein psychotherapeutisches Gespräch möglich.

Auch bei einer Untergruppe von Schmerzen beim Geschlechtsverkehr und bei einer eher kleineren Untergruppe von Dysmenorrhö liegt eine larvierte Depression vor.

2. Beeinträchtigung der sexuellen Erlebnisfähigkeit

Zwar ist es allgemein bekannt, dass Störungen der sexuellen Erlebnisfällig-keit Symptom einer Depression sein können. Nicht hinreichend erkannt aber wird, dass bei einer größeren Anzahl von Frauen mit den verschiedenen Formen funktioneller Sexualstörung eine larvierte Depression vorliegt; dass es sich also um Depressionen handelt, die nur allzu leicht unerkannt bleiben. Die Zahl der mit Antidepressiva zu behandelnden Sexualstörungen ist also sehr viel größer als die Zahl der offenkundig depressiven Patienten. Wenn der Gynäkologe die Diagnostik und Therapie larvierter Depressionen erlernt, kann er sehr vielen Sexualstörungen gerecht werden.

Bei den Sexualstörungen setzt die Patientin der Verabreichung eines Anti-depressivums im allgemeinen keinen größeren Widerstand entgegen. Übrigens konnte auch bei mehreren Patientinnen mit Nymphomanie und in einem Fall von nicht vollzogener Ehe mittels Antidepressiva ein prompter Heilerfolg erzielt werden.

3. Dysfunktionelle Blutungen

Die Beobachtung des Psychiaters M. Heiman (2), dass dysfunktionelle Blu-tungen an die Stelle von ausgefallener Trauerreaktion treten können, hat in der Literatur kaum Widerhall gefunden. Die Durchsicht der eigenen Krankenblät-ter bestätigt diese Beobachtung jedoch in einem hohen Prozentsatz der Fälle. In wiederum einem hohen Prozentsatz der Fälle hat eine medikamentöse antidepressive Behandlung Befreiung vom Symptom gebracht.

4. Miktionsstörungen

Bei Harninkontinenz ohne organische Ursache finden wir häufig eine larvierte Depression. Das gilt auch für einige Fälle von Wasserlassen beim Geschlechts-verkehr. Gelegentlich, aber weniger häufig, haben wir eine larvierte Depression bei Harnsperre und bei schmerzhaftem Drang zum Wasserlassen gesehen.

Miktionsbeschwerden mögen rein pharmakologisch gesehen eine relative Kontraindikation für Antidepressiva darstellen. Wir haben aber genau umge-kehrt viele Miktionsbeschwerden durch Antidepressiva zum Verschwinden gebracht.

Unterleibsschmerzen ohne Organbefund, dysfunktionelle Blutungen, Harn-inkontinenz ohne Organbefund und funktionelle Sexualstörungen stellen die hauptsächlichen Manifestationen larvierter Depression in der Gynäkologie dar. Es handelt sich um ein zahlenmäßig großes Krankengut. Schon allein der Umstand, dass diese Symptome häufig vergesellschaftet vorkommen, kann als Hinweis auf eine gemeinsame Ursache bewertet werden.

5. Schmerzhafte Schwangerschaft

Mehrfach haben wir eine larvierte Depression bei schmerzhafter Frühschwangerschaft und einmal bei schmerzhafter Spätschwangerschaft gesehen.
Antidepressive Behandlung hat geholfen.

6. Sekundäre Amenorrhoe

Die sekundäre Amenorrhö ist vom psychosomatischen Gesichtspunkt her
gesehen ein unspezifisches Symptom. Bei einigen Fällen haben wir eine larvierte
Depression gesehen.

7. Kreuzschmerzen

Auch diese können gelegentlich Begleiterscheinungen einer larvierten Depression sein.

8. Dranghaftes Verlangen nach Operationen

Ein in Depression begründetes dranghaftes Verlangen nach Operation ist nicht
auf Unterleibsschmerzen ohne Organbefund begrenzt. Nicht selten z. B. werden
Mamma-Operationen auf der Grundlage einer larvierten Depression gewünscht.

Die Depressionen in der *Menopause* (9) und die sogenannten Begleitdepres-
sionen bei *somatischen Erkrankungen*, wie z. B. Karzinom (10), haben zwar
einen gewichtigen Stellenwert in der Gynäkologie. Dabei handelt es sich aber
meist um offenkundige und nur gelegentlich um larvierte Depressionen.

Alle aufgeführten psychosomatischen Symptome können Begleiterscheinung
oder Folge einer larvierten Depression sein. In einer eher kleinen Minderzahl
von Fällen handelt es sich um offenkundige Depressionen; selten um Depressionen psychotischen Ausmaßes, welche also einen Bruch mit der Realität zeigen.
Bemerkenswert ist es, dass es sich bei diesen Symptomen teilweise um echte
Funktionsstörungen und nicht nur um das physiologische Korrelat des depressiven Affekts selber oder um körperliche Missempfindungen handelt. Für alle
genannten Symptome gibt es aber auch andere pathogenetische Wege.

Interessant ist das Kapitel der Ersatzdiagnosen, welche anstelle der Diagnose
einer larvierten Depression gestellt werden. Oft werden z. B. Adhäsionen, Hormon-
störungen oder etwa präklimakterischer Symptomenkomplex diagnostiziert.

Die Beobachtung der larvierten Depressionen in der Gynäkologie hat uns zu
einer veränderten Auffassung der larvierten Depression geführt.

Die Literatur spricht von larvierten Depressionen, wenn körperliche Beschwerden, z. B. morgendliche körperliche Missempfindungen, an die Stelle von seelischer Bedrücktheit treten; wenn der Patient also eine psychisch-depressive

Symptomatik so wenig ausdrückt, dass der Arzt sie auch nicht erkennen kann. Es würde sich also um Depressionen handeln, welche sich lediglich durch Leibgefühle bemerkbar machen und keine psychisch-depressive Symptomatik zeigen.

Bei den von uns diagnostizierten larvierten Depressionen liegt jedoch immer eine beobachtbare depressive Symptomatik vor. Die Patientin äußert sehr wohl die geläufigen depressiven Inhalte, und sie zeigt ein depressives Ausdrucksverhalten. Der Unterschied zur psychiatrischen Depression ist lediglich, dass die bewusste Aufmerksamkeitszuwendung oder gar Reflexion der Patientin nicht bei den depressiven Verstimmungen ist, so dass die Patientin ihre an sich vorhandene und zu beobachtende Symptomatik nur nicht unter dieser Überschrift registriert. Ja, die ausdrücklich genannten depressiven Inhalte und missmutig-verdrießlichen, mürrischen und ärgerlichen Affekte werden expressis verbis verleugnet oder wegrationalisiert oder durch anspruchsvolles bzw. vorwurfsvolles Verhalten übertönt. Unserer Auffassung nach darf man von einer larvierten Depression nur sprechen, wenn solche zwar vorhandenen, aber übertönten depressiven Symptome deutlich fassbar sind. Der Patient kann auf diese Weise sowohl leichtere als auch schwerere Depressionen vor sich selbst und dem Arzt verbergen.

Ferner kommen wir zu der Beurteilung, dass die von uns beobachteten larvierten Depressionen nur in der Minderzahl als endogene Depressionen zu bezeichnen sind. In der großen Mehrzahl der Fälle fehlen Tages-schwankungen und phasenhafter Verlauf, und wir erkennen ursächliche lebensgeschichtliche Zusammenhänge; tief neurotische Konflikte oder verständliche Reaktionen auf eine Lebenssituation, der die Patientin nicht gewachsen ist. Die genaueren psychodynamischen Zusammenhänge unterscheiden sich übrigens bei den unterschiedlichen Symptomen, was jedoch nicht zum Thema der vorliegenden Mitteilung gehört.

Viele kompetente Psychiater sehen in der larvierten Depression also eine endogene Depression. Wir dagegen sehen vornehmlich neurotische Depressionen. Diese Diskrepanz erklärt sich vielleicht dadurch, dass Psychiater und Ärzte in allgemeinen Krankenhäusern ein unterschiedliches Krankengut sehen.

LITERATUR

(1) WIECK, H.H.: Lehrbuch der Psychiatrie. Schattauer, Stuttgart 1967.
(2) HEIMAN, M.: Separation from a Love Object as an Emotional Factor in Functional Uterine Bleeding. J. Mount Sinai Hospital 26 (1959) 56.
(3) MOLINSKI, H.: Geburtshilfliche Symptomatik als Folge gestörten Gebärverhaltens. Z. Geburtsh. Perinat. 179 (1975) 383.

PSYCHOLOGISCHE ASPEKTE DER STERILITÄT

SCHWANGERSCHAFT ALS KONFLIKT

Die Erfahrung aus der Fertilitätssprechstunde führt zu der überraschenden Einsicht, wie häufig die Einstellung zur Schwangerschaft konflikthaft ist (HERTZ u. MOLINSKI 1980). Das typisch ungeduldig drängende und laute Verlangen nach einem Kind kann z. B. gleichzeitig mit Angst vor dem Kind einhergehen. Eine solche Patientin hatte nach der Geburt ihres ersten Kindes 7 Jahre lang nicht konzipieren können; als die ersehnte Schwangerschaft aber nach Ovulationsauslösung eingetreten war entwickelte sie eine schwere psychische Symptomatik; sie klagte, dass sie keine Beziehung zu dem Kind finden könne. Andere Frauen lassen, um ja schwanger zu werden, ohne Wissen des Mannes heimlich die Pille weg, nur um hinterher um Interruptio zu bitten. Umgekehrt können Frauen, welche entschieden kein Kind wollen, eine nervöse Symptomatik entwickeln, sobald kontrazeptive Maßnahmen oder auch eine Interruptio durchgeführt werden. Neuerdings wird mitunter nach drängend erbetener Sterilisation ebenso drängend um eine refertilisierende Operation gebeten, dann aber verlangt die Frau überraschenderweise die Verschreibung der Pille. Die klinische Erfahrung zeigt also, dass bei dem Gedanken an Schwangerschaft bewusster Wille und untergründige Tendenzen nicht übereinstimmen müssen. Der scheinbar eindeutige Entschluss „ich will kein Kind!" schließt keineswegs das untergründige Verlangen nach einem Kind aus. *Umgekehrt schließt der scheinbar eindeutige bewusste Wunsch nach einem Kind keineswegs die Wirksamkeit von untergründigen Ängsten. Befürchtungen und Gegentendenzen aus.*

Dieser Zwiespalt rührt daher, dass die Einstellung zum Kind von einem außerordentlich mannigfaltigen Motivationsgefüge abhängt. In diesem spielen unterschiedlichsten Wünsche, aber auch Ängste und Befürchtungen eine Rolle.

Der Wunsch nach dem Kind ist in der heutigen, weitgehend kontrazeptiv eingestellten Gesellschaft nicht selten verdrängt und verpönt. Die Aussage, dass der Wunsch nach dem Kind fast universal verbreitet sei, ist daher für viele nicht ohne weiteres annehmbar und würde einer eingehenderen Darstellung bedürfen. Es sei dabei betont, *dass der Wunsch nach dem Kind und der Entschluss zu einem Kind unterschiedliche Phänomene sind.* Überall im Leben gibt es ein „ich würde gern", obgleich man sich vielleicht aus gewichtigen Gründen anders entschließt. Von den vielen *psychischen Quellen von dem Wunsch nach dem Kind* seien nur einige erwähnt: Der Wunsch, die Bedürfnisse eines kleinen hilfsbedürftigen Wesens zu erfüllen; der Wunsch nach einer symbioseähnlichen Nähe mit dem Kind; der Wunsch, unsterblich zu werden und in dem Kind weiterzuleben; der Wunsch, das eigene materielle, geistige oder kulturelle Erbe weitergeben zu können; die Hoffnung auf eine bessere Zukunft und auf Erlösung durch das Kind; das Kind als Mittel, um die eigene Einsamkeit und Leere auszufüllen; der Wunsch, sich mit dem geliebten Partner verbunden zu fühlen; das Gefühl, nur wenn man ein Kind hat, sei man voll erwachsen.

Die Realität bedingt aber nur allzu häufig *Angst vor dem Kind*. Denn das Kind erfordert den Einsatz von Geld, Mühe und Zeitaufwand. Hinzu kommen viele psychische Aufgaben, vor denen die Frau zurückschrecken mag. Auch können neurotische, d. h. irrationale Ängste und Konflikte mobilisiert werden.

Auch in gesellschaftlichen Entwicklungen zeigt sich dieselbe zwiespältige Haltung dem Kind gegenüber. Die Gesellschaft ermutigt die Frau heute, sich von der Last des Gebärens und der Aufzucht eines Kindes zu befreien, um sich „interessanteren" Aufgaben wie etwa Berufsarbeit zuwenden zu können. Gleichzeitig idealisiert die Gesellschaft Schwangerschaft und Geburt, wenn z. B. neuere Trends in der Geburtshilfe wie etwa psychoprophylaktische Geburtsvorbereitung, natürliche Geburt, sanfte Geburt nach Leboyer, Rooming-in, oder Rolle des Vaters im Kreißsaal oder am Wickeltisch in einer fast romantischen Haltung abgehandelt werden.

Schwangerschaft, aber auch schon der Gedanke an eine eventuelle Schwangerschaft gehen also fast unausweichlich mit gemischten Gefühlen und Konflikthaftigkeit einher. Nur wenn man von dieser Einsicht ausgeht, sind die psychologischen Zusammenhänge bei Sterilität zu verstehen.

PSYCHISCHE URSACHEN DER STERILITÄT

Eine Ehe kann einmal aus unbewusster Quelle, nämlich infolge von psychisch bedingten Symptomen kinderlos bleiben:

a) Einerseits können typische *Sexualstörungen*, wie sie einer genauen Anamneseerhebung zugänglich sind, die Konzeption verhindern. Bei den funktionellen Sexualstörungen wie etwa Impotenz oder Vaginismus handelt es sich dabei um Störungen der Lustphysiologie. Wenn der Verkehr wegen Frigidität weitgehend vermieden wird, wenn der erigierte Penis nicht eingeführt werden kann oder wenn das Paar fast nur wechselseitige manuelle Befriedigung praktiziert, handelt es sich dagegen um Störungen des sexuellen Verhaltens.

b) Andererseits können sekundäre Amenorrhö oder Anovulation sowie manche Veränderungen des Spermas in Bezug auf Anzahl, Mobilität und sogar Morphologie (*STAUBER* 1979) eine Konzeption verhindern. Wohl unter dem Einfluss höherer nervöser Zentren kommt es hier zu somatischen Veränderungen, welche die Subfertilität bedingen. Bei den die nervösen Zentren beeinflussenden psychischen Faktoren kommt es weniger auf spezifische Konflikte oder Affekte, also auf den psychischen Inhalt, an, sondern auf den Umfang der Belastung, also auf den energetischen Aspekt. Insofern trifft der eher ungenau anmutende Ausdruck *Stress* die ätiologischen Zusammenhänge noch am genauesten.

c) Schließlich gibt es die Gruppe steriler Ehen aus unbekannter Ursache. Es besteht weitgehende Einmütigkeit darüber, dass nicht wenige dieser Fälle ebenfalls psychogener Natur sind. Über Ätiologie und Pathogenese stehen jedoch nur unbefriedigende Vorstellungen zur Verfügung. *PASINI* (1974) hat die wesentlichen Theorien und Auffassungen zusammengetragen und eigene neue Beobachtungen mitgeteilt. In ätiologischer Hinsicht heißt es, die betreffenden Frauen würden aus einem Familienmilieu mit wenig emotionaler Zufriedenheit und Sicherheit stammen, sie würden eine *konflikthafte Einstellung zur Mütterlichkeit und zur eigenen Sexualität haben*; Hass auf die Mutter und die eigene Aggressivität würden eine führende Rolle spielen. In pathologische Hinsicht werden zitiert vor allem Tubenspasmen, zervikale Faktoren und zentralnervöse Vorgänge, welche zum Ausbleiben der Ovulation führen. Es wurden also vor allem funktionelle Organstörungen erwogen.

Diesen Beobachtungen zur Ätiologie sei entgegengestellt, dass psychosomatische Symptome nicht durch den statischen Besitz bestimmter Charakterzüge oder einer bestimmten Vorgeschichte zustande kommen. Wir verstehen die Pathogenese eines psychosomatischen Symptoms nur, wenn wir die konkreten psychophysiologischen Wirkkräfte, also die *gehemmten Antriebe, Affekte und Motivationen* kennen. Persönlichkeitsstruktur und Vorgeschichte erklären lediglich, aus welcher Quelle heraus die das Symptom bewirkenden Impulse in ihrer normalen Entfaltung gehemmt sind. Den Schlüssel zum Verständnis der Sterilität aus unbekannter Ursache gibt die Beobachtung, dass sich derselbe Mann und dieselbe Frau innerhalb einer anderen Beziehung als fertil erweisen können. Dazu passen die eigenen klinischen Beobachtungen über die Interaktionen des Paares. Danach ist es gewöhnlich so, dass die psychogen bedingte Sterilität einer Ehe nicht auf einer isolierten Pathopsychologie und damit Pathophysiologie des einen oder des anderen Partners beruht, sondern auf einer *gestörten Interaktion dieses Paares*, also auf einer larvierten Sexualstörung (*MOLINSKI* 1976).

Immer wieder kommt es vor, dass plötzlich doch eine Konzeption eintritt, wenn in ein oder zwei therapeutischen Gesprächen ein schwelendes Kontaktproblem zwischen den Partnern besprochen worden ist, welches die Eheleute tiefer gekränkt hatte, als diese es selber gewusst hatten. Weltanschauliche und religiöse Differenzen, Trauer über den Verlust eines Kindes, Kränkungen oder viele andere Dinge isolieren die Partner voneinander und der Mangel an grundlegender Übereinstimmung und Verständigung führt dann mitunter auch zu einem entsprechenden fremdelnden oder auch mehr phobisch-vermeidendem Erleben und damit auch Verhalten beim Geschlechtsverkehr.

Nicht selten ist in der Fertilitätssprechstunde ein *geheimer Kampf zwischen den Geschlechtern* zu beobachten. Hier spielen mitunter larvierte Sexualstörungen anderer Art eine Rolle: Geheime Verhaltensweisen beim Geschlechtsverkehr, die den Mann depotenzieren oder subtile Verhaltensweisen des Mannes, welche das Sexualverhalten der Frau beeinträchtigen oder einschränken. Die Frau mag den Mann in das seine Kraft verzehrende Managerdasein treiben, so dass sie sich vor seiner Sexualität geschützt fühlt.

Immer wieder einmal werden in der Fertilitätssprechstunde in 4 unterschiedlichen Situationen „spontane" Schwangerschaften beobachtet: Im Verlaufe lediglich diagnostischer Maßnahmen; nach nur kurzen therapeutischen Gesprächen; nach Adoption und in einer neuen Partnerschaft. Es wird dann die Frage aufgeworfen, ob es sich um einen Kausalzusammenhang oder um Zufall handelt. In Wirklichkeit weist alles daraufhin, dass die erwähnten Situationen eine *Änderung des emotionalen Klimas und der interpersonalen Beziehungen* mit sich gebracht haben. Mit dem Auftreten des adoptierten Kindes z. B. ändert sich zwangsläufig das Interaktionsmuster des Paares. Es ist zu vermuten, dass damit bisweilen eine larvierte Sexualstörung korrigiert wird, und es kann zur Konzeption kommen. Das sexuelle Verhalten des Ehepaares hat sich normalisiert und damit auch die begleitende Reproduktionsphysiologie. Ähnlich mag bisweilen die besondere *Zuwendung von Seiten des Arztes wirken*, wenn „lediglich" diagnostische Maßnahmen durchgeführt werden.

Die geheimen Interaktionen, Verhaltens- und Erlebensweisen beim Verkehr, welche hier als larvierte Sexualstörung bezeichnet wurden, stehen zwischen einerseits den tief unbewussten Ängsten und Konflikten, durch die sie verursacht werden, und andererseits den klinischen Symptomen, hier der Kinderlosigkeit, welche sie selber verursachen. Bei dem als *larvierte Sexualstörung* bezeichneten Verhalten handelt es sich um wirkliche *Geheimnisse*, welche das Ehepaar sogar vor sich selber verbirgt. Es weiß im reflektierenden Bewusstsein nichts von der Kontaktstörung oder der Angst vor dem Kind; es weiß auch nichts von den geheimen Verhaltensweisen beim Verkehr; und dennoch bestimmen diese Dinge das ganze Leben beider Partner. Darum ist die larvierte Sexualstörung auch einer gewöhnlichen Anamneseerhebung nur schwer zugänglich und erfordert eine besondere therapeutische Vorgehensweise (Molinski 1976).

Psychologische und soziale Probleme des sterilen Ehepaares

Die Psychologie des sterilen Ehepaares ist dann zu verstehen, wenn man von der Schwangerschaft als Konflikt ausgeht. Viele Wünsche werden durch die Kinderlosigkeit frustriert, manche Ängste und Befürchtungen werden dem Ehepaar erspart.

Beeinträchtigung des Lebensglücks

Kinderlosigkeit kann eine ernste Beeinträchtigung des Lebensglücks bedeuten. Das Ausmaß der Lebenskrise kann der Außenstehende einschließlich des Arztes mitunter kaum nachvollziehen. Dabei geht es nicht nur um die Enttäuschung, dass der Wunsch nach einem Kind und die vielseitigen Quellen des Wunsches nach einem Kind unerfüllt bleiben. Vielmehr geht es auch um eine *narzisstische Beeinträchtigung*.

Als erste Reaktion ist das Paar meist äußerst verblüfft und bestürzt und will es gar nicht glauben, wenn es merkt, dass ein Konzeptionsproblem vorliegt. Denn fast jedermann hält es emotional für selbstverständlich, dass er selber fruchtbar ist. Insbesondere der sogenannte schuldige Partner fühlt sich in seinem Selbstbild und Selbstwertgefühl getroffen; er fühlt sich hilflos und inadäquat. Nicht selten ist die Stellung innerhalb der Familie, Gruppe und Gesellschaft beeinträchtigt. Umso mehr wird die Sterilität als Makel erlebt. Dieses Gefühl des Makels aber stellt eine tiefe Kränkung dar.

Das Gefühl der Kränkung aber führt leicht zu *aggressiven Gefühlen*, zu Ärger, Empörung gegen das Schicksal, Selbstvorwürfen und *Schuldgefühlen*, die freilich zunächst meist unterdrückt gehalten werden.

Es kann aber der Zeitpunkt eintreten, wo das Individuum die gegen das Selbst gerichteten Aggressionen nicht mehr aushalten kann, und der Ärger bricht nach draußen durch. So kann es im Verlaufe von Fertilitätsbehandlungen zu unerwarteten plötzlichen Streitigkeiten mit dem Partner, mit den Familienangehörigen und Freunden, aber auch zu zuvor ungeahntem Ärger auf den Arzt und die medizinischen Prozeduren kommen.

Alle diese Reaktionen auf die eigene Sterilität können dadurch überhöht werden, dass das moderne Lebensgefühl meint, alles selber entscheiden zu können. Man fordert vom Arzt, er müsse alles zu tun in der Lage sein.

Sterile Ehe als Konfliktlösung

So können das Erleben und Verhalten eines sterilen Ehepaares durch jahrelange Frustration gekennzeichnet sein. Was die Sterilität ihnen aber in Wirklichkeit bedeutet, kann doppelschichtig sein und den Betroffenen selber weitgehend unbewusst bleiben. Die Kinderlosigkeit kann einem oder beiden Partnern gleichzeitig auch gelegen sein; bewusst oder unbewusst. Tatsächlich ist es ja vielfach so, dass erst lange Zeit Kontrazeption durchgeführt wurde, um erst Berufsausbildung und Ausbau der Lebenssituation zu einem gewissen Abschluss zu führen und selber etwas vom Leben haben zu können. Wenn sich das Ehepaar dann schließlich das sogenannte Wunschkind „zulegen" will, sind die Motive dahinter wiederum überwiegend ich-zentriert, und es ist noch lange nicht gesagt, dass beide Partner wirklich ein Kind wollen. Die Kinderlosigkeit

stellt also – zumindest für einen der beiden Partner – nicht selten eine Konfliktlösung dar, wie es ja schon aus der Beschreibung der larvierten Sexualstörung hervorgegangen ist.

Störungen der Ehe

Obgleich das Ehepaar in der Fertilitätssprechstunde zunächst meist harmonisch
und angepasst erscheint, kann die Ehe durch Störungen gekennzeichnet sein.

Beide, und nicht nur der sogenannte schuldige Partner, haben begreiflicher-
weise ein *Gefühl der Minderwertigkeit.* Dabei werden gegenseitig Vorwürfe
gemacht, um das Gefühl der Unfähigkeit durch Projektion auf den anderen
zu mindern. So wird das Gefühl der Minderwertigkeit durch den gesünder
erscheinenden Partner nicht selten verstärkt.

Sterilität wird von den Betroffenen selber gewöhnlich auf Störungen im
Genitaltrakt zurückgeführt. So wird das oft nicht ganz unberechtigte Gefühl
unterstützt, an einer Sexualstörung zu leiden.

So ist es zu erklären, dass selbst der Gebildete oft Impotentia generandi und
coeundi gedanklich nicht voneinander unterscheiden kann.

Die Sexualbeziehung innerhalb der Ehe kann an seelischem und sinnlichem
Gehalt verlieren. Das braucht nicht nur damit zusammenzuhängen, dass der
Geschlechtsverkehr einem strengen ärztlichen Regime unterworfen werden
muss. Das Ehepaar denkt auch mitunter bei jedem Verkehr daran, ob nun das
ersehnte Kind zustande gekommen ist.

Die Einstellung zur Sterilität hängt auch mit dem Bild der Männlichkeit und
dem Bild der Weiblichkeit zusammen, welches für das betreffende Individuum
subjektiv gilt. Manche erleben, dass ohne die Möglichkeit zu einem weiteren
Kind das Bild der Weiblichkeit bzw. das Bild der Männlichkeit nicht mehr in
vollem Umfang verwirklicht ist, und dann kann es zu einer Beeinträchtigung
des sexuellen Erlebens und Verhaltens kommen.

Die Frau kann sich wegen ihrer „Abnormalität" unattraktiv fühlen. Sie mag
sich dann kompensatorisch genau umgekehrt übermäßig verführerisch verhalten, so dass der Mann sich überfordert fühlen mag.

Aus dem Gefühl heraus, inadäquat zu sein, vernachlässigen solche Frauen
bisweilen wiederum genau umgekehrt alle anderen Lebensbereiche einschließlich der Berufsarbeit.

Frauen in einer sterilen Ehe haben nicht selten offenkundig oder mehr
hintergründig das Verlangen nach einer sexuellen Beziehung mit anderen
Männern. Dieser Wunsch wird unter Umständen auf den behandelnden Arzt
gerichtet, von dessen Aktivität ja die Befriedigung des Wunsches nach einem
Kind erhofft wird.

Sowohl der Mann als auch die Frau kann befürchten, dass der Partner
sie wegen der eigenen Subfertilität verlassen wird, was ja auch gelegentlich

vorkommt. Deshalb bieten sie mitunter Scheidung an, um den Partner auf die Probe zu stellen.

In manchen Fällen ist die Beziehung zwischen den Eheleuten durch eine Unaufrichtigkeit charakterisiert, welche zwar nicht offenkundig ist, den Eheleuten aber dennoch nicht völlig verborgen bleibt. Manche Konflikthaftigkeit kommt daher, dass die beiden Partner über Kinderwunsch, Schwangerschaftsverhütung und Sterilität verschiedener Meinung sind. Dieselbe Unaufrichtigkeit kann jeder der beiden Partner auch sich selbst sowie dem Arzt gegenüber haben.

Nervöse Störungen

Wenn eine Seite des geschilderten Konfliktes zwischen Wunsch nach dem Kind und Angst vor dem Kind verleugnet und unbewusst gehalten wird – wie es ja in der Fertilitätssprechstunde so häufig zu beobachten ist – kann es am ehesten zu nervösen Nebenwirkungen kommen.

Ebenso wie bei den praktisch hundertprozentig wirksamen kontrazeptiven Mitteln Ovulationshemmer und Sterilisation sind das vor allem *depressive Verstimmungen sowie Frigidität bzw. Potenzminderung.* Die depressiven Verstimmungen und funktionellen Sexualstörungen können ebenso wie die geschilderten narzisstischen Züge teilweise schon vor der Kenntnis des Vorliegens einer Empfängnisschwierigkeit wirksam sein, sind also im Sinne eines Zirkels teilweise Ursache, noch mehr aber Folge der Sterilität (STAUBER 1979). Eine Beeinträchtigung der sexuellen Erlebnisfähigkeit und eine depressive Verfassung können in einem weiteren Schritt die Ursache für nachfolgende nervöse und psychosomatische Störungen werden.

PSYCHOLOGISCHE ASPEKTE DER FERTILITÄTSSPRECHSTUNDE

Diagnose

In der Fertilitätssprechstunde geht es nicht nur um die biologische Diagnostik. Der Außenstehende unterschätzt leicht die *emotionale Belastung durch die Untersuchungen.* Dem Arzt stellen sich in psychologischer Hinsicht von vornherein diagnostische und therapeutische Aufgaben (MAZOR 1978).

Da es auch um die interaktionale und emotionale Diagnostik geht, ist es wichtig, dass auch der Mann schon zu Beginn der Untersuchungen gesehen wird. So kann der Arzt deren gemeinsame, vielleicht aber auch deren getrennte Sicht erkennen, und er kann beiden erklären, was ihnen mit der gemeinsamen Prozedur bevorsteht. Es wird von vornherein deutlich, dass es um die Behandlung des Paares und nicht um die Behandlung des sogenannten schuldigen Partners geht. Auch eine *psychiatrisch-psychotherapeutische Untersuchung* sollte,

wenn angezeigt, eher frühzeitig durchgeführt werden. Eine frühzeitige Überweisung zum Nervenarzt wird sachlicher aufgefasst und die Ergebnisse können mit in den Gang der Untersuchungen hineingenommen werden. Eine
Überweisung als letzter Schritt aber, nachdem vielleicht jahrelang vergeblich
experimentiert worden ist, wird leicht als die kränkende Aussage erlebt, es
würde ja doch nur an der eigenen Persönlichkeit liegen.

Der Auftrag, die *Aufwachtemperatur* zu messen, mag nach außen hin wie eine
Lappalie anmuten, kann aber für beide Partner zu einem *erheblichen Stress* werden. Indem wochenlang das Resultat abgewartet wird, steigen die Unsicherheit
und die Angst. Die gesamte Aufmerksamkeitsrichtung des Ehepaars ändert sich.
Sie wird ich-bezogener, versachlicht die Liebesbeziehung, und schließlich muss
das Ehepaar weitgehend nach der Basaltemperaturkurve leben.

Auch die *Samenuntersuchung* ist nicht nur für den Mann, sondern *für beide
belastend*. Sein Selbstwertgefühl ist tangiert, wenn er in seiner männlichen
Leistung untersucht und benotet werden soll. Auch die Aufgabe, in aller Sachlichkeit und auf Kommando zu onanieren, kann sehr belastend erlebt werden.
Sie aber mag sich beunruhigt fühlen, weil er sich beunruhigt fühlt.

Ähnliches gilt für den *Postkoitaltest*. Es kann desillusionierend und entwür-
digend erlebt werden, wenn das Paar sich gleich nach dem Geschlechtsverkehr
einer Untersuchung stellen muss. Alle diese Belastungen gipfeln dann oft in
einer langen Zeitspanne des *geplanten Geschlechtsverkehrs* nach ärztlicher Vorschrift. Es ist verständlich, dass Viele dieses als das Belastendste an der gesamten Behandlung erleben. Denn die Lustphysiologie wird ja herausgenommen
aus dem physiologischen Zusammenhang von Lust und Liebe. Verwirrend
kommt hinzu, dass das Paar selbst bei geduldiger Aufklärung weder die physiologischen Zusammenhänge noch die *medizinischen Fachausdrücke* durch-
schauen und verstehen kann. Man fühlt sich ganz dem Arzt ausgeliefert, der
als allwissend und allmächtig phantasiert wird und auf den alle Hoffnungen
gerichtet werden. Fast alles im Leben des Paares muss jetzt dieser ärztlichen
Prozedur untergeordnet werden.

Obendrein mag das Paar sich noch durch die notwendige *Psychodiagnostik*
in der Persönlichkeit in Frage gestellt fühlen. Denn es muss dem Arzt vieles
offenbaren: Sein Sexualleben, die Motive für den Wunsch nach dem Kind,
nervöse oder partnerschaftliche Schwierigkeiten, eventuell auch Dinge, die selbst
vor dem Partner geheim gehalten worden sind, wie vielleicht eine Vorgeschichte
von venerischer Erkrankung oder Schwangerschaft mit einem anderen
Partner.

Indikationsstellung und Verhalten des Arztes

Unter psychodiagnostischen Gesichtspunkten ergeben sich 4 typische Konstellationen.

Kontraindikation gegen eine Fertilitätsbehandlung

Nil nocere gilt seit alters her als oberstes Gesetz ärztlichen Handelns. Voluntas aegroti wird in zunehmendem Ausmaß ein oberes Gesetz. Der Arzt kann da leicht selber in einen Konflikt geraten. Denn der Wille des mündigen Patienten gilt, selbst wenn dieser dadurch einen gewissen Schaden nimmt. Aber der Arzt gilt auch als mündig, und er kann sich durch den Willen des Patienten nicht zwingen lassen, etwas zu tun, was dem Patienten relevanten Schaden bringt.

Prognostisch bedenklich ist es, wenn eine Seite des Schwangerschaftskonfliktes vollständig verdrängt gehalten wird. Günstiger ist es, wenn neben dem Wunsch nach dem Kind auch die zu erwartende Last mit abgewogen wird. Prognostisch ungünstig ist aber auch eine die Entschlussfähigkeit lähmende Gefühlsambivalenz. Ungünstig ist es, wenn das Motiv für den Wunsch nach dem Kind übergewichtig ich-bezogen ist; wenn *das Kind* z. B. lediglich *ein Mittel* sein soll, um die eigene depressive Leere auszufüllen. Bedenken können auch durch eine nachhaltige Störung in der Partnerbeziehung ausgelöst werden. Während derartige Faktoren meist nur eine relative Kontraindikation darstellen werden, können das Vorliegen einer nachhaltigen nervösen Symptomatik oder psychischen Dekompensation fertilisierende Maßnahmen ausschließen. Überweisung an den Psychotherapeuten kann angezeigt sein.

Sterilität infolge offenkundiger Sexualstörung

Im Verlauf der angedeuteten diagnostischen Prozeduren kann sich früher oder bisweilen auch erst später eine Sexualstörung als Ursache der Sterilität herausstellen: Impotenz, nicht-vollzogene Ehe, nicht-einführen-können des Penis, vermeiden des Verkehrs bei Frigidität, Vaginismus. Auch hier ist Überweisung an einen Fachpsychotherapeuten angezeigt.

Das psychisch gesunde Paar

In vielen Fällen von Empfängnisschwierigkeit aus organischer Ursache liegt psychische Gesundheit vor. Bei psychogener Sterilität sind die vorhandenen psychischen Schwierigkeiten oft ebenfalls kompensiert.

Auch in diesen Fällen ist eine psychologische Orientierung des Arztes notwendig. Der Arzt muss in der Lage sein, diese emotionalen Aspekte wahrzunehmen, ins Gespräch mit aufzunehmen und in sein diagnostisches und therapeutisches Handeln mit einzubeziehen. Von der Art und Weise, wie der Arzt mit dem Ehepaar umgeht, können Erfolg oder Misserfolg abhängen.

Der Arzt versucht zu einer *Neutralisierung der unterschiedlichen Wünsche*, ja manchmal der feindlichen Einstellungen und Konkurrenzgefühle beizutragen. Das darf natürlich nicht in offener Konfrontation und mittels vorschneller

Interpretationen geschehen; auch nicht wenn der Arzt überzeugt ist, damit inhaltlich recht zu haben. Ein Ansprechen des kausal zugrunde liegenden Konfliktes sollte der Arzt dagegen vermeiden. Wenn der Arzt beiden Ehepartnern gegenüber neutral bleibt, und wenn er außerhalb der Auseinandersetzungen bleibt, können diese sich untereinander auseinandersetzen. Das wirkt verbindend und ist eine gute Voraussetzung für eine positive Lösung der Aufgaben der Fertilitätssprechstunde.

Falls der Arzt aber eine zu starke emotionale Bindung zu dem einen oder dem anderen der Ehepartner hat, bzw. wenn er eine zu enge emotionale Beziehung des einen oder des anderen zu ihm selber zulässt, kann die unausweichliche Auseinandersetzung zwischen den Eheleuten eher zu deren noch weiterer Entfremdung führen: ein negativer Ausgang der Behandlung.

Allzu genaue *ärztliche Vorschriften* über Geschlechtsverkehr und Zeitpunkt des Konzeptionsoptimums können die sexuelle Erlebnisfähigkeit und die Beziehung zwischen den Partnern beeinträchtigen, insbesondere bei krankhaften Persönlichkeiten. Beim Mann kann es zu Potenzschwierigkeiten kommen. Das Paar wehrt sich untergründig gegen ein solches Regime, und es kann zu Irritationen dem Arzt gegenüber kommen. Der Arzt sollte immer wieder betonen, dass es vor allem um Lust und Liebe und nicht nur um das Kind geht.

Ein wesentliches psychologisches Problem ist es, dass in der Fertilitätssprechstunde zwischen Ehefrau und Ehemann eine dritte Person auftritt: nämlich der Arzt. Er gibt der so enttäuschten Frau endlich das Kind. Er gibt ihr diejenige Befriedigung, die der Ehemann nicht geben konnte. Da kann es nur allzu leicht eintreten, dass sie ihre Phantasie mehr um den Arzt kreisen lässt, als es den betreffenden Personen direkt erkennbar wird. Dieser von der dritten Person ausgehenden Gefahr wird am ehesten durch ein nüchternes, sachliches, kühles und *distanziertes Verhalten von Seiten des Arztes* vorgebeugt.

Der Arzt wird von dem Ehepaar fast unausweichlich als quasi omnipotent erlebt. Darüber hinaus kann der Arzt aber auch im Bewusstsein seiner Macht und Möglichkeiten selber Omnipotenzgefühle entwickeln. Die Ehepartner können das sehr wohl mehr oder weniger unreflektiert erfassen, und wiederum kann es zu Missverständnissen und Irritationen kommen. Wenn der Arzt die Erwartungen an seine Omnipotenz nicht erfüllen kann, muss er mit der Enttäuschung und dem Ärger der Patienten umgehen können. Um sich vor der omnipotenten Rolle schützen zu können, stehen ihm nur zwei Mittel zur Verfügung; Hinreichende Information und Aufklärung der Patienten und ein sachliches persönliches Gehabe.

Das psychologisch gestörte Ehepaar

In einem Teil der Fälle kann die psychologische Situation so schwierig werden, dass psycho-therapeutische Mitbehandlung notwendig wird.

Psychologische Aspekte einiger spezieller Massnahmen

Heterologe und homologe Insemination

Die *heterologe Insemination* gilt in moralischer, juristischer und standesethischer Hinsicht als problematischer. Oft hat aber das betroffene Ehepaar selber hinterher ein positives Gefühl.

Unter rein psychiatrischem Gesichtspunkt erscheint umgekehrt die *homologe Insemination* als problematischer (MOLINSKI 1973). Denn die heterologe Insemination wird meist nur bei organisch bedingter Sterilität erwogen; die homologe Insemination aber teilweise bei offensichtlicher oder larvierter Sexualstörung, also bei einer gestörten Partnerbeziehung. Wenn der Arzt hier eine Insemination durchführt, durchbricht er eine Schutzfunktion. Denn es handelt sich um ein emotionales Feld, welches vielleicht besser ohne Kinder bleiben sollte.

Bei der heterologen Insemination können sich andersartige psychologische Probleme einstellen. Insbesondere Frauen mit hysterischer Persönlichkeitsstruktur können intime Phantasien dem unbekannten Spender gegenüber entwickeln. Dadurch kann die Beziehung zum Ehemann noch mehr beeinträchtigt werden. Ehemänner mit paranoiden Charakterzügen können wahnhafte oder wahnähnliche Gedankengänge gegenüber dem Arzt der die Insemination durchgeführt hat, oder gegenüber dem unbekannten Spender entwickeln.

Ovulatitionsauslösung

Die anovulatorische Frau ist nicht selten durch psychophysische Unreife gekennzeichnet. Wenn eine solche Frau sich durch das ovulations-auslösende Mittel auf einmal doch mit der Fähigkeit zur Reproduktion konfrontiert sieht, kann die Einnahme von Ovulationsauslösern zu einer psychischen Krise führen.

Wenn es nach einer sekundären Amenorrhö durch die Behandlung zu zwei oder gar drei Kindern kommt, kann das Ehepaar erschrocken reagieren. Der Arzt mag ein schlechtes Gewissen haben, welches er vielleicht gern wegrationalisieren möchte, welches ihn aber in Wirklichkeit doch belastet.

Bitte um Refertilisierung

Zu den therapeutischen Problemen in der Fertilitätssprechstunde gehört neuerdings auch die Bitte um Refertilisierung. Gerade hier zeigt sich nicht selten der Schwangerschaftskonflikt besonders deutlich: Erst wird drängend die Sterilisation erbeten; nach der Operation werden Depressionen, Störungen der Sexualität und der Partnerbeziehung oder andere nervöse Störungen anklagend geklagt; nach der refertilisierenden Operation aber bittet die Patientin um kontrazeptive Verschreibung. Der Operateur ist enttäuscht, weil so viele Frauen nach der refertilisierenden Operation keine Kinder haben wollen. Manche Frauen hoffen, dass durch die refertilisierende Operation die Sexualstörung oder andere Störungen aufgehoben werden.

Ergebnis der Fertilitätsbehandlung

Positiver Ausgang

Die Fertilitätssprechstunde bringt oft einen beglückenden Ausgang. Das gilt insbesondere, wenn es sich um ein psychisch gesundes Paar handelt und wenn das Motiv für den Kinderwunsch nicht ausschließlich ich-zentriert ist.

Nicht immer aber bringt das ersehnte Kind die Erfüllung aller Wünsche des Paares mit sich: Die depressive Leere z. B. bleibt, oder die Ehe ist trotzdem nicht gekittet. So kann das Kind zu einer Enttäuschung für die Eltern werden. Nicht selten treten sogar nach erfolgreicher Behandlung der Empfängnisschwierigkeit bei der Frau, beim Mann oder später auch beim Kind nervöse Störungen auf. Darüber hinaus hat das absolute Wunschkind oft eine schwerere Entwicklung als das einfach hingenommene Kind.

Diese Wechselfälle erklären sich oft aus der Psychologie des Schwangerschaftskonfliktes. Die die Belastung abwehrende Seite kann zwar, wie es ja insbesondere für das absolute *Wunschkind* gilt, unbewusst gehalten werden, sie wirkt aber dennoch weiter.

Negativer Ausgang

Wenn der Kinderwunsch trotz aller Behandlung unerfüllt bleiben muss, hat das Paar eine schwere psychische Aufgabe zu bewältigen. Das psychisch gesunde Paar findet spontan zu einer Lösung. Dem psychisch unreifen oder gestörten Paar muss der Arzt, der die Fertilitätsbehandlung durchgeführt hat, helfen. Denn sonst verharrt das Paar in der Resignation mit allen ihren pathologischen Folgen.

Das Ehepaar muss ein Stück Trauerarbeit und Verzicht leisten: Es muss eines Tages lernen, über das Unabänderliche zu weinen und sich damit abzufinden. Dazu gehört die Auseinandersetzung mit der Frage, wer „schuld" an der Sterilität sei. Außerdem muss das Paar sich mit den eigenen Frustrationen und Enttäuschungen, mit seinem Kummer auseinandersetzen. Schließlich muss das Paar es hinzunehmen lernen, dass sie ein unfreiwilliges Schicksal ertragen müssen. Auch ist eine Auseinandersetzung mit den ursprünglichen Motiven für den Wunsch nach dem Kind nötig. In dieser Trauerarbeit ist das Ehepaar übrigens oft isoliert und hat kaum Hilfe von anderen.

Nur wenn diese Trauerarbeit geleistet wird, kann das Paar eine neue Identität und eine andere innere Quelle für sein Selbstwertgefühl finden. Das Paar kann alternative Formen eines kinderlosen Daseins entwickeln, oder es kann ersatzweise die Rolle einer sozialen Elternschaft suchen (*Nijs* 1972).

Schließlich fällt dem Arzt in der Fertilitätssprechstunde noch eine wichtige psychologische Aufgabe zu, falls der Entschluss zur *Adoption* getroffen wird. Es sind Umstellungen und Anpassungen notwendig, die ähnlich einer Schwangerschaft einen Zeitraum von vielen Monaten in Anspruch nehmen. Die zukünftigen Eltern müssen es lernen, nicht ausschließlich an ihre eigenen egoistischen Interessen zu denken, sondern das Kind auch in eigenen Rechten zu akzeptieren und leben zu lassen. Die Eltern müssen sich darauf vorbereiten, dass sie eine Verantwortung auf sich nehmen und dass das Kind u. a. auch Schwierigkeiten und Enttäuschungen mit sich bringen wird. Das Ehepaar muss sich schon rechtzeitig darauf vorbereiten, dass das Kind eines Tages über die Adoption aufgeklärt werden muss und dass diese Aufklärung in einzelnen Schritten erfolgen kann und soll. Magische Erwartungen des Ehepaares über den Eintritt einer Schwangerschaft als Folge der Adoption sollten nicht unterstützt werden. Manches Ehepaar erlebt die Tatsache der Adoption als eigene Kränkung und will sie daher vor der Umgebung verschleiern. Eine Adoption ist psychologisch unvollständig geblieben, wenn sich nicht beide Eltern mit diesen Problemen auseinandergesetzt haben (*Hertz u. Molinski* 1980).

Schlussbemerkung

Die vorausgehende Darstellung rückt psychische Fehlhaltungen und pathologische Zusammenhänge vielleicht etwas überproportional in den Vordergrund. So ist es ratsam, abschließend die Akzente richtig zu verteilen und auf die *vielen psychisch ausgeglichenen Ehepaare* hinzuweisen. Kinderlosigkeit kann außerordentlich leidvoll sein und eine erfolgreiche Fertilitätssprechstunde kann dem Ehepaar das so kostbare Gut Glück, familiären Frieden und Zufriedenheit zurückbringen. Der *Arzt aber hat die Befriedigung*, dass er durch seine naturwissenschaftliche Einsicht, durch psychologische ärztliche Führung und durch seine geduldige und oft aufopfernde Arbeit dazu beitragen konnte.

LITERATUR

(1) HERTZ, D.G., H. MOLINSKI: Psychosomatik der Frau: Entwicklungsstufen der weiblichen Identität in Gesundheit und Krankheit. Springer, Berlin, 1980.
(2) MAZOR, M.D.: The problem of infertility. In Malkah. C. Norman, C. Nadelson: The Woman Patient. Plenum Press, New York, 1978.
(3) MOLINSKI, H.: Die heterologe Insemination. Podiumsgespräch Dtsch. Ges. Gyn. 1972. Arch. Gynäk. 214 (1973) 34.

(4) Molinski, H.: Die fokussierende Deskription. Praktische Hinweise für die Behandlung funktioneller Sexualstörungen aus analytischer Sicht. Sexualmedizin 5 (1976) 712.

(5) Nijs, P.: Psychosomatische Aspekte der oralen Antikonzeption. Enke, Stuttgart, 1972.

(6) Pasini, W.: Sexualité et Gynécologie psychosomatique. Masson, Paris, 1974.

(7) Stauber, M.: Psychosomatik der sterilen Ehe. In: Fortschritte der Fertilitätsforschung. Bd. VII. Grosse, Berlin, 1979.

PSYCHOSOMATISCHE ASPEKTE DER STERILITÄTSBERATUNG

Klinische Erfahrung und naturwissenschaftliche Grundlagenforschung haben zu außerordentlich umfangreichen und detaillierten Kenntnissen über Ursachen und Behandlungsmöglichkeiten der Sterilität beim Menschen geführt. Die pathophysiologischen Zusammenhänge muten dabei wie ein in sich geschlossenes System an, so dass man gerne zu der Meinung neigen möchte, auf die Erörterung psychologischer Zusammenhänge verzichten zu können. Und doch wird neuerdings für jede Monographie, für jeden Kongress auf diesem Fachgebiet ein psychologischer Beitrag für notwendig gehalten. Dafür dürfte die Beobachtung ausschlaggebend sein, dass trotz aller imponierender Fortschritte in Biochemie und Physiologie so viele Fälle dem Verständnis und der Therapie unzugänglich bleiben. Der klinische Eindruck weist in diesen Fällen oft auf die Wirksamkeit psychischer Zusammenhänge hin, wobei die vermuteten psychischen Zusammenhänge freilich meist undurchsichtig bleiben.

In psychosomatischer Hinsicht stellen sich beim Thema der Sterilität drei Fragenkomplexe.

1. Gibt es eine psychogene Sterilität? Wenn ja, können wir pathogenetische Wege und Mechanismen erkennen, auf denen eine psychogene Sterilität zustande kommen kann?
2. Ein weiterer Themenkreis ist rein deskriptiver Natur. Unabhängig von der Frage nach der Ursache der Sterilität stellt sich die Frage, wie die Frau, der Mann, das Paar infolge der Sterilität fühlen, denken, handeln.
3. Schließlich geht es um die Frage des therapeutischen Umgangs mit dem sterilen Ehepaar, also um das Verhalten des Arztes in der Fertilitätssprechstunde. Um den zur Verfügung stehenden Rahmen nicht zu sprengen, muss hinsichtlich dieses Themas auf das Lehrbuch von HERTZ U. MOLINSKI über die Psychosomatik der Frau verwiesen werden (1).

ZUR ÄTIOLOGIE UND PATHOGENESE PSYCHOGENER STERILITÄT

Die meisten Ärzte mit klinischer Erfahrung in der Fertilitätssprechstunde sind sich in der Überzeugung einig, dass untergründige Ängste und Konflikte eine ursächliche Rolle spielen können. Die Angaben der Literatur bleiben jedoch ungenau: Die Frau würde in Wirklichkeit nur Angst vor einem Kind haben; sie

sei in ihrer Mütterlichkeit unentfaltet; sie habe selber keine hinreichende Mütterlichkeit erlebt; sie sei dem Mann gegenüber nicht richtig liebesfähig; sie sei
narzisstisch und vieles mehr. Die Vielgestaltigkeit solcher angeschuldigten
Konflikte führt bei manchen Untersuchern zu der Vorstellung, dass es sich in
Wirklichkeit nur um ganz unspezifische Wirkkräfte handeln könne. Deshalb
zieht man sich ja hinsichtlich der Frage nach der Ätiologie gerne auf so wenig
definierte Begriffe wie „psychophysische Spannung" oder „Stress" zurück.

Andere Untersucher stellen die Frage, auf welchen Wegen die als ursächlich
angeschuldigten mentalen Inhalte die Genitalorgane und die Reproduktionsphysiologie beeinflussen sollen. Sie stellen also die Frage nach den Wegen der
Pathogenese. Dabei wird diskutiert, dass die nervöse Steuerung der einzelnen
Komponenten der Reproduktionsphysiologie funktionelle Veränderungen her-
beiführen könne, aus denen dann eine Infertilität resultiert. Diskutiert werden
nervöse Einflüsse auf die Spermatogenese, wobei es sogar zu morphologischen
Veränderungen des Spermas kommen könne; auf zervikale, uterine, tubare
Faktoren; nervöse Einflüsse bei der Entstehung von Spasmen, von immunolo-
gischen und endokrinen Vorgängen. Dabei wird unterstellt, dass die nervöse
Steuerung der peripheren Organe von zentralnervösen und damit auch von
psychischen Vorgängen beeinflusst werden kann. Wenngleich die angedeuteten
pathogenetischen Wege in der Tat in einer Reihe von Fällen wirksam sein dürften,
so gibt es doch auch hier wieder nur wenige wirklich gesicherte Kenntnisse;
abgesehen vielleicht von den endokrinologischen Zusammenhängen.

Nach der Ansicht des Verfassers spielen aber bei psychogener Infertilität
häufiger ganz andere pathogenetische Wege eine Rolle, nämlich manifeste oder
auch larvierte Sexualstörungen. Dabei sei nicht verhehlt, dass auch diese Auffassung lediglich auf der klinischen Beobachtung beruht.

Es ist offensichtlich, dass manifeste Sexualstörungen wie absolute oder relative Impotenz, angstvolles Vermeiden oder Abwehren von Verkehr, unvollzo-
gene Ehe, Ersatzhandlungen und anderes mehr zur Infertilität führen können.
Um die pathogenetische Wirksamkeit einer manifesten Sexualstörung handelt
es sich natürlich auch dann, wenn das Ehepaar die Existenz dieser Sexualstörung vor dem Arzt und vor sich selber verschleiert und verleugnet; z. B.
dadurch, daß es ja alle Prozeduren einer Fertilitätsbehandlung geduldig auf sich
nimmt.

In einem großen Teil der Fälle kommt die so geheimnisvolle psychogene
Infertilität aber der eigenen Auffassung nach auf einem anderen Weg zustande.
Zwar liegt auch eine Sexualstörung zugrunde. Diese hat aber nicht den Cha-
rakter eines manifesten medizinischen Symptoms, sondern sie besteht in einer
verborgenen Art und Weise des Verhaltens beim Verkehr, die wir als larvierte
Sexualstörung bezeichnen (2).

Den Schlüssel zum Verständnis gibt die klinische Beobachtung, dass sich
sowohl derselbe Mann als auch dieselbe Frau innerhalb anderer Beziehungen

als fruchtbar erwiesen haben können. Die psychogen bedingte Sterilität beruht hier also offensichtlich nicht auf einer isolierten Pathopsychologie und Pathophysiologie des einen oder des anderen Partners, sondern auf einer gestörten Interaktion dieses Paares; d. h. auf der erwähnten larvierten Sexualstörung.

Zwei weitere klinische Beobachtungen erweitern diese Sicht und geben nähere Information über die aus der ersten Beobachtung postulierten larvierten Sexualstörungen.

Immer wieder kommt es vor, dass plötzlich doch eine Konzeption eintritt, wenn in ein oder zwei ärztlichen Gesprächen ein schwelendes Kontaktproblem zwischen den Partnern besprochen worden ist, welches die Eheleute tiefer gekränkt und getrennt hatte als diese es selber wussten. Weltanschauliche und religiöse Differenzen, Trauer über den Verlust eines Kindes, Kränkungen oder viele andere Dinge können die Partner voneinander isolieren. Nicht selten ist bei den Paaren mit Fertilitätsstörung ein geheimer Kampf zwischen den Geschlechtern zu beobachten, welcher auch das Verhalten und Erleben beim Verkehr prägt. Man kann geheime Verhaltensweisen beim Geschlechtsverkehr zu hören bekommen, die den Mann depotenzieren oder umgekehrt subtile Verhaltensweisen des Mannes, welche das Sexualverhalten der Frau beeinträchtigen oder einschränken. Am häufigsten ist ein distanziertes und fremdelndes Verhalten und Erleben zu beobachten, obgleich das Paar ja in scheinbarer Einmütigkeit zur Fertilitätssprechstunde kommt.

Der Mangel an grundlegender Übereinstimmung und Verständigung führt dann mitunter auch zu einem entsprechenden fremdelnden oder auch zu einem mehr phobisch-vermeidenden Erleben und Verhalten beim Geschlechtsverkehr. Die kurzen therapeutischen Gespräche verändern mitunter die innere Beziehung der beiden Partner zueinander. Das Erleben und Verhalten beim Verkehr ändert sich damit und es kommt zur Konzeption.

Des weiteren wird immer wieder berichtet, dass es nach erfolgter Adoption auf einmal doch zu einer Konzeption gekommen ist. Meiner Ansicht nach ist hier ein ähnlicher Wirkfaktor zu vermuten. Dadurch, dass in die Ehe eine dritte Person eingeführt ist, ändern sich die wechselseitigen Beziehungen zwischen den Eheleuten; manchmal eben in dem Sinne, dass Kontaktprobleme und Differenzen vermindert werden, wodurch es wiederum zu einem veränderten Erleben und Verhalten beim Geschlechtsverkehr und schließlich zur Konzeption kommen kann.

Der naturwissenschaftlich orientierte Arzt stellt natürlich die verwunderte Frage, wie denn veränderte Affekte während des Geschlechtsverkehrs die Reproduktionsphysiologie beeinflussen sollen. Tatsächlich aber ist ein solcher Zusammenhang gar nicht so fernliegend. Affekte sind ja nicht nur psychisches Erleben, sondern sie sind selber ein physiologisches Geschehen: Sie sind zunächst einmal ein somatischer Vorgang, welcher nur gleichzeitig auch psychisch erlebt wird. Andererseits aber sind die Affekte auch ein interpersonales

Geschehen, und zwar im Sinne der wechselseitigen Kommunikation. Es ist also so, dass ein interpersonales Geschehen, nämlich die Affekte, die autochthone Physiologie der einzelnen Organsysteme überlagern und modifizieren kann. Gerade im Bereich der Gynäkologie kann man das bei Gebärstörungen (3), bei der Lustphysiologie und bei Miktionsstörungen (4) beobachten. Die angedeuteten klinischen Beobachtungen führen uns zu der Auffassung, dass auch die Reproduktionsphysiologie in stärkerem Ausmaß vom Affekt und damit von interpersonalem Geschehen abhängig sein kann, als es uns Ärzten bislang geläufig ist.

Zum Erleben und Verhalten bei vorliegender Sterilität

Das Erleben und Verhalten des sterilen Ehepaares – gleichgültig, ob es sich dabei um eine psychogene oder um eine somatogene Sterilität handelt – ist nur zu verstehen, wenn man erkennt, dass der Gedanke an eine Schwangerschaft fast immer mit Konflikthaftigkeit einhergeht. Denn die Einstellung zum Kind hängt von einem außerordentlich mannigfaltigen Motivationsgefüge ab. In diesem Motivationsgefüge spielen die unterschiedlichsten Wünsche aber auch Ängste und Befürchtungen eine Rolle.

Der Wunsch nach dem Kind

Die Angst vor dem Kind ist uns allen allgemein bekannt. Der Wunsch nach dem Kind ist in der heutigen eher kontrazeptiv eingestellten Gesellschaft häufig verdrängt oder gar verpönt. Die Aussage, dass der Wunsch nach dem Kind universal verbreitet sei, ist daher für viele nicht annehmbar und bedarf einer eingehenderen Darstellung. Vorweg sei jedoch betont, dass der Wunsch nach einem Kind und der Entschluss zu einem Kind unterschiedliche Phänomene sind. Überall im Leben gibt es ein „ich würde gerne", obgleich man sich vielleicht aus gewichtigen Gründen anders entschließt. Der Entschluss zu einem Kind und der Entschluss gegen ein Kind sind nicht etwa Anzeichen einer Konfliktlosigkeit. Ein solcher Konflikt ist vielmehr das Resultat einer Auseinandersetzung mit konflikthaften Tendenzen und stellt eine gelungene Konfliktlösung dar.

So können in ärztlichen Gesprächen viele unterschiedliche Motivationen für den Wunsch nach einem Kind nachgewiesen werden. Vielfache Wünsche können am besten durch ein Kind befriedigt werden.

1. Bei Mann und Frau findet sich das Bedürfnis, Zärtlichkeit zu spenden; d. h. das Bedürfnis, die Bedürfnisse eines anderen Wesens zu befriedigen (5). Das gilt insbesondere für die Bedürfnisse eines kleinen, hungrigen, vielleicht nassen und kalten und hilfsbedürftigen Wesens. Wer würde nicht gern ein solches Baby auf den Arm nehmen und es haben wollen, um dieses eigene

Bedürfnis zu stillen. Dass man sich dennoch vielleicht gegen ein Kind entschließt, weil man den Preis nicht zahlen möchte, macht das Bedürfnis, die Bedürfnisse eines solchen anderen menschlichen Wesens zu stillen, nicht unwirksam. Dasselbe Bedürfnis ist übrigens auch bei manchen Tieren, welche hilflose fremde Junge aufnehmen, zu beobachten. Zu dem Bedürfnis nach Zärtlichkeit gehört auch das Bedürfnis Hautkontakt zu geben und zu empfangen; z. B. ein Baby bei der Körperpflege zu berühren, es auf dem Arm zu wiegen.

Ein Kind erlaubt nicht nur die Befriedigung des eigenen Bedürfnisses Zärtlichkeit zu spenden. Umgekehrt kann man sich auch mit der zärtlichen Bedürfnisbefriedigung des Kindes identifizieren. Der Wunsch nach dem Kind verbirgt den Wunsch selber noch einmal wie ein Kind Zärtlichkeit empfangen zu dürfen.

2. Verwandt aber nicht identisch damit ist das Bedürfnis der Frau in eine bio-psychische Symbiose mit dem Kind einzutreten und erleben zu dürfen, wie dieses sich schrittweise mit Hilfe der Mutter aus dieser Symbiose heraus zu einem eigenständigen Individuum entwickelt. Verschiedene Psychoanalytiker haben diese bio-psychische Verzahnung von Mutter und Baby anschaulich geschildert. Das Erleben der Aufzucht eines Kindes kann eine starke Triebkraft hinter dem Wunsch nach dem Kind sein. Viele Frauen, deren Kinder schon größer sind, sagen, daß sie diese Mutter-Kind-Verzahnung in der Aufzucht eines kleinen Kindes gerne noch einmal erleben würden.

3. Es ist ein Unterschied, ob man ein Kind gebären möchte, es großziehen möchte oder ob man es haben und besitzen möchte. Manche Frauen, welche den Gedanken an ein Kind weit von sich weisen würden, weil ihnen die Aufzucht eine zu große Last bedeutet, sagen strahlend, wie gerne sie ein Kind gebären würden. Sie haben Freude an der Funktion und Physiologie ihrer weiblichen Organe. Eine dieser Frauen z. B. registrierte auch immer voller Befriedigung ihren Eisprung. Es handelt sich um Funktionslust vergleichbar etwa der Lust an Muskelbewegung. Bei den drei genannten Motivationen handelt es sich zwar nicht um einen biologischen Muttertrieb; wohl aber handelt es sich um biologisch verankerte Wünsche und Motivationen.

4. Die Geschlechtsidentität entfaltet sich über unterschiedliche Entwicklungsstufen. Schon in einer ganz frühen Entwicklungsstufe, in der sog. ödipalen Phase, kommt es zu einer Verknüpfung zwischen sexuell getönter Liebe und dem Wunsch nach einem Kind. Das Kind tritt nämlich in eine Romanze mit dem gegengeschlechtlichen Elternteil ein. In dieser Romanze aber spielt der Wunsch nach einem Kind mit dem gegengeschlechtlichen Elternteil eine zentrale Rolle.

Wie fest diese Verknüpfung durch das ganze Leben hindurch bleiben kann, soll durch einen Fall illustriert werden. Eine 26jährige Patientin und ihr

Mann wollten unter keinen Umständen „Kinder in die Welt setzen". Angesichts der Übervölkerung, der wirtschaftlichen und politischen Probleme wäre die Verantwortung untragbar. Gleichzeitig sagte die Patientin aber, sie wisse nicht, ob er sie und sie ihn dann wirklich lieben würden. In ihrem untergründigen Erleben kann der Mann sie nicht lieben, wenn er kein Kind mit ihr haben will.

5. Das Bild, welches ein Individuum von der Männlichkeit und von der Weiblichkeit hat, stellt eine außerordentlich wichtige psychische Wirkkraft dar. Das in dem betreffenden Fall gültige Bild der Männlichkeit oder auch der Weiblichkeit mag aber mit einschließen, daß ein Kind da sein muss. Oft wird also ein Kind gewünscht, um sich selber und auch um den Partner in Übereinstimmung mit dem Bild der Männlichkeit und dem Bild der Weiblichkeit zu bringen. Diese recht elementare Motivation ist nicht etwa mit dem Wunsch gleichzusetzen, der sozialen Norm zu entsprechen.

6. Der Wunsch sich zu verewigen, bzw. der Wunsch über den Tod hinaus nachzuwirken, führen häufig zu dem Wunsch nach einem Kind. Dabei sind verschiedene Untergruppen von Wünschen und Erwartungen zu unterscheiden.
Bei manchen kommt es auf den biologischen Aspekt an. Im Kind wird das Weiterleben der eigenen körperlichen Existenz, der eigenen Erbmasse erlebt. Bei anderen spielen eher soziologische Vorstellungen eine Rolle. Es geht um das Fortleben der Familie, des Geschlechts, des Namens.
Es kann um das Fortleben in materieller Hinsicht gehen. Es wird ein Erbe gewünscht. Es kann aber auch um das Fortleben in ideeller Hinsicht gehen: Der Wunsch nach demjenigen, welcher die eigene Aufgabe fortsetzt, welcher das eigene geistige und kulturelle Erbe aufnimmt und weitergibt.
Letzterer Wunsch ist weitgehend identisch mit dem Wunsch nach Weitergabe der eigenen Persönlichkeit.
Es seien zwei klinische Beispiele aus der Fertilitätssprechstunde erwähnt.
Eine junge Frau wusste, dass sie wegen Störungen in der Samenbildung des Mannes keine Kinder erwarten könne. Da ließ sie sich mit Absicht von einem ihr fast unbekannten Mann schwängern, um dennoch ein Kind zu haben. Der Ehemann, welcher unter seiner Kinderlosigkeit litt, akzeptierte dieses außereheliche Kind nicht nur, sondern er begrüßte es sogar als eine Chance für sich selber. Er sagte: „Das Biologische kann ich ja nicht; aber das geistige Erbgut kann ich dem Kind doch weitergeben."
Ein anderes infertiles Ehepaar ist sich hinsichtlich einer evtl. Adoption uneins. Er sagt, er würde ein Kind haben wollen, welches eine schöne Mischung beider Ehepartner darstellen würde. Deshalb würde er gerne ein Kind mit seiner Frau haben, nicht aber adoptieren wollen. Sie sagt: „Was ist schon das bisschen Chromosomen von Dir und mir? Ich möchte dem Kind

meine eigene Persönlichkeit übermitteln können. Das ist doch wichtiger als die paar Gene." Sie malt dann aus, dass sie die Denkweise, die Mentalität und das Kulturgut ihrer ansehnlichen Familie weitergeben möchte.

7. Das Kind verkörpert die Hoffnung auf eine bessere Welt. In diesem Sinne kommt das Symbol Kind in vielen Religionen vor. Es geht auch um die Hoffnung, dass das Kind an die Stelle der eigenen nicht gelungenen Selbstverwirklichung treten möge.

8. Beim Mann kann der Wunsch eine Rolle spielen die eigene Potenz unter Beweis zu stellen; bei der Frau der Wunsch, die eigene genitale Intaktheit zu beweisen.

9. Der Wunsch sich vollständig zu fühlen.

10. Der Wunsch das Kind vorzeigen zu können, um Sozialprestige zu erreichen, um darauf stolz sein zu können; um der sozialen Norm zu entsprechen.

11. Der Wunsch nach dem Kind als Besitz.

12. Der Wunsch durch das Kind Abhängigkeit vom Mann oder manchmal genau Unabhängigkeit von den Eltern zu gewinnen.

13. Oft wird ein Kind gewünscht, um die eigene Egozentrizität, den eigenen Narzissmus übersteigern zu können. In diesem Sinne wird das Kind mitunter als „Erlösung" erlebt. Gerade in dieser Hinsicht wird Kinderlosigkeit als besonders schmerzhaft erlebt. „Nur für mich da sein" wird als schmerzhaft erlebt. Manche Frau in der Menopause sagt, da sie keine Kinder habe, wisse sie gar nicht, wofür sie überhaupt gelebt habe.

14. Der Wunsch Leben zu spenden, Leben weiterzugeben ist eine ähnliche Motivation. Aber es handelt sich dann um eine Motivation, die wiederum mehr zu dem biologisch zentrierten Erleben gehört. Hier kommt es nicht darauf an sich selber zu verewigen, sondern das Leben weiterzugeben. Der Zustand der Fruchtbarkeit wird als schön erlebt.

15. Auf einer psychisch reifen Stufe des Erlebens kommt ein weiteres Motiv hinzu. Es handelt sich um den Wunsch nach dem Kind von dem Partner, für den Partner und zusammen mit dem Partner; wie es z. B. der eben angedeutete Ehemann zum Ausdruck gebracht hat. Außerdem wird das Kind auf dieser Ebene des Erlebens als ein Individuum in eigenen Rechten gewünscht; nicht so sehr als etwas, was man für sich selber haben möchte.

Der Wunsch nach dem Kind stammt also teilweise aus sehr archaischen, mehr biologisch orientierten Schichten des Erlebens; teilweise aus egoistischen und ichbezogenen Motiven; teilweise aber mehr objektgerichteten Motiven.

Die Angst vor dem Kind

Das Thema Angst vor dem Kind ist im Zeitalter der Kontrazeption bewusstseinsnäher und viel weniger tabuisiert. Jeder weiß auf Anhieb was gemeint ist. Eine detaillierte Aufzählung der vielen konkreten Gründe, aus denen heraus ein Kind abgelehnt werden kann, würde daher eher langweilig wirken. Wohl aber sollen unterschiedliche Gruppen der Angst vor dem Kind herausgearbeitet werden. Diese Einteilung der unterschiedlichen Ängste vor dem Kind hat eine Konsequenz für die Praxis der Schwangerschaftskonfliktberatung.

1. Angst vor dem Kind aus realen äußeren Schwierigkeiten. Nur andeutend sei darauf hingewiesen, dass das Kind Geld, Zeit, Mühe, Wohnraum beansprucht; eigene Möglichkeiten u.a. auch beeinträchtigt, Abhängigkeiten mit sich bringt und unausweichlich zu Konflikten mit Dritten führen wird. Ferner sei an die dreifache Rolle der Frau als Ehefrau, Mutter und Berufstätige erinnert. Solche realen äußeren Schwierigkeiten stellen sich dem Wunsch nach dem Kind entgegen und sind ebenso universal verbreitet wie dieser. Aus manchen Gründen mag die Schwangerschaft erwünscht, aus anderen aber gefürchtet sein.

2. Angst vor dem Kind wegen realer innerpsychischer Schwierigkeiten und Aufgaben. Schwangerschaft und Mutterschaft verlangen, dass man mancherlei psychischen Aufgaben gerecht werden muss. Diese psychischen Aufgaben können aber auch Konflikthaftigkeit mit sich bringen und zu Angst vor dem Kind führen.
Als einziges Beispiel sei die Problematik um Selbstbehauptung und Hingabe angedeutet. Eine Frau mag sich durch den biologischen Vorgang der Schwangerschaft als Individuum überwältigt fühlen. Der Umstand, gezwungen zu sein, es geschehen lassen zu müssen, kann als eine Erniedrigung erlebt werden; u.a. auch als eine erniedrigende Ungleichheit dem Mann gegenüber. Die Frau kann nun in Selbstbehauptung rebellieren; oder sie kann die Abhängigkeit von Natur und Schicksal sich hingebend akzeptieren. Manche Schwangere ahnt schon die Aufgabe, dass sie später das Kind dem Leben wieder hergeben muss; es in die eigene Individualität entlassen muss.

3. Angst vor dem Kind aus neurotischen Schwierigkeiten. In der Schwangerschaft können aber auch neurotische, d. h. irrationale Ängste und Konflikte mobilisiert werden. Wiederum muss hier die stichwortartige Aufzählung einiger neurotischer Konflikte genügen. Infantile Frauen können befürchten, dass sie durch das Kind die übermäßig enge Beziehung zur eigenen Mutter verlieren.
Der Umgang mit dem kleinen Kind macht es für die Mutter notwendig, sich zeitweilig auf die Bewusstseinslage des Kindes einzuschwingen. Übermäßig

intellektuell eingestellte Frauen können vor dieser zeitweiligen Regression der eigenen Bewusstseinslage Angst haben. Sie haben Angst vor der weiter vorn genannten Symbiose.

Andere Frauen haben Angst davor, sich in der eigenen ungleichgewichtigen Nur-Mütterlichkeit zu verlieren.

Die spontane Konfliktlösung des Gesunden

Der Gedanke an ein Kind geht also fast immer mit einer mehr oder weniger großen Konflikthaftigkeit einher. Die normale Konfliktlösung besteht darin, dass das Ehepaar zu einer Antwort, zu einer Entscheidung kommt. Es entscheidet sich – wie z. B. in der Fertilitätssprechstunde – für ein Kind oder es entscheidet sich gegen ein Kind oder aber es führt keine willentliche Entscheidung herbei, ist aber bereit, eine eingetretene Schwangerschaft oder auch Kinderlosigkeit zu akzeptieren.

Die Konfliktlösung des Gesunden besteht nun nicht etwa darin, den Konflikt zu leugnen oder ihn aufheben zu wollen. Für die vielen in der Realität begründeten Konflikte wäre das überhaupt nicht möglich. Ganz im Gegenteil: der Gesunde ist sich der in der Realität begründeten Interessenkonflikte bewusst und drückt sich nicht um das Erleben dieser Konflikthaftigkeit. Bei einer gesunden Lösung schwingt also die jeweils andere Seite weiterhin im bewußten Erleben mit; nicht etwa im Sinne eines Zweifelns und Grübelns, wohl aber in einem Gefühl dafür, dass für jede Entscheidung ein Preis in Kauf genommen werden muss.

Gerade weil das gesunde Paar sich seiner mehr oder weniger konflikthaften Gefühle und Tendenzen bewusst bleibt, ist es in der Lage, den notwendigen Kompromiss zwischen den eigenen Interessen, den Interessen des Kindes und den Interessen Dritter fertigzubringen; die vorhandenen Mittel der Fertilitätssprechstunde oder umgekehrt der Kontrazeption adäquat einzusetzen; die Befriedigung aufzuschieben, bis Vernunft und Realität die Erfüllung der Wünsche erlauben. Die dafür notwendige Fähigkeit und Bereitschaft zu bewusstem Verzicht setzt aber voraus, dass die andere Seite des Schwangerschaftskonflikts bewusst bleibt.

Gerade daran aber fehlt es bei einem Teil der Patientinnen in der Fertilitätssprechstunde. Bei dem sog. „absoluten Wunschkind" und wenn ein Kinderwunsch so laut und nachhaltig vertreten wird, wie es in der Fertilitätssprechstunde in einem Teil der Fälle geschieht, ist die Wahrscheinlichkeit groß, dass die andere Seite des Schwangerschaftskonflikts nicht mehr genug mitschwingt und unterdrückt wird. Bewusster Willensentschluss und untergründige Tendenzen können dann weit auseinanderklaffen.

Hinsichtlich der praktischen Konsequenzen für die Durchführung der Fertilitätssprechstunde und des Verhaltens des Arztes sei abschließend noch einmal auf das erwähnte Lehrbuch hingewiesen (1), wo auch auf die unterschiedlichen psychischen Reaktionen etwa bei Ovulationsauslösung oder Insemination näher eingegangen wird.

LITERATUR

(1) HERTZ, D.G., H. MOLINSKI: Psychosomatik der Frau, Entwicklungsstufen der weiblichen Identität in Gesundheit und Krankheit, 2. Aufl. Springer, Berlin, 1982.

(2) MOLINSKI, H.: Geburtshilfliche Symptomatik als Folge gestörten Sexualverhaltens. Z. Geburth. Perinat. 179 (1975) 383-387.

(3) MOLINSKI, H.: Die fokussierende Deskription praktische Hinweise für die Behandlung funktioneller Sexualstörungen aus analytischer Sicht. Sexualmedizin 5 (1976) 712-716.

(4) MOLINSKI, H.: Zur Psychosomatik von Blasenentleerungsstörungen. In Petrie, E.: Gynäkologische Urologie. Thieme, Stuttgart, 1983.

(5) STACK SULLIVAN, H.: The Interpersonal Theory of Psychiatry. Norton, New York, 1953.

ELEKTIVE EINGRIFFE IN DER GYNÄKOLOGIE – DIE ROLLE DER PATIENTIN

Das Thema elektive Eingriffe in der Gynäkologie löst auf den ersten Blick Verwunderung aus: man weiß nicht so recht, was gemeint sein soll. Und doch ist es nützlich, dass dieses Thema überhaupt erst einmal in Worte gekleidet und damit zur Diskussion gestellt wurde. Doch warum stellt der Gynäkologe die elektiven Eingriffe zur Diskussion? Beunruhigt ihn etwas?

Das Eigenschaftswort „elektiv" soll darauf hinweisen, dass der Eingriff wahlweise erfolgt. Der Gynäkologe merkt nun, dass diese elektive Natur gewisser Eingriffe die Rolle der Patientin und damit auch die Rolle des Arztes verändert. Er spürt, dass damit die Grundlagen des Arztseins eine Veränderung erfahren.

Der Gynäkologe stellt selbst in Frage, ob bei jedem Myom, bei jedem Unterleibsschmerz, ob bei jeder Blutung sofort hysterektomiert werden soll. Derselbe Gynäkologe ist aber dem dranghaften Operationsverlangen jener verzweifelten Frau ausgesetzt, die es einfach nicht akzeptieren kann, dass ihre unerträglichen Schmerzen ohne einen Organbefund zustande kommen sollen. Zudem bleibt auch im Gynäkologen selber ein Zweifel lebendig, ob nicht vielleicht doch eine organische Verursachung wirksam sein könnte, die nur noch nicht erkannt worden ist. Andererseits weiß der Gynäkologe, dass sein Messer keine Neurose entfernen kann. Darüber hinaus versteht der Gynäkologe, dass eine Hysterektomie nachhaltig in das bewusste und unbewusste Erleben der Frau eingreifen kann, und er weiß aus seiner klinischen Erfahrung um die vielen Sexualstörungen, Depressionen, narzisstischen Symptome und Störungen in der Partnerschaft, die nach Hysterektomie auftreten können. Er weiß also, dass der ihm selbst schwer fassbare psychische Status der Patientin oft in die Entscheidung zur Operation mit einbezogen werden muss.

Wenn man den Wortlaut des mir gestellten Themas bedenkt, erkennt man jedoch, dass ich mich nicht mit der Erörterung einzelner klinischer Bilder, wie etwa der Hysterektomie, begnügen darf. Es geht vielmehr in einer viel breiteren Art und Weise um die Frage, was die Kategorie elektiver Eingriffe für die Gynäkologie und Medizin bedeutet. Dabei werde ich vielleicht nur eher selbstverständlich erscheinende Dinge sagen können.

Die Bezeichnung „elektiv" steht im Gegensatz zum Begriff der Indikation. Unter Indikation wird der zwingende Grund zur Anwendung eines bestimmten Heilverfahrens verstanden, insbesondere auch der zwingende Grund zur Ausführung eines operativen Eingriffes.

Beim elektiven Eingriff liegt dagegen kein zwingender Grund zur Anwendung dieses Heilverfahrens vor; im Extremfall, weil gar keine körperliche Krankheit vorliegt. In diesem Fall handelt es sich also um einen Eingriff in einen gesunden Körper. Der Eingriff erfolgt lediglich, weil der Patient es wünscht, um einen Vorteil zu erreichen.

Elektive Eingriffe in den Körper können chirurgischer auch medikamentöser Natur sein; z. B. bei intensiver hormonaler Behandlung, welche die körperlichen Strukturen verändert.

Elektive Eingriffe spielen in der Gynäkologie eine erstaunlich weit verbreitete Rolle. Bei der folgenden Aufzählung von Möglichkeiten müssen 2 Einschränkungen vorweggeschickt werden. Wenn man an die Sterilisierung denkt, wird sofort deutlich, dass ein und dieselbe Maßnahme das eine Mal streng indiziert sein kann, das andere Mal aber rein elektiver Natur sein mag.

Ferner gibt es Übergänge zwischen Indikation und elektiver Natur des Eingriffs. Denn einerseits kann ein gewisser Ermessensspielraum eine Rolle spielen; z. B. bei der Frage des notwendigen Umfangs eines operativen Eingriffs. Als Beispiel sei an die Mammachirurgie bei einem Karzinom erinnert. Andererseits mag der Arzt subjektiv eine Indikation für gegeben halten, obgleich es sich objektiv um eine elektive Maßnahme handelt. Es sei an manche Fälle von Interruptio erinnert, um nur ein einziges Beispiel anzudeuten.

Unter Berücksichtigung dieser beiden Einschränkungen können die folgenden elektiven Eingriffe im Bereich der Gynäkologie genannt werden.

- Das schon erwähnte Problem der Hysterektomie bei z. B. symptomlosen Myomen, Unterleibsschmerzen ohne Organbefund, dysfunktionellen Blutungen.
- Manche Fälle von Harninkontinenz oder anderen nervösen urologischen Symptomen.

Einige Fälle von Laparoskopie. Dabei denke ich eher an Laparoskopien auf Drängen der Patientinnen als an Laparoskopien aus vielleicht übergroßer Vorsicht.

- Schönheitsoperationen, kosmetische Operationen an den kleinen Labien, Fälle von Erweiterung oder Verengung der Scheide, ein Teil der Mammachirurgie.
- Sectio auf primären Wunsch der Patientin.
- Geschlechtsangleichende Operationen bei Transsexualität. Dabei haben aber auch hormonelle Maßnahmen zur Korrektur der Größe der Brustdrüsen den Stellenwert eines elektiven Eingriffs.
- Interruptio, pränatale Diagnostik, Kontrazeption und insbesondere definitive Kontrazeption in Form von Sterilisierung.
- Bei einem Teil von Maßnahmen in der Fertilitätssprechstunde, insbesondere etwa bei der Insemination von unverheirateten und bewusst alleinerziehenden Frauen.

– Man kann auch die Frage aufwerfen, ob nicht auch ein Teil der Fälle von Hormontherapie im fortgeschrittenen Klimakterium die Natur eines elektiven Eingriffes haben.

Elektiver Natur sind schließlich auch die vielen präventiven Maßnahmen der Medizin. Nur haben diese meist nicht den Charakter eines Eingriffs.

Zusammenfassend ist festzustellen: bei vielen gynäkologischen Eingriffen liegt nicht mehr eine Indikation im Sinne der Notwendigkeit vor, sondern der Wunsch, das Mögliche zu tun. Es liegt eine Verschiebung zu Wunschoperationen vor. Dieser grundlegende Wandel der Zunahme von Wunschoperationen resultiert aus 2 Gegebenheiten. Die eine Voraussetzung liegt in der zuvor ungeahnten Erweiterung der technischen Möglichkeiten im Bereich von Reproduktion, Chirurgie und Endokrinologie. Die Erweiterung der technischen Möglichkeiten ist verbunden mit einer Verminderung des Risikos, also mit einer Verminderung etwaiger Kontraindikationen.

Die andere Voraussetzung für die Zunahme von Wunschoperationen liegt darin, dass wir in einer emanzipatorischen Gesellschaft leben. Der emanzipierte Geist verlangt aber, dass der Arzt das, was er machen kann, auch machen muss. Die Gesellschaft und der mündige Patient gestatten dem Arzt nicht das Privileg, in seiner alten Welt der geordneten Indikation verharren zu wollen.

Was aber sind die persönlichen Motive hinter dem Verlangen nach elektiven Eingriffen?

Wenn von der Tätigkeit des Arztes die Rede ist, sprechen wir immer von Krankheit und Heilung von Krankheit. Das ist aber schon seit langem eine viel zu enge Sicht. Der Patient begnügt sich nicht mehr mit lediglich lebensnotwendigen Eingriffen. Er erwartet auch Eingriffe zur Verbesserung seiner Lebensqualität und zur Erweiterung seiner Möglichkeiten. So möchte er z. B. die Reproduktion unter die Herrschaft seines Willens und seines Bewusstseins bringen. Auch möchte er seine objektiven körperlichen Gegebenheiten gemäß seinem subjektiven Körperbild umgestalten. Er erwartet von der ärztlichen Verschreibung jugendliche Vitalität auch im Alter.

Der Wunsch nach elektiven Eingriffen kann aber auch eine Beziehung zu neurotischem Erleben haben. Hier soll psychische Krankheit durch das Messer geheilt werden. Eine Mammaplastik bei wohlgeformter Brust soll z. B. nicht selten Minderwertigkeitsgefühle und narzisstische Beeinträchtigung korrigieren. Bei Transsexualität soll die psychische Störung der Geschlechtsidentität durch geschlechtsangleichende Eingriffe behoben werden. Hypochondrische Phantasien oder masochistische Impulse und Tendenzen zur Selbstzerstörung sollen durch operative Eingriffe ausgedrückt und befriedigt werden.

Der Arzt mag sich zu elektiven Maßnahmen entschließen, weil er vielleicht aus einer gewissen Funktionslust heraus auch die Möglichkeiten seines Faches praktizieren möchte; oder weil er den Patienten vielleicht zufriedenstellen möchte oder auch beruhigen möchte; evtl. ut aliquid fiat, weil er sich vielleicht z. B. bei einer Schmerzpatientin aus eigener unpsychologischer Haltung heraus etwas hilflos fühlen mag.

WAS BEDEUTET DIE ZUNAHME ELEKTIVER EINGRIFFE FÜR DEN PATIENTEN, FÜR DEN ARZT, FÜR DIE MEDIZIN?

Natürlich stellt es einen begrüßenswerten Fortschritt dar, wenn die Medizin elektive Eingriffe zur Verbesserung der Lebensqualität und zur Erweiterung der persönlichen Möglichkeiten zur Verfügung stellen kann. Der Fortschritt bringt aber auch Probleme mit sich.

VERÄNDERUNG IN DER ROLLENVERTEILUNG ZWISCHEN ARZT UND PATIENT

Der Patient trägt seinen Wunsch vor; z. B. nach Interruptio oder nach geschlechtsumwandelnder Operation. Der Arzt nimmt von seinen Expertenkenntnissen her beratend Stellung. Der Patient wägt ab und entscheidet, und der Arzt stellt das Können seines Faches zur Verfügung. Es findet also eine Akzentverschiebung in der Rollenverteilung zwischen Patient und Arzt statt. Der Patient wird mehr zum Auftraggeber und der Arzt zum ausführenden Organ. Das geht jedoch so weit, dass der Arzt zum bloßen Erfüllungsgehilfen werden würde, wie gleich noch ausgeführt werden soll.

Nach der Meinung vieler soll eine solche Rollenverteilung selbst für die Interruptio gelten. Zwar soll der Arzt einerseits zur Frage der Indikation Stellung nehmen, andererseits aber soll er eine Schwangerschaftskonfliktberatung vornehmen und dabei der Frau helfen, ihren wirklichen eigenen Standpunkt überhaupt erst einmal zu finden. Wenn die Frau dann weiterhin eine Interruptio will, dann müsse der Arzt – nach der Meinung vieler – auch bereit sein, die Entscheidung der Frau auszuführen.

VERÄNDERUNG DER DEFINITION DES BEGRIFFES „INDIKATION"

Das Motiv, aus dem die Interruptio oder eine andere elektive Maßnahme erwünscht wird, hat einen Bezug zur äußeren Realität. Denn in der äußeren Realität wird ein Mangel erlebt, welcher ausgeglichen werden soll. So kann das eigene Motiv als äußere und oft als soziale Gegebenheit definiert werden. Das heißt, der Wunsch kann dann leicht als soziale Indikation aufgefasst und bezeichnet werden. Es wird erwartet, dass der Arzt einem solchen veränderten Inhalt des Wortes Indikation dann pflichtgemäß gerecht werden müsse.

Aber auch forensische Einflüsse können den Inhalt des Begriffs Indikation verändern. Das, was zunächst elektiv angefangen hat, kann schnell ein einklagbares Recht im Sinne einer Indikation werden. Pränatale Diagnostik wurde ursprünglich als elektive Möglichkeit angeboten. Inzwischen aber verlangt es die gesetzliche Verpflichtung zur Aufklärung, dass auch derjenige Arzt die pränatale Diagnostik als Möglichkeit anbietet, der jegliches persönliches Mitwirken an einer Interruptio ablehnt.

So gibt es verschiedene Wege, auf denen die Gesellschaft dazu tendiert, in einer elektiven Maßnahme dennoch eine indizierte Maßnahme zu sehen. Dabei bekommt auch der Akt der Indikationsstellung einen veränderten Charakter: nämlich festzustellen, dass keine Gegenindikation vorliegt. Die Indikationsstellung beim Wunsch nach geschlechtsumwandelnder Operation besteht z. B. großenteils darin, dass eine die Operation verbietende psychische Instabilität des Patienten ausgeschlossen wird.

VERÄNDERUNG DER RECHTLICHEN GRUNDLAGE

Bekanntlich sind alle medizinischen Maßnahmen mit einem Risiko verbunden. Bei den elektiven Eingriffen haben evtl. auftretende Nebenwirkungen oder Schäden einen veränderten juristischen und auch moralischen Stellenwert. Denn der den Eingriff exkulpierende Grund der Abwehr von Krankheit fällt ja weg.

Da elektive Eingriffe auf Wunsch des Patienten durchgeführt werden, könnte man leicht meinen, dass die persönliche und moralische Verantwortung des Arztes eher verringert ist. Der Hinweis auf den Wegfall des Grundes, der einen indizierten Eingriff exkulpiert, macht aber deutlich, dass die Verantwortung des Arztes bei den elektiven Maßnahmen tatsächlich sogar umso größer ist.

Die Konsequenzen aus dieser veränderten rechtlichen Grundlage werden in der Öffentlichkeit nicht viel diskutiert. Das liegt einfach darin, dass die Öffentlichkeit fälschlicherweise von dem Gefühlsurteil ausgeht, dass eine elektive Maßnahme auch eine indizierte Maßnahme sei.

VERÄNDERUNGEN IN DEN ETHISCHEN GRUNDLAGEN DES ARZTSEINS

Die elektiven Eingriffe haben eine Beziehung zu den ethischen Grundsätzen, welche als oberstes Gesetz ärztlichen Handelns gelten. Herr *Prof. Beck* hat wiederholt darauf hingewiesen, dass hier eine Akzentverschiebung stattfindet.

Salus aegroti prima lex: Früher galt es als oberstes Gesetz ärztlichen Handelns, das Heil des Patienten zu bewirken: Der Arzt muss das Richtige tun und das Falsche vermeiden. Das ist ja der Sinn des Begriffes Indikation.

Voluntas aegroti prima lex: Heute gilt in zunehmendem Maß, dass der Wille des Patienten das oberste Gesetz sei. Der mündige Patient bestimmt, was gemacht werden soll oder was nicht. Der Arzt wird mehr und mehr in die Rolle des Fachmannes gedrängt, der die dafür notwendigen technischen Dinge beherrscht und einsetzt.

Nil nocere: Meiner Ansicht nach wird dieser Gegensatz abgeschwächt, wenn man eine noch allgemeinere ethische Grundlage in den Vordergrund rückt. Da der Arzt gar nicht in der Lage ist, immer Nutzen zu bringen, muss das oberste Gesetz seines Handelns lauten, dass er wenigstens nie Schaden bringt. Auch dieser Satz unterstreicht übrigens erneut den Stellenwert der Kontraindikation gegenüber der Indikation.

VERÄNDERUNGEN IN DER ARZT-PATIENTEN-BEZIEHUNG

Alle diese Veränderungen verändern unausweichlich auch das Erleben und Verhalten des Patienten, das Erleben und Verhalten des Arztes und die personalen Beziehungen zwischen Arzt und Patient. Man hätte wohl erwarten dürfen, dass der psychosomatische Autor seine Ausführungen zu dem vorliegenden Thema auf diese personalen Veränderungen zentriert. Aber Erleben und Realität stehen ähnlich wie bewusstes und unbewusstes Erleben in einem komplementären Verhältnis zueinander: sie bedingen und ergänzen sich wechselseitig. Wer die Psychologie studieren will, muss auch die Realität erkennen. Der Hinweis auf die aufgezählten Veränderungen wird aber vielleicht den Leser veranlassen können, selber über das Thema nachzudenken und die noch fehlende Empirie über die Veränderungen in der Arzt-Patienten-Beziehung durch eigene Beobachtung auszufüllen. In diesem Sinne verstehe ich den Zusatz, den Herr *Prof. Bender* zu dem Thema gemacht hat: „Elektive Eingriffe in der Gynäkologie – die Rolle des Patienten".

Es wurden z. B. gerade 3 ethische Grundsätze genannt. Diejenigen Ärzte, die der einen oder der anderen Denkweise angehören, werden sich in ihrer ganz persönlichen Art und Weise, in ihrer Ausstrahlung und auch in den konkreten Entscheidungen voneinander unterscheiden. Derjenige Arzt z. B., der das Salus aegroti in den Vordergrund rückt, wird den Patienten stärker beeinflussen und führen wollen. Derjenige Arzt aber, der den Willen des Patienten mehr in den Vordergrund rückt, will sich natürlich dennoch nicht zwingen lassen, Dinge zu tun, die er nicht verantworten kann. Umgekehrt möchte er nicht den Patienten zwingen. Zusätzlich mag er sich mit schlechtem Gewissen fragen, ob er denn überhaupt berechtigt sei, das zu verweigern, was der Patient von ihm erwartet.

Abschließend sei also zusammengefasst, dass die Zunahme elektiver Eingriffe die Medizin selber, ihre ethischen, juristischen, ökonomischen Grundlagen sowie das Verhältnis zwischen Arzt und Patient verändert hat.

DIE PSYCHISCHE UND FAMILIÄRE SITUATION DER ALTERNDEN FRAU UNTER BERÜCKSICHTIGUNG PSYCHO-PATHOLOGISCHER VERHALTENSMUSTER

Manche psychosomatisch orientierten Gynäkologen möchten noch immer sog. psychogene Erkrankungen in einer Art Nebenpraxis mittels formaler Psychotherapie behandeln. Heute spricht man von der bio-psycho-sozialen Betrachtungsweise (1).

Diese kann in die traditionelle gynäkologische Sprechstunde hineingenommen werden und dadurch erst wird die Trennung zwischen psychologisch und somatisch orientierter Therapie überwunden. Nicht formale Psychotherapie ist das Ziel psychosomatischer Medizin, sondern die um den psycho-sozialen Bereich erweiterte ärztliche Sprechstunde (2).

Für diese Art von Sprechstunde muss der Gynäkologe mit den normalen biologischen und sozialen Reifungsschritten und Problemen im Verlaufe des Lebens einer Frau vertraut sein. Hier soll nun von einem dieser Reifungsschritte gesprochen werden, nämlich vom beginnenden Involutionsalter.

ALTERN ALS KONFLIKT

Die ersten zwei Drittel des Lebens waren durch Entfaltung und dann durch den Höhepunkt von Kraft und Möglichkeiten gekennzeichnet. Vor den Augen der alternden Frau steht die Zeit, wenn sie infolge fortgeschrittener Involution gebrechlich und abhängig sein wird. In biologischer Hinsicht stellt die beginnende Involution einen Schritt in Richtung auf das Sterben hin dar; in psychologischer Hinsicht geht es um die Bewältigung neuer Aufgaben, um einen Reifungsschritt.

D. Hertz hat das *Sterben* unter dem Gesichtspunkt der Interaktion in der Gruppe betrachtet (3). Der Sterbende muss seine sozialen Interaktionen und Verpflichtungen zunehmend einschränken. Je mehr der Sterbende und seine Umgebung dieser Tendenz nachgeben, desto weitgehender stirbt das Individuum im psychologischen Sinn; desto eingeschränkter werden Umfang und Inhalt seines Bewusstseins. Dieses Phänomen ist nicht lediglich negativ zu bewerten, denn es stellt eine Anpassung an die Notwendigkeit des Sterbens dar. Andererseits hat der Sterbende reaktiv ein verstärktes Bedürfnis nach emotionaler Beziehung und interpersonaler Interaktion. Er streckt seine Fühler aus, um emotionale Unterstützung und interpersonale Beziehung zu bekommen.

Eine adäquate Sterbehilfe erfüllt daher die scheinbar paradoxe Aufgabe, beide Tendenzen gleichzeitig zu unterstützen.

In ähnlicher Weise sind auch die *Wechseljahre* durch das dynamische Wechselspiel zwischen zwei Tendenzen gekennzeichnet: einerseits zunehmender Rückzug von nach außen gerichteten Aktivitäten und sozialen Bezügen, andererseits Aufrechterhaltung von Aktivität und Sozialbezügen.

Wie bei so vielen Reifungsschritten kommt auch im Klimakterium das Primat den *biologischen Vorgängen* zu. Es ist der Körper, der sich im Sinne des Alterns zu verändern beginnt. Veränderungen im hormonellen Haushalt führen zum Aussetzen der Menstruationen. Andere Rückbildungserscheinungen betreffen u. a. Haut, Bindegewebe, Fettgewebe, äußeres Genitale, manche sekundären Geschlechtsmerkmale, biologische Vitalität und Energie. Diese körperlichen Rückbildungserscheinungen bringen *psychische Weiterungen* mit sich. Schönheit und Jugend, sexuelle Attraktivität, Leistungsfähigkeit, Energie, Konkurrenzfähigkeit werden in unserer Kultur hoch bewertet. Alter und Erfahrung gelten weniger. Das sich ändernde Körperbild entspricht also im zunehmenden Ausmaß nicht mehr den sozialen Erwartungen. Das führt zu einer Beunruhigung des Selbstwertgefühls, ein sog. narzisstisches Problem.

Das veränderte Körperbild bringt bisweilen eine abhängigere Beziehung zum Mann mit sich. Dabei wird die Beziehung zwischen den Geschlechtern auch durch die biologische Gegebenheit beeinflusst, dass das Klimakterium des Mannes später auftritt und weniger auffällig verläuft.

Sexuelles Verlangen und Erlebnisfähigkeit bestehen zwar normalerweise fort, meist aber in einer abgeschwächten Form. Manche meinen jedoch, zu alt geworden zu sein, um weiterhin sexuelle Beziehungen haben zu können oder haben zu dürfen. Diese subjektive Überzeugung ist für ein Aussetzen der sexuellen Erlebnisfähigkeit – ein in der Menopause häufiges Symptom – wichtiger als die biologischen Vorgänge der Involution. Menschliches sexuelles Verhalten und Erleben und Sexualstörungen sind so komplizierte Funktionen, dass sie von der Höhe des Hormonspiegels kaum oder nur wenig abhängig sind. Neurophysiologische Vorgänge einschließlich corticaler Vorgänge und korrelierendes Erleben spielen eine ungleich größere Rolle.

Andere Frauen, deren Wertgefühl hauptsächlich in der Mütterlichkeit verankert ist, können durch das Aussetzen der Reproduktionsfähigkeit narzisstisch erschüttert werden.

Alle Menschen haben das Bedürfnis, andere anzufassen oder angefasst zu werden. Auch hier drohen mit zunehmendem Alter Enttäuschungen. Die Frau mag sich, soweit noch vorhanden, mit den Enkelkindern trösten. Kinder wollen sich aber mitunter von älteren Leuten und Großeltern nicht anfassen lassen. Alternde Menschen zeigen dieses Bedürfnis nicht so leicht, aber man kann beobachten, welche emotionale Bedeutung z. B. die körperliche Pflege von Seiten einer Krankenschwester für alternde und alte Menschen haben kann.

Als Folge der Reduktion der biologischen Kräfte kommt es zu Veränderungen der *sozialen Situation*. Die Kinder sind meist groß und verlassen das Haus. Man spricht vom Leeren-Nest-Syndrom. Verwandte und Freunde sterben; vielleicht sogar der Ehemann. Es kommt zu dem so entscheidenden Zurückstecken im und schließlich zum Ausscheiden aus dem Berufsleben. Die Altersrente bringt einerseits Sicherheit, verführt aber auch leicht zur Aufgabe von Initiative und Aktivität, zur Abhängigkeit. Dieser Verlust von Aufgaben und Betätigungen in Familie und Gesellschaft ist für die Frau oft folgenschwerer als die biologische Involution selber.

Diese Veränderungen der Wechseljahre führen also zu einer schrittweisen Reduktion von biologischer Energie, sozialen Bezügen, Lebensaufgaben und Erwartungen für die Zukunft, wobei es sich z. T. um reale, z. T. um imaginäre, z. T. um antizipierte Beeinträchtigungen handelt.

Die Konfrontation mit der Begrenzung führt aber zu einer *reaktiven Wiederbelebung* von Tendenzen, welche am Leben festhalten wollen. Diese reaktive psychische Stimulierung kann so stürmisch werden, dass man mitunter von den sog. „gefährlichen Jahren" oder von der „zweiten Pubertät" spricht.

Die Frau muss die Aufgabe einer neuen Anpassung an den Mann bewältigen. Es kommt zu Ängsten, Befürchtungen, Spannungen. Die schrittweise Korrektur des Körperbildes und die Anpassung an das sich ändernde Körperbild stellen eine umso schwierigere psychische Aufgabe dar, als das Körperbild ja auch durch die Vorstellung von drohendem Krebs, Krankheit und Tod bedroht wird. Auch der Umgang mit der untergründigen Lebensangst ist also ein Problem der Wechseljahre.

Drohende Leere und die Verunsicherung hinsichtlich Selbstwertgefühl und Sozialprestige können zu einer reaktiven Steigerung des Lebenswillens und zu einer erneuten Steigerung des sexuellen Verlangens führen. Die drohende Leere kann aber auch aggressive Gefühle und Rebellion einerseits, Kummer, Hoffnungslosigkeit und hilfloses Anklammern andererseits auslösen.

Es meldet sich das Verlangen, auch weiterhin gebraucht zu werden und dazuzugehören. Die alternde Frau möchte nicht an die Peripherie der Gesellschaft geraten, und sie wehrt sich gegen eine etwaige Vereinsamung. Sie sucht also neue soziale Kontakte, Vergnügungen, Aufgaben.

Alle diese Reaktionen ändern nachhaltig die Trieborganisation der alternden Frau. Sie können außerdem alte Konflikte und Komplexe, Minderwertigkeitsgefühle und Identitätsprobleme, welche lange überwunden schienen, reaktivieren.

Das unerbittliche Fortschreiten der bio-sozialen Involution und das Gefühl eines drohenden Vakuums führen auch zu der Frage nach den verbleibenden Möglichkeiten, Wegen und Zielen. Diese Sinnfrage setzt ebenfalls psychische Auseinandersetzung in Gang, bringt also psychische Belebung und die Notwendigkeit zu einem weiteren Reifungsschritt mit sich.

Altern ist also, wie jeder Lebensvollzug überhaupt, durch psychischen Konflikt gekennzeichnet.

Es stellt sich also die Frage der Konfliktlösung. Was ist der Inhalt des notwendigen Reifungsschrittes?

ERFOLGREICHES ALTERN

Das erfolgreiche Altern der psychisch gesunden Frau wird beiden scheinbar konträren Tendenzen und Aufgaben gleichzeitig gerecht. Sie *akzeptiert* die Notwendigkeit des bio-sozialen Rückzuges und sie vollzieht diesen Rückzug bewusst; sie verzichtet auf das Unmögliche. Andererseits bleibt sie im Leben *engagiert*; Aktivitäten und Sozialbezüge werden aufrechterhalten: freilich, wie gleich zu zeigen ist, in einer veränderten Form. Gerade weil die Gesunde beide Tendenzen gleichzeitig in bewusster Weise erlebt und vollzieht und sich dadurch entstehenden psychischen Spannungen stellt, bringen die Wechseljahre Weiterentwicklung, also Reifung mit sich.

In welche Richtung soll die psychische Energie gehen, wenn die Aufgaben der Lebensphase der Ausdehnung im wesentlichen erfüllt sind? In der beginnenden Involutionsphase nimmt die *Introspektion* zu. Man macht Bilanz, was man im Leben erreicht und was man nicht erreicht hat, was man gegeben hat, und was man schuldig geblieben ist.

Diese Introspektion führt zu denjenigen psychischen Funktionen und Möglichkeiten, welche in der Lebensphase der Ausdehnung brach liegen gelassen werden mussten. *C. G. Jung* sagt, dem Menschen der zweiten Lebenshälfte würde die Entwicklung der im Unbewussten schlummernden *Gegensatzfunktion* eine Erneuerung des Lebens bedeuten (4). Es geht jetzt also um die Verwirklichung all der Möglichkeiten und Potentiale, die man bisher nicht entwickeln konnte; es geht um die „Umwertung früherer Werte". Dabei geht es nicht etwa um eine Konversion ins Gegenteil, sondern genau umgekehrt um die Erhaltung der früheren Werte, freilich zusammen mit der Verwirklichung der bisher unentfaltet gebliebenen Werte und Potentiale.

Es ist irreführend, wenn *C.G. Jung* hier von der Wende nach innen spricht: „Was die Jugend außen fand und finden musste, soll der Mensch des Nachmittags innen finden." Denn die Verwirklichung bislang unentfalteter Funktionen führt ja gerade zu Aktivität und Sozialbezügen; freilich – wie gerade gesagt – in einer veränderten und altersadäquaten Form. Die Verhaltenswissenschaften sprechen heute weniger von innen und außen, von Intrapsychischem und Außenwelt, sondern mit *H.S. Sullivan* (5) von interpersonalem Geschehen und Interaktion.

Für diejenige Frau also, die Rückzug und gleichzeitig Aufrechterhaltung von Engagement leisten kann und deren weiteres Engagement am Leben die bislang unentfalteten Funktionen mit einschließt, für diese Frau bedeuten die beginnenden Involutionsjahre nicht nur den Anfang von Abbau und Verfall. Für diese Frau kommt die volle psychische Entfaltung vielmehr erst, nachdem die Jahre der Reproduktionsfähigkeit abgeschlossen sind. Diese Chance zu einem letzten psychischen *Reifungs-schritt* ist die Konsequenz aus der biologischen Gegebenheit, dass Ende der Reproduktionsfähigkeit und Tod im Gegensatz zu meisten Tieren zeitlich weit auseinanderklaffen.

Welche Frau ist zu diesem Reifungsschritt fähig? Wer in den vorausgegangenen Lebensabschnitten seine Möglichkeiten ausgeschöpft, wer seine Kräfte angewandt hat; wer also keine nennenswerten neurotischen Behinderungen hat, findet eine Lösung für die oben aufgezeichneten Konflikte, kann das Altern akzeptieren und sinnvoll ausfüllen. Insbesondere hängt die Fähigkeit zum erfolgreichen Altern auch von einer konfliktfreien Einstellung zur eigenen Weiblichkeit ab.

FEHLANPASSUNG

Viele sind jedoch der Aufgabe eines erfolgreichen Alterns nicht gewachsen. Es kommt zu Fehlanpassungen oder gar Symptomatik.

Viele Frauen können die Gleichzeitigkeit von Rückzug und weiterem Engagement nicht fertig bringen. Entweder muss sie steh in Resignation zurückziehen oder aber sie muss das Altern verleugnen und übertönen.

Bei einem Teil der Frauen überwiegen also die auf *Rückzug* gerichteten Tendenzen weit über das adäquate Maß hinaus. Insbesondere diejenige, die ihre weibliche Rolle schon immer abgewertet hatte, kann nach dem Motto reagieren: „Jetzt habe ich es endlich geschafft! Schluss damit!" Sie fühlt sich erleichtert, wenn sie ihre Sorgen um Menstruation, sexuelle Funktionsfähigkeit und Kinder zurückstellen kann, zeigt aber gleichzeitig Apathie und Desinteresse.

Ein Teil dieser resignierenden Frauen ist durch *ärgerlich-missmutige* Befindlichkeit gekennzeichnet. Eine Untergruppe davon klagt sich selber an; der Verdruss ist gegen das Selbst gerichtet. Eine andere Untergruppe klagt die anderen für das eigene Verpassen des Lebens an. Der Ärger wird externalisiert. Sie nörgeln an allem und jedem.

Das kann auf den unerwartetsten Gebieten von medizinischer Relevanz werden. Die objektiv unbegründete Klage von Unverträglichkeit der Zahnprothese z. B. kann ein sehr hartnäckiges Problem sein und z. B. Klagen und Gutachten nach sich ziehen. Diese Unverträglichkeit kommt selten bei Männern, gehäuft bei Frauen im Klimakterium und Postklimakterium vor. Neben der ärgerlich-nörgelnden Verfassung dieser Frauen spielt dabei auch die narzisstische Problematik der Wechseljahre eine Rolle: Die hypochondrische Überbewertung einzelner Körperfunktionen kompensiert für das geminderte Selbstwertgefühl.

Die Literatur empfiehlt eine vorherige Östrogenbehandlung – als wenn es an den Hormonen liegen würde!

Die ärgerlich-missmutige Verfassung kann sich bis zum Hass steigern: Hass auf die Jüngeren, nicht selten auf die eigene Tochter – ähnlich wie manch ein Sterbender Hass auf den Gesunden und Hass auf den Erben entwickelt.

Diese ärgerlichen und aggressiven Antriebe verbinden die in resignierendem Rückzug befindliche Frau jedoch wieder mit dem Leben! Das Verdrängte kommt – wie es so oft in der Psychopathologie gilt – in der verdrängenden Kraft wieder zum Vorschein.

Man kann den Konflikten des Alterns also durch Rückzug und Resignation zu entgehen suchen. Genau umgekehrt können gerade diejenigen Tendenzen über-schießend betont werden, welche am Leben festhalten wollen. Die Frau versucht, das Altern zu *verleugnen* und zu *übertönen*. Dabei besteht zwischen alternder Frau, ihrer Familie und dem Arzt oft ein geheimes Einverständnis. Die verleug-nenden Tendenzen, welche von der Umgebung ausgehen, bestätigen die alternde Frau in der eigenen Verleugnung. Ein entsprechender Prozess der Induktion von Verleugnung spielt sich häufig zwischen Sterbenden, Familie und Arzt ab (3).

Es sei an die ewig Jugendliche erinnert, die noch mit 60 Jahren diese Rolle zu spielen sucht. Manche Einflüsse der Kultur gaukeln es ihr als Ziel vor, noch im Alter wie eine Jugendliche zu sein oder wenigstens so zu tun.

Angesichts der vielen Frustrationen kann der sich aufbäumende Lebenswille einzelne Triebe reaktiv verstärken. *S. Freud* hat auf das so wichtige Phänomen solcher *Ersatzbefriedigungen* hingewiesen. So kann es präklimakterisch und mitunter bis spät in die Menopause hinein zu einer Steigerung des sexuellen Verlangens kommen. Nicht immer ist diese Steigerung des sexuellen Verlangens, welche mitunter immense Ausmaße annehmen kann, frei von Konflikt und kann von Scham und Abscheu begleitet sein.

Andere alternde Frauen suchen im Essen einen Ersatz für das, was nicht mehr zur Verfügung steht. Der Volksmund nennt das Essen ja mit-unter scherzhafterweise die Alterserotik. Fettsucht, auch Fettsucht im Klimakterium, entsteht nicht selten, wenn sich ein Individuum in all seiner Frustration nur noch durch essen Befriedigung verschaffen kann. In der Durchführung von Abmagerungskuren – so sei nebenbei angemerkt – sollte daher reichlich Gele-genheit zu vielen kleinen Befriedigungen und Abwechslungen gegeben werden, u. a. auch Befriedigung durch körperliche Bewegung. Der Patient nimmt dann weniger Kalorien ein, weil die Notwendigkeit, Ersatzbefriedigung durch Essen zu gewinnen, reduziert wird.

Das reaktive Anklammern an das Leben kann sich auch den mütterlichen Bereich erstrecken. Das Interesse an Kindern, insbesondere an Enkelkindern, kann geradezu überhand nehmen.

Auch Beruf und andere Interessen, mit denen sich manche intellektuell veranlagte Frau zu trösten sucht, können einen übertönenden Stellenwert einnehmen, wenn die Frau sich nämlich dadurch vor der psychischen Leistung des Alterns drücken möchte.

Selbst die Hinwendung zu bisher vernachlässigten Werten und Funktionen kann zur Fehlanpassung werden; wenn das Neue nämlich nicht unter Erhalt, sondern unter Aufgabe der bisherigen Werte gesucht wird. Immer wieder geht es ja bei der Psychologie des Alterns darum, das scheinbar Gegensätzliche gleichzeitig zu verwirklichen. Hierher gehören scheinbar unverständliche plötzliche Konversionen, Ehescheidungen, Berufswechsel, Gesinnungswandlungen.

Symptomatik

Neben derartigen Formen der Fehlanpassung kann es auch zu einer Symptomatik im engeren Sinne des Wortes kommen. Die meisten deutsch- oder englischsprachigen Lehrbücher der Psychiatrie kennen nur die Diagnosen Depression im Klimakterium oder involutional melancholia. Nur das französische Lehrbuch von *Ey* (6) differenziert unterschiedliche psychiatrische Zustände in der Menopause. Zwar gibt es keine psychiatrischen Krankheitseinheiten, bei denen das Beiwort klimakterisch eine nosologische Bedeutung haben würde. Gerade im Klimakterium kommt es aber besonders häufig zu psychoneurotischen, psychosomatischen oder psychotischen Erkrankungen. Diese psychischen Störungen treten oft lange Zeit vor oder lange Zeit nach der endokrinen Umstellung auf, zeigen also keine zeitliche Korrelation mit dem endokrinologischen Befund. Die psychischen Störungen korrelieren ebenfalls nicht mit dem real eingetretenen Ausbildungsgrad der biologischen und sozialen Beeinträchtigungen, treten vielmehr oft schon bei nur drohender zukünftiger Beeinträchtigung auf. Alles weist darauf hin, dass diese Symptomatik vielmehr mit der eigenen Reaktion der Patientin auf die biologischen und sozialen Veränderungen zusammenhängt, dass es ursächlich also vor allen Dingen um die geschilderte Mobilisation von Trieben und Gegentendenzen, von Konflikten und Aufgaben geht; und das ausgerechnet zu dem Zeitpunkt einer beginnenden körperlichen Schwächung. Dabei scheinen Symptome um so eher aufzutreten, wenn die Frau schon immer ihre sexuelle Rolle abgelehnt hatte und frigide war oder wenn sie dazu neigte, in einer Krankenrolle pflegerische Zuwendung zu erwarten (7). Beides sind aber Rückzugsverhalten. Einige Symptome sind schon bei den Fehlanpassungen erwähnt worden, nämlich Frigidität, Hypersexualität, Fettsucht, Überempfindlichkeit gegen Zahnprothesen als Beispiel für die Vielfältigkeit derjenigen Beschwerden, welche Unzufriedenheit ausdrücken.

Bei der *Angstneurose* der Alternden findet sich ein anderer Inhalt als bei der Angstneurose in jüngeren Jahren. Oft handelt es sich um die Folge von unterdrücktem Ressentiment und Wut. Frauen mit *Phobie* im Klimakterium klammern sich mitunter voller Angst an den Gynäkologen und werden dann leicht als klimakterische Depression missverstanden. Häufig kommen im Klimakterium *Zwangsneurosen* vor, insbesondere dekompensierte Formen oder Formen, bei denen zusätzlich viel Angst auftritt, weil die Frau nicht mehr ihrem Perfektionismus gerecht werden kann.

Ein Nicht-Loskommen von dem Gefühl der *Sinnlosigkeit* stellt keineswegs immer ein zwangsneurotisches Grübeln dar. Wer seine Potentiale im Leben verwirklicht hat, ist von der Sinnfrage nicht gequält. Viele aber haben im Klimakterium rückblickend das Gefühl, ihre Möglichkeiten nicht verwirklicht zu haben, und ein Gefühl der Sinnlosigkeit kann sie dann zu Verzweiflung und Hoffnungslosigkeit führen. Das aber wiederum führt häufig zur Einnahme von *Drogen* oder zu *Alkoholismus*. Drogenabhängigkeit und Alkoholismus kommen ja in der Menopause sehr häufig vor. Sie führen oft zu schlechter Ernährung und Verschlechterung des körperlichen Zustandes, was den somatischen Stress von Seiten der Wechseljahre verstärkt. Drogenabhängigkeit und Alkoholismus leiten zum Thema der Depression über, denn sie treten oft auf, wo sonst eine Depression entstehen würde.

Depressionen sind im Klimakterium außerordentlich häufig, kommen in allen Abstufungen des Schweregrades vor, sind häufig mit hypochondrischen, angst-neurotischen oder paranoiden Zügen vergesellschaftet, wobei die letzteren Störungen aber ebenso gut als eigenständige Krankheitsbilder im Klimakterium auftreten können. Es besteht keine Einmütigkeit über die Frage, welche Phänomene als klimakterische Depression zu bezeichnen sind und welche nicht. Der folgende Versuch einer Klassifikation ist also nicht allgemein anerkannt.

Hitzewallungen, Schweißausbrüche, Herzklopfen, Tachykardien, Schwindel, Übelkeit und dazu in gewissem Umfang Kopfschmerzen und Schlafstörungen sind direkte Folgen der endokrinen Veränderungen und nicht psychogene Symptome. Sie sollten als das *vegetative Syndrom* in der Menopause bezeichnet werden, Hormontherapie ist indiziert.

Davon abgetrennt werden sollte das *hypochondrisch gefärbte vegetative Syndrom* der Menopause. Die genannten vasomotorischen Symptome werden als Krankheit erlebt, und es kommen psychische Symptome wie Reizbarkeit, Überempfindlichkeit, exzessives Klagen sowie multiple somatische Symptome hinzu. Hier nimmt eine hypochondrische Neurose das vegetative Syndrom in ihren Dienst. Es ist weiter vorne schon gesagt worden, dass bei der Hypochondrie eine Minderung des Selbstwertgefühls durch die Überbewertung des Körpers und einzelner Körperfunktionen kompensiert wird. Hypochondrie und Depression sind unterschiedliche psychische Erkrankungen, selbst wenn sie vergesellschaftet auftreten können. Hormontherapie kann das vegetative Syndrom mildern, die hypochondrische Einstellung selber aber nicht beeinflussen. Bei den Depressionen ist lediglich von praktischem Interesse zu unterscheiden, ob es sich um eine Symptomatik von neurotischer oder von psychotischer Dimension handelt.

Die *psychotischen Depressionen* in Klimakterium und Menopause werden von den verschiedenen Verfassern nach den verschiedensten deskriptiven und theoretischen Gesichtspunkten unterschieden, so dass die psychiatrische Literatur ein verwirrendes Bild liefert. Die Unterscheidung, ob eine psychotische Depression endogen oder reaktiv sei, beruht zu einem großen Anteil auf der subjektiven theoretischen Ausrichtung des jeweiligen Untersuchers und hat für die therapeutische Praxis wenig Konsequenz, da ohnehin in beiden Fällen sowohl Psychopharmaka als auch das therapeutische Gespräch angezeigt sind. Eine Sonderstellung nehmen da lediglich diejenigen Depressionen ein, die eine erneute Phase bei eindeutiger (!) manisch-depressiver Psychose sind. Von therapeutischer Konsequenz ist dagegen die Berücksichtigung, dass viele, aber nicht alle psychotischen Depressionen im Klimakterium und Menopause Angst oder hypochondrische Züge oder paranoide Züge zeigen, oft in erheblichem Ausmaß. Die *neurotischen Depressionen* können alle Abstufungen von Apathie und Desinteresse hin bis zu schweren, aber dennoch nicht psychotischen Depressionen zeigen. Sehr häufig und von großer praktischer Bedeutung für den Gynäkologen sind *larvierte Depressionen*; auch im Klimakterium. Die Patientin erlebt sich in ihrer Reflexion nicht als depressiv, schildert spontan keine depressiven Symptome, erleidet aber eine depressive Befindlichkeit, mitunter sogar erheblichen Ausmaßes, und der geschulte Untersucher erkennt die Depression ganz deutlich. Die mannigfaltige gynäkologische Begleitsymptomatik solcher larvierten Depressionen würden eine gesonderte Darstellung erfordern. Viele dieser gynäkologischen Symptome sprechen gut auf Antidepressiva an. Depressionen sind – das muss den Gynäkologen gesagt werden – einer Hormontherapie nicht zugänglich. Häufig kommen bei Alternden *Anorexie*, *Obstipation* sowie *Schlaflosigkeit* vor. Sie sind häufig Anzeichen einer Depression.

Zum Schluss sei erwähnt, dass die Depressionen in der Menopause auch Begleiterscheinung einer beginnenden *Hirnarteriosklerose* sein können. Die beginnende Hirnarteriosklerose wird leicht übersehen, weil sie von der depressiven Symptomatik überdeckt ist. Dabei kommt es in therapeutischer Hinsicht gerade auf die Behandlung der Hirnarteriosklerose an. Mit diesem Thema haben wir aber die Problematik der alternden Frau verlassen und sind schon bei dem ganz andersartigen bio-psycho-sozialen Problem von der Gerontologie und Geriatrie.

THERAPIE

Aus dem vorgetragenen Konzept des Alterns folgert, dass sich die weite Palette der therapeutischen Möglichkeiten wiederum auf biologische, psychologische und soziale Maßnahmen erstreckt. Eine stichwortartige Aufzählung der vielen Einwirkungsmöglichkeiten kann hier nicht überschritten werden.

Die *somatischen Behandlungsmöglichkeiten* umfassen internistische Therapie, Hormontherapie und Psychopharmaka. Grundvoraussetzung ist, dass körperliche Leiden auch geringeren Ausmaßes eine ausreichende somatische Behandlung erfahren. Das gilt für Stoffwechsel- und Ernährungsstörungen, kardiovaskuläre Störungen, Störungen von Leber und Galle usw.; es gilt im besonderen Maße, falls sich Zeichen eines beginnenden Psycho-Syndroms – z. B. infolge Hirnarteriosklerose – einstellen.

Eine Hormontherapie ist bei Vorliegen des vegetativen Syndroms indiziert. Bei Depressionen ist Hormontherapie nur insoweit indiziert, als gleichzeitig Symptome des vegetativen Syndroms vorliegen.

Hinsichtlich der Psychopharmaka können immer wieder zwei Fehler beobachtet werden. Tranquilizer und Neuroleptika werden bisweilen jahrelang verordnet, wo diese überhaupt keinen Nutzen bringen können und wo Antidepressiva prompte Hilfe versprechen würden. Der Gynäkologe erweitert seine therapeutischen Möglichkeiten, wenn er sich mit den Grundzügen der Psychopharmakologie vertraut macht.

Ein weiterer Fehler ist es, wenn allein Antidepressiva verordnet werden unter Vernachlässigung der internistischen und psycho-sozialen Einwirkungsmöglichkeiten. Bei Depressionen im Klimakterium ist es für den Ausgang einer Therapie mit Antidepressiva ganz besonders wichtig, dass körperliche Leiden auch geringeren Ausmaßes hinreichend behandelt werden. Von ähnlicher Bedeutung für den Ausgang der medikamentösen Therapie kann das gleichzeitige Aufgreifen psychischer und interpersonaler Schwierigkeiten sein. Gerade in der Kombination dieser therapeutischen Möglichkeiten liegt es begründet, dass mehr Hilfe möglich ist, als die Patientinnen selber manchmal erwarten.

Die vorliegende Abhandlung bezieht sich auf diejenigen Schwierigkeiten, bei denen eine *psychologische Hilfestellung* mittels des auch psycho-sozial orientierten ärztlichen Gespräches innerhalb des Rahmens einer gynäkologischen Sprechstunde möglich ist. Schwere Fälle können natürlich die Überweisung an den Fachpsychotherapeuten erforderlich machen. Hier spielen dann auch weitere tiefenpsychologische Probleme eine Rolle. Es ist weiter vorne angedeutet worden, dass alte verdrängte Ängste und Konflikte in den Jahren des Wechsels einerseits mobilisiert werden und andererseits die Anpassungsfähigkeit beeinträchtigen können.

Auch auf das Problem der Einflussnahme auf das soziale Umfeld kann hier nur stichwortartig hingewiesen werden. Je nach Fall wird das Familienmilieu mehr direkt oder mehr indirekt beeinflusst. Es geht um die Frage der Gestaltung von Beruf und Freizeit. Klubs können für die alternden Frauen eine wesentliche Hilfe darstellen. *Van Keep und Kellerhals* haben nachgewiesen, dass klimakterische Störungen seltener und weniger ausgeprägt vorkommen, wenn die Frau noch für im Haushalt verbliebene Kinder zu sorgen hat und dass die Beeinträchtigungen in unteren sozialen Schichten ausgeprägter sind (8). Auch diese Beobachtungen weisen auf die Notwendigkeit der Einflussnahme auf das soziale Umfeld hin.

LITERATUR

(1) ENGEL, George L.: Psychisches Verhalten in Gesundheit und Krankheit, Hans Huber, Bern, Stuttgart, Wien, 1970.

(2) MOLINSKI, H. und D.G. HERTZ: Zielsetzung der Psychosomatik in Geburtshilfe und Gynäkologie, in Druck.

(3) HERTZ D.G.: Confrontation with Death Effect and Influence of the Impending Death on the Therapeutic Process – A Clinical Essay, Dynamische Psychiatrie, 3, 197-215, 1975.

(4) JUNG C.G.: Zur Psychologie des Unbewussten, Seite 64 ff. Gesammelte Werke, Band 7, Rascher Verlag Zürich und Stuttgart, 1964.

(5) SULLIVAN H.S., The Interpersonal Theory of Psychiatry, W.W. Norton & Company Inc. New York, 1953.

(6) EY, H., P. BERNARD, Ch. BRISSET: Manuel de Psychiatrie, Masson et Cie, Paris, 1974.

(7) HERTZ D.G., J.E. STEINER, H. ZUCKERMANN and Sara PIZANTI, Psychological and Physical Symptomformation in Menopause, Psychother. Psychosom. 19: 47-52, 1971.

(8) VAN KEEP P.A. and J.M. KELLERHALS, The Impact of Socio-Cultural Factors on Symptom Formation, Psychother. Psychosom. 23: 251-263, 1974.

HELFENDE BEGLEITUNG BEI UNGÜNSTIGER PROGNOSE; DIE ZEIT ZWISCHEN HEILBEHANDLUNG UND STERBEHILFE

Das Karzinom ist eine Erkrankung, welche sich meist über einen langen Zeitraum erstreckt. Am Anfang, in der Mitte und am Ende dieses Verlaufsbogens steht der Kranke vor einer jeweils recht unterschiedlichen äußeren Realität. Mit der sich wandelnden äußeren Realität wechseln die psycho-sozialen Belastungen und Aufgaben, vor denen der Patient steht, und so wandeln sich auch sein Verhalten und Erleben. Es beginnt mit dem Zweifel, dass eine Krankheit vorliegen könnte, und es folgt die ärztliche Diagnostik mit all den damit verbundenen psychischen Belastungen. Dann geht es um Aufklärung, Therapieplanung und soziale Planung, wobei sich veränderte psychische Aufgaben und Schwierigkeiten stellen. Wiederum neue psychische und soziale Probleme stellen sich im Verlauf der kurativen Behandlung, wobei primäre Operation, Bestrahlungstherapie, Chemotherapie und evtl. radikale spätoperative Maßnahme für den Patienten eine jeweils unterschiedliche Bedeutung haben. Je nach mehr oder weniger günstigem Therapieverlauf stellen sich dem Arzt unterschiedliche Probleme. Der real oder vermeintlich geheilte Patient ist in einer ganz anderen Lage als derjenige, bei dem ein zunehmender Kräfteverfall beginnt. Schließlich können Siechtum, Bettlägerigkeit und eine Endphase eintreten. Wenn der psychosomatische Aspekt in der Behandlung des Krebspatienten zur Diskussion steht, muss also immer spezifiziert werden, von welcher Phase der Erkrankung die Rede ist.

Der vorliegende Beitrag will nun das Augenmerk auf diejenigen Patienten lenken, bei denen weitere kurative Therapie nicht mehr möglich ist, bei denen der Kräfteverfall aber andererseits noch nicht so weit fortgeschritten ist, dass es schon um Sterbehilfe im engeren Sinn des Wortes gehen würde.

Das, was für dieses Patientengut getan werden muss und getan werden kann, kann am besten unter der Bezeichnung „helfende Begleitung" zusammengefasst werden. Mit dieser Ausdrucksweise soll angeregt werden, darüber nachzudenken, welche Art von Hilfe nötig ist und wer diese Hilfe geben kann. Zur Beantwortung dieser Frage ist es nützlich, sowohl die psychologische Situation als auch die Realsituation des gerade definierten Krankenguts zu studieren.

Obgleich es hier also noch nicht um den ärztlichen Umgang mit der finalen Situation geht, soll einleitend doch zunächst etwas über Sterbehilfe im engeren Sinn des Wortes gesagt werden. Erstens ist Sterben nicht nur etwas, was dem Individuum rein passiv widerfährt, Sterben ist vielmehr ein Prozess, der auch

Aspekte aktiven Verhaltens enthält. Es dürfte wohl auf einem Nachempfinden diesen aktiven Anteils beruhen, wenn in zumindest allen europäischen Sprachgruppen das Tätigkeitswort Sterben im Aktiv und nicht im Passiv steht. Zweitens ist Sterben nicht etwas, was nur dem Individuum in einer losgelösten Art und Weise für sich ganz allein widerfährt. Sterben ist vielmehr ein Prozess wechselseitiger interpersonaler Integrationen, der in der Gruppe vonstatten geht, in der der Patient lebt. Zusammenfassend darf man Sterben, daher u. a. als einen interpersonalen Prozess in der Gruppe, ja sogar als einen Prozess der Gruppe definieren und beschreiben. Eine solche Definition öffnet den Blick für therapeutische Aufgaben und Möglichkeiten.

Der Sterbende muss seine Integration in der Gruppe und erst recht seine weiteren sozialen Bezüge langsam zurücknehmen. Das Schwinden seiner Kräfte lässt ihm gar keine andere Möglichkeit. Das bedeutet gleichzeitig auch eine Verminderung und Einengung psychischen Erlebens und Verhaltens, also ein zunehmendes psychisches Absterben. Die andere Seite des Prozesses in der Gruppe besteht darin, dass der Sterbende reaktiv am Leben und an den interpersonalen Interaktionen festhalten will. Es kommt also reaktiv zu einem Reengagement.

Aber, und das ist wichtig, das Festhalten am Leben und das Reengagement muss und soll aus veränderten sozialen Bezügen bestehen, die der veränderten Realität angepasst sind. Wenn der Sterbende an den ursprünglichen Bezügen unverändert festhalten wollte, würde schon eine der vielen möglichen Fehlentwicklungen vorliegen, welche es dem Sterbenden letztlich nur schwerer und nicht leichter machen. Fehlentwicklungen sind aber um so eher möglich, weil ja die einzelnen Mitglieder der Gruppe auch ihre eigene Persönlichkeit in diesen Prozess in der Gruppe mit einbringen.

Eine gute Sterbehilfe unterstützt den Patienten nun bei diesen entgegengesetzten Aufgaben gleichzeitig: sowohl bei der Aufgabe der Rücknahme der sozialen Bezüge, als auch bei der Aufgabe einer realitätsgemäßen Rückwendung zum Leben und zu den interpersonalen Bezügen. Ein Beispiel mag diese Aussage erläutern. Wenn der alte Großvater auf dem Sterbebett liegt, mag die Familie vielleicht das wechselnde Tageslicht durch Vorhänge gleichförmig dämpfen und für eine gedämpfte Ruhe in der Wohnung sorgen. Wenn der kleine Enkel polternd aus der Schule nach Hause kommt, mag er zu einem Flüsterton angehalten werden, und dem Sterbenden wird das nicht ganz gute Schulzeugnis des Jungen vorenthalten, damit er sich nur ja nicht aufrege. Das aber wäre keine gute Sterbehilfe, eher eine Nachhilfe zu verfrühtem psychischem Absterben. Eine gute Sterbehilfe wird den Großvater genau umgekehrt an den Schwankungen von Tag und Nacht, von Geräusch und Ruhe und vor allen Dingen an den sozialen Bezügen auch weiterhin Anteil nehmen lassen, wenngleich, wie hinreichend angedeutet, in einer veränderten Art und Weise.

Obgleich es nun bei der helfenden Begleitung in dem Zeitraum zwischen kurativer Therapie und Sterbebett noch nicht um Sterbehilfe im eigentlichen

Sinn des Wortes geht, ist die psychische Situation auch bei diesem Krankengut schon durch dieselbe doppelte Aufgabenstellung charakterisiert.

Um aber studieren zu können, wer hier welche Art von Hilfe geben kann, muss neben der psychischen Situation auch die reale Situation des Patienten beschrieben werden.

Seine Lebensqualität ist beeinträchtigt, er wird schwach, hat vielleicht Appetitstörungen, vielleicht auch Schmerzen. Weiterhin ist die reale Situation dadurch bedingt, dass familiäre Dinge und berufliche Dinge, Erbschaft, Rente, Krankenkassenangelegenheiten zu regeln sind. Neben einer palliativen somatischen Therapie und einer unterstützenden psycho-therapeutisch orientierten Behandlung kann es manchmal durchaus noch um Fragen, wie Regelung von Heilverfahren, Kur oder Rehabilitation gehen. Ferner mag es um die soziale Betreuung gehen, um die Versorgung in der eigenen Wohnung, um das Einkaufen und das Kochen. Es wird also deutlich, dass das Thema der helfenden Begleitung bei ungünstiger Prognose sich keineswegs nur auf die Tätigkeit des Arztes bezieht. Vielmehr sind Sozialarbeiter, Gemeindeschwestern, Altenhelfer, bei Kindern vielleicht der Schullehrer, Krankengymnastinnen, der Rechtsanwalt, der Steuerberater gefordert; natürlich auch der Pfarrer und seine Mitarbeiter, Selbsthilfegruppen, Personal in Kurkliniken und Rehabilitationszentren. Wenn man also eine ausführliche Darstellung über helfende Begleitung machen würde, müsste man alle diese Berufsgruppen zu Wort kommen lassen.

Nach diesem Hinweis sollen einige Bemerkungen dazu gemacht werden, welche Aufgaben sich dabei dem Arzt stellen.

Die Aufgabe des Arztes besteht natürlich in erster Linie in der somatischen Versorgung des Patienten. Ein weites Aufgabengebiet besteht schon allein darin, keine palliative Hilfe zu übersehen, die noch möglich ist. Das schließt die Aufmerksamkeit für pflegerische Hilfen mit ein. Da es sich ja um eine infauste Prognose handelt, sollte dabei die Lebensqualität des Patienten die Richtlinie allen Handelns sein. Ehrgeizige therapeutische Maßnahmen und eine evtl. Lebensverlängerung sollten nicht auf Kosten der Lebensqualität gehen.

Der Arzt darf sich aber nicht nur mit der somatischen Seite seines Fachwissens begnügen. Er kann gar nicht anders, als sich auch der psychischen und der sozialen Probleme anzunehmen. Das heißt aber, dass der Arzt sich nicht nur auf den Patienten selber und dessen organischen Befund bezieht, sondern auch auf die konkrete biographische Situation des Patienten und, wie schon angedeutet, auf die gesamte Gruppe. Er will für das interpersonale Geschehen in dieser Gruppe offen sein.

Eine solche psycho-soziale Orientierung des Arztes ist aus zwei Gründen unausweichlich.

Der Patient richtet natürlich alle seine Hoffnung auf den Arzt; ob er das nun verbal zugibt oder nicht. Damit macht der Patient selber den Arzt zu einer

zentralen Bezugsperson, die für mehr als nur den somatischen Befund zuständig ist.

Der Arzt muss diese führende Rolle annehmen, selbst wenn er sich durch
das Vertrauen des Patienten vielleicht überfordert fühlt. Andererseits aber darf
der Arzt den Beitrag von Seiten der vielen aufgeführten Berufsgruppen nicht
geringschätzen, und er sollte nicht Konkurrenzgefühle aufkommen lassen.
Es kann die Situation eintreten, dass der Patient selber die Wahl trifft, eine
andere Person zu seiner zentralen Bezugsperson zu machen, vielleicht eine
Heilgymnastin oder die Hilfe des Arztes. Der Arzt sollte das geschehen lassen
und bereit sein, mehr in den Hintergrund zu treten, ohne dabei die ihm weiterhin zugeordneten Aufgaben zu vernachlässigen.

Auch aus einem zweiten Grund ist eine Aufgeschlossenheit des Arztes für
den psycho-sozialen Aspekt unausweichlich.

Falsche Anwendung der Verordnungen, Ablehnung der Verordnungen,
Nebenwirkungen und Fehlerfolge beruhen nicht selten auf Missverständnissen
zwischen Arzt und Patient oder auf Missverständnissen über die Behandlung
selber. Solche Missverständnisse aber erfordern das Aufgreifen der Ätiologie-
vorstellung, Krankheitsvorstellung und Therapievorstellung des Patienten; mitunter auch einem Umgang mit seinen emotionalen Problemen und neurotischen
Verzerrungen.

Verständlicherweise möchte der Arzt es sich aber bisweilen etwas leichter
machen, und er mag deshalb erwägen, den Umgang mit dem psycho-sozialen
Aspekt lieber an einen Nervenarzt, an einen Psychotherapeuten oder an einen
Psychologen zu delegieren. Das aber ist letztlich gar nicht möglich. Selbst wenn
der behandelnde Arzt einen Psycho-Fachmann mit hinzuziehen wollte – etwa
um Rat zu erhalten und um seinen Patienten besser verstehen zu können –
müsste er in seinem eigenen verbliebenen Umgang mit dem Patienten auch
weiterhin dem psycho-sozialen Aspekt selber gerecht werden. Das ist ja gerade
zweifach begründet worden. Darüber hinaus ist der Psychotherapeut nur sehr
bedingt in der Lage, einem Karzinompatienten gerecht werden zu können. Der
Psychotherapeut praktiziert Vorgehensweisen, die auf die Korrektur neurotischer Schwierigkeiten abzielen. Der psychoanalytisch orientierte Psychotherapeut macht unreflektierte Ängste und Konflikte bewusst, damit der neurotische Patient lernt, damit besser umzugehen, so dass die Symptomatik aufhört
Der Verhaltenstherapeut zielt darauf ab, falsch erlernte Verhaltensweisen durch
Umlernen zu korrigieren; wiederum, damit die neurotische Symptomatik aufhört. Bei den psychischen Nöten und Schwierigkeiten des infaust Krebskranken
handelt es sich aber gar nicht um neurotische Konflikte. Der geschilderte Konflikt zwischen der Notwendigkeit zur Rücknahme der sozialen Bezüge und
dem Reengagement hat nichts mit Neurose zu tun, sondern stellt einen realistischen Versuch dar, mit den Gegebenheiten fertig zu werden. Ebenso hat die
Enttäuschung und die Trauer des Patienten über die Begrenzung der ärztlichen

Möglichkeiten keine neurotische Genese und ist nicht mit den Mitteln der Neurosenbehandlung wegzumachen. Der Karzinompatient bedarf also sehr wohl einer Hilfe in seinem psychischen Leid, er bedarf aber nicht derjenigen psycho-therapeutischen Hilfe, die der Fachpsychotherapeut zur Verfügung stellt. Anders ist es natürlich, wenn das Verhalten und Erleben des betreffenden Krebskranken von einer zusätzlichen Psychopathologie mitbestimmt ist. Dann mag die Hilfe von Seiten eines Fachpsychotherapeuten sehr wohl angezeigt sein.

Es sollen jetzt einige Anmerkungen zu den konkreten psycho-sozialen Aufgaben folgen, die sich dem Arzt bei der Behandlung des Karzinompatienten mit infauster Prognose stellen.

Zunächst seien noch einmal drei Punkte wiederholt, die schon erwähnt worden sind: Das Eingehen auf die biographische Situation, das Mithineinnehmen der Angehörigen, bzw. der Gruppe und die Förderung des Reengagements an das Leben, d. h. das Herausführen des Patienten aus der Isolation. Dazu setzt der Arzt während seiner herkömmlichen Tätigkeit gleichzeitig auch revitalisierende Impulse, indem er sowohl zu dem Patienten als auch zu den Angehörigen Bemerkungen macht.

Eine solche Vorgehensweise steht im Gegensatz zu einer Art der Sterbehilfe, wie sie besonders in nicht-ärztlichen Kreisen empfohlen wird. Fußend auf psychologischer Beobachtung ist eine theoretische Auffassung entwickelt worden, nach der Sterbehilfe innerhalb einer gewissen schematischen Abfolge des Erlebens erfolgen müsse. Der praktizierende Arzt aber richtet sich weniger danach, wie alles gemäß Theorie und Schema ablaufen müsste, sondern nach der konkreten biographischen Situation.

Das Thema Aufklärung ist natürlich nicht mit der ursprünglichen Diagnose und der Durchführung des ursprünglichen Therapieplans abgeschlossen. Art und Inhalt der Aufklärung ändern sich mit der sich ändernden Prognose. Die Aufklärung ist ein langer Prozess, der nicht etwa dadurch zu erledigen ist, dass man sagt: „Nun nehmen Sie mal Platz und hören Sie genau zu; bei Ihnen gibt es den und den Befund, und das hat die und die Konsequenz." Die Aufklärung des Patienten sollte vielmehr ähnlich erfolgen, wie die sexuelle Aufklärung des Kindes in der Familie: man antwortet auf das, was die Kinder oder was der Patient von sich aus fragen oder andeuten. Man geht im Allgemeinen nicht sehr viel weiter, denn der Patient bringt meist nicht mehr aber auch nicht weniger zum Ausdruck, als für ihn gut ist. Wenn der Arzt so vorgeht, geht er automatisch auf die Angst, Hoffnung, Hoffnungslosigkeit, Hilflosigkeit und Vertrauen ein, die den Patienten bewegen mögen.

Das Gespräch mit dem Karzinompatienten geht oft so vonstatten, dass dieser auf zwei Bewusstseinsebenen gleichzeitig oder fast gleichzeitig operiert. Einerseits ist sich der Patient der wahren Natur seiner Erkrankung klar bewusst. Man kann gar nicht wirklich unaufgeklärt sein, wenn zunehmende Schwäche und Verfall das Leben nehmen. Andererseits ist aber auch immer oder fast

immer eine Tendenz zur Verleugnung da. Ein Patient kann z. B. in dieser
Minute mit dem Arzt über sein Testament sprechen, und er mag schon in
derselben Minute von seinen Plänen im nächsten oder übernächsten Jahr sprechen. Der Arzt sollte mit dem Patienten während der Frage über das Testament
auf dieser realen Ebene sprechen und während der Zukunftspläne auf dieser
Ebene der Illusion, ohne den Patienten korrigieren zu wollen. Der Arzt sollte
nicht die verleugnende Tendenz des Patienten durchbrechen wollen, als müsste
eine kognitive Aufklärung erzwungen werden. Der Arzt sollte auch nicht die
Verleugnung durchbrechen, weil er meint, der Patient müsste doch zu einem
vertieften Sterbeerleben und zu einer ethischen Auseinandersetzung angehalten werden. Dieser Hinweis übersieht nicht, dass der Arzt sehr wohl auch die
Aufgabe haben kann, dem Patienten bei der Suche nach dem Sinn aktiv beizu-
stehen. Nun sollten sowohl der behandelnde Arzt, als auch Sterbehelfer mit der
Bewusstseinslage des Patienten begleitend mitgehen, statt diesem die eigenen
Gedanken aufdrängen zu wollen; und sie sollten die wechselnde Bewusstseinslage des Patienten nicht durchbrechen wollen.

Eine besondere Rolle spielt das Thema Aggressivität. Unvoreingenommener-
weise sollte man auf Ca-Stationen eigentlich ein ärgerliches, klagendes und
anklagendes Aufbegehren erwarten. Insbesondere bei Ca-Kranken mit inzwischen infauster Prognose ist die Realität ja dadurch gekennzeichnet, dass die
ärztliche Behandlung nicht das gebracht hat, was ursprünglich versprochen
worden ist. Tatsächlich aber herrscht auf Ca-Stationen im allgemeinen eine
ganz außerordentliche Ruhe und – scheinbare! – Gelassenheit. Manche Verfasser vertreten die Meinung, dass Karzinomkranke auch schon vor Beginn des
Karzinoms dadurch charakterisiert waren, dass sie innere Stürme und Konflikte
durch scheinbare Gelassenheit abwehren, so dass im äußeren Erscheinungsbild
scheinbare psychische Gesundheit dominiert.

Umgekehrt trifft der ärztliche Besucher in Krebs-Selbsthilfe-Gruppen häufig
auf eine vibrierende Aggressivität, die nur allzu bereit ist, jeden geeigneten
oder ungeeigneten Anlass wahrzunehmen. Es werden dem behandelnden Arzt
mangelndes Wissen, mangelndes Können, Fehler angelastet. Der Ehemann
wird angeklagt, dass er die Patientin wegen ihrer Erkrankung treulos verlassen
würde. Ich möchte vor dem Trugschluss warnen, dass die ärgerliche Gereiztheit
der Patientin tatsächlich im Wesentlichen in derartigen Realitäten verwurzelt
sei. Der Ärger ist vielmehr vorprogrammiert und wurzelt teilweise in der persönlichen Vorgeschichte und teilweise in der jetzigen Lebenssituation. Der Arzt
aber muss vorbereitet sein, mit dieser Ärgerlichkeit umgehen zu können. Das
wird dadurch erschwert, dass es sich oft um eine larvierte Ärgerlichkeit handelt.
D. h. nicht wenige Krebskranke sind außerordentlich aggressiv, ohne dass man
das auf den ersten Blick leicht erkennt.

Eine Patientin mit ungünstiger Prognose war wegen unerträglich erscheinender Schmerzen ins Krankenhaus aufgenommen worden. Sie lehnte alles ab,

schrie und jammerte; sie klagte an, und sie strahlte eine Aggressivität aus, die jegliche ärztliche und pflegerische Zuwendung behinderte. Es ist eine wichtige ärztliche Tätigkeit, dem Patienten in einer solchen Situation eine Antwort zu geben, welche nicht unbedingt nur nett, freundlich und höflich zu sein braucht, die aber doch eine personale Antwort auf diese Person darstellt. Das hat der behandelnde Gynäkologe, der ja ihre Hauptbezugsperson war, tatsächlich auch getan. Prompt geriet die Patientin in eine ruhigere Verfassung, in welcher es dem zusätzlich hinzugezogenen Psychotherapeuten möglich wurde, auch auf die gegenwärtige biographische Lebenssituation einzugehen. Die entscheidende ärztliche Führung hatte jedoch darin bestanden, dass der behandelnde Arzt und nicht der Psychotherapeut auf die Gesamtsituation eine Antwort gegeben hatte. Prompt wichen die unerträglichen körperlichen Schmerzen, so dass das eigentliche körperliche und psychische Leiden zutage treten konnte.

Das obige Beispiel stellt eine Überleitung zu dem weiteren Thema der Schmerzen bei Karzinom dar. Natürlich sind Schmerzen bei Karzinom im Wesentlichen somatisch bedingt. Andererseits aber gibt es für fast jeden organischen Schmerz eine mehr oder weniger befriedigende pharmakologische Antwort. Die Praxis zeigt aber, dass ein Teil der Schmerzen bei Karzinom auf keine pharmakologische Maßnahme anspricht. Als Beispiel sei nur an die eben erwähnte Patientin erinnert. Wir kennen eine ganze Reihe von Ca-Patienten, deren Schmerzen nicht organischer, sondern hysterischer Natur waren, und die dann auch, auf eine entsprechend ausgerichtete Behandlung hin, wichen.

Eine Patientin kam z. B. drei Jahre nach einer einseitigen Mastektomie zur stationären Behandlung, weil sie unter Schmerzen im Sternum und in der oberen Wirbelsäule litt, und weil sie außerdem über unerträgliche Erstickungsanfälle klagte. Das ärztliche Gespräch zeigte, dass auch ihre Mutter Brustkrebs gehabt hatte, und dass diese Metastasen in der Wirbelsäule, im Brustbein und in den Lungen gehabt hatte, an denen sie tatsächlich „erstickt" sei. Nachdem unsere Patientin gemerkt hatte, dass sie sich in ihrer Erkrankung mit der verstorbenen Mutter identifiziert hatte, wichen alle ihre Symptome. Bei der Patientin waren keine Metastasen nachweisbar. Bei manchen anderen Patienten liegen Metastasen und hysterische Reaktionen gleichzeitig vor. Auch die Behandlung von Schmerzen bei Karzinom erfordert also nicht selten die Berücksichtigung des psycho-sozialen Aspekts.

Abschließend sei betont, dass es nicht die Aufgabe des Arztes ist, beim Patienten mit ungünstiger Prognose alle tiefenpsychologischen Probleme des Patienten zu einer Lösung bringen zu wollen. Die Zeit zwischen Heilbehandlung und Sterbebett ist nicht unbedingt der richtige Ort und die richtige Zeit, um jahrzehntelang vorhandene tiefsitzende Ängste noch einmal aufleben zu lassen. Andererseits sollte dem Patienten eine psycho-therapeutische Auseinandersetzung ermöglicht werden, falls die angedeuteten neurotischen Komplikationen in der gegenwärtigen Behandlungssituation eine signifikante Rolle spielen, oder wenn der Patient selber mit Hilfe psycho-therapeutischer Führung Rückschau und Vorausschau halten möchte. In der großen Mehrzahl der Fälle mit ungünstiger Prognose stellt die gleichzeitig bio-psycho-sozial orientierte Verhaltensweise des behandelnden Arztes die beste helfende Begleitung dar, wobei aber der Mitarbeit all der anderen Berufsgruppen freier Lauf gelassen werden sollte.

PELVIPATHIE –
DIE KRANKHEIT MIT DEN TAUSEND NAMEN

Schmerzen im Bereich des Unterleibs der Frau sind häufig organisch bedingt. Darüber hinaus kommen die unterschiedlichsten Schmerzzustände ohne Organbefund vor, also nervös bedingte Unterleibsschmerzen wie etwa manche Formen von Schmerzen beim Geschlechtsverkehr, von Dysmenorrhö, von Rückenschmerzen, von Schmerzen an der Vulva oder in der Scheide u.a.m. Zu den nervös bedingten Unterleibsschmerzen gehört aber auch ein – übrigens weitverbreitetes – Krankheitsbild, welches so viele Bezeichnungen gefunden hat wie etwa Pelipathia, Pelvipathia spastica, Pelvipathia vegetativa, Parametropathia spastica usw. Bezeichnungen wie etwa Adnexalgie oder Pseudoadnexitis werden manchmal für die gleiche Schmerzsymptomatik, manchmal aber für eine deskriptiv andersartige Schmerzsymptomatik gebraucht. Beschreiben wir zunächst genauer die Symptomatik: Bei der Pelvipathie – wie wir diese Symptomatik hier bezeichnen wollen – liegen die Schmerzen entweder ganz umschrieben oberhalb der Symphyse oder einseitig bzw. beidseitig über den Leistenbändern. Oft strahlen die Schmerzen zur Seite oder nach oben oder unten über das Leistenband hinaus aus. Sie können einen drückenden, ziehenden oder stechenden Charakter haben. In der Mehrzahl der Fälle verändern die Schmerzen über Jahre hinaus weder Lokalisation noch Charakter. Die Schmerzen treten ohne eine für die Frau erkennbare Ursache auf. Weder klingen sie durch Ruhe ab, noch werden sie durch bestimmte körperliche Bewegungen oder Haltungen beeinflusst. Die oft den ganzen Tag anhaltenden Schmerzen können über viele Jahre anhalten, ohne dass Besserung eintritt. Gelegentlich können sie so plötzlich und so heftig auftreten, dass die Patientin als akuter Notfall in die Klinik eingewiesen werden muss. In den gynäkologischen Lehrbüchern wird meist nicht näher ausgeführt, dass dieses Krankheitsbild ein weit über die Schmerzzustände hinausgehendes psychosoziales Leiden darstellt. Fast immer liegen Störungen des sexuellen Verlangens und Erlebens, oft Dyspareunie oder Unfähigkeit zum Orgasmus vor. Häufig findet kein Geschlechtsverkehr mehr statt. Psychisch und interpersonal sind diese Frauen oft außer-ordentlich verkümmert und beeinträchtig, und sie leiden unter einer weitgehenden Beeinträchtigung der Liebes- und Arbeitsfähigkeit. Nicht selten liegen noch weitere Symptome vor. Durch die innerpsychische und interpersonale Verarmung und Isolierung der Patienten kommt es oft zu einer Entfremdung in der Familie und schließlich nicht selten zu nervösen Störungen bei Mann und Kindern, zu Schulschwierigkeiten, Ehescheidungen und dergleichen.

Die Symptomatik hat also einen interpersonalen Charakter. Schon allein diese Deskription des Krankheitsbildes zeigt, dass die Therapie eigentlich nicht nur isoliert auf die Schmerzen ausgerichtet sein kann. Umso merkwürdiger ist es, dass die Patientinnen selber aber immer nur von den Schmerzen und von deren Beseitigung sprechen. Diese Schmerzzustände haben sich aber in der überwiegenden Mehrzahl der Fälle als äußerst therapieresistent erwiesen. Die am ZNS angreifenden Analgetika helfen nicht. Leitungsanästhesie oder Resektion der peripheren Nerven führen ebenfalls nicht zur Schmerzfreiheit. Entfernung der peripheren Organe wie Uterus, Eileiter oder Ovarien hilft ebenfalls nicht und hat höchstens einen temporären, durch Suggestion zu erklärenden Erfolg. Verwachsungen werden gelöst, aber die Schmerzen treten erneut auf, manchmal mit einer ebenfalls durch Suggestion zu erklärenden gewissen zeitlichen Verzögerung. Übrigens sollte in der Diskussion der Umstand berücksichtigt werden, dass postoperative Verwachsungen beim Mann nie zu sekundären Schmerzzuständen führen, die dem hier geschilderten Krankheitsbild der Pelvipathie der Frau entsprechen würden. Wenn aber therapeutische Maßnahmen sowohl am ZNS als auch an den peripheren Nerven und an den Organen im kleinen Becken den Schmerz nicht beeinflussen können, ist es offensichtlich, dass dieser Schmerz eine mentale bzw. emotionale Genese haben muss. Da mutet es – zumindest zunächst – umso verwunderlicher an, dass auch Fachpsychotherapeuten keine besseren therapeutischen Erfolge berichtet haben.

Erste psychodynamische Befunde und therapeutische Erfolge

Auch der Verfasser selbst hatte bei diesen Patientinnen in den ersten zwölf Jahren seiner psychosomatischen Tätigkeit an der Universitäts-Frauenklinik Düsseldorf keinerlei therapeutischen Erfolg. Er konnte dann aber ab 1978 (1) und 1982 (2) von neuen psychopathologischen Beobachtungen berichten, die dann auf einmal doch therapeutische Erfolge ermöglichten. Diese psychologischen Befunde waren zwar zunächst recht ungleicher Natur und muteten so disparat an, dass sich zunächst kein zufriedenstellendes Gesamtbild ergab. Dennoch wurde dabei deutlich, dass die sogenannte Pelvipathie in Wirklichkeit kein einheitliches Krankenbild darstellt. Dabei ergab sich die folgende, zunächst provisorische Aufteilung in unterschiedliche Untergruppen. Nach den Jahren vergeblicher Behandlungsversuche war zunächst aufgefallen, dass bei vielen Frauen mit Unterleibsschmerzen ohne Organbefund eine mürrischverdrießliche Verstimmung vorherrscht. Das Ausdrucksverhalten, das Verhalten dem Arzt und anderen Personen gegenüber und der Inhalt des Gespräches sind vorwurfsvoll und ärgerlich gefärbt. Entscheidend ist dabei, dass der Ärger einen merkwürdig unentfalteten Charakter hat, denn obgleich diese Frauen von der Emotion des Ärgers beherrscht sind, scheint ihnen dieser kognitiv nicht bewusst zu sein. Sobald wir aber anfingen, diesen Affekt anzusprechen, kam in die bislang so sterile Gesprächssituation auf einmal Leben und Bewegung. Augenscheinlich waren wir in psychodynamischer Hinsicht auf einer richtigen Fährte. Die Gespräche vertieften sich in einigen Fähen, und die Enttäuschungen und Konflikte traten deutlicher zutage als zuvor. Gleichzeitig „antwortete" das Symptom: Gelegentlich kam es zu einer kurzfristigen Befreiung vom Schmerz; häufiger aber kam es zu einer markanten temporären Verschlimmerung des Schmerzes. Offensichtlich bestand ein psychodynamischer Zusammenhang zwischen dem merkwürdig unentfalteten Ärger und dem Schmerz. In einem weiteren Beobachtungsschritt fiel auf, dass viele dieser ärgerlich-verdrießlichen Frauen gleichzeitig eine depressive Symptomatik zeigen, wie gleich näher ausgeführt werden soll. Nachdem diese beiden Beobachtungen gemacht worden waren, sahen wir viele Übergangsformen. Der psychodynamisch orientierte Arzt weiß natürlich, dass eine enge Beziehung zwischen abgewehrter Aggression und Depression besteht.

Die Verabreichung von Antidepressiva in kleiner Dosierung führte in einer Reihe von Fällen prompt zu einer Besserung der Stimmungslage und zu einem Schwinden der Schmerzen! Dann aber stellte sich eine weitere unerwartete Beobachtung ein. Praktisch alle Patientinnen lehnten nach kurzer Zeit weitere Einnahme von Antidepressiva ab. Es war nicht zu begreifen, warum die Patientinnen ausgerechnet dasjenige Medikament, das ihnen Befreiung von jahrelangem Schmerz und Verstimmung gebracht hatte, so regelhaft alsbald wieder ablehnten.

Rolle der Verleugnung der Affekte

Erst von dieser verwunderlichen Beobachtung an wurde immer deutlicher, dass die ärgerlichen und depressiven Affekte bei diesen Patientinnen durch eine entscheidende Besonderheit gekennzeichnet sind: Sie werden nämlich verleugnet. Die Aufmerksamkeit der Patientin ist gerade nicht bei der den Ärger auslösenden Lebenssituation; der Ärger ist nicht erkennbar auf eine bestimmte Person gerichtet. Sie würden keinen Kummer, keinen Verdruss, keine Sorge haben; alles sei in Ordnung; so antworten sie in einem verdrießlich vorwurfsvollen Affekt. Sie würden eben nur diese Schmerzen haben, und es müsse doch endlich eine Diagnose gefunden werden, damit eine Operation durchgeführt werden könne. So bleibt das Gespräch typischerweise inhaltsarm, monoton, unpsychologisch. Dabei wird dieser ärgerliche Affekt von den Frauen selber sehr wohl erlitten und gespürt, aber sie können sich die Natur ihres Affektes nicht selber eingestehen.

Ganz Entsprechendes gilt auch für die mehr depressiven Patientinnen. Die internistische Literatur spricht bei gewissen Schmerzzuständen von einer larvierten Depression. Eine larvierte Depression sei dadurch gekennzeichnet, dass anstelle des depressiven Affektes eine körperliche Symptomatik auftreten würde. Diese Definition „anstelle" trifft aber für die hier diskutierten Patientinnen nicht zu, denn sie zeigen in Ausdrucksverhalten, Körperhaltung, Gemütsverfassung und im Inhalt ihrer Angaben ganz deutlich das Vorhandensein einer depressiven Symptomatik. Aber sie fügen einiges hinzu: „Nie bin ich ärgerlich und missmutig, nie bin ich niedergeschlagen und verstimmt, nur mein Mann liest ja beim Frühstück immer die Zeitung... Nie bin ich ärgerlich und depressiv, denn es ist ja ganz klar, dass man verstimmt ist, wenn man immer solche Schmerzen hat." Der deutlich sichtbare und hörbare ärgerliche bzw. aggressive Affekt wird also einerseits expressis verbis ausgesprochen, andererseits aber gleichzeitig verleugnet. Der psychische Befund ist hier also nicht als eine larvierte Depression im eben definierten Sinn zu bezeichnen, wo ja körperliche Symptome an die Stelle des depressiven Affektes treten sollen. Vielmehr handelt es sich um eine voll ausgebildete depressive Symptomatik, die jedoch als verleugnete Depression zu kennzeichnen ist.

Von hier aus gesehen wurde es auf einmal doch verständlich, warum die Patientinnen so regelhaft die weitere Einnahme des Antidepressivums ablehnten, sobald dieses ihnen die so lange ersehnte Freiheit von Schmerzen gebracht hatte. Denn wenn es ein Psychopharmakon ist, das den Schmerz hinwegnimmt, dann ist den Patientinnen ja die weitere Verleugnung einer psychischen Ursache ihres Schmerzes nicht mehr gut möglich. Das verursachende seelische Leid aber, über das gleich noch gesprochen werden soll, ist so groß, dass diese Patientinnen lieber das Antidepressivum ablehnen, als auf die Möglichkeit zur weiteren Verleugnung zu verzichten.

Eine andere Untergruppe mit den beschriebenen Unterleibsschmerzen über Leistenbändern und Symphyse zeigt ein ganz anderes psychopathologisches Bild. Diese Frauen muten bei all ihren Schmerzen kokett, libidinös an. Die Patientin kommt lächelnd in das Zimmer und sagt: „Ich habe wahnsinnige Schmerzen!" Im Gegensatz zu den zuvor genannten Patientinnen sprechen diese Frauen viel über sexuelle Dinge, oft in einer affektierten Weise. Sie sagen z.B., außerehelicher Geschlechtsverkehr würde „wahnsinnig gut klappen". Auch die Qualität des Schmerzes wird oft in einer bildhaften und affektierten Weise beschrieben; der Schmerz sei z.B. „wie ein Klumpen Blei im Unterleib". In der Vorgeschichte und als Begleitsymptomatik finden sich bei diesen hysterischen Persönlichkeiten nicht selten passagere Lähmungen, Anästhesien usw., wogegen man bei den ärgerlich-depressiven Frauen in der Vorgeschichte und als Begleitsymptomatik eher Magenbeschwerden, Essstörungen, Gewichtsstörungen und dergleichen findet. Bei einer anderen Untergruppe der hier beschriebenen Schmerzsymptomatik über den Leistenbändern und der Symphyse steht ein hypochondrisches Klagen im Vordergrund. Hier zeigen Persönlichkeitsstruktur und Symptomatik in der Vorgeschichte am ehesten hypochondrische Züge. Entscheidend für eine hypochondrische Symptomatik ist die Aufmerksamkeitsverschiebung. Die Aufmerksamkeit wird auf eine ganz bestimmte Stelle des Körpers konzentriert, oft bis diese schmerzhaft wird. Durch diese Aufmerksamkeitsverschiebung wird von dem eigentlichen psychischen Schmerz abgelenkt.

In einem kleinen Prozentsatz der Fälle – schätzungsweise weniger als ein Prozent – können die Unterleibsschmerzen über den Leistenbändern und der Symphyse mit Körperhalluzinationen einhergehen. Die Patientin nimmt z.B. leibhaftig wahr, wie aus der Schmerzstelle heiße Ströme aufsteigen, die sich dann im Bereich der Luftröhre in kalte Ströme umwandeln. Der halluzinatorische Charakter der Schmerzen ist dem Arzt keineswegs leicht zugänig und wird meist nur erkannt, wenn der Arzt der Patientin eine tragfähige Beziehung zu ihm ermöglicht. Auch hier liegen wieder eine spezifische Persönlichkeitsstruktur und eine entsprechende Begleitsymptomatik vor. Diese Patientinnen sind misstrauisch zurückgezogen, bisweilen albern und läppisch oder bizarr und zerfahren.

Eine weitere interessante Beobachtung zeigt sich, wenn neben dem psychopathologischen Befund auch der gynäkologische Tastbefund zur Verfügung steht. Nur bei einem Teil der Frauen mit sogenannter Pelvipathia spastica kann beim Tastbefund das wirkliche Vorliegen einer Spastizität nachgewiesen werden, etwa durch

- Druckschmerzhaftigkeit der Ligamenta sacro-uterina;
- Portio-Schiebeschmerz;
- Druckschmerzhaftigkeit der Ligamenta lata;
- Druckempfindlichkeit der Adnexe bei Abwesenheit von Organpathologie;
- Druckschmerzhaftigkeit der Beckeninnenwand oder
- Druckschmerzhaftigkeit des Uterus bei bimanueller Untersuchung.

Übrigens ist nur bei einem Teil der Patientinnen mit Spastizität gleichzeitig auch das hier diskutierte Pelvipathie-Syndrom nachzuweisen. Die spontan auftretenden Unterleibsschmerzen über den Leistenbändern können dabei natürlich nicht auf die Spasmen zurückgeführt werden.

Neue therapeutische Möglichkeiten

Diese Aufzählung von Befunden und Beobachtungen macht deutlich, dass das Pelvipathie-Syndrom kein einheitliches Krankheitsbild darstellt, sondern in recht unterschiedliche Gruppen zerfällt. Erst die Unterscheidung der aufgezählten Gruppen aber ermöglicht ein gezieltes ärztliches Eingreifen und eine wirkungsvolle Therapie.

Der entscheidende Schritt besteht im geeigneten Umgang mit der Verleugnung, was meist eine stationäre Behandlung in der Frauenklinik und oft die anfängliche Anwendung von Antidepressiva notwendig machte. Dann muss der Arzt natürlich mit einer überwiegend mürrisch-depressiven Patientin ganz anders umgehen als mit einer überwiegend hysterischen oder einer hypochondrischen oder gar psychotischen Patientin. Wichtig ist es, ein vorzeitiges Aufdecken der ätiologisch zugrundeliegenden Ängste und Kränkungen zu vermeiden, weil sonst nur eine nochmalige Verstärkung der Verleugnung resultieren würde. Erst in späteren Stadien der Behandlung kann die Patientin auf ihre biographische und vielleicht auch psychische Situation eingehen, was schließlich in einer kleineren Anzahl der Fälle auch zu einer vertiefteren Auseinandersetzung führen kann. Der Rahmen dieses kurzen Beitrags gestattet es nicht, auf Einzelheiten der stationären Behandlung oder auf die Probleme einer ambulanten Behandlung einzugehen. Aber es soll nicht verschwiegen werden, dass wir mehr als wohl 80% unserer stationären Patientinnen schmerzfrei bekommen haben (2). Diese therapeutischen Erfolge sprechen für eine gewisse Berechtigung, die aufgezählten Befunde und Beobachtungen für eine provisorische Gruppeneinteilung zu nutzen. Und doch befriedigt diese Einteilung nicht: Sie erscheint disparat, ungleichartig und lässt Rätsel zurück, denn wir haben ein deskriptiv immer gleichartiges Schmerzsyndrom durch drei verschiedene pathogenetische Wege erklärt. Einmal haben wir die Schmerzen als ein physiologisches Affektkorrelat erklärt. Dabei wirkt es störend, dass die Schmerzen Korrelat von zwei unterschiedlichen Affekten zu sein scheinen, nämlich von Ärger und von Depression. Störend wirkt auch, dass diese Affekte im allgemeinen nicht mit derartigen Schmerzen einhergehen, sondern nur, wenn sie in der oben beschriebenen unentfalteten und verleugneten Form vorliegen. In anderen Fällen haben wir dieselben Unterleibsschmerzen als Konversionssymptom aufgefasst, also als Folge einer bildhaften Vorstellung der Patienten, die per Ausdrucksverhalten, per Körpersprache, der Umgebung vermittelt wird. Und schließlich haben wir die identischen Unterleibsschmerzen als Folge einer Aufmerksamkeitsverschiebung herausgestellt. Unbefriedigend ist diese Einteilung auch, weil Züge von Ärger, Depression, Konversionshysterie, Aufmerksamkeitsverschiebung, Hypochondrie nicht selten gleichzeitig vorkommen, wobei die unterschiedlichsten **Mischungsverhältnisse** beobachtet werden können, gleichzeitig, aber auch nicht selten mehr oder weniger in Reinform vorkommen.

Ein zusammenfassendes Konzept für das Pelvipathie-Syndrom

Das Unbefriedigende an der obigen provisorischen Gruppeneinteilung wird überwunden, wenn man schärfer zwischen Ätiologie und Pathogenese, also zwischen dem Konflikt und dem Umgang mit dem Konflikt unterscheidet. Frauen mit dem Pelvipathie-Syndrom sind meist durch Enttäuschung im

Bereich der Liebe gekennzeichnet. Bisweilen sind sie in Bezug auf die erhoffte Gemeinschaft mit dem Mann enttäuscht, weil sie meinen, eine emanzipierte Stellung in der Gesellschaft und die Liebesbeziehung zum Mann nicht miteinander vereinen zu können. Dabei sind viele dieser Frauen Opfer einer versagenden Umwelt. Bei anderen aber spielen eigene illusionäre Erwartungen eine Rolle, und sie sehen sich dann in diesen Erwartungen enttäuscht. Sie fühlen sich bekümmert, unzufrieden, beeinträchtigt in ihrem Selbstwertgefühl. Narzisstische Kränkungen spielen eine große Rolle. Jeder Frauenarzt, der diese Patientinnen in der Praxis sieht, spürt die Kränkung und den Vorwurf, mit dem sie ihre Schmerzen schildern.

Aber Enttäuschung, Kummer, Kränkung haben noch nicht unbedingt den Stellenwert eindeutiger Psychopathologie oder Krankheit. So entwickeln auch nicht alle Frauen, die eine derartige Enttäuschung verkraften müssen, ein Pelvipathie-Syndrom. Eine Frau ohne neurotische Verformung der Persönlichkeitsstruktur verdrängt nichts von ihrem Leid und sie reagiert bewusst und realitätsorientiert. Es gibt da viele Wege: hinnehmen und sich-abfinden, Kompromisse eingehen, verändernd in die Lebenssituation eingreifen.

Psychoneurotische Konfliktverarbeitung

Wer das aber – vielleicht infolge neurotischer Hemmungen – nicht kann, kann auf die unterschiedlichste Art und Weise pathologisch reagieren. Die einen verdrängen alles und versuchen, sich so zu verhalten, als ob sie von nichts etwas wüssten. Das kann zu den allerverschiedensten psychoneurotischen Symptomen führen, wie sie in der Neurosenpsychologie beschrieben werden. Andere agieren ihre Verstimmung in einer sich selbst oder andere schädigenden Art und Weise aus. Oft kehrt das Verdrängte trotzdem zurück, und es kommt zu erneuter und veränderter pathologischer Abwehr. Das wiederum kann je nach Persönlichkeitsstruktur ganz unterschiedliche Folgen haben, z. B. funktionelle Sexualstörungen.

Bei einem anderen Teil dieser enttäuschten und gekränkten Frauen kommt es jedoch zum Pelvipathie-Syndrom. Dabei werden in einer abgestuften Reihenfolge diejenigen Verhaltensweisen eingesetzt, die zu der oben geschilderten provisorischen Einteilung in Untergruppen des Pelvipathie-Syndroms geführt hatten. Dabei ergibt sich eine veränderte Einteilung der Untergruppen.

Ein hysterisches Symptom ist immer Ausdrucksverhalten und Kommunikation: Pantomimeartig zeigt der Patient der Umwelt, wie ihm innerlich zumute ist. Dabei besteht der Unterschied zum Scharadespiel darin, dass der hysterische Patient dabei unbewusst handelt. Das gilt auch für alle diejenigen Frauen, bei denen es zum Pelvipathie-Syndrom kommt, denn sie drücken ihre Enttäuschung durch ein inneres Bild aus. Und dieses innere Bild wird dann körperlich dargestellt: „Der Mann, die Welt haben mir im Bereich der Liebe Weh zugefügt. Mir tut es in den Liebesorganen, im Unterleib weh." Dabei ist die Patientin in ihrem inneren Bild nicht von der tatsächlichen Anatomie und Physiologie bestimmt, sondern davon, wie sie laienhaft ihr Liebesorgan sieht: Das sind die schmerzenden Punkte über der Symphyse und über den Leistenbändern, also über Scheide und Gebärmutter, so wie sie es sieht, und über den Eierstöcken. Damit löst sich auch das Rätsel auf, warum diese Art Unterleibsschmerzen nur bei der Frau und nie beim Mann vorkommt. Männer entwickeln eben kein über den Leistenbändern und der Symphyse lokalisiertes Bild eines gekränkten Liebesorgans. Übrigens wird das Pelvipathie-Syndrom im klinischen Alltag besonders häufig auf Verwachsungen zurückgeführt. Aber auch bei Männern kommen sehr häufig Verwachsungen im Bauchraum vor, z.B. nach Bauchoperationen und in der Kriegschirurgie, und hier verursachen dieselben Verwachsungen eben nie diese Schmerzen über Symphyse und Leistenbändern!

Nun bleibt die Vorstellung von den schmerzenden Liebesorganen nicht lediglich ein privates inneres Bild der betroffenen Frauen. Vielmehr zeigen sie mit ihren Klagen und Anklagen der Umwelt, der Familie, wie sehr sie im Bereich des Liebesorgans nicht mehr Liebe, sondern nur noch Leid erleben. Das hysterische Symptom ist ja seinem Wesen nach eine pantomimeartige Mitteilung an die Umwelt, ein Notruf. Diese pathognomonische und erste Stufe in der Entwicklung des Pelvipathie-Syndroms zeigt also die beiden Züge, die so charakteristisch für eine konversionshysterische Symptomatik sind, nämlich Konversion vom Psychischen zum Körperlichen und Appell an die Umwelt. Es kommen jedoch drei Besonderheiten hinzu, die man bei der klassischen Hysterie kaum findet, nämlich Aufmerksamkeitsverschiebung mit einem gewissen narzisstischen Rückzug, Verleugnung und masochistische Züge. Jedermann kann an sich selbst leicht erproben, wie psychogene Schmerzen durch Aufmerksamkeitsverschiebung zustande kommen können (3). Man braucht seine Aufmerksamkeit bloß auf irgendeine Stelle der Körperoberfläche zu richten – vielleicht auf irgendeine Banalsensation –, und schon regt sich diese Stelle immer mehr bis hin zum Schmerz. Dieser Effekt ist in wenigen Minuten zu erzielen. Er wird umso intensiver ausfallen, wenn die Aufmerksamkeitszuwendung jeden Tag stundenlang praktiziert wird, und das über Monate und Jahre. Das aber ist es ja gerade, was die Pelvipathie-Patientinnen tatsächlich tun. Was immer man mit ihnen besprechen möchte, sie können nur auf ihre Schmerzen zurückkommen, ihre Aufmerksamkeit ist nicht davon abzubringen. Auf der Station sitzen sie in Gedanken versunken da, wiederum ganz konzentriert auf die schmerzenden Sensationen über den Liebesorganen; alles andere kann nur noch oberflächliches Interesse erregen. Man möchte fast von einem Wachtraum-Schmerz sprechen. So wird auch verständlich, dass diese Frauen keinem rationalen Argument mehr zugänglich sind, wenn sie vom Arzt nur immer neue Operationen verlangen. In diesem unkontrollierten Operationsverlangen und in dem leidgeprägten Auftreten dieser Patientinnen zeigen sich natürlich auch masochistische Tendenzen.

Besonders wichtig ist die Tendenz zur Verleugnung, die ja weiter vorn schon ausführlich betont worden ist. Die Verleugnung fiel uns zwar zunächst hauptsächlich beim Überwiegen ärgerlicher oder depressiver Affekte auf, spielt tatsächlich aber auch schon bei dieser ersten Entwicklungsstufe des Pelvipathie-Syndroms eine Rolle.

Pelvipathie als prägenitale Konversion

Die Persönlichkeitsstruktur der Frauen mit Pelvipathie ist also durch eine besondere Merkwürdigkeit gekennzeichnet. Einerseits handelt es sich um eine konversionshysterische Symptomatik, was ja voraussetzt, dass die Patientin die genitale Stufe der Persönlichkeitsentwicklung erreicht hat, also eine weit entwickelte Persönlichkeitsstruktur vorliegt, die zur Liebe bereit macht. Andererseits ist die Persönlichkeitsstruktur aber weitgehend prägenital bestimmt geblieben, wie insbesondere Verleugnung und masochistische Tendenzen, aber auch jene Form von Aufmerksamkeitsverschiebung, die mit einem narzisstischen Rückzug einhergeht, anzeigen. Verleugnung eines offensichtlichen Faktums ist ja eher eine primitive Verhaltensweise, die man eigentlich nur bei kleinen Kindern erwarten würde. Es ist wohl dieser Beimischung von prägenitalen Zügen zuzuschreiben, warum die hysterische Grundlage des Pelvipathie-Syndroms so schwer erkennbar geblieben war.

Schon *Otto Fenichel* (4) hat in seinem Lehrbuch von 1945 von einer von ihm so benannten prägenitalen Konversion gesprochen, um die Symptombildung von psychogenem Tic, Stottern und Asthma zu erklären. Das Symptom der klassischen Konversionshysterie würde genitalen Wünschen einen verzerrten Ausdruck geben. Bei den gerade genannten Symptomen einer prägenitalen Konversion aber seien die unbewussten Impulse, die im Symptom ausgedrückt werden, prägenitaler Natur. Auch bei der Ausbildung der hier zur Diskussion stehenden Schmerzen über Leistenbändern und Symphyse kann man von einer prägenitalen Konversion sprechen. Zwar wird der beschriebene genitale Inhalt zum Ausdruck gebracht, aber Persönlichkeitsstruktur, manifestes Verhalten und Abwehr dieser Patientinnen sind überwiegend durch prägenitale Züge gekennzeichnet und tragen entscheidend zur Ausbildung der Schmerzen bei.

Was ist der erste Schritt?

In einem Teil der Fälle fragt man sich, ob die Ausbildung der Unterleibsschmerzen nicht mitunter auch etwas anders ablaufen kann. Man fragt sich in

diesen Fällen nämlich, ob der primäre Schritt wirklich immer in der panto-
mimeartigen Darstellung des inneren Bildes besteht, oder ob nicht zunächst
das Verleugnen im Vordergrund steht. Man kann manchmal den Eindruck
gewinnen, weil die betreffende Frau in ihrer Not alles verleugnen musste, stehen ihr nur noch bildhafte Ausdrucksweisen und die Aufmerksamkeitsverschiebung als Zuflucht zur Verfügung. Diese Verschiebung der Aufmerksamkeit hin zu den Sensationen und Schmerzen im eigenen Körper geht aber
mit einem gewissen narzisstischen Rückzug einher, während beim Konversionssymptom der klassischen Hysterie ja genau umgekehrt der Charakter des
Appells an die Umwelt viel mehr im Vordergrund bleibt. Der exakte zeitliche
Ablauf all dieser psychischen Verhaltensweisen ist einer direkten Anamnese-
nerhebung kaum zugänglich. In jedem Fall aber bleibt es als besonderes Merkmal bestehen, dass die Schmerzen des Pelvipathie-Syndroms nicht etwa als
ein klassisches Konversionssymptom zustande kommen, sondern durch eine
Mischung von Konversion mit prägenitalen Verhaltensweisen wie Verleugnung,
Aufmerksamkeitsverschiebung mit narzisstischem Rückzug auf masochistischen Tendenzen.

Pelvipathia spastica im engeren Sinne des Wortes

Der Rückzug von der Liebe wird aber nicht immer gleich sofort und vollständig vollzogen, während die oben dargestellte Psychopathologie vonstatten
geht. Die Patientin weicht vielleicht erst teilweise, aber noch nicht vollständig
von der Liebe zurück. Dementsprechend kann die Physiologie von Lust und
Liebe – nämlich **Vasokongestionen,** Sekretionen und Muskelkontraktionen im
genitalen Bereich mitunter doch noch in gewissem Ausmaß in Gang kommen.
Da aber die Enttäuschungen und auch neurotische Hemmungen verhindern,
dass die noch vorhandenen Ansätze von Lustphysiologie zur Befriedigung und
zu Ende geführt werden können, resultiert daraus die Spastizität. Während
also einerseits gehemmte Lustphysiologie und Spasmen noch da sind, bestehen
andererseits auch schon die pathognomonischen Unterleibsschmerzen. In
einem Teil der Fälle liegt also tatsächlich das Bild einer Peivipathia spastica im
wörtlichen Sinne vor. In dieser Gruppe sind am ehesten noch therapeutische
Erfolge zu erzielen, vor allem in einer psychosomatisch orientierten Sprechstunde, denn die Liebe ist ja noch da, wenn auch in einer gehemmten Weise.
Sobald aber die Patientin im Prozess ihres Rückzugs die Liebe ganz aufgibt,
liegt die schon zuvor beschriebene Untergruppe des Pelvipathie-Syndroms vor,
nämlich Pelvipathie auf der Grundlage prägenitaler Konversion. Der narzisstische Rückzug weg von den Enttäuschungen am Mann und an der Umwelt und
immer mehr hin zum Verweilen bei dem eigenen Leiden kann jedoch weiter
fortschreiten. So können sich vier weitere Untergruppen des Syndroms bilden.

Bei vielen Frauen mit Pelvipathie-Syndrom wird das manifeste Erscheinungsbild immer mehr von missmutigen Verstimmungen und Ärger gekennzeichnet.
Jetzt ist die Liebe verkehrt in Aggression. Im Gespräch mit dem Arzt spricht
die Patientin Ärger auf alle möglichen Dinge aus, nur die eigentliche Quelle
ihres Ärgers lässt sie unerwähnt. Darüber hinaus wird der ärgerliche Affekt
selbst verleugnet. Die zentrale Rolle der Verleugnung ist bereits deutlich genug
beschrieben worden. In dem Ausmaß, wie die Quelle des Ärgers nicht erwähnt
wird und selbst verleugnet wird, kann er nicht zur Selbstbehauptung und zu
einer gezielten Lösung der Schwierigkeiten eingesetzt werden, sondern er kann
nur zu verschleiert aggressiven Verhaltensweisen führen. Wenn sich die Patientin auf ihre ärgerliche Verfassung zurückzieht, stellt das aber noch keinen
vollständigen Rückzug dar. Denn die ärgerliche Frau bleibt ja mit ihrem Affekt,
selbst wenn er verleugnet wird, dennoch mit dem Umfeld verbunden, welches
sie ja gerade mit ihrem ärgerlichen Vorwurf erreichen will.

Wenn die Patientin sich aber auch von diesem Ärger zurückzieht, indem sie
die ärgerlich-aggressive Stimmung gegen sich selbst richtet, und wenn sie sich
gleichzeitig immer mehr von dem personalen Umfeld zurückzieht, dann ist
der depressive Rückzug erfolgt. Noch mehr als beim aggressiven Rückzug ist
die Liebe fast vollständig ersetzt durch Aggression. Von denjenigen Pelvipathie-
Patientinnen, die in stationäre Behandtung kommen, zeigt der größte Anteil
einen ärgerlichen bzw. depressiven Rückzug. Hier handelt es sich also um eine
am ehesten völlig therapieresistente Untergruppe.

Natürlich gibt es auch die Möglichkeit, dass die am Mann und an der Liebe
enttäuschte Frau von vornherein nur mit Aggression und Depression reagiert,
ohne dass die zuvor beschriebene Konversion vom psychischen Schmerz zum
Bild des körperlichen Schmerzes vonstatten geht. Hier handelt es sich dann
nicht um eine Symptomatik, die unter die Überschrift des Pelvipathie-Syndroms
gehört, sondern sie wäre unter „Psychoneurotischer Konfliktverarbeitung"
abzuhandeln.

Während viele Patientinnen, die ein Pelvipathie-Syndrom entwickelt haben,
den Weg eines ärgerlich-depressiven Rückzugs antreten, begeben sich andere
auf den Weg eines narzisstisch-hypochondrischen Rückzugs. Die Ausbildung
hypochondrischer Symptome hat einen kompensatorischen Charakter. Wenn ein
Patient infolge narzisstischer Kränkung sich in seinem Selbstwertgefühl so
verletzt fühlt, dass er nichts mehr von sich hält, kann er kompensatorisch einen
Teil seines Körpers so überwerten, als wenn alles andere daneben kaum noch
Aufmerksamkeit und Wert beanspruchen könnte. Der hypochondrische Patient
mag seine Aufmerksamkeit nur noch auf sein angeblich krankes Organ richten
und auch die Aufmerksamkeit aller seiner Ärzte, Freunde und Bekannten ständig darauf lenken. Wenn dieser Patient auch wenig Selbstwertgefühl haben mag,
so ist doch ein Teil seiner Persönlichkeit per Aufmerksamkeitsverschiebung
außerordentlich wichtig geworden. Im Abschnitt „Pelvipathie als prägenitale

Konversion" ist beschrieben worden, wie Aufmerksamkeitsverschiebung schon bei der Entstehung der Unterleibsschmerzen eine Rolle spielt. Wenn es sich aber um eine Patientin handelt, in deren Persönlichkeitsstruktur die Tendenz zum hypochondrischen Verhalten stärker ausgeprägt ist, kann sich die Aufmerksamkeitszuwendung immer mehr auch auf die inzwischen schon entstandenen Unterleibsschmerzen richten, so dass das manifeste klinische Bild von der gerade geschilderten hypochondrischen Psychopathologie ganz geprägt wird. Wenn aber dieser hypochondrische Rückzug eingesetzt hat, wird die Aufmerksamkeit ganz überwiegend von der Umgebung abgezogen und nur noch auf das eigene schmerzende Liebesorgan hin konzentriert. Der Schmerz verliert hier zunehmend seine Funktion als ein an die Umwelt gerichtetes Ausdrucksmittel, als Notruf. Es verändert sich also der Charakter des subjektiven Schmerzerlebens.

PELVIPATHIE-SYNDROM BEI PSYCHOTISCHEM PERSÖNLICHKEITSVERFALL

Das Pelvipathie-Syndrom mit all seinen hier ausgeführten psychopathologischen Verhaltensweisen wird mitunter auch bei Patientinnen mit psychotischem Persönlichkeitsverfall beobachtet, die sich bei näherer Untersuchung als Patientinnen mit coenästhetischer Schizophrenie herausstellen. Nicht selten handelt es sich dabei um sogenannte ambulatorische Schizophrenie, die nicht immer sofort diagnostisch erkannt werden kann. Das Pelvipathie-Syndrom kommt hier grundsätzlich auf denselben psychopathologischen Wegen zustande. Nur ist das Ich dieser Patientinnen so schwach, dass die resultierenden Schmerzen von den Patientinnen wahnhaft und halluzinatorisch in ein eigenständiges Geschehen umgedeutet werden.

INTERPERSONALE UND PSYCHOSOZIALE AUSWEITUNG DES PELVIPATHIE-SYNDROMS

Das sich stufenweise ausweitende Pelvipathie-Syndrom ist mit den bisher dargestellten Untergruppen aber noch nicht abgeschlossen, denn das Verhalten der Frau mit Pelvipathie stellt ein weit über die Schmerzzustände hinausgehendes psychosoziales Leiden dar, in welches nicht selten auch der Ehemann und die Kinder mit hineingezogen werden.

SCHLUSSBEMERKUNGEN

In den dargestellten Entwicklungsstufen des PelvipathieSyndroms fügen sich die ursprünglich so disparat anmutenden Befunde und Untergruppen in einen sinnvollen Zusammenhang ein. Nicht alle Frauen, die sich in ihrer Beziehung zu Mann und Gesellschaft enttäuscht und gekränkt fühlen, entwickeln danach ein Pelvipathie-Syndrom, sondern nur diejenigen, bei denen die Persönlichkeitsstruktur durch ein Nebeneinander von genitalen und prägenitalen Zügen gekennzeichnet ist, so dass es zu der pathognomonischen prägenitalen Konversion kommen kann. Wenn aber die für das Pelvipathie-Syndrom typischen Unterleibsschmerzen erst einmal auf diesem Weg eingesetzt haben, kann es zu weiteren Untergruppen des Pelvipathie-Syndroms kommen, die in Wirklichkeit graduelle Abstufungen eines psychischen Rückzugsprozesses darstellen. Man kann die Ätiologie des Schmerzsyndroms nicht allein auf die äußeren enttäuschenden und kränkenden Ereignisse zurückführen. Vielmehr spielen die in der Persönlichkeitsstruktur grundgelegten eigenen Rückzugstendenzen ebenfalls eine entscheidende ätiologische Rolle. Daneben sind, wie schon angedeutet, mitunter auch Enttäuschungen eigener illusionärer Erwartungen von Bedeutung, wobei diese illusionären Erwartungen nicht selten ebenfalls in den prägenitalen Zügen der Persönlichkeitsstruktur begründet sind. Übrigens bevorzuge ich für das hier diskutierte Krankheitsbild die Bezeichnung „Unterleibsschmerzen ohne Organbefund". Denn die tausend Namen wie Pelipathie, Pelvipathia spastica usw. legen die Vorstellung nahe, dass es sich doch um eine Erkrankung im Pelvis handeln würde, obgleich sich der Krankheitsprozess in Wirklichkeit im emotionalen und mentalen Bereich abspielt. Diese Einsicht darf jedoch nicht dazu führen, diejenigen psychotherapeutischen Vorgehensweisen, die sich bei Pelvipathie als nicht wirkungsvoll erwiesen haben, doch einfach immer weiter zu wiederholen. Auf die Möglichkeiten und Grenzen der gleichzeitig bio-psychosozial orientierten Sprechstunde des psychosomatisch weitergebildeten Arztes kann an dieser Stelle nicht eingegangen werden. Es sei lediglich angedeutet, dass der Umgang mit der Verleugnung und mit den vorwurfsvollen Rückzugstendenzen den Schlüssel zum therapeutischen Erfolg darstellt.

LITERATUR

(1) MOLINSKI, H.: Larvierte Depression. Geburtsh. u. Frauenheilkunde 38, 199, 1978.
(2) MOLINSKI, H.: Unterleibsschmerzen ohne Organbefund und eine Bemerkung zum pseudoinfektiösen Syndrom der Scheide. Gynäkologe 15, 201-213, 1982.
(3) MOLINSKI, H.: Psychogener Schmerz durch Aufmerksamkeitsverschiebung. Zeitschrift für Psychosomatische Medizin 12, 275-282, 1966.
(4) FENICHEL, O.: The Psychoanalytic Theory of Neurosis. New York: W.W. Norton & Company Inc., 1945.

UNTERLEIBSSCHMERZEN OHNE ORGANBEFUND UND EINE BEMERKUNG ZUM PSEUDOINFEKTIÖSEN SYNDROM DER SCHEIDE

Schmerz ist eines der wichtigsten Phänomene in der Medizin. Bei allem wissenschaftlichen Fortschritt entzieht sich das Problem der Pathogenese von Schmerz aber auch heute noch weitgehend unserem Verständnis. Das gilt selbst für den organisch bedingten Schmerz, erst recht aber für die mannigfaltigen Schmerzzustände ohne erkennbare organische Ursache.

Schmerzen und insbesondere auch Unterleibsschmerzen kommen bei der Frau außerordentlich häufig vor. Das stellt übrigens einen gewissen Unterschied zur Psychologie des Mannes dar. Zu einem großen Teil sind diese Schmerzen auf physiologische oder pathologische Vorgänge im Bereich des kleinen Beckens zurückzuführen. Es sei an Menstruation, Defloration, Entbindung und Wochenbett, sowie an bleibende organische Läsionen danach erinnert. Häufige Ursachen von Schmerzen sind weiterhin entzündliche Erkrankungen, Tumoren, Endometriose, statische Probleme (1-3).

Darüber hinaus aber gibt es die unterschiedlichsten Schmerzzustände ohne erkennbaren Organbefund, welche ein besonders rätselhaftes Kapitel darstellen: Manche Formen von Dysmenorrhoe oder Dyspareunie, von schmerzhafter Frühschwangerschaft, von Mastodynie und Coxalgie. Es gibt Schmerzen an der Vulva oder in der Scheide ohne Organbefund, welche mal mit und mal ohne schmerzhaft kribbelnde oder stechende Sensationen einhergehen können, sowie Hyperalgesien der Bauchdecke beim Anfassen von außen (1, 2, 4).

DESKRIPTION DER UNTERLEIBSSCHMERZEN OHNE ORGANBEFUND

Hinzu kommt ein Krankheitsbild, welches viele Bezeichnungen gefunden hat wie etwa Pelipathie, Pelvipathia spastica, Pelvipathia vegetativa, Parametropathia spastica, Adnexalgie bzw. Pseudoadnexitis u.a.m. Obgleich die meisten Gynäkologen von der nervösen Natur solcher Schmerzzustände überzeugt sind, bleiben sie dennoch dabei, schon allein durch den Gebrauch solcher Namen, postulierte pathologische Vorgänge im Bereich des kleinen Beckens festzuschreiben. Wegen der Lokalisation der Schmerzen außerhalb des Genitale selber, wegen des Fehlens von organischen Veränderungen im Bereich des kleinen Beckens und wegen der gleich zu schildernden mentalen bzw. emotionalen Pathogenese der Schmerzen, halten wir die rein deskriptive

Bezeichnung von Unterleibsschmerzen ohne Organbefund (U.o.O.) für angebracht.

Die Schmerzen liegen entweder ganz umschrieben oberhalb der Symphyse oder einseitig bzw. beidseitig über den Leistenbändern. Oft strahlen sie zur Seite, nach oben oder nach unten über das Leistenband hinaus aus. Die Schmerzen können einen drückenden oder ziehenden oder stechenden Charakter haben. In der Mehrzahl der Fälle verändern die Schmerzen über Jahre hinaus weder Lokalisation noch Charakter.

Schon allein diese Deskription der Schmerzen, in der von der Patientin präzise der Ort der Entstehung der Schmerzen angegeben wird, spricht dagegen, dass sie viszeraler Genese sind. „Die viszerale Sensibilität zeichnet sich aber dadurch aus, dass sie diffus ist" (1).

Die Schmerzen treten ohne für die Frau erkennbare Ursache auf. Sie pflegen durch Ruhe nicht abzuklingen und werden durch bestimmte körperliche Bewegungen und Haltungen nicht beeinflusst.

Zwar gibt es leichtere Fälle, in denen die Schmerzen nicht allzu intensiv sind und nach einiger Zeit spontan wieder aufhören. Oft aber handelt es sich um ein sehr schweres Leiden. Die den ganzen Tag anhaltenden Schmerzen dauern viele Jahre an, ohne dass eine Besserung eintritt. Gelegentlich können die Schmerzen so plötzlich und heftig auftreten, dass die Patientin als akuter Notfall in die Klinik eingewiesen werden muss.

Bisweilen werden Fluktuationen während des menstruellen Zyklus angegeben. Dabei werden ganz unspezifisch Zuordnungen in jeder beliebigen Phase des menstruellen Zyklus vorgenommen. In Wirklichkeit befriedigt die Patientin durch solche Angaben lediglich ihr eigenes und manchmal auch des Arztes Kausalbedürfnis.

Oft stellt das Krankheitsbild ein weit über die Schmerzen hinausgehendes schweres psycho-soziales Leiden dar. Fast immer liegen Störungen des sexuellen Verlangens und Erlebens, oft Dyspareunie und Unfähigkeit zum Orgasmus vor. Psychisch und interpersonal sind diese Frauen oft außerordentlich verkümmert und beeinträchtigt, und sie leiden unter einer weitgehenden Beeinträchtigung der Liebes- und Arbeitsfähigkeit. Nicht selten liegen noch weitere psychoneurotische oder psychosomatische Symptome vor. Durch ihre innerpsychische und interpersonale Verarmung und Isolierung kommt es oft zur Entfremdung in der Familie und schließlich nicht selten zu nervösen Störungen bei Mann und Kindern, zu Schulschwierigkeiten, Ehescheidung und dergleichen. Die Symptomatik hat also einen interpersonalen Charakter. Persönliche Psychopathologie der Patientin und interpersonale Störungen sind übrigens in den meisten Fällen schon vor Einsetzen der Schmerzen erkennbar.

Schließlich muss noch ein weiteres Charakteristikum hervorgehoben werden: Patientin, Familie und Arzt teilen ein Gefühl der Hilflosigkeit. Denn die das ganze Leben verstümmelnden Schmerzzustände erweisen sich typischerweise als völlig therapieresistent. Allgemeinärztliche Mittel, roborierende Maßnahmen, physikalische Therapie helfen meist nicht. Kuren und ein Wechsel des interpersonalen Milieus helfen höchstens passager. Die am ZNS angreifenden Analgetika helfen nicht. Leitungsanästhesie oder Resektion der peripheren Nerven helfen nicht. Häufig werden schließlich in Anbetracht der Schwere der Symptomatik und des Drängens der Patientin, welche von einem Krankenhaus zum anderen geht, der Uterus, die Eileiter, die Ovarien herausgenommen; es werden Verwachsungen gelöst; aber die Schmerzen treten erneut auf; manchmal mit einer gewissen zeitlichen Verzögerung.

Diese Misserfolge in der Therapie weisen jedoch auf eine psychische Pathogenese hin. Denn wenn Maßnahme sowohl am ZNS, als auch an den peripheren Nerven und an den Organen im kleinen Becken den Schmerz nicht beeinflussen können, muss dieser Schmerz ja eine mentale bzw. emotionale Pathogenese haben.

Umso erstaunlicher ist es, dass auch Psychotherapie bei diesem Krankheitsbild kaum je geholfen hat. Der Verfasser wüsste zumindest von keiner entsprechenden Publikation oder mündlichen Mitteilung eines Fachkollegen.

Erste therapeutische Erfolge

Auch der Verfasser hatte bei diesen Patientinnen in den ersten zehn oder zwölf Jahren seiner psychosomatischen Tätigkeit an der Universitäts-Frauenklinik Düsseldorf keinerlei therapeutischen Erfolg. Wenn man mit den Patientinnen ein psychotherapeutisch orientiertes Gespräch führte, antworteten sie lediglich mit dem Hinweis, dass doch irgendeine körperliche Ursache gefunden werden müsse, denn sie würden sich ihre Schmerzen doch schließlich nicht einbilden.

Die unablässig fortgesetzte ärztliche Betreuung dieses Krankenguts hat aber schließlich doch fast unvermerkt zu zunächst drei Beobachtungen geführt, welche erste therapeutische Möglichkeiten eröffneten.

Zunächst fiel auf, dass bei einigen Frauen der Schmerz momentan intensiver wird, gelegentlich auch kurzfristig nachlässt, wenn man sie auf eine gleich näher zu beschreibende merkwürdige Art von Ärgerlichkeit anspricht.

Dann fiel auf, dass bei anderen Frauen mit Unterleibsschmerzen ohne Organbefund eine besondere Art von verleugneter Depression vorliegt, und dass der Schmerz – anfangs meist nur vorübergehend – schwand, wenn man ein Antidepressivum verabreicht.

Drittens fiel auf, dass bei manchen Unterleibsschmerzen ohne Organbefund vegetative Zeichen im Bereich des kleinen Beckens zu beobachten sind, bei anderen aber nicht, und dass das therapeutische Gespräch hier einen insgesamt anderen Verlauf nahm.

Mit den sich anbahnenden therapeutischen Möglichkeiten wurde der Inhalt der ärztlichen Gespräche reichhaltiger. So haben wir schließlich gelernt, eine Reihe von Untergruppen von Unterleibsschmerzen ohne Organbefund zu unterscheiden, welche auf jeweils unterschiedlichen pathogenetischen Wegen zustande kommen. Diese Untergruppen unterscheiden sich hinsichtlich

Persönlichkeitsstruktur, psychischem Befund und Begleitsymptomatik. Die Einsicht in die unterschiedlichen pathogenetischen Wege hat uns wirksame therapeutische Möglichkeiten eröffnet, so dass wir heute bei der ganz überwiegenden Mehrzahl der Fälle Schmerzfreiheit erreichen können.

Bemerkung zur Frage einer Statistik

Inzwischen verfügen wir über ca. 300 ausführliche Behandlungsprotokolle. Es gibt drei Gründe, warum dieses Material noch nicht statistisch ausgewertet worden ist.

Erstens überweist der Gynäkologe nicht alle, sondern selektiv nur ganz bestimmte Fälle.

Zweitens konnten die Kriterien und Kategorien, auf die es ankommt, ja erst in einem jahrelangen Prozess schrittweise erarbeitet werden. In den älteren Protokollen sind die später hinzugekommenen Gesichtspunkte natürlich noch nicht berücksichtigt, so dass die Protokolle teilweise unvollständig und untereinander uneinheitlich sind.

Drittens wurden unsere Beobachtungen mittels einer weitgehend psychoanalytisch orientierten Gesprächsführung gemacht. Den Beobachtungen liegt also nicht diejenige Art der Anamneseerhebung zugrunde, in der auf die Vorgeschichte und auf bestimmte Entscheidungskriterien abgefragt wird. Vielmehr wird das Interview so geführt, dass diejenige Thematik zur Entfaltung kommen kann, die sich spontan konstelliert. Dabei wird insbesondere dasjenige gegenwärtige emotionale und interaktionale Geschehen beobachtet und aufgegriffen, welches sich während des Interviews zwischen Patient und Arzt einstellt. Denn die Übertragung zeigt ja direkt, welche psychodynamischen Kräfte bei der Patientin tatsächlich wirksam sind.

Eine Untersuchung, die statistisch ausgewertet werden soll, erfordert aber eine andere Methode der Gesprächsführung. Denn die relevanten Items müssen ja bei allen Fällen gleichermaßen erhoben werden, um auszählbar zu sein. Eine statistische Auswertung müsste also an einem neuen Krankengut vorgenommen werden, bei der die Untersuchungsmethode der Aufgabe des Verifizierens oder Falsifizierens angepasst wird.

Die vorliegende Mitteilung beschränkt sich daher auf die Darstellung der klinischen Beobachtungen und der daraus gezogenen Folgerungen.

I. Unterleibsschmerzen ohne Organbefund bei gleichzeitigem Vorhandensein von vegetativen Zeichen

Die Unterleibsschmerzen, welche der oben angeführten Deskription entsprechen, zerfallen in zwei Gruppen. Bei der zunächst zu diskutierenden Gruppe findet sich eine Druckschmerzhaftigkeit während der digitalen Untersuchung. Zwar kann auch hier der Schmerz auf keine medizinische Diagnose in Form von sichtbaren oder messbaren pathologischen Veränderungen am Organ zurückgeführt werden. Darum ist ja die Bezeichnung, ‚ohne Organbefund‘ auch hier berechtigt. Dennoch weist die Druckschmerzhaftigkeit auf einen veränderten Zustand an den Organen des kleinen Beckens in Form von vegetativen Zeichen hin: Spasmen an der glatten Muskulatur, Blutanschoppung, Hypersekretion.

1. *Pelipathia spastica im engen Sinn des Wortes*

Die bei der gynäkologischen Untersuchung zu findenden Punkte pathologischer Druckschmerzhaftigkeit beruhen hier auf Spasmen der glatten Muskulatur. Dabei können folgende sechs Zeichen vorliegen: Spastische Ligamenta sacro-uterina; Druckschmerzhaftigkeit der Ligamenta lata; Druckschmerzhaftigkeit der Beckeninnenwand; Druckschmerzhaftigkeit des Uterus bei bimanueller Untersuchung: Portio-Schiebeschmerz; Druckschmerzhaftigkeit der Adnexe, ohne dass eine sonstige Organpathologie vorliegt. Die Diagnose Pelipathia spastica wird oft in einem sehr viel weiteren Sinn gebraucht, um nämlich alle diejenigen Unterleibsschmerzen zusammenzufassen, bei denen der Gynäkologe keine organische Erkrankung feststellen kann. Wir halten es für sinnvoll, diese Diagnose nur für diejenigen Fälle zu reservieren, in denen auf Spasmen beruhende Druckschmerzhaftigkeit vorliegt.

2. *Unterleibsschmerzen bei nicht abgeführter Vasokongestion*

Seltener beruht die Druckschmerzhaftigkeit auf nicht abgeführter Vasokongestion. Die Abgrenzung zwischen Spasmen und Vasokongestion ist meist nur mittels Laparoskopie möglich.

Muskelkontraktionen, Vasokongestion und Sekretionen – davon wird gleich die Rede sein – stellen nicht nur die Grundlage für vegetative Zeichen im Bereich des kleinen Beckens dar. Vielmehr sind sie auch die Grundlage für die Vorgänge der Lustphysiologie. Bei den hier diskutierten Patientinnen ist die Lustphysiologie in Gang gekommen, kann aber aus psychischer Hemmung nicht zur Befriedigung kommen, also nicht zu Ende geführt werden. Die in Gang befindliche aber nicht zu Ende kommende Lustphysiologie ist dann identisch mit den angeführten vegetativen Zeichen. Es handelt sich um in der Liebe enttäuschte Frauen; aber das Körperliche liebt noch, die Lustphysiologie geht noch vonstatten, wenn auch nur ansatzweise, und es kommt dann zu den beschriebenen vegetativen Zeichen.

Entsprechend dieser Pathogenese zeigen die Persönlichkeitsstruktur, die auslösende Situation und der Inhalt des ärztlichen Gespräches deutlich libidinöse

Züge. Das haben übrigens auch *D. Richter und Struck* aus Freiburg so darge-stellt (6). Im Gegensatz zu den Unterleibsschmerzen ohne jeglichen Organbe-fund sprechen die Frauen hier bewusst von ihren Enttäuschungen im Bereich der Liebe. Das ärztliche Gespräch verläuft inhaltsreicher. Auch sind sie nicht so ärgerlich zurückgezogen, wie es für die Schmerzen ohne jeglichen Organbefund gleich noch beschrieben werden wird.

Schon an dieser Stelle soll auf das immer wiederkehrende Phänomen der Übergänge zwischen den einzelnen Gruppen hingewiesen werden. So haben manche Frauen der jetzt abgehandelten beiden Untergruppen nur auf vegetativen Zeichen beruhende Druckschmerzhaftigkeit, nicht aber die oben beschriebe-nen Symptome spontaner Unterleibsschmerzen. Andere Patientinnen dieser beiden Gruppen haben sowohl die Druckschmerzhaftigkeit als auch die spon-tanen Unterleibsschmerzen. Weitere Beobachtung wird klären müssen, ob hier nicht auch feinere Unterschiede in Persönlichkeitsstruktur und Reaktionsweise vorliegen.

Biologisch gesehen sind Spasmen ein aktiverer Vorgang, das Ausbleiben der Lösung von Vasokongestion ein vergleichsweise passiverer Vorgang. Auch hier wird erst weitere Beobachtung klären können, ob auch korrespondierende psy-chologische Unterschiede vorliegen.

Solange bei Unterleibsschmerzen ohne Organbefund gleichzeitig auch noch vegetative Zeichen vorliegen, können allgemeinärztliche Maßnahmen, nicht zuletzt auch physikalische Therapie oder Kuren, in manchen Fällen einen gewissen therapeutischen Erfolg bringen; vorausgesetzt freilich, dass diese Maßnahmen im Rahmen einer verständnisvollen ärztlichen Zuwendung und Führung angewandt werden. Beim erstmaligen Auftreten der Symptomatik der Pelvipathia spastica und auch beim akuten Rezidiv kann die auslösende Situa-tion im Rahmen einer gynäkologischen Praxis zur Sprache kommen, und es tritt nicht selten ein guter Heilerfolg ein. Wenn der Arzt die Beschwerden aber stattdessen auf die organische Ebene schiebt, indem er etwa eine Adnexitis diagnostiziert, kann einer Chronifizierung des Symptoms Vorschub geleistet werden.

3. *Pseudoinfektiöses Syndrom der Scheide*

Dieses Krankheitsbild würde eine breitere Darstellung verdienen, kann an dieser Stelle aber nur kurz erwähnt werden. Zwar liegen hier keine Schmerzen vor. Aber es handelt sich ebenfalls um die Wirksamkeit von in Gang befindlicher aber gehemmter Lustphysiologie.

Es kommt im Bereich von Vulva und Scheide zu Hyperämie, Vasokongestion und Hypersekretionen, welche oft mit kribbelnden und juckenden Sensationen einhergehen. So liegt es nahe, an eine Infektion mit Bakterien oder Pilzen zu denken. Eine solche diagnostische Auffassung ist umso verständlicher, als die psychische Seite des sexuellen Erlebens und Verhaltens ja gerade verdrängt und gehemmt ist, und daher dem Arzt leicht verborgen bleiben kann. Das ist ja, wie dargestellt, der eigentliche Grund dafür, dass die Lustphysiologie zwar angeregt wird, aber nicht zu Ende geführt werden kann. Nur lassen sich keine Erreger finden, welche die Ursache der vermeintlichen Entzündung sein könnten.

Freilich kann es in diesem feucht-warmen Milieu leicht sekundär zu einer Besiedlung durch pathogene Keime oder Pilze kommen. Verunreinigungen können z. B. durch Anfassen oder Kratzen eingeführt werden, zumal die sexuell gehemmte Frau zu bewusster oder unbewusster masturbatorischer Tätigkeit neigen mag. Der bakteriologische Befund wird nun positiv, und Arzt und Patientin sind erleichtert, dass endlich die Ursache gefunden sei. Nach prompter Sanierung des bakteriologischen Befundes tritt aber – scheinbar rätselhafterweise – ein ebenso prompter Rückfall ein, denn die beschriebene Pathophysiologie kann sich durch viele Jahre hindurch so fortsetzen.

II. Unterleibsschmerzen ohne jeglichen Befund am Organ

Bei der zweiten, in unserem Krankengut zahlenmäßig sehr viel umfangreicheren Gruppe handelt es sich um Unterleibsschmerzen ohne jeglichen Organbefund. Es liegen nicht einmal vegetative Zeichen vor.

1. *Unterleibsschmerzen bei ärgerlichem Affekt*

Nach Jahren vergeblicher Behandlungsversuche war schließlich aufgefallen, dass bei vielen Frauen mit Unterleibsschmerzen ohne Organbefund eine mürrisch-verdrießlich-ärgerliche Verstimmung vorherrscht, welche freilich einen merkwürdig unentfalteten Charakter hat. Das Ausdrucksverhalten, das Verhalten dem Arzt und allen anderen Personen gegenüber und der Inhalt des Gespräches sind vorwurfsvoll und ärgerlich gefärbt. Entscheidend ist dabei, dass der Ärger den Frauen aber kognitiv nicht bewusst ist. Die Aufmerksamkeit ist gerade nicht bei den ärgerlichen realen Lebenssituationen, der Ärger ist nicht erkennbar auf eine bestimmte Person gerichtet. Sie würden keinen Kummer, keinen Verdruss, keine Sorge haben, alles sei in Ordnung, so antworten sie in einem ärgerlich vorwurfsvollen Affekt; sie würden eben nur diese Schmerzen haben, und es müsse doch endlich eine Diagnose gefunden werden, damit eine Operation durchgeführt werden könne. So bleibt das Gespräch inhaltsarm, monoton, unpsychologisch. Bei all dem wird der ärgerliche Affekt von den Frauen selber aber sehr wohl erlebt und gespürt.

Von Affekten der Liebe oder gar der Lust ist jedoch so gut wie nichts zu sehen. Sexuelles Verlangen und Orgasmus-Fähigkeit fehlen meist vollständig.

Vorgeschichte und Persönlichkeitsstruktur zeigen schon prämorbide sowohl die Züge der Gehemmtheit im aggressiven Erlebensbereich und in der Selbstbehauptung als auch die permanenten Durchbrüche von Ärgerderivaten.

Sobald wir aber anfingen, diesen Affekt anzusprechen, kam in die bislang so sterile Gesprächssituation auf einmal Leben und Bewegung. Augenscheinlich waren wir in psychodynamischer Hinsicht auf einer richtigen Fährte. Die Gespräche vertieften sich in einigen Fällen, und die Enttäuschungen und Konflikte wurden deutlicher als zuvor. Die Patientinnen aber blieben weiterhin psychisch isoliert, und zu einer Befreiung vom Schmerz kam es nur gelegentlich; eher genau umgekehrt zu einer markanten temporären Verschlimmerung.

2. Unterleibsschmerzen bei verleugneter Depression

Erst die Beschäftigung mit diesen ärgerlichen Patientinnen führte zu der Wahrnehmung, dass viele Patientinnen mit Unterleibsschmerzen depressiv verstimmt sind (7, 8).

Die beiden Untergruppen der ärgerlich und der depressiv verstimmten Patientinnen zeigen klinisch viele Mischformen. Das ist nicht verwunderlich. Denn der depressive Affekt ist ja weitgehend ein durch die Wendung gegen das Selbst abgewehrter aggressiver Affekt. Wer in der Depression sich selbst quält oder gar tötet, ist ebenso aggressiv wie derjenige, der dasselbe anderen antut. Bei den Mischformen von Ärger und Depression handelt es sich augenscheinlich um eine noch unvollständig gebliebene Abwehr des Ärgers.

Diese beiden Untergruppen einschließlich ihrer Mischformen sind außerordentlich verbreitet. Sie stellen in unserem Beobachtungsmaterial bei weitem die Mehrheit dar.

Wir gaben einigen ambulanten Patientinnen Antidepressiva in geringer Dosis. Zu unserer großen Überraschung wurden einige Patientinnen innerhalb weniger Tage frei von allen Schmerzen! Ganz regelmäßig aber lehnten die Patientinnen sehr schnell die weitere Einnahme von Antidepressiva wieder ab, nur um ebenso prompt wieder Schmerzen zu bekommen. Dem Beobachter aber wurde es erneut deutlich, dass zwischen den ärgerlichen und depressiven Affekten einerseits und den Unterleibsschmerzen ein kausaler Zusammenhang besteht.

Wie aber kommt es, dass die ärgerlichen und depressiven Affekte zuvor nie eine Beachtung gefunden hatten, obgleich es sich doch um einen so deutlichen Befund handelt?

Das hat zwei Gründe:

Erstens liegt es daran, dass ein Untersucher leicht geneigt ist, ärgerlich-missmutige und depressive Affekte für ganz verständlich, also für selbstverständlich zu halten, wenn jemand unter ständigen Schmerzen leidet. Man meint dann leicht, dass diese Affekte daher keine weitere Beachtung verdienen würden, so als wenn dasjenige, was selbstverständlich erscheint, damit auch keine sonderliche Existenz oder Bedeutung mehr haben würde.

Unsere Krankengeschichten zeigten aber mit zunehmender Deutlichkeit, dass die Persönlichkeitsstruktur dieser Frauen schon prämorbide durch Züge ärgerlicher und missmutiger Verstimmung gekennzeichnet gewesen war. In der gleich noch näher zu bestimmenden auslösenden Situation werden sie dann manifest ärgerlich bzw. depressiv. Im gleichen Augenblick aber, das zeigen viele unserer Krankengeschichten sehr deutlich, treten dann Unterleibsschmerzen ohne Organbefund auf.

Die Literatur spricht von larvierter Depression, wenn körperliche Beschwerden, u.a. auch Schmerzen unterschiedlicher Lokalisation, an die Stelle von seelischer Bedrücktheit treten. Es würde sich also um Depressionen handeln, welche sich lediglich durch Leibgefühle bemerkbar machen und keine psychische depressive Symptomatik zeigen.

Die Patientinnen mit Unterleibsschmerzen ohne Organbefund sind jedoch anders. Sie zeigen in Ausdrucksverhalten, Körperhaltung, Gemütsverfassung und Inhalt ihrer Angaben ganz deutlich das Vorhandensein eines depressiven Affektes. Aber sie fügen eines hinzu: „Ich bin nicht ärgerlich und wütend, außer ... Nie bin ich lebensmüde, außer ... Nein, ich bin nicht verstimmt, denn es ist ja doch ganz klar, dass man sich bei solchen Schmerzen so fühlt."

Der deutlich erkennbare ärgerliche oder aggressive Affekt wird also expressis verbis verleugnet, in der Verleugnung aber durchaus ausgemalt. Für unser Patientengut ist der Begriff einer verleugneten Depression also zutreffender als derjenige einer larvierten Depression.

Die Patientin kann auf diese Weise übrigens sowohl leichtere als auch schwerere Depressionen vor sich selber und vor dem Arzt verbergen.

Übrigens verleugnen diese Frauen nicht nur ihre Depression, sondern alle psychischen Schwierigkeiten überhaupt. Das ist der Grund für den so stereotypen und inhaltsarmen Verlauf des ärztlichen Gesprächs. Das ist aber auch der Grund dafür, dass das Antidepressivum so regelmäßig schnell wieder abgelehnt wird. Gerade weil die Patientin merkt, dass ihr ein Psychopharmakon hilft, muss sie das Mittel ablehnen, denn sonst würde sie ja eingestehen, dass sie in schmerzhafter Weise psychisch leidet. Die Notwendigkeit, den inneren Schmerz zu verleugnen, ist so groß, dass sie den körperlichen Schmerz lieber wieder auf sich nimmt.

Der Arzt kann sich also nicht einfach mit der Verschreibung eines Antidepressivums begnügen. Vielmehr stellt sich die schwierige psychotherapeutische Aufgabe, dass man der Patientin zunächst einmal zu einer hinreichenden Motivation für die geplante Behandlung helfen muss. Diese Aufgabe kann so schwierig sein, dass wir in einem dritten Schritt der Entwicklung eines therapeutischen Programms dazu übergegangen sind, die Patientinnen für vier bis sechs Wochen auf die Bettenstation der Psychosomatischen Abteilung aufzunehmen. Dann aber gelingt es meist, eine hinreichende Arzt-Patienten-Beziehung zur Entwicklung kommen zu lassen. Im Rahmen der stationären Behandlung und innerhalb der veränderten Beziehung zum Arzt akzeptieren die Patientinnen dann eine medikamentöse antidepressive Behandlung, welche wir meist sogar per Infusionen durchführen. Es entwickelt sich schließlich ein persönliches Gespräch, eine Auseinandersetzung zwischen Patientin, Arzt und Familienangehörigen. Die Darstellung der Einzelheiten dieses gleichzeitig bio-psycho-sozial orientierten ärztlichen Verhaltens würde den Rahmen der vorliegenden Arbeit überschreiten und erfolgt zurzeit in einer gesonderten Mitteilung. Bei mindestens 80% der Patientinnen erzielen wir so Schmerzfreiheit.

Im Allgemeinen sind die Patientinnen dann in der Lage, die Behandlung auch ambulant fortsetzen zu können, ohne dass sie aus der Tendenz zur Verleugnung heraus erneut voreilig abbrechen müssen. So kommt es bei vielen Patientinnen zu einer anhaltenden Befreiung von Schmerz.

Zweitens: Bei einem Teil der Patientinnen ist trotz der Heilung vom Symptom eine weitergehende Auseinandersetzung mit den zugrunde liegenden psychischen Konflikten kaum möglich. Der innere Schmerz ist so beunruhigend, dass die Patientin ihn auch weiterhin nur verleugnen kann. In einer größeren Anzahl von Fällen ist aber gerade nach erfolgreicher Antidepressiva-Behandlung auch eine vertiefte Psychotherapie möglich geworden. Freilich ist es nicht immer leicht, einen Arzt zu finden, der die ambulante Weiterbehandlung übernehmen kann.

Es sei zusammengefasst, dass Unterleibsschmerzen ohne Organbefund entweder mit vegetativen Zeichen oder mit Ärger oder mit Depression einhergehen können. Die Ätiologie ist aber in allen drei Gruppen gleich oder ähnlich. Es handelt sich um Frauen, die in ihrer Liebe mit dem Mann oder in der erhofften Gemeinschaft mit ihm enttäuscht sind. Manchmal, aber nicht immer, geht es dabei darum, dass die betreffende Frau eine emanzipierte Stellung in der Gesellschaft und in der Liebesbeziehung zum Mann nicht miteinander vereinen kann. Eine Enttäuschung liegt nicht immer an der Umwelt. So sind auch bei diesen Frauen bisweilen, aber wiederum keineswegs immer, illusionäre Erwartungen zu beobachten.

Für die Pathogenese des Schmerzes ist aber nicht der Affekt des Enttäuschtseins entscheidend, sondern wie die Frau damit innerlich umgeht. Dabei können drei Abstufungen des Verhaltens unterschieden werden, wobei die drei diskutierten Untergruppen von Unterleibsschmerzen ohne Organbefund entstehen können.

1. Die Frau kann trotz ihrer Enttäuschung hinsichtlich Liebe und Selbstverwirklichung ihren Mann dennoch weiter lieben. Die Lustphysiologie kommt zwar weiterhin in Gang, aber die in ihrer Liebe enttäuschte Frau kommt nicht

mehr zur Befriedigung. Die Lustphysiologie klingt nicht ab, und es kommt zu den geschilderten vegetativen Zeichen und zu Schmerz.

2. Nun kann es aber sein, dass die Frau ihre Liebe aufgibt. An die Stelle von Liebe treten Ärger, Hass, Verachtung, Verdruss, Rebellion. Falls die Persönlichkeitsstruktur nämlich durch stärkere narzisstische Züge gekennzeichnet ist, muss die betreffende Frau auf ihre Enttäuschung in einer narzisstischen Art und Weise reagieren. Sie fühlt sich gekränkt, und sie hat die schlimmste Art von Wut, die wir klinisch kennen, die sog. narzisstische Wut. Das Gefühl der Kränkung und der Vorwurf, mit dem die Schmerzen geschildert werden, sind ja bei diesen Patientinnen ein typisches Merkmal des ärztlichen Gesprächs. Die Patientin muss aber ihre Wut verschleiern, verleugnen, und es kommt zum narzisstischen Rückzug. Die Frau zieht sich isoliert auf sich selber zurück; sie spricht kaum noch von ihrem Mann, nur von ihren Schmerzen, so als wenn die Selbstbezogenheit der ganze Inhalt ihrer Welt geworden wäre. Da die Lustphysiologie nicht mehr in Gang kommt, kommt es auch nicht mehr zu den vegetativen Zeichen.

3. Falls die Persönlichkeitsstruktur aber eher durch depressive Züge charakterisiert ist, und wenn Wut und Ärger noch intensiver abgewehrt werden müssen, kann der Rückzug noch einen Schritt weitergehen. Es kommt zum depressiven Rückzug. Während die Frauen der ersten beiden Gruppen bei aller Enttäuschung einen Rest von Aktivität aufrechterhalten – entweder durch weiteres Lieben oder durch aggressiv-vorwurfsvolles Verhalten – geben diese Frauen sich passiv auf. Sie lassen sich in den depressiven Affekt fallen und tun fast gar nichts mehr. Eines aber tun sie doch: sie verleugnen ihre Depression. Wenn sie auch das nicht mehr täten, wären sie zwar frei von Unterleibsschmerzen, aber sie könnten ihre Depression nicht mehr vor sich und den anderen verschleiern.

Diese drei Gruppen von Schmerzen sind also nicht durch den Inhalt des Konflikts, sondern durch eine unterschiedliche Umgangsweise mit den Konflikten gekennzeichnet.

Weiter vorne wurde dargestellt, dass eine Untergruppe nur vegetative Zeichen mit Druckschmerzhaftigkeit und Dyspareunie hat, während eine andere Untergruppe sowohl vegetative Zeichen als auch spontane Unterleibsschmerzen hat. Es stellt sich die Frage, ob die letztere Untergruppe eine Übergangsform darstellt, in der die Frauen zwar einerseits noch Lustphysiologie haben, andererseits aber schon nach dem Schema der Frauen mit Ärger bzw. Depression reagieren.

3. Schmerzen ohne Organbefund in der Scheide und an der Vulva

Es ist hier nicht von dem Krankheitsbild des Pruritus vulvae die Rede, bei dem die Patientin über Jucken klagt. Hier ist vielmehr von Frauen im Senium oder Präsenium die Rede, welche über unerträglich intensive Schmerzen in Vulva und Scheide klagen.

Es seien Schmerzen wie von einem Messer; die Schmerzen seien drückend oder sengend, brennend, auffressend. Erst die genauere Befragung ergibt, dass dabei auch schmerzhafte Sensationen von kribbelndem und juckendem Charakter beschrieben werden.

Auch hier handelt es sich um subjektive Sensationen der sexuellen Erregung, wobei dieses Mal freilich der psychische und nicht der physiologische Anteil der sexuellen Regung pathologisch gesteigert ist: es finden sich keine vegetativen Zeichen.

Wenn ältere Frauen sich in ihrer Lebenssituation umfassend frustriert fühlen, kann es mitunter zu einer qualvollen Überschwemmung von sexuellen Regungen kommen. Es handelt sich um ein vikariierendes Erleben im Sinne einer Ersatzbefriedigung, quasi um ein letztes Aufbegehren des Festhaltens am Leben. Der sexuelle Charakter der Symptomatik wird deutlich, wenn z. B. eine noch im Greisenalter kokettierende ehemalige Schauspielerin gerade zuvor ihren Hausfreund verloren hat, oder wenn eine andere Frau Stunden des Tages vor dem Foto ihres Sohnes verbringt, welcher sie treulos verlassen und mit dem sie langweilenden Ehemann allein gelassen hat.

Fast alle Patientinnen dieser Gruppe hatten eine ganz schwere versteinerte Depression, welche übrigens auch hier immer verleugnet wurde. Häufig handelte es sich um Ehemänner, welche ihre schwächliche Unterwürfigkeit als dienende Liebe ausgaben, dabei aber ebenfalls gewisse depressive Züge zeigten.

Wenngleich in vielleicht der Hälfte der Fälle ein therapeutischer Erfolg ausblieb, konnten wir doch einem Teil der Frauen zu Freiheit von Schmerz und Depression verhelfen. Das gelang jedoch nur mittels der angedeuteten gleichzeitig bio-psycho-sozial ausgerichteten Verhaltensweise des Arztes. Die Mitbehandlung des personalen Umfeldes, insbesondere der Züge leichterer Depression beim Ehemann, war hier von besonderer Wichtigkeit.

Während der therapeutischen Beschäftigung mit den ärgerlichen und depressiven Frauen wurde deutlich, dass es auch andere Wege einer mentalen Pathogenese gibt, auf denen Unterleibsschmerzen ohne Organbefund zustande kommen können. Die andersartige Pathogenese des Symptoms erfordert auch eine andersartige psychotherapeutische und psychopharmakologische Vorgehensweise.

4. Unterleibsschmerzen auf hysterischer Grundlage

Hysterische Lähmungen, Verkrampfungen, Sehstörungen, Anfälle und dergleichen werden als Konversionssymptom bezeichnet. Das hysterische Symptom kommt dadurch zustande, dass der Patient durch diese körperlichen Erscheinungen in einer bildhaften Weise ausdrückt, was der Inhalt seines neurotischen

Erlebens ist. Der Patient zeigt seiner Umgebung, wie ihm zumute ist, was sein unbewusstes Bild, seine unbewusste Vorstellung ist, vergleichbar dem Charade-Spiel, bei dem die Gruppe raten muss, was der Schausteller im Spiel darstellt. Nur tut der hysterische Patient das unbewusst. So ist das hysterische Symptom gleichzeitig immer auch ein unbewusster Versuch der Kommunikation.

Auch ein Schmerz kann in diesem Sinn Ausdrucksverhalten sein. Der Unterleibsschmerz kann als ein unbewusster Versuch zustande kommen, der Umgebung zu zeigen, wie sehr die Patientin in der Liebe, in der Sexualität, in ihrer Weiblichkeit leidet. In diesem Sinn ist der Schmerz ein Symbol.

Alles ist bei diesen Patientinnen einerseits libidinös gefärbt, und alles ist andererseitseinerseits ein Ausdruck der Angst vor der sexuellen Begegnung. Das gilt für Persönlichkeitsstruktur, Vorgeschichte, gegenwärtigen lebensgeschichtlichen Kontext, auslösende Situation und natürlich auch für das Verhalten dem Arzt gegenüber, die sog. Übertragung. Die Patientin kommt z. B. kokett lächelnd in das Arztzimmer, zieht beim Platznehmen dezent etwas den Rock hoch und sagt in einer affektiert anmutenden Weise: „Ich habe so wahnsinnige Schmerzen." Man würde der Patientin Unrecht tun, wenn man meinen sollte, sie habe gar keine Schmerzen. Sie hat diese Schmerzen tatsächlich. Aber die Schmerzen haben eine hysterische Pathogenese. Ohne dass man danach fragt, bringt die Patientin oft sofort eine reichhaltige Sexualanamnese, oft in einer unangepasst anmutenden Weise. Sie mag z. B. sofort sagen, der außereheliche Verkehr würde so außerordentlich gut klappen. Eine dieser Patientinnen hatte immer Schmerzen in Gegenwart des Vaters, nie in Gegenwart des Verlobten. Auch die bildreichen Sprachwendungen, in denen die Schmerzen beschrieben werden, verraten, dass die Erkrankung als unbewusstes Ausdrucksverhalten zustande kommt.

Bei dieser – zahlenmäßig übrigens kleinen – Untergruppe von Unterleibsschmerzen ohne Organbefund ist am ehesten intensive psychoanalytische oder psychoanalytisch orientierte Psychotherapie indiziert.

5. *Unterleibsschmerzen durch Aufmerksamkeitsverschiebung*

Psychogener Schmerz kann durch Aufmerksamkeitsverschiebung entstehen (9). Die Aufmerksamkeit wird dann auf eine Stelle des Körpers konzentriert – oft in Überlagerung von Banalsensationen –, bis diese schmerzhaft wird. Der Patient tut das unbewusster Weise, um von einem psychischen Schmerz abzulenken bzw. um ihn zu übertönen. Die psychisch Gesunde kann diesen Vorgang bewusst imitieren.

Ein Teil der Unterleibsschmerzen durch Aufmerksamkeitsverschiebung ist hypochondrischer Natur. Das hypochondrische Syndrom stellt den psychischen Akt der maßlosen Überbewertung der betreffenden Körperpartie dar. Die Überwertung eines Teiles der Person dient zur Ablenkung von einem geminderten Selbstwertgefühl. Dieses soll übertönt und kompensiert werden. Derjenige Patient, dessen Selbstwertgefühl – z. B. infolge Kränkung – darniederliegt, mag auf einmal kompensatorisch ununterbrochen sein hypochondrisch besetztes Organsystem zur Schau stellen, so als wenn dieses den höchsten Wert darstellen würde.

Wiederum kann schon allein die Art, wie die Unterleibsschmerzen geschildert werden, aufschlussreich sein. Die einen befürchten z. B. eine Verletzung im genitalen Bereich zu haben, die anderen befürchten, dass sie eine syphilitische Erkrankung haben. Die Persönlichkeitsstruktur zeigt narzisstische Züge wie z. B. Minderwertigkeitsgefühle und Selbstbezogenheit.

Auch hier kommt am ehesten nur eine psychotherapeutische Behandlung in Frage, wobei sich das psychotherapeutische Gespräch natürlich in Form und Inhalt von den anderen Untergruppen unterscheidet. Oft muss man sich auf die Kränkung in der auslösenden Situation und in der unmittelbaren Gegenwart beschränken. Die Resultate sind bei dieser Untergruppe weniger günstig.

Die schmerzerregende Aufmerksamkeitsverschiebung auf den Unterleib hin kann aber auch dazu dienen, von psychischem Schmerz anderer Art abzulenken bzw. ihn zu übertönen. Eine Frau z. B., die mit einem Mann verheiratet war, welcher ihr träge erschien, und welcher ihrer Meinung nach an allen Aktivitäten und Lebensbezügen vorbeiging, hatte das Gefühl, dass ihr eigenes Leben damit auch vertan sei. Indem sie ihre Aufmerksamkeit auf den Unterleib konzentrierte, trat der psychische Schmerz in ihrem Bewusstsein in den Hintergrund. Die erwähnte Arbeit (Psychogener Schmerz durch Aufmerksamkeitsverschiebung) gibt wörtliche Zitate, wie Patientinnen eine solche Aufmerksamkeitsverschiebung selber beschreiben.

6. *Überlagerungen*

Im klinischen Jargon wird gerne von Überlagerung gesprochen, wenn einerseits ein Organbefund vorliegt, andererseits aber der Eindruck besteht, dass die subjektiven Beschwerden damit nicht hinreichend erklärt sind. In der Tat schließt das Vorhandensein eines organischen Befundes nicht aus, dass die subjektiven Beschwerden psychogener Natur sein mögen.

Das kann auch für Unterleibsschmerzen gelten. Wenn Adhäsionen, Myome, ja gelegentlich selbst entzündliche Erkrankungen vorliegen, dann ist noch keineswegs ausgemacht, dass dieser Organbefund auch die Ursache der gleichzeitig vorhandenen Unterleibsschmerzen sein muss. Vom Organbefund können Sensationen ausgehen, auf die sich eine Aufmerksamkeitsverschiebung konzentriert, bis ein Schmerz zustande kommt. Vom Organbefund ausgehende Sensationen können auch hysterisch verarbeitet werden, um psychische Konflikte, Wünsche, Ängste, Vorstellungen auszudrücken. Eine Patientin mit intensivem Kinderwunsch fühlte auf einmal ganz deutlich, dass sie schwanger sei. Eine psychotherapeutische Behandlung von vielen Monaten blieb erfolglos. Die operative Entfernung eines Myoms und damit auch der vom Myom ausgehenden subtilen Körpersensationen führte dagegen dazu, dass die Patientin ihr hysterisches Symptom prompt vollständig verlor.

7. Unterleibsschmerzen als Körperhalluzination

Halluzinationen sind vermeintliche Wahrnehmungen von Nicht-Vorhandenem. Sie sind also durch keinen äußeren Gegenstand oder Sinnesreiz ausgelöst, haben dennoch einen sinnenhaften und leibhaftigen Charakter, und sind unkorrigierbar. Wenn sich diese Trugwahrnehmungen auf die Körperfühlsphäre beziehen, spricht man von Körperhalluzinationen oder auch von Coenästhetischen Halluzinationen.

Wenngleich Unterleibsschmerzen halluzinatorischen Charakters nicht häufig sind, sehen wir diese Fälle doch regelmäßig. Sie machen in unserem Krankengut von Unterleibsschmerzen ohne Organbefund ca. 1% der Fälle aus.

Zur Veranschaulichung seien einige Beispiele genannt. Die Patientin nimmt den angeblichen Tumor, welcher die Schmerzen verursachen würde, sinnenhaft wahr, und sie kann ihn in allen Einzelheiten beschreiben.

Aus der schmerzhaften Stelle würde es so weit herausspritzen, dass man es ganz genau sehen könne.

Heiße Dämpfe würden vom Herzen zum Hals gehen, dort umkehren, dabei kalt werden und im Unterleib Schmerzen verursachen.

Diese Beispiele sollten nicht den Eindruck erwecken, die Diagnose sei leicht zu stellen. Tatsächlich gehen diese Patientinnen von einem Krankenhaus und Arzt zum anderen, und der halluzinatorische Charakter der Schmerzen kommt nicht zur Beobachtung. Denn das Gesamtbild der Patientinnen mutet im allgemeinen nicht ohne weiteres psychotisch an. Diese Patientinnen haben meist eine hinreichende Ich-Stärke um den irrationalen Charakter ihres Erlebens zu verbergen. Nur wenn man mit diesen Frauen so spricht, dass eine hinreichende Beziehung hergestellt wird, ist es möglich, die Diagnose zu stellen.

Auch hier stellen die Persönlichkeitsstruktur und der gesamte Kontext ein typisches Bild dar, welches sich von den anderen Untergruppen unterscheidet. Diese Frauen zeigen z. B. Züge von Misstrauen; sie mögen andeutungsweise bizarr und albern sein, können Züge einer gewissen Versandung zeigen oder sogar etwas zerfahren sprechen. Sie gelten aber, das sei noch einmal betont, in ihrer Umgebung meist nicht als psychotisch.

Wenn man die Behandlung den ganz anderen Bedingungen anpasst, kann man auch diesen Frauen, die oft jahrelang Schmerzen hatten, sehr oft in nur wenigen Tagen zur Schmerzfreiheit verhelfen. Natürlich wird man ein Neuroleptikum, am besten in Depotform, verabreichen. Aber genau wie der depressive Patient nicht mit dem Antidepressivum einfach abgespeist wird, genauso ist es auch hier wichtig, dass neben dem Neuroleptikum die Lebenssituation der Patientin innerhalb einer guten Arzt-Patienten-Beziehung aufgearbeitet wird. Das schließt einen psychotherapeutisch orientierten Umgang mit den nächsten Angehörigen mit ein.

Es sei zusammengefasst, dass wir bei den Unterleibsschmerzen ohne Organbefund vier Wege einer rein mentalen Pathogenese beschrieben haben. Die Schmerzen können Affektkorrelat zu gehemmtem Ärger oder zu gehemmter Depression sein; sie können unbewusstes Ausdrucksverhalten und damit Kommunikation sein; sie können durch Aufmerksamkeitsverschiebung zustande kommen, und sie können halluzinatorischer Natur sein. Zusätzlich kann die nicht zu Ende geführte Lustphysiologie zu vegetativen Zeichen und Schmerzen führen.

BEMERKUNGEN ZUR NOSOLOGIE

In der wissenschaftlichen Forschung sind die uns nützlich erscheinenden Systeme gedanklicher und begrifflicher Einteilung häufig nicht absolut deckungsgleich mit den Erscheinungen der Natur selber, was freilich bisweilen Anstoß für ein weiteres Fortschreiten der Erkenntnis wird.

So kennen wir viele Fälle, wo mehrere der beschriebenen pathogenetischen Wege gleichzeitig zu beobachten sind, wo die Abgrenzung zwischen den Untergruppen also fließend sind. Zeigen nicht alle diese Frauen Zeichen von Kränkung über ihr weibliches Schicksal und Zeichen von Rückzug und Isolation, selbst wenn die eigentliche Symptom-Bildung bei narzisstischer Persönlichkeitsstruktur hypochondrischer und halluzinatorischer Natur ist?

Nicht alle Unterleibsschmerzen zeigen den irrationalen Charakter, wie er in den Beispielen für halluzinatorische Schmerzen aufgezeigt worden ist. Aber haben nicht alle Schmerzen mentaler Pathogenese einen gewissen halluzinatorischen Charakter? Denn der Schmerz wird ja immer leibhaftig wahrgenommen, obgleich im Gewebe keine Sinneswahrnehmungen ausgelöst werden. Haben nicht alle diese Frauen ein gewisses Ausmaß von verdrießlicher Stimmung, wenngleich der Schmerz nicht immer als Korrelat zu Ärger oder Depression erscheint?

Ist nicht bei allen Unterleibsschmerzen eine Aufmerksamkeitsverschiebung vorhanden, wenngleich diese nicht in jedem Fall der zentrale pathogenetische Mechanismus für das Auftreten der Schmerzen ist?

Vor allem aber hat doch in allen Fällen die Organwahl selber eine hysterische Komponente, nämlich den Charakter von Ausdrucksverhalten. Wohl immer findet sich die Grundbefindlichkeit: „Ich bin in meiner Liebe, in meiner Hoffnung auf die Gemeinschaft mit dem Mann, in meiner Emanzipation desillusioniert. Ich bin in meinem Dasein als Frau enttäuscht." Bildhaft wird es dadurch ausgedrückt, dass der Schmerz in den weiblichen Organen sitzt. Es sei hervorgehoben, dass alle hier aufgezeichneten pathogenetischen Wege einschließlich des Ärgers und der Depression zu psychogenen Schmerzen führen können, die ganz woanders als im Unterleib lokalisiert sind. Wie also kommt die Organwahl Unterleib zustande?

Man kann also den Standpunkt vertreten, dass die Unterleibsschmerzen ohne Organbefund letztlich doch eine nosologische Einheit darstellen: Es würde sich um eine mehr oder weniger einheitliche Ätiologie handeln; die Untergruppen würden lediglich bedeuten, dass unterschiedliche Aspekte eines breiten Bedingungsgefüges jeweils in den Vordergrund treten: insbesondere würden natürlich depressiv strukturierte Frauen, hysterisch strukturierte Frauen, narzisstisch strukturierte Frauen mit demselben Konflikt unterschiedlich umgehen.

Nützlicher ist es jedoch, die Unterschiede zwischen den Gruppen mehr hervorzuheben, und diese als unterschiedliche nosologische Einheiten aufzufassen. Nur das Herausarbeiten der beschriebenen Untergruppen hat es ermöglicht, in einem bislang therapieresistenten Leiden Befreiung von Schmerz und darüber hinaus oft auch Auflösung der zugrunde liegenden Probleme zu bringen. Dabei ist es besonders wichtig, dass unterschiedliche Untergruppen unterschiedliche therapeutische Wege erfordern.

Eine Unterscheidung ist jedoch nicht nur aus Gründen der ärztlichen Praxis wichtig. Darüber hinaus zeigt das Gesamt des klinischen Erscheinungsbildes der einzelnen Untergruppen noch größere Unterschiede, als es hier ohnehin schon dargestellt worden ist. Manche der Untergruppen gehen nämlich mit typischen Clustern von gegenwärtigen oder früheren Begleitsymptomen einher. Mal findet sich die ganze Palette der Symptome aus dem depressiven Symptomenkreis wie etwa Essstörungen, Gewichtsstörungen, Tablettenabusus, Alkoholismus usw.; mal findet sich die bunte Palette hysterischer Begleitsymptome wie etwa Konversionssymptome aller Art, dissoziative Bewusstseinszustände, planlose Aktivitäten usw.; mal findet sich die Palette aller möglichen narzisstischen Symptome u. a. m. Gerade auch diese Begleitsymptome geben aber dem Gesamtbild der einzelnen Untergruppen ein jeweils typisches Gepräge.

Abschließend stellt sich für den Gynäkologen die Frage, ob er die Frauen mit Unterleibsschmerzen ohne Organbefund überhaupt noch selber behandeln kann, oder ob er sie nicht an den Psychotherapeuten überweisen soll. Psychiater und Psychotherapeut haben sich jedoch bislang in diesen Fällen als genauso hilflos erwiesen wie der Gynäkologe. So fremd wie dem Gynäkologen der nervenärztliche Bereich ist, genauso fremd ist dem Psychiater der Bereich gynäkologischer Symptome und Erkrankungen. Darüber hinaus bleibt die Aufgabe schon allein deshalb unausweichlich beim Gynäkologen, weil die Frauen mit diesen Schmerzen nie zum Nervenarzt, sondern immer nur zum Gynäkologen gehen wollen. Die berufsspezifische Attitüde des Fach-Psychotherapeuten, welcher formale Psychotherapie durchführt, ist für dieses Krankengut ebenso wenig geeignet, wie eine rein organisch ausgerichtete gynäkologische Praxis. Die Antwort liegt in der gleichzeitig bio-psycho-sozial orientierten Sprechstunde des Gynäkologen, über die ja eine gesonderte Mitteilung in Vorbereitung ist.

LITERATUR

(1) KÄSER, O.: Chronische Schmerzzustände in der Gynäkologie. Gynäkologe 119, 1973.

(2) RENAER, M.: Chronic pelvic pain in women. Springer, Berlin, Heidelberg, New York, 1981.

(3) LYNN SMITH, W., H. MERSKEY, S.C. GROSS: Pain. Spectrum Publications, New York, 1980.

(4) LABHARDT, F.: Gynäkologische Schmerzzustände in psychosomatischer Sicht. Gynäkologe 145, 1973.

(5) NIJS, P.: Psychological Aspects of the Pain Experience; in: RENAER, M.: Chronic pelvic pain in women 24, 1981.

(6) RICHTER, D.: Diagnostik und Psychodynamik beim Pelipathie-Syndrom; Vortrag auf dem I. Seminar der Universitäts-Frauenklinik Düsseldorf über Psychosomatik in Geburtshilfe und Gynäkologie, 12. Mai 1979.

(7) MOLINSKI, H.: Larvierte Depression. Geburtsh. Frauenheilkde. 38:199, 1978.

(8) MOLINSKI, H.: Masked depressions in obstetrics and gynecology; in psychotherapy und psychosomatics. Karger, Basel, 1979.

(9) MOLINSKI, H.: Psychogener Schmerz, durch Aufmerksamkeitsverschiebung; in Zeitschrift für Psychosomatische Medizin. Vandenhoeck & Ruprecht, Göttingen, S. 275, 1966.

PSYCHOSOMATISCHE KONSTELLATIONEN BEI SCHMERZEN IM KLEINEN BECKEN OHNE ORGANBEFUND

Unterleibsschmerzen können bei der Frau als Symptom der unterschiedlichsten organischen Erkrankungen auftreten. Häufig kommen aber auch nervös bedingte Unterleibsschmerzen vor. Es sei nur an das Problem der Dysmenorrhoe erinnert, an Deflorationsschmerzen, an unterschiedliche Arten von Schmerzen beim Geschlechtsverkehr, an Rückenschmerzen, schmerzhafte Frühschwangerschaft und anderes mehr.

1. Beschreibung der Unterleibsschmerzen ohne Organbefund

Unterleibsschmerzen ohne Organbefund sind das Leitsymptom eines Krankheitsbilds, welches viele Bezeichnungen gefunden hat, wie etwa Pelvipathie, Pelvipathia spastica, Pelvipathia vegetativa, Parametropathia spastica, Adnexalgie oder Pseudoadnexitis (1). Die Schmerzen liegen entweder ganz umschrieben oberhalb der Symphyse oder einseitig bzw. beidseitig über den Leistenbändern. Oft strahlen sie zur Seite, nach oben oder nach unten über das Leistenband hinaus aus. Die Schmerzen können einen drückenden, ziehenden oder stechenden Charakter haben. In der Mehrzahl der Fälle verändern die Schmerzen über Jahre hinaus weder Lokalisation noch Charakter. Die Schmerzen treten ohne eine für die Frau erkennbare Ursache auf. Sie pflegen durch Ruhe nicht abzuklingen und werden durch bestimmte körperliche Bewegungen und Haltungen nicht beeinflusst. Die oft den ganzen Tag anhaltenden Schmerzen dauern viele Jahre an, ohne dass eine Besserung eintritt. Gelegentlich können die Schmerzen so plötzlich und so heftig auftreten, dass die Patientin als akuter Notfall in die Klinik eingewiesen werden muss.

Meist stellt das Krankheitsbild ein weit über die Schmerzen hinausgehendes schweres psycho-soziales Leiden dar. Fast immer liegen Störungen von Libido, sexueller Erlebnisfähigkeit und Orgasmusfähigkeit vor. Psychisch und interpersonal sind diese Frauen außerordentlich verkümmert und beeinträchtigt. Das betrifft sowohl die Liebes- als auch die Arbeitsfähigkeit. Es kommt zu Entfremdungen in der Familie und am Arbeitsplatz und schließlich nicht selten zu nervösen Störungen beim Mann und bei den Kindern, zu Schulschwierigkeiten, Ehescheidung und dergleichen.

2. Therapieansätze

2.1. *Therapeutische Misserfolge*

Von besonderer Bedeutung ist es. dass diese das ganze Leben belastenden und einschränkenden Schmerzzustände sich typischerweise als therapie-resistent erweisen. Die zentral angreifenden Analgetika helfen nicht. Leitungsanästhesie oder Resektion der peripheren Nerven führen nicht zur Schmerzfreiheit. Entfernung von Uterus, Eileiter, Ovarien, also Entfernung der peripheren Organe hilft ebenfalls nicht und hat höchstens einen temporären, durch Suggestion zu erklärenden Erfolg. Verwachsungen werden gelöst, aber die Schmerzen treten erneut auf, manchmal mit einer ebenfalls durch Suggestion zu erklärenden gewissen zeitlichen Verzögerung.

Wenn aber therapeutische Maßnahmen sowohl am ZNS als auch an den peripheren Nerven und an den Organen im kleinen Becken den Schmerz nicht beeinflussen können, ist es offensichtlich dass dieser Schmerz eine mentale bzw. emotionale Genese haben muss. Neuro-physiologisch gesehen handelt es sich bei dem Schmerz nicht um ein peripheres, sondern um ein zentral-nervöses Geschehen.

Um so erstaunlicher ist es, daß es bei diesem Krankheitsbild auch keine Berichte von geglückter psychotherapeutischer Behandlung gibt. Das muss einen besonderen Grund haben. Die Beantwortung dieser Frage ergab sich, nachdem einige klinische Beobachtungen schließlich doch einen therapeutischen Einstieg ermöglichten.

2.2. *Erste therapeutische Erfolge*

Die neuen therapeutischen Möglichkeiten ergaben sich in drei Entwicklungsschritten. Diese ermöglichten gleichzeitig auch eine Einsicht in die Ätiologie und Pathogenese der Unterleibsschmerzen ohne Organbefund.

2.2.1. *Ärgerliche Affekte*

Erste therapeutische Möglichkeiten eröffneten sich, sobald aufgefallen war, dass viele dieser Patientinnen eine ärgerlich-mürrische Befindlichkeit zeigen. Von Affekten der Liebe oder der Lust ist nicht viel zu spüren. Sexuelles Verlangen und Orgasmusfähigkeit fehlen meist vollständig. Die Patientinnen geben lediglich an, keinen Kummer, keine Sorgen, keinen Verdruss zu haben; alles sei in Ordnung, sie würden eben nur diese Schmerzen haben, und es müsse doch endlich die organische Ursache festgestellt werden, damit eine Operation, oft eine erneute Operation, durchgeführt werden könne. Ein derartiges Gespräch mit den Patientinnen ist aber durchdrungen von einem schwer fassbaren ärgerlichen Affekt.

Sobald dieser Affekt angesprochen wurde, kamen in den sonst so sterilen Gesprächsverlauf auf einmal Leben und Bewegung. Augenscheinlich waren wir in psychodynamischer Hinsicht auf einer richtigen Fährte. Zu einer Befreiung von den Schmerzen kam es aber nicht; höchstens genau umgekehrt zu einer markanten Verschlimmerung.

2.2.2. Depressive Affekte

In einem weiteren Beobachtungsschritt fiel auf, dass viele dieser ärgerlich-verdrießlichen Frauen gleichzeitig einen deprimierten Affekt zeigten. Nachdem diese beiden Beobachtungen gemacht worden waren, sahen wir viele Übergangs-formen. Der psychodynamisch orientierte Arzt weiß natürlich, dass eine enge Beziehung zwischen abgewehrter Aggression und Depression besteht.

Die Verabreichung von Antidepressiva in kleiner Dosierung führte in einer Reihe von Fällen zu dem Erfolg, dass mit der Besserung der Stimmungslage die Unterleibsschmerzen prompt aufhörten. Es war also zu folgern, dass die Unter-leibsschmerzen ohne Organbefund Korrelat zu ärgerlichen und deprimierten Affekten sein können.

Dann aber stellte sich eine weitere unerwartete Beobachtung ein. Praktisch alle Patientinnen lehnten nach kurzer Zeit die weitere Einnahme von Anti-depressiva ab. Es war nicht zu begreifen, warum die Patientinnen ausgerechnet dasjenige Medikament, das ihnen Befreiung von jahrelangem Schmerz und Ver-stimmung gebracht hatte, so regelhaft alsbald wieder ablehnten.

Wie kommt es, dass diese ärgerlichen und depressiven Affekte in der gynä-kologischen Literatur praktisch unbeachtet geblieben sind, obgleich es sich doch um einen recht deutlichen Befund handelt? Das hat zwei Gründe: die prämor-bide Persönlichkeitsstruktur und die larvierte Depression.

Zunächst liegt es daran, dass man bei einer Frau mit Schmerzen ärgerliche und depressive Affekte für verständlich, also für selbstverständlich halten mag: so als wenn dasjenige, was selbstverständlich und verständlich erscheint, damit keine sonderliche Bedeutung mehr haben würde. Aber unsere Krankengeschich-ten zeigen ganz deutlich, dass die Persönlichkeitsstruktur dieser Frauen *schon prämorbide durch ärgerliche und missmutig verstimmte Züge* gekennzeichnet gewesen war. Jetzt kommen diese Frauen in eine gleich noch zu beschreibende bestimmte Lebenssituation. In dieser Lebenssituation werden sie nun manifest ärgerlich und depressiv, und gleichzeitig – das zeigen die Krankengeschichten sehr deutlich – treten dann Unterleibsschmerzen ohne Organbefund auf.

Darüber hinaus zeigen die ärgerlichen und depressiven Affekte eine ent-scheidende Besonderheit: sie werden verleugnet. Die internistische Literatur spricht bei gewissen Schmerzzuständen von *larvierter Depression*. Eine larvierte Depression sei dadurch gekennzeichnet, dass anstelle des depressiven Affekts eine körperliche Symptomatik auftreten würde. Diese Definition „anstelle" trifft aber für die Patientinnen mit Unterleibsschmerzen ohne Organbefund nicht zu. Denn diese Patientinnen zeigen in Ausdrucksverhalten, Körperhaltung, Gemütsverfassung und Inhalt ihrer Angaben ganz deutlich das Vorhandensein eines depressiven Affekts. Aber sie fügen eines hinzu: „Nie bin ich ärgerlich und wütend, außer wenn … Nie bin ich lebensmüde, außer so und so … Nein, ich bin nicht verstimmt, denn es ist doch ganz klar, dass so und so…" Der deutlich erkennbare und fassbare ärgerliche und aggressive Affekt wird also einerseits expressis verbis ausgesprochen, andererseits aber gleichzeitig verleugnet.

Zusammenhang mit der Ätiologie

Die Frauen mit Unterleibsschmerzen ohne Organbefund haben meist im Bereich der Liebe eine Enttäuschung erfahren. Bisweilen, aber keineswegs immer, sind sie in der Beziehung zum Mann und in der erhofften Gemeinschaft mit dem Mann enttäuscht, weil sie meinen, eine emanzipierte Stellung in der Gesellschaft und die Liebesbeziehung zum Mann nicht miteinander vereinen zu können. Dabei sind viele dieser Frauen nicht etwa lediglich das Opfer einer versagenden Gesellschaft, sondern sie haben selber *illusionäre Erwartungen*, und sie sind in diesen illusionären Erwartungen enttäuscht worden. Sie fühlen sich gekränkt. Jeder Frauenarzt, der diese Patientinnen in der Praxis sieht, spürt die Kränkung und den Vorwurf, mit dem sie ihre Schmerzen schildern. Narzisstische Probleme spielen also eine große Rolle.

Es wurde schon erwähnt, dass die Persönlichkeitsstruktur dieser Frauen bereits prämorbide durch ärgerliche und missmutige Züge gekennzeichnet gewesen war. Jetzt kommen sie in die gerade erwähnte enttäuschte Lebenssituation. und es setzen zwei unbewusst verlaufende Abwehrmechanismen ein: die Verleugnung und die Aufmerksamkeitsverschiebung.

Der psychische Schmerz dieser Patientinnen ist so groß, dass sie keinen anderen Ausweg wissen als nur alles zu *verleugnen*. Es wurde ja bereits erwähnt, wie diese Patientinnen immer hartnäckig darauf beharren müssen, dass die Schmerzen keine psychische, sondern nur eine organische Ursache haben können; bei ihnen sei alles in Ordnung; es würden keine finanziellen Schwierigkeiten bestehen, und es würden keine Schwierigkeiten in Ehe und Familie vorliegen.

Gleichzeitig mit dieser Verleugnung findet ein Prozess der *Aufmerksamkeitsverschiebung* statt. In ihrem Kummer wenden diese Patientinnen die bewusste Aufmerksamkeit weg von dem psychischen Schmerz und hin zum Unterleib, der die Quelle ihrer Enttäuschung symbolisiert. In einer gesonderten Arbeit sind viele konkrete Fälle von psychogenem Schmerz durch Aufmerksamkeitsverschiebung beschrieben (2).

Wenn dann aber der Umstand eintritt, dass ausgerechnet ein Antidepressivum den Schmerz wegnimmt, ist die weitere Verleugnung einer tatsächlich psychischen Ursache des Schmerzes erschwert. Das Leiden an der enttäuschten

Liebe aber ist so groß, dass die Patientin lieber das Antidepressivum ablehnt, als auf die Möglichkeit zu weiterer Verleugnung zu verzichten. Es stellt sich also die Einsicht ein, dass Verleugnung und Aufmerksamkeitsverschiebung vom Psychischen zum Körperlichen hin diejenige Abwehrformation darstellen, aus der heraus nicht nur eine psychotherapeutische, sondern auch eine psychopharmakologische Behandlung von der Patientin selber vereitelt wird.

2.2.3. *Therapeutischer Umgang mit der Verleugnung*

Diese Einsicht aber führte zu weiteren therapeutischen Konsequenzen. Es kommt augenscheinlich auf einen geeigneten therapeutischen Umgang mit den blockierenden verleugnenden Tendenzen an. Diese können am ehesten während einer acht- bis zehnwöchigen stationären Behandlung überwunden werden. Denn so kann die Patientin lange genug angehalten werden, das Antidepressivum zu nehmen. Gleichzeitig gelingt es, langsam zunehmend mit der Patientin einen Gesprächskontakt aufzunehmen und ihr eine günstige Arzt-Patientenbeziehung zu ermöglichen. Die Persönlichkeit des Arztes spielt dabei eine wichtige Rolle.

Erst während die Symptomatik im Verlauf einer solchen stationären Behandlung nachlässt, kann die Patientin in vertieftere Gespräche eintreten. Nicht selten wurde also erst nach Nachlassen der Symptomatik eine intensivere psychotherapeutische Auseinandersetzung mit den zugrundeliegenden Enttäuschungen möglich.

Es wäre falsch, aus dieser Vorgehensweise zu folgern, dass es sich eher um eine psychopharmakologische und weniger um eine psychotherapeutische Behandlung handeln würde. Die psychotherapeutische Kunst besteht in diesen Fällen ja gerade darin, das Verleugnen dieser Patientinnen zu erkennen und es so aufzugreifen, dass die Patientin wirkungsvoll darüber hinauskommt. Dann aber – und eben erst dann – ergibt sich oft eine vertiefte Auseinandersetzung mit den lebens-geschichtlichen Schwierigkeiten.

3. Untergruppen von Unterleibsschmerzen ohne Organbefund

Gleichzeitig mit den sich so anbahnenden therapeutischen Möglichkeiten wurde der Inhalt der ärztlichen Gespräche reichhaltiger. So haben wir es schließlich gelernt, drei Untergruppen von Unterleibsschmerzen ohne Organbefund zu unterscheiden. Dabei handelt es sich um drei Abstufungen in der Reaktion auf den eigenen Affekt des Enttäuscht- und Gekränktseins.

3.1. *Unterleibsschmerzen ohne Organbefund bei gleichzeitiger Pelvipathia spastica*

Viele vegetative Zeichen und Symptome im Bereich des kleinen Beckens der Frau beruhen auf Muskelanspannungen, Vasokongestionen oder Sekretionen.

Interessanterweise sind das dieselben Vorgänge, die in der Physiologie von Lust und Liebe eine Rolle spielen. Bei der Frau mit derartigen vegetativen Zeichen sind Lust und sexuelle Erregung in Gang gekommen, können aber nicht zur Befriedigung kommen. Die Lustphysiologie wird also nicht zu Ende geführt, es bleibt bei den Spasmen und Vasokongestionen, und diese führen zu Druckschmerzhaftigkeit bei der digitalen gynäkologischen Untersuchung.

Auch bei der Pelvipathia spastica im engeren Sinn des Wortes finden sich bei der gynäkologischen Untersuchung Druckschmerzhaftigkeiten am Bandapparat, am Uterus, an den Adnexen oder an der Beckeninnenwand. Der Zustand des Organs ist also im Sinne von Spasmen und Vasokongestion verändert.

Beim Auftreten einer solchen Druckschmerzhaftigkeit können gleichzeitig auch die beschriebene Enttäuschung am Mann, die pathognomonische Verleugnung und Aufmerksamkeitsverschiebung sowie die der Deskription entsprechenden Unterleibsschmerzen ohne Organbefund vorliegen. Die Druckschmerzhaftigkeit bei gynäkologischer Untersuchung – also die Pelvipathia spastica im engeren Sinn – kann also mit, aber auch ohne spontan auftretende Unterleibsschmerzen einhergehen. Es besteht hier also keine ganz feste Korrelation.

Diesem körperlichen Befund von Spasmen entspricht auch der psychische Befund. Es handelt sich um Frauen, die trotz ihrer Enttäuschung und Kränkung in der Beziehung zum Mann diesen dennoch weiter lieben. Zwar findet noch kein vollständiger Verlust der sexuellen Emotion statt. Aber die Lustphysiologie wird nicht mehr lustvoll erlebt, es kann nicht zur Befriedigung kommen, und die Spasmen und Vasokongestionen werden nicht hinreichend abgeführt.

In dieser Untergruppe von Unterleibsschmerzen ohne Organbefund gibt es leichtere Fälle von nur wenig ausgeprägtem Krankheitswert, wobei die Schmerzen mitunter nur sporadisch auftreten. Diese Patientinnen kommen im Leben noch mehr oder weniger gut zurecht, und unspezifische therapeutische Maßnahmen erweisen sich mitunter als ausreichend.

3.2. *Unterleibsschmerzen ohne Organbefund bei verleugnetem Ärger*

Nun kann es aber auch sein, dass die enttäuschte Frau ihre Liebe aufgibt. Da die Lustphysiologie nicht mehr in Gang kommt, liegt auch keine Spastizität mehr vor. An die Stelle der Liebe können Ärger und Hass treten. Zu den Unterleibsschmerzen ohne Organbefund kommt es aber nur, weil die betreffende Frau ihren Ärger nicht mehr auf ein bestimmtes Objekt richten kann, sondern den Ärger ganz im Gegenteil verleugnet.

Bei dieser und der folgenden Gruppe handelt es sich also um Unterleibsschmerzen ohne wirklich jeglichen Organbefund. Es liegen nicht einmal mehr vegetative Zeichen vor.

3.3. *Unterleibsschmerzen ohne Organbefund bei verleugneter Depression*

In der dritten Gruppe geht der aus der Enttäuschung resultierende Rückzug noch einen Schritt weiter: der Rückzug in die depressive Affektlage, welche freilich wiederum verleugnet werden muss, bevor es zu den Unterleibsschmerzen kommt.

Die ärgerlichen Frauen sind trotz ihrer Enttäuschung und Verleugnung dennoch aktiv geblieben, denn sie drücken ja ihre Befindlichkeit zumindest mehr oder weniger indirekt aus. Bei den Frauen im depressiven Rückzug drückt nur noch der Schmerz selber einen stillen unausgesprochenen Vorwurf an die Umwelt aus.

Mit der erwähnten Aufmerksamkeits-Verschiebung ist auch in doppelter Hinsicht eine gewisse hysterische Komponente verbunden. Einerseits stellt das Symptom ein körperliches Ausdrucksverhalten dar. Denn die Verschiebung der Aufmerksamkeit findet ja auf das Organ hin statt, das die Kränkung am besten symbolisiert, den Unterleib. Dabei spielen die Vorstellungen der Volksmedizin eine Rolle. Denn die Aufmerksamkeit konzentriert sich ja auf die beiden Punkte über den Leistenbändern, wo die Eierstöcke vermutet werden, und auf den Punkt über der Symphyse, wo der Uterus vermutet wird. Andererseits stellt das Symptom aber auch eine interpersonale Kommunikation dar, der andere Bestandteil der hysterischen Symptombildung. Denn die Umgebung soll ja wissen, wie schlimm die Enttäuschung, die Kränkung, das Leiden sind.

Mit der erwähnten Aufmerksamkeits-Verschiebung ist darüber hinaus auch eine kompensatorische Selbstaufwertung verbunden, also ein hypochondrischer Effekt.

In manchen Fällen von Unterleibsschmerzen ohne Organbefund können die hysterischen oder auch die hypochondrischen Tendenzen so ausgeprägt sein, dass man erörtern kann, ob man hier von gesonderten Untergruppen sprechen will. Das trifft dann zu, wenn die prämorbide Persönlichkeitsstruktur und damit auch frühere Symptome und Erkrankungen entsprechend strukturiert sind. Das therapeutische Gespräch nimmt in diesen Fällen einen entsprechend modifizierten Verlauf, wie hier nur angedeutet werden kann.

4. Ärztliches Verhalten

Bei dem Verdacht auf Unterleibsschmerzen ohne Organbefund ist ein gleichzeitig freundliches und sicheres Auftreten des Arztes sowie eine symptomatische Behandlung angebracht. Wichtig ist. dass der Arzt diagnostische Bemerkungen im Sinne der Organzuweisung vermeidet, welche zu einer speziellen Fixierung der Patientin führen können.

Andererseits sollte die Patientin im Stadium einer akuten Schmerzhaftigkeit auch nicht voreilig mit ihrer Konflikthaftigkeit konfrontiert werden, und das

Wort „psychogen" sollte vermieden werden. Erst im weiteren Verlauf sollte die konkrete Lebenssituation zunehmend besprochen werden.

LITERATUR

(1) MOLINSKI, H.: Unterleibsschmerzen ohne Organbefund und eine Bemerkung zum pseudoinfektiösen Syndrom der Scheide. Gynäkologe 15 (1982) 207-215.
(2) MOLINSKI, H.: Psychogener Schmerz durch Aufmerksamkeitsverschiebung. Zeitschr. Psychosom. Med. u. Psychoanalyse 12 (1966) 275-282.

PSYCHOGENER SCHMERZ
DURCH AUFMERKSAMKEITSVERSCHIEBUNG

FALL 1.

Eine 27jährige Frau hatte seit 9 Jahren eine Symptomatik mit sowohl psychoneurotischen als auch psychosomatischen Zügen, wobei die Intensität wie auch die Art der jeweils im Vordergrund stehenden Erscheinungen starken Schwankungen unterlagen. Die Anamnese war gekennzeichnet durch depressive Verstimmungszustände; Zitteranfälle, die deskriptiv am ehesten dem Kriegszittern vergleichbar wären; Magenbeschwerden; rezidivierende monatelange Diarrhöen, wobei „Streifen des Darmes" abgegangen sein sollen; zeitweise abnorm gesteigerten Harndrang; schwer definierbare Sehstörungen; Frigidität; Kribbelgefühle im Körper. Außerdem hatte sie aber auch häufig rezidivierende Mandel- und Mittelohrentzündungen gehabt.

Das alles wurde aber, vor allem in den letzten Jahren, übertroffen von vielfältigen psychogenen Schmerzen, die sie folgendermaßen beschrieb: „Die vielen Schmerzen in den Armen. Und dann wieder hab' ich es in den Beinen. Oder am Kopf ... auch am Rumpf. Am ganzen Körper ... Schmerzen im Magen, die ziehen dann zum Kopf ... im Rücken, in der Nierengegend."

Die nun folgenden Angaben machte die Patientin im Verlaufe einer 6wöchigen stationär durchgeführten psychotherapeutischen Behandlung, die notwendig geworden war, weil post partum eine Verstärkung der Schmerzen und der Unruhezustände aufgetreten war.

Das für diese Mitteilung Entscheidende ist nun ihre Angabe: die vielen Schmerzen im Körper habe sie immer dann, wenn sie zuvor von innerer Nervosität, d. h. von angstvoller Getriebenheit beherrscht worden war und wenn sie dann auf einmal „innerlich ruhig" werde. Die tagelangen Zustände innerer Nervosität, die frei von den beschriebenen Schmerzen sind, schlagen plötzlich um in die beschriebenen Schmerzzustände, die Tage oder Wochen anhalten und frei von innerer Unruhe sind. Der Zustand innerer Unruhe und die beschriebenen psychogenen Schmerzen schließen sich also wechselseitig aus. Den Zustand der inneren Unruhe aber beschreibt sie folgendermaßen: „Dann ist alles unruhig, innerlich und äußerlich alles nervös. Und ich weiß dann nicht, wo ich hin soll. Dann muss ich weinen, muss ich lachen, dann muss ich außerdem schimpfen; Stimmungen, die muss ich dann raus aus mir haben ... das ist alles seelisch bei mir ... zittern. Das Zittern kann sich dann zu einem Zitteranfall steigern. Dann kann ich nicht mehr sprechen."

Sie fügt bezeichnenderweise hinzu, dass die Zustände seelischer Nervosität noch schwerer zu ertragen seien als die körperlichen Schmerzen.

Der hier beschriebene Vorgang dient also dazu, mit Angst besetzte Antriebe bzw. unangenehme und angstgetönte Gefühle unbewusst zu halten. Es handelt sich also um einen Abwehrmechanismus, der folgendermaßen verläuft:

Die Patientin verspürt unerträgliche angstgetönte seelische Unruhe, und sie verspürt fast bewusst das Bedürfnis, dieses psychische Erleben „raus zu bekommen". Anschließend – dieser zeitliche Zusammenhang wurde von ihr spontan angegeben, und er konnte wiederholt genau detailliert exploriert werden – anschließend also ist ihr Bewusstsein ganz ausgefüllt von körperlichen Sensationen, von Schmerzen. Tagelang oder gar wochenlang erlebt sie dann in ihrem Bewusstsein keine „innere Unruhe", wohl aber diese Schmerzen. Erst nach wiederholter Exploration der genauen Befindlichkeiten bemerkt sie langsam, dass sie in gewisser Weise die innere Unruhe vielleicht auch während der von Schmerzen gekennzeichneten Perioden verspüre; sie hätte das nur im ersten Augenblick der Besprechung vergessen; sie hätte „nicht darauf geachtet"; sie habe die innere Unruhe wohl „bei den Schmerzen nicht bemerkt". Bei diesen Angaben ist aber nicht zu vergessen, dass sie ja spontan von der inneren Unruhe während der Schmerzen nichts mehr weiß, dass es sich vielmehr um einen durch das therapeutische Gespräch in Gang gesetzten teilweisen Abbau des Abwehrmechanismus handelt, wenn ihr der Wechsel zwischen seelischer Unruhe und psychogenen Schmerzen nach wiederholten, detaillierten Explorationen langsam weniger absolut erscheint.

Wie kommt nun dieser Wechsel der Bewusstseinsinhalte zustande? Die Formulierung der Frage deutet schon an: Es handelt sich um einen Wechsel der im Brennpunkt des Bewusstseins stehenden Erlebnisinhalte; um eine Aufmerksamkeitsverschiebung. Dieser Vorgang bedient sich also der Möglichkeit, dass das Bewusstseinsfeld und die Aufmerksamkeit teilweise, manchmal vielleicht sogar weitgehend auseinanderfallen können. Der Vorgang führt nicht zu echter Unbewusstheit, etwa im Sinne der *Freud'*-schen Verdrängung. Denn, wie insbesondere der folgende Fall zeigen wird, bleibt die angstvolle seelische Unruhe als randständiges oder schattenhaftes Erleben erhalten, und der Vorgang bleibt relativ leicht reversibel. Wenn der Vorgang auch nicht zu echter Unbewusstheit der Inhalte führt, so ist er selber als Vorgang doch unbewusst; der Patient weiß nichts von einer Aufmerksamkeitsverschiebung. Und auch sein Motiv bleibt ihm im Allgemeinen weitgehend unbewusst; wenngleich es gerade im Fall 1 relativ bewusstseinsnahe auftritt.

Welchen körperlichen Sensationen nun kann sich diese unbewusste und unbeabsichtigte aber dennoch zielstrebige Aufmerksamkeitsverschiebung zuwenden? Man muss zunächst einmal an die Möglichkeit denken, dass die Patientin in einem Versuch, die innerliche Unruhe zu beherrschen, körperlich verkrampft und dass sich die Aufmerksamkeit diesen Verkrampfungen zuwendet, wodurch diese deutlicher und schmerzhafter empfunden würden. In dem hier angeführten Fall handelt es sich aber um banale, mehr oder weniger zufälligerweise vorhandene Sensationen, so wie sie überall ständig im Körper auftreten können. Das kann man schon daran erkennen, dass die psychogenen Schmerzen wochenlang anhalten, und auch daran, dass sie an keine besondere Stelle des Körpers sonderlich fixiert sind. Wo immer gerade eine Körpersensation auftritt und mit Aufmerksamkeitszuwendung bedacht werden kann, da tritt ein Schmerz auf.

Die Aufmerksamkeitsverschiebung kann sich aber auch auf Sensationen richten, die schon im Zusammenhang mit Krankheiten entstanden sind, und bei diesen Erkrankungen kann es sich sowohl um rein organische als auch um psychosomatische Erkrankungen handeln. Diese Patientin z. B. verwundert sich selber darüber, dass sie im Anschluss an die Zustände psychischer Unruhe „immer nur gleichzeitig Eines, selten mal Mehreres zur gleichen Zeit" habe. Zwar stehen bei ihr die beschriebenen psychogenen Schmerzen in den letzten Jahren ganz im Vordergrund. In den Jahren zuvor aber, wo sie psychosomatische Beschwerden vom Magen-Darm-Trakt hatte, aber auch wenn sie Mandel- oder Mittelohrentzündungen hatte, wurden die Zustände innerer Unruhe abgelöst von Zuständen größerer Schmerzhaftigkeit von Seiten dieser Erkrankungen. Wenn sich die Aufmerksamkeitsverschiebung auf die schon vorhandenen Sensationen von Seiten dieser Erkrankungen richten konnte, brauchte sich die Aufmerksamkeitsverschiebung nicht auf jene an sich normalen Körpersensationen zu richten, die ihren jetzigen Schmerzen zugrunde liegen.

Handelt es sich dabei um einen passiven Vorgang, der rein kausal hinreichend erklärt werden kann?

Das heißt, handelt es sich nur um einen zwangsläufig stattfindenden Wahrnehmungsvorgang, der dadurch zustande kommt, dass das Wahrnehmungsobjekt, also hier die Körpersensationen, die Wahrnehmung anzieht? Oder handelt es sich um einen aktiven Vorgang, der sich nur final erklären lässt? Wird die Aufmerksamkeit von den Körperstellen, die in einen schmerzhaften Zustand übergehen, erregt? Oder schenkt der Patient diesen Stellen vermehrte Aufmerksamkeit?

Bewusst hat diese Patientin keinerlei derartige Absicht; sie wendet ihre Aufmerksamkeit nicht willkürlich auf bestimmte Körperstellen; es passiert ihr einfach. Andererseits passiert es ihr ausgerechnet immer dann, wenn die angstvolle Getriebenheit unerträglich wird. „Die Stimmungen, die muss ich dann raus aus mir haben." Und wenn die Aufmerksamkeitsverschiebung ihr dann unbewusst und unreflektiert einfach passiert, dann ist dieser Effekt auch tatsächlich erreicht. Da hier eine aktive und zielstrebige Leistung des Unbewussten vorliegt, könnte man von einer „aktiven" Aufmerksamkeitsverschiebung sprechen. Nur könnte dieser Ausdruck leicht so missverstanden werden, als ob es sich um eine bewusste Absicht und um ein reflektiertes Tun handele.

Es handelt sich also um eine unbewusste und unbeabsichtigte, aber dennoch zielstrebige Aufmerksamkeitsverschiebung.

Wenn man Pferden die Nüstern knebelt, damit sie das Beschlagen der Hufe weniger beachten; wenn man sich selber in den Arm kneift, um den Bohrer des Zahnarztes zu übertönen, dann handelt es sich immer um Vergleichbares, nämlich um den Versuch, mittels der Bewusstseinszuwendung zu einem akzeptablen Schmerz einen anderen Schmerz oder auch unangenehme seelische Gefühle, wie etwa Angst, zu übertönen. Bei diesen beiden Vergleichssituationen ist aber nicht eine unbewusste und unbeabsichtigte Finalität zu erkennen, sondern die Aufmerksamkeitszuwendung wird durch äußere Griffe künstlich herbeigeführt. Auch beim autogenen Training spielt eine bewusst und absichtlich herbeigeführte Aufmerksamkeitsverschiebung zu Körpersensationen hin eine Rolle.

FALL 2.

Es handelt sich um eine 37jährige Patientin, die seit 2 bis 3 Jahren pectanginös anmutende Schmerzen hatte. In einer kaum übersehbaren Anzahl von ambulanten, stationären und amtsärztlichen Untersuchungen und Behandlungen war immer wieder festgestellt worden, dass ein organischer Befund nicht zu erheben sei. Im Verlaufe der psychoanalytischen Behandlung war deutlich geworden, dass diese psychogenen Schmerzen als ein Korrelat zu einem spezifischen und pathologisch verarbeiteten Affektgeschehen im Bereich aggressiver Auseinandersetzungen aufzufassen waren, worauf aber in diesem Zusammenhang nicht näher eingegangen zu werden braucht.

In der 46. Behandlungsstunde nun war es der Patientin deutlicher denn je geworden, wie zerrüttet ihre Ehe war, und dass die Ehe wohl auseinanderbrechen würde, falls sie selber nicht gesund werde. In der drauf folgenden 47. Stunde sagte sie: „Die letzte Stunde hat mich sehr aufgewühlt. Ich bin in eine fürchterliche Verfassung gekommen. In der letzten Stunde hatte ich das Gefühl, als wenn alles einstürzen würde. Was sollst du tun?! Gesund werden, oder die Ehe geht kaputt! … Und gleich nach der Stunde im Auto fingen die fürchterlichen Schmerzen wieder an." Es wurde der genaue zeitliche Zusammenhang erfragt und sie sagte: etwas Schmerzen habe sie ja immer; auch in und vor der letzten Stunde habe sie untergründig einen gewissen Schmerz in der Herzgegend verspürt. Dieser Umstand zeigt, dass der intensive Schmerz nicht als Gleichzeitigkeitskorrelat zu dem intensiven Affekt während der Stunde aufgetreten war. Zu ihrer eigenen Überraschung bemerkte die Patientin, es sei ja oft bei ihr so, dass der untergründig vorhandene Schmerz in der Herzgegend kürzere Zeit nach aufregenden Dingen zu einem heftigen Schmerz werde. Sie sei erst eine Zeitlang seelisch aufgeregt, und dann trete genau wie nach der letzten Behandlungsstunde der intensive

Schmerz auf. Weiter beschreibt sie spontan, wie bei Auftreten der intensiven, körperlichen Schmerzen eine Beruhigung des psychischen Schmerzes eintrete. „In der Stunde hatte ich das Gefühl, als wenn ich keine Ruhe fände, als wenn ich völlig durcheinander wäre … Im Auto war die fürchterliche Verfassung dann vielleicht etwas abgeschwächt. Ich wurde dann ja ruhiger. Ich war aufgewühlt. Und doch war es abgeschwächt. Und ich war irgendwie anders aufgewühlt. Vorher war: ‚Angst, was soll ich tun!' und dann war die Aufregung: ‚Ob die Schmerzen gar nicht wieder weggehen?!' Und dann weiß ich mir ja immer keinen Rat." In der Tat hielten die Schmerzen und die Beunruhigung über die Schmerzen bis zur wiederum folgenden Stunde, also bis zur 48. Stunde, an. Mit Beginn dieser Stunde wandte sie sich wieder der Angst um die Ehesituation, die ja zwischen den Stunden in der Zeit der pectanginösen Schmerzzustände weniger ausgeprägt gewesen war, zu, wobei zwar die psychische Unruhe zunahm, die „pectanginösen" Schmerzen aber wieder aufhörten.

Keine Äußerung weist darauf hin, dass ihr selber etwas wie eine Aufmerksamkeitsverschiebung bewusst geworden wäre; auch nicht, wenn sie zu einer detaillierten Retrospektion ihres Erlebens im Auto aufgefordert wird. Es handelt sich eben um einen unbewussten Abwehrmechanismus. Sie sagt aber: „Ich glaube schon, dass ich mich da im Auto reingesteigert habe. Direkt sagen kann ich es nicht. Aber ich vermute es schon, dass ich das Körperliche hervorhebe und das Seelische verdränge. Das kommt durch die Aufregung. Und wenn die Schmerzen durchkommen, dass ich dann meine Gedanken da stark hineinsteigere. Ich habe die Schmerzen nicht lieber. Aber ich beschäftige mich mit körperlichen Dingen schon. Wenn ich z. B. morgens nervös aufstehe, denke ich sofort: ‚Wirst du heute was (sie meint etwas Körperliches) haben?'"

Obgleich es schon erwähnt worden ist, sei noch einmal betont: Die „pectanginösen" Schmerzen an sich sind bei dieser Patientin deutlich erkennbares Korrelat zu einer spezifischen Affektkonstellation. Nach der erwähnten Behandlungsstunde aber treten sie sekundär in den Dienst der Angstabwehr, indem eine Aufmerksamkeitsverschiebung stattfindet auf diesen schon vorhandenen psychogenen Schmerz aus anderer Genese.

Dieser Abwehrmechanismus dient nicht nur der Abwehr eines schon weitgehend ausgebildeten Angstzustandes, wie es bei den beiden angeführten Patientinnen der Fall war. Vom unbewussten „Motiv" her gesehen, spielte bei der zweiten Patientin auch der „Versuch", den psychischen Ursprung ihrer Beschwerden, die Psychogenese, zu verneinen, eine umfangreiche Rolle. Unter Hinweisung auf ihre Schmerzen – wenn man ihr Verhalten vor Augen hat, ist man versucht zu sagen: unter Vorweisung ihrer Schmerzen – hatte sie jahrelang mit den Ärzten und Kliniken um eine organische Diagnose gekämpft. Wir verstehen auch, dass zu Beginn der psychoanalytischen Behandlung der Schmerz sogar noch intensiver wurde, denn sie „versuchte" weiterhin trotz des von ihr geäußerten gegenteiligen Materials eine organische Diagnose zu

ertrotzen. Aus Furcht vor der Anerkennung einer Psychogenese fand eine Aufmerksamkeitsverschiebung auf die ohnehin vorhandenen psychogenen Schmerzen statt. Als zu Beginn der analytischen Behandlung ein weiterer Arzt endlich
im Röntgenbild eine Osteochondrose als Grundlage ihres Leidens gefunden
hatte, war sie einige Behandlungsstunden lang strahlend und fast schmerzfrei,
um allerdings wieder Schmerzzustände zu haben, nachdem der Professor, den
sie außerdem noch konsultiert hatte, die Osteochondrose nicht bestätigte und
wieder von einer psychogenen Erkrankung sprach. Dass körperliches Versagen
akzeptiert wird, psychisches Versagen aber nicht; und dass Schmerzen daher
zu bevorzugen seien, drückt eine andere Patientin ganz deutlich so aus:

> „Ich fühle mich wohler, wenn ich Schmerzen habe als dieser seelische Dreck. Bei
> Schmerzen, dann weiß ich: ‚Jetzt hab ich wirklich was‘, und keiner sagt, ich mime.
> Das ist Selbstschutz. Wenn ich sage, ich habe Angst, ich fühle mich schlecht, das
> kann mir keiner abnehmen. Seelisch, das nimmt mir ja keiner ab. Und wenn ich
> sage, ich bin bedrückt, keiner hilft. Die sagen: ‚Hysterische Ziege! Arbeite lieber!‘
> Aber wenn ich Schmerzen habe, es geht mir nicht gut, oder erkältet bin; dann ist
> Mutter still und sagt nichts. Wenn ich erkältet bin, macht sie mir schon mal einen
> Tee und mimt auf Mutter.“

Zum Zwecke der Abwehr kann eine Aufmerksamkeitsverschiebung nicht
nur auf Körpersensationen hin stattfinden, sondern die Aufmerksamkeit kann
auch ganz im Gegenteil von natürlicherweise recht intensiven Körpersensationen so weitgehend weggelenkt werden, dass sogar eine voll ausgetragene
Schwangerschaft nicht wahrgenommen wird. Auch haben die Ärzte immer
wieder Gelegenheit, mit Verwunderung festzustellen, wie schwere körperliche
Symptome etwa von Seiten eines Krebsleidens von manchen Patienten überhaupt nicht wahrgenommen werden.

FALL 3.

Im Falle einer 22jährigen verlobten Patientin hatten weder sie selber noch
ihre Umgebung eine Ahnung davon, dass eine Schwangerschaft vorlag. Im
dritten Monat habe sie zwar eine leichte Gewichtszunahme gemerkt und auch
im ersten Augenblick an die Möglichkeit einer Schwangerschaft gedacht, sie
habe diesen Gedanken aber alsbald nicht weiter „beachtet“. Ihr Übersehen der
Schwangerschaft wurde dadurch erleichtert, dass sie die ganze Schwangerschaft
hindurch menstruationsähnliche Blutungen gehabt hat. Erst bei der genauen
Exploration post partum wurde ihr allmählich klar, dass diese Blutungen sich
doch von den gewöhnlichen Menstruationsblutungen unterschieden hatten. Sie
sei in der Schwangerschaft höchstens zwei oder vier Zentimeter stärker geworden. Leben habe sie nicht gespürt, und wenn sie etwas im Leib gespürt habe,
habe sie das auf Darmbewegungen infolge von Abführmitteln zurückgeführt.

Auch habe sie keine Beengung im Leib gespürt. Sie habe immer Stöckelschuhe getragen und sei noch 14 Tage vor der Entbindung in einer öffentlichen Badeanstalt geschwommen. Als die Wehen einsetzten, hat der Arzt eine Nierenkolik angenommen und entsprechend behandelt. Patientin und Arzt waren gleichermaßen erstaunt, als einige Stunden später ein Kind zum Vorschein kam.

Wenngleich die Vorstellung schwer fällt, dass das intentionale Antriebserleben und damit die Beziehung zum eigenen Körper überhaupt nicht gestört sein sollte, wenn eine Patientin nicht wahrnimmt, dass sie schwanger ist, könnte man in einer solchen Störung doch nicht einen hinreichenden Grund sehen, denn selbst Schizophrene nehmen es ja wahr, wenn sie schwanger sind. Tatsächlich war weder bei dieser noch bei der folgenden Patientin in Befund oder Anamnese eine intentionale Hemmung deutlich geworden, was jedoch bei einem nur kurzen Kontakt mit den Patienten nicht beweisend zu sein braucht. Dafür zeigt der folgende Fall noch deutlicher als der Fall 3, wie die Schwangerschaft zunächst randständig doch wahrgenommen wird, dann aber infolge einer Aufmerksamkeitsverschiebung unbemerkt bleibt. So blieb beiden Patientinnen die Auseinandersetzung mit den durch die voreheliche Schwangerschaft verbundenen Ängsten erspart.

FALL 4.

Auch diese unverheiratete Patientin gab an, bis zur Entbindung nichts von dem Vorliegen einer Schwangerschaft gewusst zu haben. Sie habe bis zum Schluss gearbeitet, ihre Kleidung nicht geändert, und auch ihre Umgebung habe nicht geahnt, dass sie schwanger war. Als die Periode ausblieb, habe sie zwar an eine eventuelle Schwangerschaft gedacht, sie habe aber auch sofort gedacht: „Aber man will es nicht wahrhaben, und man denkt dann nicht daran." Zwar sei ihr immer wieder mal der Gedanke an eine Schwangerschaft gekommen, sie bleibt aber bei der Angabe, keine Ahnung von dem Vorliegen einer Schwangerschaft gehabt zu haben, eben „weil man es ja nicht wahrhaben will"; weil man „nicht daran denken" würde; „man geht arbeiten, alles so wie sonst". Die Patientin beschreibt also selektive Nichtbeachtung der Schwangerschaft und Zuwendung der Aufmerksamkeit auf die Arbeit. Sie sagt spontan weiter: Der Arzt würde wohl denken, dass sie aus Angst nicht die Schwangerschaft wahrhaben wollte; vielleicht, weil sie sich niemandem anvertrauen könne; das würde aber gar nicht zutreffen, sie habe ein sehr gutes Verhältnis zu den Eltern, insbesondere zu der Mutter; sie habe tatsächlich von dem Vorliegen einer Schwangerschaft nichts gewusst.

Andere Untergruppen von psychogenem Schmerz

Es wurde schon angedeutet, dass der Abwehrmechanismus der Aufmerksamkeitsverschiebung keineswegs alle psychogenen Schmerzen erklärt, sondern nur

eine bestimmte, allerdings nicht ganz kleine Untergruppe. Zwei weitere Möglichkeiten sollen hier wenigstens angedeutet, wenn auch nicht detailliert diskutiert werden, nämlich Schmerz infolge von Muskelverkrampfung als Korrelat zu gehemmten Impulsen und Schmerz als Konversionssymptom.

Muskelschmerzen sind oft das Korrelat zu unterdrückten motorischen Impulsen, die meist im Zusammenhang mit aggressivem Erleben oder auch im
Zusammenhang mit einer Leistungsthematik stehen. Bei einer Patientin z. B.
traten häufig beim Liebesspiel plötzlich intensive Schmerzen im Arm auf, und
erst im Laufe einer langen analytischen Behandlung entdeckte sie, dass die
Schmerzen immer dann auftraten, wenn sie, von ihr selber kaum bemerkt, aber
dennoch irgendwie spürbar, den Impuls hatte, ihrem Mann den Penis abzurei-
ßen. In zwei Fällen von Waden-krampf spielte der unterdrückte Wutimpuls zu
treten eine Rolle. Die Wut selber wurde dabei anfangs kaum bewusst erlebt.
Bei einer Patientin mit pathologischer Leistungsgetriebenheit führte eine Verkrampfung der Wirbelsäulenmuskulatur zu intensivem Schmerz. Wenn die
Verkrampfung der Muskulatur besonders intensiv war, aber auch nur dann, hatte
sie sogar leichte neurologische Symptome eines HWS-Syndroms. Das heißt,
unter der Belastung der intensiven und schmerzhaften Verkrampfung der
Muskulatur kam es auch zu einer zeitweiligen Wurzelkompression. – Schulter-
schmerzen sind oft das Korrelat zu aggressiven Tendenzen oder zu einer Leistungsthematik. Es kann sich aber auch um habituelles Anspannen handeln in
allen Situationen, in denen Nackenschläge erwartet werden. Bei allen diesen
Fällen handelte es sich zwar um unterdrückte motorische Impulse; aber die
Impulse waren nicht so vollständig unterdrückt, wie es etwa beim Depressiven
der Fall wäre. Wenngleich die Impulse unbewusst bleiben, kommt es doch zu
einer Innervierung, und, da es zu keiner Aktion und Entspannung kommt, zu
schmerzhafter Muskelverkrampfung.

Alle bisher besprochenen Fälle sind nicht hysterischer Natur. Von Konversion sprechen wir ja nur, wenn ein bestimmter Inhalt in der sogenannten
Körpersprache bildhaft ausgedrückt wird. Wenn man somatisches Geschehen
darauf untersucht, ob es nicht als Korrelat zu Antriebs-erleben zu verstehen
ist, werden die als Konversionshysterie zu diagnostizierenden Fälle abnehmen. Dennoch gibt es sicherlich auch Fälle von psychogenem Schmerz, die
in diese Gruppe fallen. Eine organisch gesunde Frau hatte immer wieder
dieselben Schmerzen an derselben Stelle am Knie, wie es ihre verstorbene
Mutter gehabt hatte, nach deren Vorbild die Patientin sehr vieles in ihrem
Leben ausgerichtet hatte. Oder wer z. B. in einer ausweglosen Situation bildlich gesprochen zu ersticken droht, wird unter bestimmten Voraussetzungen
erstickungsartige Schmerzen bekommen können. Bei den durch Aufmerksamkeitsverschiebung zustande gekommenen psychogenen Schmerzen finden sich
keine derartigen Vorstellungen, die in dem Schmerz bildhaft ausgedrückt
würden.

Die Rolle von Aufmerksamkeitsverschiebung in der Literatur

Obgleich der hier beschriebene Abwehrmechanismus der Aufmerksam-keitsverschiebung kaum je Erwähnung findet, spielt er doch in Form seiner Folgen von jeher in der psychoanalytischen Theorie eine große Rolle. Am nächsten dem hier diskutierten Abwehrmechanismus steht der Begriff der „selectiv inattention" von *H.S. Sullivan* (1). Nur von der Vertrautheit mit die-sem Begriff her ist es dem Verfasser aufgefallen, dass bei einer großen Gruppe von psychogenen Schmerzen eine Aufmerksamkeitsverschiebung die geschil-derte Rolle spielt. Unter „selectiv inattention" wird eine Fähigkeit des Men-schen zur Kontrolle der fokalen Bewusstheit („control of focal awareness") verstanden, die dazu führt, dass man viele Einzelheiten der Umgebung oder seines eigenen Lebens nicht beachtend wahrnimmt. Es sei das klassische Mittel, das bewirkt, dass man innerhalb seiner eigenen Schwierigkeiten aus Erfahrung in der Realität im Allgemeinen nichts dazu lernt. Wir machen diese Erfahrungen eben nicht, ja wir nehmen nicht einmal wahr, dass ein großer Teil davon in der Realität überhaupt geschehen ist. Ein Teil der Realität wird ein-fach ignoriert, weil er Angst erregen und das Sicherheitsgefühl beeinträchtigen würde. (Wahrnehmen im vollen Sinne des Wortes würde eben auch den Aspekt des Wahrhabenwollens bzw. des leider Wahrhabenmüssens beinhalten). In der amerikanischen Literatur wird mitunter auch von „perceptual defense" gesprochen.

Sullivan weist selber darauf hin (2), dass *Freud's* Begriffe des Unbewussten, Vorbewussten und Bewussten schon das Konzept wechselnder Bewusstseins-intensitäten enthalten, dass sie also schon etwas vom Konzept der „selective inattention" enthalten.

Jung schreibt in Bezug auf Regression und die inferiore Funktion: „Die unbewussten Werte kommen wegen der Hemmung, die das Bewusste auf das Unbewusste ausübt, zunächst nur indirekt zur Geltung. Die Hemmung, der sie unterliegen, ist eine Folge des exklusiven Gerichtetseins der bewussten Inhalte. (Die Hemmung ist identisch mit dem was *Freud* ‚Zensur' nennt.)" Wenn bei *Jung* die unbewusste Funktion bewusst werden soll, heißt das nicht, dass alle Tätigkeiten dieser minderwertigen Funktion zuvor keinerlei Bewusstheit gehabt hätten. Es soll nur heißen, dass die Tätigkeiten dieser Funktion reflek-tierter erlebt und vollzogen werden sollen.

Wenn in irgendeinem Problemkreis eine einseitige Bewusstseinseinstellung vom Unbewussten her kompensiert und damit aufgelöst werden soll, so meint *Jung* wiederum, dass eine krankmachende Aufmerksamkeitskonzentration dadurch aufgelöst werden soll, dass dem kompensatorisch Dazugehörigen eine größere und aktive Zuwendung von Beachtung, Aufmerksamkeit, Bewusstheit gewährt wird. Obgleich also auch bei *Jung* eine krankmachende Einseitigkeit des Bewusstseins einerseits und eine gesundmachende Bewusstseinsverschiebung andererseits eine Rolle spielen, benamt auch er eher die Folgezustände als den Prozess selber.

Auch der Begriff der „Hemmung" hat mit Bewusstseinsänderungen zu tun, von *Schultz-Hencke* benannt, gemeint wird aber wieder eine bestimmte Folge dieser Bewusstseinsveränderung, nämlich die Lücke im Erleben.

In eigentlich allen Abwehrmechanismen spielen Veränderungen der Bewusstheit eine Rolle. Aber in der Namensgebung wird wiederum nicht so sehr die Bewusstseinsveränderung selber zum Ausdruck gebracht als das jeweils verschiedene Resultat davon. „Verdrängt" ist ein Inhalt dann, wenn er nicht mehr bewusstseinsfähig ist. Von „Isolierung" spricht man, wenn die Inhalte an sich zwar noch bewusstseinsfähig sind, wenn sie aber im Bewusstsein nicht miteinander verbunden werden können. Von „altruistischer Abtretung" spricht man, wenn die betreffenden Strebungen nicht mehr bewusst mit der eigenen Person verbunden werden können, wenn sie aber in Bezug auf andere Personen noch erlebt oder sogar gefördert werden können.

Alle Tiefenpsychologen wissen, dass „inattention", Nichtbeachtung, möglicherweise, nicht notwendigerweise, zu krankhaften Folgen führt, dass aber „attention", Beachtung, meist einen gesundheitsfördernden Effekt hat. Sie diskutieren aber eher den Effekt als die Bewusstseinsverschiebung selber. Deshalb wird im Allgemeinen auch nicht hinreichend zwischen der Verdrängung im eigentlichen Sinne des Wortes und der hier diskutierten eher reversiblen Aufmerksamkeitsverlagerung unterschieden.

Der für diese Gruppe von psychogenen Schmerzen verantwortlich gemachte Abwehrmechanismus passt sich also sinngemäß in die „selectiv inattention" von Sullivan ein, wenngleich auch gewisse Unterschiede bestehen. Denn *Sullivan* spricht ja eigentlich nur von dem Effekt, wenn er von „inattention" spricht. Soweit der Verfasser übersieht, sagt Sullivan nicht ausdrücklich, dass es sich gar nicht um einen losgelösten Aufmerksamkeitsentzug als solchen handeln kann, dass diese selektive Nichtbeachtung vielmehr überhaupt nur dadurch möglich wird, dass etwas Anderes übermäßige Aufmerksamkeitszuwendung erfährt.

Ferner spricht *Sullivan* nur davon, dass äußere angsterregende Dinge oder auch angsterregende Erlebnisinhalte der Nichtbeachtung unterliegen können. Er spricht aber nicht davon, dass auch die Angst selber durch Aufmerksamkeitsverschiebung der Nichtbeachtung unterworfen werden kann.

Zur Frage der Finalität

Die hier mitgeteilten Beobachtungen stellen auch einen Beitrag dar zu der alten Streitfrage, ob neurotische Symptome lediglich kausal-genetisch zu erklären seien, oder ob auch Finalität, die Frage nach dem Wozu und dem Sinn eine Rolle spielen kann. *Nunberg* (4) z. B. spricht von der „Frage nach dem ‚Wozu' des unbewussten Sinnes des neurotischen Symptoms." Alle Arten der oben beschriebenen Sensationen, auf die sich die Aufmerksamkeit konzentrieren kann, sind als lediglich kausal zustande gekommen aufzufassen. Auch das Zustandekommen des Symptomes an sich, nämlich des psychogenen Schmerzes, ist lediglich kausal zu erklären, denn es kommt eben nur dadurch zustande, dass die beschriebene Aufmerksamkeitsverschiebung so stattfindet. Der Wechsel der Aufmerksamkeitszuwendung selber dagegen ist kausal nicht hinreichend zu erklären. Ein Motiv und eine Tendenz, die allerdings unbewusst und vom Patienten nicht gewollt sind, setzen diesen ebenfalls wieder unbewusst verlaufenden Mechanismus erst in Gang.

Das unbewusste Wozu hinter dem Wechsel in der Aufmerksamkeitszuwendung braucht nicht immer Abwehr von Angst im strengen Sinne des Wortes zu sein, sondern kann auch kompensatorischer Natur sein. Bei der Hypochondrie z. B. soll die Aufmerksamkeitszuwendung auf den eigenen Körper hin kompensieren für das schwer geschädigte Selbstwertgefühl (5) und für den der Mangel an äußeren Objektbeziehungen.

Zur Therapie

Durch den Rat „Denken Sie nicht soviel daran", drückt der praktizierende Arzt seit je ein Wissen um das Vorhandensein einer ungesunden Art von Aufmerksamkeitsverschiebung aus. Der Patient kann aber nur dann Nutzen aus diesem Rat ziehen, wenn es sich um eine freiwillige und bewusste Zuwendung der Gedanken auf das Leiden handeln sollte; nicht aber, wenn der hier beschriebene unbeabsichtigte und unbewusst verlaufende Abwehrmechanismus vorliegt. Der Rat des Arztes sollte dann eher die umgekehrte Tendenz zeigen, etwa: „Denken Sie ruhig an die und die Dinge, die Sie zu bekümmern scheinen. Diese Sie beunruhigenden Dinge spielen eine Rolle in Ihrem ganz persönlichen Leben, und Sie haben ein Recht darauf, sich mit diesen Dingen auseinanderzusetzen."

ZUSAMMENFASSUNG

An empirischem Material wird gezeigt, wie eine bestimmte Gruppe der psychogenen Schmerzen durch Aufmerksamkeitsverschiebung zustande kommt. Das Material stellt auch einen Beitrag zu der alten Streitfrage dar, ob Finalität bei dem Zustandekommen neurotischer Symptome eine Rolle spielt.

LITERATUR

(1) SULLIVAN, H.S.: Clinical Studies in Psychiatry, S. 38-76, W.W. Norton & Company Inc., New York.

(2) SULLIVAN, H.S.: Schizophrenia as a Human Process, S. 85, W.W. Norton & Company Inc. New York.
(3) JUNG, C.G.: Über psychische Energetik und das Wesen der Träume, S. 45, Rascher, Paperback.
(4) NUNBERG, H.: Allgemeine Neurosenlehre, S. 149, Verlag Hans Huber, Bern und Stuttgart; 2. Auflage.
(5) SEIFF, M.: Mündliche Mitteilung.

PSYCHOSOMATISCHE ASPEKTE DES BECKENBODENS

Die vorausgegangenen Kapitel dieses Buches haben untersucht, welche Bedeutung das muskuläre Organ Beckenboden für Geburtshilfe und Gynäkologie hat. Sie gehen dabei von den normalen anatomischen Verhältnissen und von den ortsständigen und organspezifischen physiologischen Prozessen, also von der autochthonen Organphysiologie aus, um dann diejenige gynäkologische Symptomatik zu beschreiben, in die der Beckenboden einbezogen ist. Eine solche traditionelle Physiologie erforscht die Funktionsweise der einzelnen Organe und Organsysteme, indem sie zunächst die vielfältigen Verbindungen im Organismus mit voller Absicht ausschaltet, etwa dem traditionellen Herz-Lungen-Präparat des Frosches entsprechend. So entsteht ein in sich geschlossener wissenschaftlicher Rahmen, der insbesondere Symptome, die durch örtliche organische Veänderungen bedingt sind, befriedigend zu erklären scheint.

MODIFIKATION DER AUTOCHTHONEN ORGANPHYSIOLOGIE DURCH ÜBERGREIFENDE PSYCHOPHYSIOLOGISCHE ZUSAMMENHÄNGE

Wenn man aber von den psychosomatischen Aspekten des Beckenbodens sprechen will, kann man den Blick nicht auf eine isolierte Organphysiologie beschränken. *H.S. Sullivan* geht in seiner Lehre von der interpersonalen Psychiatrie davon aus, dass das Individuum überhaupt nur innerhalb eines ununterbrochenen Austausches mit dem organischen und anorganischen Umfeld lebensfähig ist. Er spricht daher von einer kommunalen Existenz des Individuums. Entsprechend funktioniert aber auch jedes einzelne Organ nur innerhalb übergreifender physiologischer Zusammenhänge.

Der folgende Fall einer Miktionsstörung z. B. kann nicht hinreichend erklärt werden, wenn man nur die autochthone Physiologie der Miktion betrachtet. Vielmehr ist die Berücksichtigung darüber hinausgreifender Wirkzusammenhänge nötig, wobei in diesem konkreten Fall dem Beckenboden eine entscheidende Rolle zukommt.

Eine 38jährige Frau klagte über häufiges Wasserlassen, tagsüber etwa 25- und nachts vielleicht 7mal. Trotz dieser Angaben handelt es sich in Wirklichkeit nicht etwa um eine blasenbedingte Harninkontinenz. Bei detaillierter Exploration konnte die Patientin nämlich erkennen, dass ihr Harndrang jedesmal mit einer pressenden Muskeltätigkeit anfängt. Sie setzt sich dann auf die

Toilette und presst weiter, aber es kommt praktisch nichts, kaum ein paar Tröpfchen.

Zu dieser Schilderung passt der psychische Befund während des Interviews. Die Patientin stand unter einem außerordentlichen psychischen Druck. Die mimische Muskulatur und der Schultergürtel waren angespannt und reagierten auf bestimmte Gesprächsinhalte mit Zusammenzucken.

Aus einer psychischen Anspannung heraus kommt es hier also zu Muskelanspannungen, zu einem Muskeldruck, der als Harndrang erlebt wird. Diagnostisch handelt es sich demnach nicht etwa um eine Urge-Inkontinenz, denn es wird ja kaum Wasser gelassen; vielmehr handelt es sich um eine Urgency, um das körperliche und psychische Erleben eines Harndrangs.

Wie aber kommt dieser Harndrang zustande? Theoretisch könnte man den Harndrang vielleicht lediglich auf die Tätigkeit des Detrusors zurückführen. Jedoch weist die Art und Weise, wie die Patientin sich auf der Stuhlkante sitzend angespannt hält und bewegt, darauf hin, dass der Beckenboden in entscheidendem Ausmaß angespannt ist, wodurch das Erleben eines Harndrangs ausgelöst wird. In diesem und in ähnlichen Fällen können wir den Harndrang also nicht lediglich auf die autochthone Physiologie der Miktion zurückführen, sondern wir müssen davon ausgehen, dass Spasmen, Relaxationen und Bewegungen des Beckenbodens – genaueres wissen wir nicht – eine entscheidende Rolle spielen. Dabei handelt es sich aber nicht um die eigentliche autochthone Physiologie des Beckenbodens, vielmehr liegt, neurophysiologisch gesprochen, die Störung der Innervationen in höher gelegenen Zentren des Nervensystems.

Klinische Beobachtungen weisen übrigens darauf hin, dass auch eine wirkliche Harninkontinenz auf vergleichbaren Wegen zustande kommen kann. Bei manchen Frauen kann eine Harninkontinenz nämlich Begleiterscheinung von depressiven Affekten oder manchmal auch von gehemmten Hingabeaffekten sein. Auch hier ist der pathogenetische Weg der Symptombildung noch nicht durch gezielte Erforschung der Innervationsvorgänge belegt. Wir erklären uns das Zustandekommen einer solchen Harninkontinenz entweder durch eine affektiv bedingte Erschlaffung der muskulären Strukturen des Beckenbodens oder durch ein pathologisch bedingtes Fehlen der Beckenbodenkontraktion. Dazu würde übrigens auch die Beobachtung passen, dass es Fälle mit der klinischen Symptomatik einer Stressinkontinenz gibt, obgleich messtechnisch keine Stressinkontinenz nachweisbar ist.

Derartige Fälle illustrieren also, dass wir nicht lediglich von der ortsständigen Organphysiologie ausgehen können, wenn wir von psychosomatischen Aspekten des Beckenbodens sprechen wollen. Vielmehr muss der wissenschaftliche Rahmen um übergreifendere Zusammenhänge erweitert werden. Dabei handelt es sich z. T. um übergreifende physiologische Wechselwirkungen innerhalb der Grenzen des Organismus selbst. Zum Teil aber handelt es sich – entsprechend dem eben erwähnten Begriff einer kommunalen Existenz – um psychologische und physiologische Wechselwirkungen mit Wirkkräften, die außerhalb des Organismus lokalisiert sind.

ERWEITERTER WISSENSCHAFTLICHER RAHMEN

Wenn man also die oben als Beispiel angeführte psychosomatische Symptomatik hinreichend verstehen will, muss der wissenschaftliche Rahmen über die örtliche Anatomie und autochthone Physiologie hinaus um die folgenden vier Themenkreise erweitert werden.

Eine gynäkologische Neurologie

Zur Erklärung der oben angeführten Symptomatik müsste man zunächst einmal die Innervationsvorgänge der Organe im kleinen Becken eingehender kennen.

Durch bessere Kenntnisse hinsichtlich einer gynäkologischen Neurologie würden wir jedoch lediglich die Pathogenese des Symptoms besser verstehen, also den neurologischen Weg, auf dem die Symptome zustande kommen. Die Ätiologie aber würden wir noch nicht hinreichend erfasst haben. Denn wir würden ja noch nicht wissen, aus welcher Quelle diese Innervationen zustande kommen.

Affektphysiologie

Die Innervationen, welche eine psychosomatische Symptomatik zustande-bringen, sind zum großen Teil ein somatisches Korrelat krankmachender Affekte. In den beiden oben angeführten Beispielen handelt es sich dabei um Affekte der Anspannung, Depression oder der Hingabe.

Der Affekt – oder Impuls – ist ein komplexes biologisches Geschehen, in das sowohl psychische als auch somatische Komponenten eingehen. Die *somatische* Grundlage des Affektes und des Impulses umfasst zentralnervöse und physiologische Vorgänge in Muskeln, Drüsen und Kreislauf. Diese physiologischen Abläufe gehen mit vielartigen *Sensationen* einher. Diese Sensationen wiederum sind verbunden mit psychischen *Gefühlen* und *Emotionen*, wie etwa Verlangen, Drängen, Spannung, Lust, und sie gehen mit *Vorstellungen* und *Bildern* einher, u. a. mit Zielvorstellungen. Dieser ganze psychosomatische Erlebenskomplex-mündet in äußeres *Verhalten* ein. Dass auf eine Abfuhr von Spannung gerichtet ist.

Diese Physiologie der verschiedenen Affekte kann nun die autochthone Physiologie der einzelnen Organe und auch des Beckenbodens auf ganz unterschiedliche Art und Weise überlagern und verändern. Dabei liegt die krankmachende Wirkung oft in der besonderen Art der Abwehr dieser Affekte, also in einer Art von Gegenaffekt der ja ebenfalls mit Innervationen einhergeht.

Interpersonale Psychologie

Die Ätiologie des Symptoms ist aber nicht auf die Wirksamkeit der Affekte beschränkt, die innerhalb des Individuums selber vonstatten gehen. Denn Affekte kommen interpersonal zustande, sie sind ein interpersonales Geschehen, ein biologisch festgelegtes Interaktionsmuster, welches der Umgebung des Individuums ansagt, dass etwas zur Wiederherstellung der gestörten Homöostase geschehen muss. Das Studium der Affektphysiologie führt uns also zu einem Studium derjenigen interpersonalen Interaktionen, die krankmachend sind.

Interpersonale Physiologie

Unsere psychosomatische Arbeit an der Frauenklinik hat dazu geführt, dass wir über den Begriff der interpersonalen Psychologie hinaus auch von einer interpersonalen Physiologie sprechen. Denn es hat sich gezeigt, dass nicht nur psychisches Geschehen, sondern auch physiologische Vorgänge von der wechselseitigen Verflechtung zweier Individuen abhängen. Der körperliche Zustand und die körperliche Befindlichkeit des einen löst körperliche Befindlichkeiten und Funktionen beim anderen aus, was wiederum Rückwirkungen auf den ersten hat. Am deutlichsten zeigen sich Zusammenhänge einer interpersonalen Physiologie natürlich bei den funktionellen Sexualstörungen. In eigenen Arbeiten wurden bestimmte Gebärstörungen (1), Miktionsstörungen (2, 3) und Sexualstörungen (4) im Rahmen einer interpersonalen Physiologie beschrieben.

Die Aufforderung, zu psychosomatischen Aspekten des Beckenbodens Stellung zu nehmen, wird durch die Diskrepanz zwischen unserem umfangreichen Wissen über die autochthone Physiologie dieses Organsystems und unserem lückenhaften Wissen auf den eben erörterten Gebieten der psychophysischen Zusammenhänge erschwert. Eine eingehendere Forschung auf diesen vier Gebieten psychophysischer Zusammenhänge würde für die Gynäkologie sowohl in Theorie als auch in therapeutischer Praxis Nutzen bringen.

ZUR PSYCHOLOGIE DES BECKENBODENS

Trotz der angedeuteten Lücken in unserem Wissen können gewisse Aussagen darüber gemacht werden, in welchem Verhalten und Erleben der Beckenboden eine Rolle spielt und in welche psychosomatische Symptomatik er mit einbezogen ist.

Biologische Faktoren des Beckenbodens

Dabei ist es nützlich, zunächst von den grundlegenden biologischen Funktionen des Beckenbodens auszugehen. Diese sind von dem Umstand beeinflusst, dass der Mensch einen aufrechten Gang erworben hat, wodurch ja viele biologische Funktionen schwieriger geworden sind.

Der Beckenboden muss einerseits eine zurückhaltende Funktion ausüben. Er muss die Organe des unteren Bauchraums vor einem Vorfall schützen.

Außerdem muss er verhindern, dass Urin, Kot und die Leibesfrucht unkontrolliert austreten.

Eine zurückhaltende Muskeltätigkeit geht zwangsläufig auch mit einem retentiven Erleben einher. Dementsprechend haben die psychologischen Wissenschaften und insbesondere die Psychoanalyse dargestellt, wie die psychische Fähigkeit zu einem zurückhaltenden Erleben und Verhalten einschließlich der so wichtigen psychischen Funktion des Neinsagens und der Verweigerung sich erstmals entwickeln, während das kleine Kind die Stuhlkontrolle, also die willkürliche Kontrolle über den Beckenboden erlernt. Die Literatur über dieses sog. anale Erleben einschließlich seiner eventuellen pathologischen Abweichungen ist endlos.

Die Schutzfunktion des Beckenbodens besteht weiterhin darin, dass er den Bauchraum und die Organe des Bauchraums vor dem Eindringen schädigender Dinge schützt. Das gilt für Infektionen ebenso wie für unerwünschten Sexualverkehr.

Dementsprechend gehen abwehrende Affekte mannigfacher Art, u. a. auch Ekelgefühle, häufig mit einer Kontraktion des Beckenbodens einher, wie ein jeder an sich selber leicht beobachten kann.

Der Beckenboden hat gleichzeitig aber auch die entgegengesetzte Funktion, bei Miktion, Defäkation und Geburt die entsprechenden Objekte austreten und beim Koitus den Penis eindringen zu lassen. Dazu muss der Beckenboden in einer kontrollierten und abgestuften Art und Weise erschlaffen können. Er muss dabei zu einem sich ständig ändernden Gleichgewicht zwischen anspannenden und entspannenden, zwischen austreibenden und zurückhaltenden Kräften beitragen. Auch diese biologische Funktion des Beckenbodens geht mit einem entsprechenden psychischen Erleben einher.

Schließlich hat der Beckenboden auch die physiologische Funktion einer Interaktionszone, insbesondere beim Geschlechtsverkehr, wovon noch die Rede sein wird.

Zur Affektphysiologie des Beckenbodens

Geschlechtsverkehr, Rückhalten der Leibesfrucht während der Schwangerschaft, Geburt, Miktion und Defäkation gehen also mit spezifischen physiologischen Funktionen des Beckenbodens einher, und sie sind gleichzeitig, wie gerade angedeutet, mit einem spezifischen affektiven Erleben und damit auch mit einer spezifischen Affektphysiologie verbunden. Darüber hinaus können aber viele andere Affekte die autochthone Physiologie des Beckenbodens überlagern und modifizieren und dabei gegebenenfalls auch zur Ausbildung einer psychosomatischen Symptomatik beitragen, in die der Beckenboden mit einbezogen ist.

Von der genitalen Lust und der *Lustphysiologie* wird gleich ausführlicher die Rede sein. Aber auch *zärtliche Affekte* ohne genitale Beteiligung können zu einer Tonusverminderung am Beckenboden führen, die mitunter gleichzeitig mit angeregter Anspannung einhergeht. Es sei jedoch erneut auf die Lückenhaftigkeit unseres Wissens über die Affektphysiologie hingewiesen. Davon zu unterscheiden sind Affekte der *Gelassenheit* und der *Hingabe*, auf die beim Thema der Miktion näher eingegangen werden soll. Die *retentiven Affekte* die mit der autochthonen Physiologie des Beckenbodens verbunden sind, wurden schon erwähnt. Aber auch retentive Affekte anderer Herkunft – etwa aus Angst oder bei geiziger Verweigerung dem anderen gegenüber – gehen oft mit einer Anspannung der Beckenbodenmuskulatur einher, was ebenfalls bei der Ausbildung von Miktionsstörungen, aber auch von Gebärstörungen eine Rolle spielen kann. Umgekehrt geht der Affekt der *Angst* oft mit einer Verminderung der Sphinkterkontrolle einher: man kann sich vor Angst in die Hosen machen. Auch *aggresive Affekte*, Ärger und *Wut* sind mit Veränderungen der Physiologie des Beckenbodens verbunden: Beim Kampf und in der Einstimmung auf den Kampf hin wird – physiologisch zweckmäßigerweise – der Beckenboden angespannt. Eine ganze Reihe von gynäkologischen Symptomen kommt als Korrelat *depressiver* oder larvierter depressiver Affekte zustande (5). Auch hier mangelt es jedoch leider an eingehenderer affektneurologischer Forschung. Zwar gehen depressive Affekte mit einer Verminderung von Muskeltonus und Bewegung einher, aber wir wissen nicht, inwieweit das auch die Physiologie des Beckenbodens beeinflusst. Dagegen dürfte die oft mit einer Depression verbundene Verstopfung auf eine retentive Tätigkeit des Beckenbodens schließen lassen.

Eine große Anzahl von unterschiedlichen Affekten, die außerdem noch aus den unterschiedlichsten interpersonalen Interaktionen stammen können, kann also die Physiologie des Beckenbodens beeinflussen und unter bestimmten Voraussetzungen zu einer psychosomatischen Symptomatik führen, in die der Beckenboden mit einbezogen ist.

Geburtshilfliche Symptomatik als Folge gestörten Gebärverhaltens

Die früher mehr an der Geburtsmechanik orientierte Geburtshilfe hat inzwischen erkannt, dass Innervation und Zusammenspiel der austreibenden und zurückhaltenden Strukturen auch von den während der Geburt

wirksamen Affekten und Impulsen abhängt. Es gibt normales und pathologisches Gebärverhalten. Die geburtshilflichen Situationen, die den Geburtshelfer
zum Eingreifen veranlassen, sind nicht selten Korrelat oder Folge eines pathologischen Gebärverhaltens. Das einerseits gestörte und andererseits funktionelle
Gebärstörungen verursachende Gebärverhalten ist aber keineswegs immer
direktes Korrelat zu Angst, wie es dem allgemein anerkannten Begriff des
Angst-Spannungs-Schmerz-Syndroms entsprechen würde. Vielmehr kann das
gestörte Gebärverhalten auch Korrelat einer Vielzahl anderer Affekte sein, die
oft, aber nicht immer, sekundär zu Angst auftreten bzw. Angst abwehren sollen.
In einer gesonderten Arbeit (1) ist beschrieben worden, wie retentives Gebärverhalten, ärgerliches, perfektionistisches, kontaktarmes, ratloses, inaktives oder
planloses Gebärverhalten zu jeweils unterschiedlichen Gebärstörungen führen
kann, wobei das jeweilige Verhalten des Beckenbodens entscheidend ist. In praktischer Hinsicht erleichtert die Kenntnis dieser Affektkonstellationen ein präven-
tives Verhalten des Geburtshelfers.

Miktionsstörungen und Affektphysiologie am Beckenboden

Die eingangs erwähnten Fälle weisen darauf hin, dass Affekte einen modifi-
zierenden und bisweilen auch pathogenen Einfluss auf die Miktion ausüben können. In früheren Arbeiten (2, 3) habe ich beschrieben, wie eine Reihe von Affektkonstellationen zu Miktionsstörungen führen kann, wobei auch die Physiologie
des Beckenbodens in die Pathogenese des Symptoms mit einbezogen sein dürfte:
Harninkontinenz bei Hemmung der Hingabefähigkeit; Harninkontinenz bei
gehemmten Affekten von Ärger und Wut; Harninkontinenz ohne Organbefund
bei verleugneter Depression und Harnverhalten bei retentiven Impulsen. Nur
einige klinische Bilder sollen etwas eingehender aufgegriffen werden.

Physiologischerweise geht die Miktion bei Mann und Frau mit unterschiedlichem affektivem Erleben einher. Dabei spielt der Beckenboden eine entscheidende Rolle. Der Mann muss beim Wasserlassen stehen und pressen und eine
etwas stärkere Aktivität aufbringen. Die Frau läßt es einfach fließen, gibt sich
dem Prozess hin und lässt sich verströmen, ohne dabei sonderlich pressen oder
sich anstrengen zu müssen. Man darf die Frage stellen, ob die Gelassenheit,
welche ja so wichtig ist, wenn es darum geht, ein Kind groß zu ziehen, hier
nicht eine gewisse biologisch bedingte Vorerfahrung und Bahnung findet.
Auch kann man in der unterschiedlichen Art des Urinierens bei Mann und
Frau eine gewisse biologisch begründete Vorbedingung dafür sehen, dass die
Kultur entsprechende unterschiedliche Bilder der Männlichkeit und Weiblichkeit entwickelt hat.

Bei einer Untergruppe der Frauen mit Harninkontinenz ohne Organbefund
findet sich nun im psychischen Befund eine Hemmung im Bereich der Hingabefähigkeit. Diese Frauen können sich der jeweiligen zwischenmenschlichen

Situation, der jeweiligen Aufgabe, Beschäftigung oder Stimmung, mit der sie es zu tun haben, nicht überlassen. Entsprechend klagen sie oft über körperliche und psychische Verspannung, in die der Beckenboden mit einbegriffen ist. In Situationen, in denen trotz ihrer Hemmung der Hingabefähigkeit dennoch Hingabeimpulse mobilisiert werden, kommt es nicht selten zum Abgang von Urin. Diese Frauen können Hingabe aus psychischer Hemmung heraus nicht zulassen und erleben; der Körper aber agiert auf die mobilisierten Hingabe-impulse dennoch per Symptom des Sichverströmens. So erklären sich auch manche Fälle von Urinabgang bei besonders ergreifenden Erlebnissen, z. B. bei der nächtlichen Weihnachtsmesse oder beim Geschlechtsverkehr. Interessanter-weise finden sich bei Harninkontinenz infolge Hemmung der Hingabefähigkeit öfter Begleitsymptome wie Neigung zum Kollabieren, Schwindelgefühl, Schlaf-störungen, Behinderung der sexuellen Erlebnisfähigkeit.

Unter Reizblase werden in der gynäkologisch-urologischen Literatur mitun-ter recht unterschiedliche klinische Zusammenhänge verstanden. In manchen Fällen, wie z. B. auch in dem eingangs geschilderten Fall, können muskuläre Anspannungen des Beckenbodens, die aus unterschiedlichsten Affektkonstel-lationen stammen mögen, eine Rolle spielen.

Bei unserem ungenügenden Wissensstand über die Affektphysiologie kann nicht mit Sicherheit ausgesagt werden, inwieweit auch Angst und ängstliche Besorgtheit, die mit Urinverlust einhergehen können, eine Beziehung zur Physiologie des Beckenbodens haben. In diesen Zusammenhang gehört ein weiterer Unterschied in der Psychologie der Miktion von Mann und Frau. Der Mann kann sich notfalls einfach an einen Baum stellen. Aus soziokultu-rellen Gründen kann die Frau sich aber nicht einfach hinsetzen, wo sie will; sie braucht immer eine Toilette. Das macht Abhängigkeit und Angst. Aus Ängst-lichkeit meint sie, überall, wo sich eine Gelegenheit dazu bietet, schnell zur Toilette gehen zu müssen.

Abweichend vom Thema Beckenboden sei darauf hingewiesen, dass die ana-tomischen Strukturen von Harnwulst, Harnröhre und Harnblase eng in die Lustphysiologie der Frau einbezogen sind, mitunter sogar in ausgeprägter Weise. So ist es verständlich, dass es unter dem Einfluss der Lustphysiologie zu einer Vielzahl von Miktionsstörungen kommen kann, die als urethral-erotisches Syndrom zusammengefasst werden können (4).

Sexuelle Affekte und Beckenboden

Der Beckenboden ist in die Physiologie des sexuellen Verhaltens und Erle-bens mit einbezogen. Der Beckenboden lässt eintreten, empfängt, was mit lustvollen Gefühlen, umgekehrt aber auch mit abwehrenden Gefühlen einher-gehen kann. Wenn beim Sexualverkehr der Beckenboden nachgeben kann, wird sowohl bei der Frau als auch beim Mann ein differenzierteres Lusterleben möglich. Andererseits spielen bei der sexuellen Lust auch Kontraktionen des Beckenbodens eine wichtige Rolle. Beobachtungen zeigen, dass die Stärke dieser Kontraktionen das Ausmaß orgastischen Erlebens beeinflussen kann. Die Fähigkeit zu sexueller Gestimmtheit, Erregbarkeit und Erlebensfähigkeit wird gefördert, wenn die Sensationen am Beckenboden eine habituelle Aufmerksamkeitszuwendung erfahren und einen Stellenwert im bewusstseinsnahen Körpererleben haben.

Nicht selten spielt der Beckenboden bei verborgener Masturbation der Frau eine Rolle. Im Gehen, im Sitzen, beim Anstehen im Geschäft kann die Frau durch wiederholtes Zusammenkneifen des Beckenbodens sexuelle Erregung und auch sexuelle Befriedigung erreichen. Niemand der Anwesenden bemerkt etwas, und auch die betroffene Frau selber mag es nicht als Selbstbefriedigung einstufen.

Auch für das Erleben von Lust gilt, dass die autochthone Physiologie von andersartigen Affekten modifiziert werden kann. Sexuelles Erleben kann z. B. mit ärgerlichen und aggressiven Affekten einhergehen. Beim Kampf und in der Einstimmung auf einen Kampf hin wird aber physiologisch zweckmäßigerweise der Beckenboden angespannt, was natürlich das Gegenteil jener Aufmerksamkeitszuwendung zum Beckenboden ist, welche einer sexuellen Gestimmtheit förderlich ist. Dennoch kann es in aggressiver Anspannung und bei angespanntem Beckenboden sehr wohl zum Orgasmus kommen, kaum aber zum Erleben hingabevollen Liebens.

Einem *Vaginismus* können Hass auf den Mann und aktiv kämpferische aggressive Impulse zugrunde liegen. Es kann sich aber auch um eher defensiv abwehrende aggressive Impulse handeln. Letztere wiederum können aus unterschiedlichen Quellen resultieren, z.B. aus Angst vor einer liebevollen Beziehung, aus Angst vor Konzeption oder aus Angst, die auf eigener aggressiver Gehemmtheit und damit auf dem Gefühl der Wehr- und Schutzlosigkeit beruht.

Musaph [6] hebt hervor, dass neben den Fällen von vollausgeprägter vaginistischer Symptomatik auch eine abgestufte Reihe von leichteren Fällen unterschieden werden sollte. Klinisch diagnostiziert wird meist nur eine ausgeprägte Symptomatik. Leichtere Grade werden oft von der Frau selber nicht als Vaginismus eingestuft. Unglücklicherweise entziehen sie sich daher meist einer ärztlichen Behandlung. Bei leichteren Formen des Vaginismus ist die Fähigkeit zum Orgasmus nicht selten mehr oder weniger erhalten.

In der Literatur wird kaum erwähnt, dass es auch beim Mann ein kontraktives Verhalten des Beckenbodens geben kann, welches dem Vaginismus der Frau entspricht.

Bisweilen klagen die Frauen über die Symptomatik einer *weiten Scheide*. Dabei klafft der Beckenboden während des Geschlechtsverkehrs weit auseinander, ohne dass es zu den mit sexueller Befriedigung einhergehenden Kontraktionen des Beckenbodens kommt. Das beruht darauf, dass die Lustphysiologie zwar in Gang kommt, aber nicht bis zum Ende abgeführt werden kann; entweder wegen einer sexuellen Gehemmtheit der Frau oder wegen Psychopathologie des Mannes. In einigen Fällen von weiter Scheide mag es sich bei dem Verhalten des Beckenbodens auch um ein Angstkorrelat handeln. Auf Angst und Schreck mag es z. B. beruhen, wenn es bei Vergewaltigung unter Anwendung grober Kraft nicht zu einem Vaginismus, sondern umgekehrt zu einer weiten aufnahmebereiten Scheide kommt.

Wenn sich bei einer digitalen rektalen Untersuchung der *Spincter ani* bereitwillig öffnet, statt die übliche abwehrende Kontraktion zu zeigen, liegt ein Phänomen vor, das einer weiten Scheide vergleichbar ist. Dieser Befund läßt darauf schließen, dass hier Analverkehr durchgeführt wird. Diagnostisch ist dieser Befund insbesondere bei Kindern wichtig, denn er stellt einen Hinweis auf sexuellen Missbrauch des Kindes dar.

Obgleich wir durch die Arbeiten von Masters und Johnson verhältnismäßig viel über die körperlichen Vorgänge der Lustphysiologie wissen, sind wir auch hier über die Funktion des Beckenbodens noch nicht hinreichend informiert. Detailliertere physiologische Forschung könnte auch hier dazu beitragen, die klinischen Phänomene und die Pathologie besser erkennen, verstehen und behandeln zu können.

Schließlich sei noch darauf hingewiesen, dass der Beckenboden auch in internistischer psychosomatischer Symptomatik eine Rolle spielen kann. Andeutungsweise seien manche Formen von Obstipation oder von Verlust der Stuhlkontrolle erwähnt. *H.G. Bender* hat in der Diskussion konkreter klinischer Fälle wiederholt die Frage aufgeworfen, ob nicht die dort vorliegenden Unterleibsschmerzen auf orthopädische Veränderungen in der LWS zurückzuführen seien. Umgekehrt stellt sich aber auch die Frage, inwieweit evtl. Schmerzen im internistischen und orthopädischen Bereich auf Kontraktionen im Bereich des Beckenbodens zurückzuführen seien.

AUFMERKSAMKEITSZUWENDUNGEN UND ÜBENDE VERFAHREN

Im Bereich des Beckenbodens finden viele physiologische und affektphysiologische Innervationen und Bewegungen statt. Diese Lebensregungen gehen aber kaum in das bewusste Erleben und Denken des Individuums ein. Sie bleiben schon allein deshalb weitgehend unbewusst, weil im Körperbild des Individuums ein Beckenboden, auf den körperliche Sensationen bezogen werden könnten, kaum einen Raum einnimmt. Der durchschnittliche Laie würde kaum wissen, was mit einem Wort wie Beckenboden gemeint ist. Diese Lücke im Körperbild und die Unbewusstheit für die Lebensvorgänge im Bereich des Beckenbodens dürften weitgehend darauf zurückzuführen sein, dass die Ausscheidungsvorgänge und der Geschlechtsverkehr von Schamgefühlen und Tabus begleitet sind.

Unbewusst gehaltene Inhalte sind aber um so anfälliger für psychopathologische Entwicklungen und damit auch für die Ausbildung einer psychosomatischen Symptomatik. So ist es kein Zufall, wenn die Gynäkologie aus der praktischen Erfahrung heraus dazu übergegangen ist, in drei Bereichen therapeutische Beckenbodenübungen zu entwickeln.

Die von *Read* und *Velvovski* eingeführten Kurse zur Geburtsvorbereitung haben eine universale Verbreitung gefunden. In diesen Kursen spielen Beckenbodenübungen eine wesentliche Rolle.

Bei manchen Formen von Miktionsstörungen führen Beckenbodenübungen zu einer Verbesserung der Fähigkeit, die Harnkontrolle aufrecht zu erhalten.

Auch bei einem Teil der übenden Verfahren, die im sexualmedizinischen Bereich entwickelt worden sind, um die sexuelle Erlebnisfähigkeit wiederherzustellen, stehen Beckenbodenübungen im Vordergrund. Die Variationsbreite ist groß. Unter anderem werden Beckenbodenmassagen angewendet, um Frauen mit Vaginismus zu behandeln. Manche volksmedizinischen Überlieferungen und Praktiken gehören hierher.

Die einen meinen, der therapeutische Nutzen liege darin, dass die körperlichen Übungen selber die Fitness- und Kontraktionsfähigkeit des muskulären Organs Beckenboden stärken und damit die Orgasmusfähigkeit erhöhen. Andere meinen, die belebende Wirkung käme im Wesentlichen durch die vermehrte Aufmerksamkeitszuwendung zur Beckenbodenregion zustande. Wiederum andere meinen, bei diesen Übungen handelte es sich eigentlich nur um eine direkte sexuelle Stimulierung, die die pathologische Gehemmtheit der Erlebnisfähigkeit für Lust und Liebe überspringen und zu einer sexuellen Gestimmtheit hinführen soll; dadurch aber würden die zugrundeliegenden Konflikte überdeckt, wodurch die eigentlichen therapeutischen Möglichkeiten verpasst würden.

Hier sei nebenbei auf einen weiteren psychologischen Unterschied zwischen Mann und Frau hingewiesen. Es wurde oben eine weitgehende Unbewusstheit für die psychophysischen Lebensregungen im Bereich des Beckenbodens beschrieben, was zu einer gewissen Verarmung des Lebens beiträgt und einer einseitig vergeistigten Einstellung Vorschub leistet. Bei der Frau sind jedoch die anatomischen Strukturen und die physiologischen Vorgänge am muskulären Organ Beckenboden und erst recht in der gesamten Beckenbodenregion mannigfaltiger als beim Mann. Dadurch ist auch ihre Wahrnehmung von Sensationen, einschließlich begleitender Emotionen und Phantasien nicht selten reichhaltiger, als es für viele Männer gilt. Kurzum, der Beckenboden ist bei der Frau nicht selten mit mehr Psychologie verbunden als für viele Männer.

ZIELRICHTUNG WEITERER FORSCHUNG

Zusammenfassend sei wiederholt: Die körperliche Befindlichkeit des einen löst körperliche Befindlichkeiten und Funktionen beim anderen aus, was wiederum Rückwirkungen auf den ersten hat. Die Lücken in unserem Wissen über interpersonale Physiologie und über die interpersonale Verursachung psychosomatischer Störungen machen weitere Forschungen erforderlich, die über die jetzige tiefenpsychologisch orientierte Forschung hinaus geht.

Optimale Voraussetzungen dafür wären gegeben, wenn an einer geburtshilflich-gynäkologischen Klinik ein Dreierteam von neurologisch orientiertem Gynäkologen, analytisch orientiertem Psychosomatiker und apparativ untersuchendem Neurophysiologen zusammenarbeiten würden.

Weitere Grundlagenforschung ist nötig zur nervösen Steuerung der gynäkologischen Organe und Funktionen einschließlich ihrer pathologischen Abweichungen und ihres nervös gesteuerten Zusammenspiels mit anderen Organen. Diese kann aber wahrscheinlich nicht mit der klassischen neuroanatomischen Methodik vorgenommen werden. Die anatomischen Verhältnisse dürften am ehesten deutlich werden, wenn durch genaue Anamnesen- und Befunderhebung gewisse Funktionszusammenhänge eruiert werden, die dann erst in einem zweiten Schritt auch anatomisch und physiologisch-experimentell überprüft werden. Von einem neurologisch vorgebildeten und interessierten Gynäkologen, der während seiner klinischen Arbeit den geistigen Blick auch auf die nervösen Zusammenhänge richtet, wären neue Einsichten zu erwarten.

Der analytisch orientierte Psychosomatiker könnte durch seine Befunderhebung, welche die gegenwärtige Übertragungsreaktion einschließlich des relevanten Affekts betrifft, angeben, welche psychischen Kräfte den Körper bewegen und in die Symptombildung einmünden. In therapeutischer Hinsicht – also unter einem anderen Gesichtspunkt – geht es auch um die Frage, welche psychische Konstellation dazu geführt hat, dass der betreffende krankmachende Affekt mobilisiert wird, und um die weitere Frage, welche psychische Konstellation dazu führt, dass der betreffende Affekt überhaupt erst krankmachend wird.

Die Diskussion zwischen dem neurologisch orientierten Gynäkologen und dem analytisch orientierten Psychotherapeuten könnte erweiterte Einsichten darüber bringen, welche Affekte und welche Affektkonstellationen die gynäkologischen Funktionen auf welche Art und Weise beeinflussen.

Boden (7) hat an der Düsseldorfer Frauenklinik gezeigt, wie gynäkologische Funktionszusammenhänge mittels neurophysiologischer Methoden überprüft werden können. Mit einer einfachen Methodik hat er untersucht, an welcher Stelle des Uterus die nervöse Erregung für die Wehentätigkeit einsetzt, welche unterschiedlichen Ausbreitungsmuster der nervösen Erregung und welche pathologischen Abweichungen der Erregungsausbreitung zu beobachten sind. Gerade auch die Ergebnisse einer gynäkologischen Neurologie und gynäkologischen Affektphysiologie, die von einer Zusammenarbeit zwischen neurologisch orientiertem Gynäkologen und analytisch orientiertem Psychosomatiker zu erwarten wären, würden eine Zusammenarbeit mit dem Neurophysiologen nahe legen.

Weitere Forschung auf dem Gebiet der Affektphysiologie würde übrigens auf einigen Gebieten zu einer etwas veränderten nosologischen Einteilung führen.

Dies gilt, wie oben bereits angeführt, sicherlich für Teile der gynäkologischen Urologie, für funktionelle Gebärstörungen und funktionelle Sexualstörungen, wahrscheinlich aber auch für das Gebiet der Unterleibsschmerzen ohne Organbefund.

Erweiterung der Thematik

Der wissenschaftlich orientierte Mediziner versteht unter dem Begriff Beckenboden eine muskuläre Funktionseinheit, und vom Aufgabenbereich des Gynäkologen her gesehen, ist die Einschränkung der Thematik auf dieses begrenzte Organsystem angebracht und nützlich. Der Laie aber und die Patientin verstehen unter demselben Wort Beckenboden etwas ganz anderes. Für diese ist der Beckenboden eine Region des Körpers, ein Empfindens-, Erlebens- und Vorstellungsfeld, auf welches Phantasien und emotionale Reaktionen gerichtet sind; ein Beziehungs- und Interaktionsfeld, das in Beziehung zu anderen Menschen steht, außerdem eine Region, welche Zuwendung, Pflege und Körperhygiene verlangt. Der Beckenboden in diesem Sinne des Wortes hat also einen Stellenwert innerhalb eines sehr viel weiteren psychologischen Rahmens und damit potenziell auch einen Stellenwert innerhalb einer sehr viel weiter reichenden psychoneurotischen und psychosomatischen Symptombildung. Das muskuläre Organ Beckenboden ist im Wesentlichen Ort solcher psychosomatischer Symptome, die als Affektkorrelat zustande kommen. Das Vorstellungsfeld Beckenboden kann aber Ort vieler andersartiger psychoneurotischer und psychosomatischer Symptome werden, die als Ausdruck von Bild und konflikthaften Vorstellungen zustandekommen. Eine detaillierte Darstellung dieser Zusammenhänge würde aber die Thematik des vorliegenden Buches überschreiten.

Literatur

(1) Molinski, H. (1975): Geburtshilfliche Symptomatik als Folge gestörten Gebärverhaltens. Z Geburtsh Perinatol 179:199-201.

(2) Molinski, H. (1990): Psychosomatische Aspekte der gynäkologischen Urologie. In: Gutartige gynäkologische Erkrankungen II. Urban & Schwarzenberg, München, S. 99-103.

(3) Molinski, H. (1983): Zur Psychosomatik von Blasenentleerungsstörungen. In: Petri, A.E. (Hrsg) Gynäkologische Urologie. Thieme, Stuttgart, S. 221-226.

(4) Molinski, H. (1983): Das urethral-erotische Syndrom. In: Jürgensen, O., D. Richter (Hrsg) Psychosomatische Probleme in der Gynäkologie und Geburtshilfe. Springer, Berlin - Heidelberg - New York, S. 84-93.

(5) Molinski, H. (1978): Larvierte Depression in Geburtshilfe und Gynäkologie. Geburtsh. u. Frauenheilkunde 3:199-202.

(6) Musaph, H. (1991): Classification of primary functional vaginism. In Druck.

(7) Boden, W. (1969): Die funktionellen Dystokien. Enke, Stuttgart.

PSYCHOSOMATISCHE ASPEKTE DER GYNÄKOLOGISCHEN UROLOGIE

1. Einleitung

Herkömmliche urologische Auffassungen gehen von der Vorstellung aus, dass es sich bei der Physiologie der harnableitenden Organe lediglich um ein mechanisch arbeitendes Röhrengefüge mit relativ starr ablaufenden hydraulischen Mechanismen handeln würde. In früheren Beiträgen (1, 2, 3) wurde hingegen dargestellt, dass die isolierte, ortsständige Physiologie des harnableitenden Systems und damit auch Harnkontrolle und Miktion tatsächlich durch den Einfluss psychischer Wirkkräfte überlagert und verändert werden können. Harnkontrolle und Miktion müssen also nicht ausschließlich urodynamisch, sondern auch psychodynamisch untersucht werden.

Für den naturwissenschaftlich geschulten Arzt stellt sich dabei aber ein Problem ein, da er sich nur schwer vorstellen kann, auf welchen Wegen psychische Faktoren eine Symptomatik an den urologischen Strukturen hervorrufen sollen.

Die Antwort auf diese Frage liegt weitgehend in dem Begriff der *Affektphysiologie* verborgen. Der Affekt – oder Impuls – ist ein komplexes biologisches Geschehen, in das sowohl psychische als auch somatische Komponenten eingehen. Die *somatische Grundlage* des Affektes und des Impulses umfasst zentralnervöse und physiologische Vorgänge in Muskeln, Drüsen und Kreislauf. Diese physiologischen Abläufe gehen mit vielartigen Sensationen einher, u. a. auch im Bereich von Harnwulst und Urethra. Diese Sensationen wiederum sind verbunden mit psychischen *Gefühlen* und *Emotionen*, wie etwa Verlangen, Drängen, Spannung, Lust, und sie gehen mit *Vorstellungen* und *Bildern* einher, u. a. mit Zielvorstellungen. Dieser ganze psychosomatischc Erlebenskomplex mündet in ein äußeres *Verhalten* ein, das auf eine Abfuhr von Spannung gerichtet ist.

Diese Physiologie der verschiedenen Affekte kann nun die autochthone Physiologie der harnableitenden Wege auf jeweils ganz unterschiedliche Art und Weise überlagern und verändern.

Zu der Frage, inwieweit bestimmte Affekte den Ablauf von Harnkontrolle und Miktion beeinflussen können, kann die Literatur bislang kaum Auskunft geben. Die klinische Beobachtung hat uns jedoch einige immer wiederkehrende Zusammenhänge gezeigt.

2. Psychosomatische Aspekte der Harninkontinenz

2.1. *Harninkontinenz bei larvierter und verleugneter Depression*

Am häufigsten sehen wir Harninkontinenz ohne Organbefund bei Patientinnen, die zwar durch ihr Ausdrucksverhalten einen depressiven Affekt zum Ausdruck bringen und auch depressive Inhalte äußern, gleichzeitig aber jegliche depressive Befindlichkeit kategorisch verleugnen (1). Bei verleugneter Depression findet sich häufig die klinische Trias von Unterleibsschmerzen ohne Organbefund, Harninkontinenz ohne Organbefund und dysfunktionelle Blutung.

In den Fällen von Harninkontinenz bei verleugneter Depression sind prompte Therapieerfolge möglich, wenn das richtige Antidepressivum verordnet wird. Es muss jedoch betont werden, dass die eigentliche Kunst der Therapie darin besteht, gleichzeitig auch mit der Tendenz zum Verleugnen und dem dahinterliegenden Kummer psychotherapeutisch umgehen zu können.

2.2. *Harninkontinenz bei Hemmung der Hingabefähigkeit*

Bei Frauen mit Harninkontinenz ohne Organbefund findet sich nicht selten eine Hemmung im Bereich der Hingabefähigkeit (1). Sie können sich der jeweiligen interpersonalen Situation, Aufgabe, Beschäftigung oder Stimmung nicht überlassen. Entsprechend klagen sie oft über körperliche und psychische Verspannung oder über eine kribbelnde Befindlichkeit. In Situationen, in denen Hingabeimpulse dennoch mobilisiert werden, die jedoch infolge der Ängste und Hemmungen psychisch nicht zu Ende geführt werden können, kann es dann korrelativ zum Abgang von Urin kommen. So erklären sich prototypische auslösende Situationen wie Urinabgang bei besonders ergreifendem Erleben in der Kirche oder beim Geschlechtsverkehr. Ebenso erklären sich häufige Begleitsymptome wie Neigung zu Ohnmachtszuständen, Schwindelgefühl, Schlafstörungen und Behinderungen der sexuellen Erlebnisfähigkeit.

Die empirisch zu beobachtende Verbindung zwischen Affekten der Hingabe und Physiologie der Harnkontrolle erscheint verständlich, denn das Urinieren ist ja mit einem Gefühl des Sich-Verströmens verbunden, welches als recht angenehm, ja bisweilen als lustvoll erlebt werden kann.

2.3. *Harninkontinenz bei gehemmten Affekten von Ärger und Wut*

Häufig kann Harninkontinenz ohne Organbefund auch ein Korrelat zu unterdrückten, verleugneten oder gar weitgehend unbewussten ärgerlichen Affekten sein. Ein ausführliches Beispiel ist andernorts dargestellt worden (1, 2). Phantasien, mit dem eigenen Harnstrahl eine zerstörerische Wirkung auszuüben, und entsprechende vulgäre Redensarten, zeugen von der allgemein verbreiteten psychischen Verbindung zwischen Aggression und Miktion.

3. Psychosomatische Aspekte der Harnverhaltung

Der Impuls, etwas zurückhalten und nicht hergeben zu wollen, kann als lustvoll erlebt werden. Das gilt auch für das Zurückhalten des Harns. Retentive Impulse können aber auch durch Ärger oder Angst ausgelöst werden.

Insbesondere bei akuter Harnverhaltung kann ein prompter Therapieerfolg wesentlich sein. Es empfiehlt sich, körperliche Entspannungsübungen im suggerierten Halbschlaf einzuleiten, die in Anlehnung an das autogene Training durchgeführt werden können und die von Gesprächen begleitet sind, welche auf den Ärger oder auf die Angst eingehen.

4. Das urethralerotische Syndrom

Schon allein die Wirksamkeit von Affekten der Hingabe verbindet die Physiologie der Harnkontrolle mit dem Erleben von Lust und Liebe. Psychosomatische Symptome im urologischen Bereich können auch auf sexuellen Affekten beruhen (3).

4.1. *Störungen der Miktionsphysiologie*

Die anatomischen Strukturen von Harnwulst, Harnröhre und Harnblase sind bei der Frau eng in die Lustphysiologie einbezogen, häufig sogar in ausgeprägter Weise. Bisweilen sind sexuelle Erregung und Orgasmus überhaupt nur möglich, wenn es zu gezielter urethraler Stimulation kommt. So ist es verständlich, dass es im Zusammenhang mit der Lustphysiologie zu einer Vielzahl von Miktionsstörungen kommen kann: vermehrter Harndrang und, was nicht dasselbe ist, häufiges Wasserlassen oder auch imperativer Harndrang, was mitunter klinisch als eine Art von Inkontinenz imponiert. Ferner kommen Harndrang bei fehlender Blasenfüllung und auch schmerzhafte Sensationen beim Wasserlassen vor. Während der Schilderung solcher Symptome ist bei der Patientin eine zurückgehaltene erotische Ausstrahlung wirksam, die sich meist auch in den biographischen Angaben andeutet. Andere Frauen halten – wiederum nicht immer ganz frei von einer versteckten lustvollen Komponente – das Wasser zurück und klagen über mangelnde Leerung der Harnblase, über Tröpfeln oder über komplette Harnsperre und manchmal über langsamen und schlaffen Harnfluss.

4.2. *Irritierende Sensationen und Blutungen von nicht abgeführter Vasokongestion*

Nicht hinreichend abgeführte Lustphysiologie kann nicht nur zu Miktionsstörungen führen, sondern auch zu vielerlei irritierenden Sensationen und Blutungen, die auf nicht zurückgehender Vasokongestion beruhen.

Wer die Anatomie des Gräfenberg-Spots und des Trigonum vesicae vor Augen hat, wird das nicht so verwunderlich finden. Der Gräfenberg-Spot ist eine erotisch empfindsame, hochsensible Stelle der Vagina, welche nur durch eine Gewebsschicht von 3 oder 4 mm Dicke vom Trigonum vesicae getrennt ist. Die sich am Gräfenberg-Spot abspielende Lustphysiologie und Vasokongestion greift also leicht auf das Trigonum vesicae über, zumal wenn die Vasokongestion infolge mangelnder Befriedigung nicht hinreichend abgeführt werden kann. So können Reizgefühle in der Blase entstehen, die von der nicht abgeführten Sexualspannung herrühren. Je nach Persönlichkeit können diese Reizgefühle in unterschiedlichen Worten und Bildern dargestellt werden. Sie können an Intensität zunehmen und als schmerzhaft erlebt werden, wobei manche Frauen den Ausdruck „hoher Schmerz" gebrauchen. Diese Reizgefühle und Schmerzen dauern nicht selten viele Stunden, ja Tage über den Verkehr hinaus an.

So erklärt sich auch ein weiteres Symptom, dass es nämlich nach dem Verkehr mitunter zu blutig tingiertem Urinabgang kommen kann. Es ist ja nicht verwunderlich, dass ein so stark hyperämisches Gewebe Blut in den Urin übertreten lassen kann, insbesondere natürlich nach Verkehr ohne Orgasmus, denn dieser würde ja die Vasokongestion zum Abklingen kommen lassen. Diese geschilderten Reizgefühle und Blutungen fuhren mitunter zu Diagnosen wie „abakterielle Zystitis", „Pseudozystitis" oder „Pseudourethritis".

4.3. Irritierende Sensationen ohne Organbefund

Bei der hier diskutierten Pathophysiologie ist es verständlich, dass es auch zu irritierenden Sensationen ohne Organbefund kommen kann: mannigfache Sensationen von Kribbeln, Pochen, Jucken, Zusammenziehen und Kneifen im Bereich von Urethra, Harnwulst und Harnblase. Wenn die Frau in einer Liebesbeziehung steht und immer wieder sexuell angeregt wird, es aber gleichzeitig nie zu einer hinreichenden Abfuhr und Befriedigung kommen kann, können diese Sensationen sich bis zu einer ausgeprägten Schmerzhaftigkeit steigern. Derartige urethrale Sensationen können trotz ihres irritierenden und schmerzhaften Charakters bisweilen mit einem verdeckt lustvoll erlebten Harndrang einhergehen.

Viele derartige Krankheitsbilder haben sich in der ärztlichen Praxis als äußerst therapieresistent erwiesen und könnten doch relativ einfach zum Abklingen gebracht werden, wenn der Arzt die hier aufgezeichneten Zusammenhänge erkennen und das therapeutische Gespräch danach ausrichten würde.

4.4. Störungen des Miktionsverhaltens

Schließlich gibt es auch Störungen des Miktionsverhaltens, bei denen die Miktionsphysiologie selbst nicht beeinträchtigt ist: bei jeder Sexualerregung zur Toilette laufen; Wasserlassen und Tröpfeln beim Verkehr, wobei mitunter auch die oben erwähnten gehemmten Hingabesehnsüchte eine Rolle spielen können; Wasserlassen oder Tröpfeln nach dem Verkehr, das stundenlang anhalten kann. Andere Frauen täuschen sich selbst und anderen das Vorliegen einer Harninkontinenz vor, um ständig katheterisiert zu werden. Regelmäßiger Katheterismus über lange Zeiträume geht mitunter mit angenehmen Sensationen einher, worauf ungern verzichtet wird. Fast alle Gynäkologen werden Patientinnen kennen, wie jene Frau, die immer gleich 20 Katheter zu Hause vorrätig hatte, um sich damit – man möchte fast sagen – ergötzen zu können. Es ist außerordentlich schwer, solche Patientinnen mit dem Hinweis auf die Infektionsgefahr von ihrem Katheterismus abzubringen.

5. Pathophysiologie der psychosomatisch-urologischen Störungen bei Frauen

Es stellt sich die Frage, inwieweit die hier beschriebenen psychologisch definierten Krankheitsbilder mit den Begriffen von Stress- und Urge-Insuffizienz korrelieren oder aber mit diesen Begriffen eben gerade nicht korrelieren. Solange noch keine größeren Beobachtungsreihen vorliegen, bleiben wir auf die Berücksichtigung von Einzelfallbeobachtungen angewiesen. Einzelfallbeobachtungen aber weisen darauf hin, dass die Harninkontinenz bei Frauen mit depressivem Affekt und mit Hingabestörungen durch eine affektbedingte Erschlaffung muskulärer Strukturen, möglicherweise des Beckenbodens, zustande kommt. Es würde also eine nicht organisch, sondern funktionell bedingte Form der Stressinkontinenz vorliegen. Dazu würde die Beobachtung passen, dass es Fälle mit der Symptomatik einer Stressinkontinenz gibt, obgleich messtechnisch keine Stressinkontinenz nachweisbar ist.

Unklar ist, inwieweit die neurophysiologischen Korrelate von Angst, Ärger oder retentiven Impulsen mit der Physiologie von Urge- oder Stressinkontinenz korrelieren.

Ein Teil der oben geschilderten Symptomatik wird mitunter der Diagnose einer Reizblase zugeordnet. Diese Bezeichnung wäre für das Erfassen der geschilderten Symptomatik aber irreführend, denn die Harnblase ist ja gar nicht krank. Und außerdem erstreckt sich das Gesamte der nervösen Symptomatik weit über den Bereich der Harnblase hinaus. Entsprechend der hier dargestellten Pathogenese handelt es sich ja in Wirklichkeit auch gar nicht um eine kranke Harnblase, sondern um Störungen im Verhalten und Erleben, z. B. um eine verdeckte funktionelle Sexualstörung.

Abschließend sei wiederholt: Harnkontrolle und Miktion müssen nicht ausschließlich urodynamisch, sondern auch psychodynamisch untersucht werden. Die hier erörterten Hinweise stellen keine abschließende Information dar, können aber vielleicht zur Formulierung neuer nosologischer Einheiten und therapeutischer Wege überleiten.

LITERATUR

(1) MOLINSKI, H.: Zur Psychosomatik von Blasenentleerungsstörungen. In: Petri, E. (Hrsg.): Gynäkologische Urologie. Thieme. Stuttgart - New York, 1983.

(2) MOLINSKI, H.: Zur Psychosomatik von Inkontinenz und Blasenentleerungsstörungen. In: Käser. O., V. Friedberg, K.G. Ober. K. Thomsen, J. Zander (Hrsg.): Gynäkologie und Geburtshilfe, Bd. 111/1, S. 724. Thieme, Stuttgart - New York, 1985.

(3) MOLINSKI, H.: Das urethralerotische Syndrom. In: Jürgensen, O., D. Richter (Hrsg.): Psychosomatische Probleme in der Gynäkologie und Geburtshilfe 1984. Springer. Berlin - Heidelberg, 1985.

ZUR PSYCHOSOMATIK VON INKONTINENZ UND BLASENENTLEERUNGSSTÖRUNGEN

Es ist bekannt, dass die Funktion des harnableitenden Systems und damit Harnkontrolle und Miktion von unterschiedlichen Affekten überlagert und moduliert werden können. Es ist daher ratsam, Harnkontrolle und Miktion nicht ausschließlich urodynamisch, sondern auch psychodynamisch zu untersuchen. Die jeweilige Affektphysiologie sollte bei der Analyse ungeklärter Fälle von Harninkontinenz mitberücksichtigt werden. In der Literatur gibt es hierüber kaum Angaben (1, 2, 3, 7). Die klinische Beobachtung hat uns einige immer wiederkehrende Zusammenhänge gezeigt.

HARNINKONTINENZ BEI HEMMUNG DER HINGABEFÄHIGKEIT UND DER LUSTPHYSIOLOGIE

Frauen mit Harninkontinenz ohne Organbefund zeigen nicht selten eine Hemmung im Bereich der Hingabefähigkeit; sie können sich der jeweiligen interpersonalen Situation, der Aufgabe, Beschäftigung oder Stimmung nicht überlassen: sie klagen oft über körperliche und psychische Verspannung. Die empirisch beobachtbare Verbindung zwischen Affekten der Hingabe und der Physiologie der Miktion erscheint verständlich; urinieren kann bisweilen als angenehm, ja lustvoll erlebt werden.

Die Harnröhrenmündung, Harnröhre und Harnblase stehen in enger topographischer Verbindung mit dem äußeren Genitale und sind in die Genitallustphysiologie mit einbezogen, bei nicht wenigen Frauen sogar in ausgeprägter Weise. Bisweilen sind sexuelle Erregung und Orgasmus überhaupt nur möglich, wenn es zu gezielter urethraler Stimulation kommt. So ist es verständlich, dass es im Zusammenhang mit Affekten der sexuellen Erregung zu einer Vielzahl von Miktionsstörungen kommen kann, so z. B. wenn aus untergründigen Ängsten Frauen gehemmt bleiben und die sexuelle Lust nicht zur Lösung geführt werden kann.

Beobachtet werden mannigfaltige irritierende Sensationen im urethralen Bereich, die pochender, kribbelnder, sich zusammenziehender oder auch einfach schmerzhafter Natur sein können. Derartige urethrale Sensationen können mit einem irritierenden, bisweilen verdeckt lustvoll erlebten Harndrang einhergehen. Manche Frauen reagieren in dieser psychopathologischen Konstellation

mit einer Harninkontinenz, ohne dass typische gynäkologische oder urodynamische Befunde vorliegen.

Der folgende Fall illustriert den Zusammenhang zwischen Harnverhalten
und dem Erleben genitaler Lust:

Eine 19jährige Friseuse mit einer zwiespältigen libidinösen Einstellung zu
ihrem Vater war einerseits im Erlebnisbereich von Lust und Liebe gehemmt,
zeigte aber andererseits häufig ein inadäquates erotisierendes Verhalten. Die
Beziehung zu ihrem Freund war instabil: sie wurde schwanger: er trennte sich
von ihr. In dieser Situation entwickelte sie psychogen bedingte Anästhesien,
sie sagte: „Ich merke nichts an der Scheide und in der Harnblase, und ich
habe Taubheitsgefühle an der linken Gesäßhälfte." Gleichzeitig kommt es zu
einer viele Monate andauernden Harnverhaltung, so dass täglich katheterisiert
wird. Nach Eintritt einer spontanen Fehlgeburt hält die Symptomatik der
Harnverhaltung unvermindert an. Während der stationär durchgeführten Psychotherapie ist das Interesse der Patientin auf ihren Vater konzentriert, den sie
immer wieder anklagt. Die Therapie und die Auseinandersetzung mit ihren
Konflikten waren dadurch erschwert, dass sie nicht auf das Katheterisieren
verzichten wollte, obgleich auf der Station beobachtet wurde, dass sie öfter
spontan urinierte.

Harninkontinenz bei gehemmten Affekten von Ärger und Wut

Harninkontinenz ohne Organbefund ist nicht selten ein Korrelat zu unterdrückten, verleugneten oder gar weitgehend unbewussten ärgerlichen Affekten.
Dazu folgendes Beispiel:

Eine 48jährige Frau hat seit zwei Jahren eine bislang therapieresistente Harninkontinenz ohne Organbefund. Bei der stationären Aufnahme macht sie viele
verdeckt aggressive Äußerungen und spricht herabsetzend von ihrem Mann,
meint aber, frei von allem Ärger zu sein. Nachdem es gelungen war, eine tragfähige Arzt-Patient-Beziehung aufzubauen, wird der Ärger auf den Mann schrittweise bewusster. Die Patientin ist nun tageweise frei von Harninkontinenz, aber
es entwickeln sich an den Tagen ohne Einnässen intensive Schmerzen in beiden
Schultern und Oberarmen oder aber vom Nacken aufsteigende Kopfschmerzen.
Wenn die Patientin dann wieder einige Tage inkontinent ist, sind die Schmerzen wieder weg. Erst nach mehreren Wochen kann die Patientin die eigentliche
Quelle ihrer Wut eingestehen: Der Mann hat die Tochter der Patientin aus erster
Ehe aus dem Hause geworfen. Nachdem die ursprünglich verleugneten Zer-
würfnisse mit dem Ehemann innerhalb einer tragfähigen Beziehung zum Arzt
aufgearbeitet werden kann, schwinden schließlich die Harninkontinenz und die
muskulär bedingten Schmerzen und Verspannungen.

HARNINKONTINENZ BEI VERLEUGNETER DEPRESSION

Am häufigsten sehen wir Harninkontinenz ohne Organbefund bei Frauen, die zwar durch ihr Verhalten einen depressiven Affekt zum Ausdruck bringen und auch depressive Inhalte äußern, gleichzeitig aber jegliche depressive Befindlichkeit kategorisch verleugnen. Verleugnete Depressionen finden sich auch bei einer Untergruppe von Unterleibsschmerzen ohne Organbefund und gelegentlich bei Fällen von dysfunktionellen Blutungen (Literatur). Nach der klinischen Erfahrung sind Harninkontinenz und Unterleibsschmerzen eher Korrelate zu dem mit der Verleugnung einhergehenden Affekt als zu dem depressiven Affekt selber.

In den Fällen von Harninkontinenz bei verleugneter Depression sind prompte Therapieerfolge möglich geworden, wenn das richtige Antidepressivum verordnet wird. Es muss jedoch betont werden, dass die eigentliche Kunst der Therapie darin besteht, gleichzeitig mit dem Affekt des Verleugnens im ärztlichen Gespräch richtig umgehen zu können.

HARNVERHALTEN BEI RETENTIVEN IMPULSEN

Retentive Impulse können durch Ärger und Angst ausgelöst werden. So findet sich Harnverhalten meist bei psychophysischen Spannungszuständen, die mal mehr auf Angst und mal mehr auf Ärger beruhen. Bei akuter Harnverhaltung kann ein prompter Therapieerfolg eintreten. Es empfiehlt sich, körperliche Entspannungsübungen im suggerierten Halbschlaf einzuleiten, die in Anlehnung an das autogene Training durchgeführt werden können und von Gesprächen begleitet sind, die auf den Ärger oder auf die Angst eingehen.

HARNKONTROLLE ALS INTERPERSONALES GESCHEHEN

In einer positiven emotionalen Beziehung zur Mutter kann das kleine Kind dem Verlangen der Mutter nachkommen und versuchen, die Blasenfunktion zu kontrollieren. Ohne diese positive emotionale Beziehung aber ist die eigene momentane Befindlichkeit maßgebend. Die Kinder lernen erst Monate später die Kontrolle der Miktion. Auch die therapeutische Bedeutung der Arzt-Patient-Beziehung stellt ein interpersonales Geschehen dar.

Die typischen Affektkonstellationen sind im konkreten Fall erst hinreichend verständlich, wenn man nicht nur die in der Persönlichkeitsstruktur verankerten Hemmungen, sondern auch die interpersonalen Verzahnungen mitbeschreibt. Bei Harninkontinenz als Korrelat zu gehemmten aggressiven Affekten findet sich häufig auch eine sadomasochistische Integration mit dem Ehemann. Bei Miktionsstörungen der Frau infolge nicht hinreichend abgeführter sexueller Erregung kann eine Ejaculatio praecox des Partners oder zumindest ein schwächlicher Mann, der die Frau wohl erregen, aber nicht zufriedenstellen kann, im Hintergrund stehen.

Beispiel einer Störung der Harnkontrolle im Gefolge eines interpersonalen krankhaften Geschehens:

Ein 9jähriges Mädchen mit Harnwegsinfekt und entzündlichen Erscheinungen an Vulva und Scheide ist seit Jahren in Behandlung; die Entzündungen gehen nach Antibiotikatherapie zurück und treten prompt erneut wieder auf. Das Mädchen hatte eine ebenso lange bestehende Harninkontinenz. Der überweisende Arzt gibt weiterhin an, in dem verzweifelten Versuch, den unwillkürlichen Urinabgang mechanisch zu stoppen, würde sich das Kind überall – zu Hause, in der Schule, bei anderen Gelegenheiten – auf die Kante ihres Schuhs setzen, was sich später als verdeckte masturbatorische Tätigkeit herausstellte. Bei der Untersuchung ihrer Umgebung findet man, dass das Kind an einer bislang nicht diagnostizierten Depression der Mutter partizipierte. Die Mutter müsse im Geschäft der Schwiegermutter arbeiten, die von ihr alles fordere und wenig Verständnis für sie besitze; der Mann gebe ihr keinerlei Schutz, man überhäufe sie mit Schuldgefühlen; sie sei mit Schmerz und Wut bis oben angefüllt. Nur auf direktes Befragen hin konnte sie schließlich ihre Depression mit Grübelzwang, Selbstvorwürfen und Tagesschwankungen schildern. Dabei beschrieb sie, wie intensiv und mit welcher Intuition die kleine Tochter sich in die Leiden der Mutter einfühlen würde. Das emotional isolierte Kind aber schwingt mit der depressiven Verfassung der Mutter mit. Es übertönt die eigene unglückliche Verfassung durch ständige Masturbation, welche mit einer Urge-Harninkontinenz einhergeht. Das Kind hat häufig schlechte Träume, in denen es entweder die Mutter oder sich selbst tötet, und es zeigt einen schnippisch-triumphierenden Affekt, wenn die Mutter über das Waschen der nassen Hosen klagt. Es wird nicht ausgesprochen und bleibt nur erahnbar, dass in der bedrückten Verfassung des Kindes außerdem noch Wünsche nach Geborgenheit und Hingabe wirksam werden. Um so deutlicher ist es, dass das Symptom der Harninkontinenz nur durch eine gemeinsame Wechselwirkung zwischen Patientin und Mutter zustande kommt, welches darüber hinaus noch durch die Wechselwirkung zwischen Vater und dessen Mutter beeinflusst wird. Entsprechend diesem interpersonalen Charakter des Symptoms zielt die erfolgreiche Therapie hauptsächlich auf das soziale Umfeld des Kindes ab. Die urodynamische Diagnose einer motorischen Urge-Inkontinenz bessert sich daraufhin.

DIAGNOSTISCHE ÜBERLEGUNG ZUR PSYCHOSOMATISCH BEDINGTEN STÖRUNG DER MIKTION

Bislang wurde von Seiten der psychologischen Medizin studiert, welche psychischen. z. B. charakteriologischen Folgen vom Erleben der Miktion ausgehen können. Wir haben statt dessen untersucht, welche Affekte die Physiologie der Miktion beeinflussen.

Die Unterscheidung von Stress- und Urge-Inkontinenz, wie sie von Seiten der Anamnese, dem gynäkologischen Befund und den urodynamischen Messgrößen abgeleitet werden kann, wird den psychosomatisch bedingten Störungen von Wasserhalten und Wasserlassen nicht gerecht. Auch gibt es keine typischen urodynamischen Messgrößen, die für eine psychodynamisch bedingte Störung hinweisend sind. Es ist daher zu empfehlen, zu der Diagnose Harninkontinenz mit der Untersuchung der anatomischen Verhältnisse, der Deskription des Miktionsverhaltens und der urodynamischen Befundung noch die Symptomliste der subjektiven Beschwerden sowie die affektive Dynamik und die interpersonale Integration zu untersuchen. Genügende Daten über die Befundung psychosomatisch bedingter Störungen der Miktion stehen bis jetzt noch nicht zur Verfügung, und so kann beim gegenwärtigen Stand unseres Wissens über die Häufigkeit psychosomatisch bedingter Störungen im Bereich der Miktion noch keine Aussage gemacht werden.

Zur Psychotherapie ist es erforderlich, die affektive Konsultation und die interpersonale Verzahnung zu erkennen. Dies macht nicht selten das Mitwirken eines psychosomatischen Fachmannes nötig, der sich allerdings mit einer ratgebenden Funktion häufig begnügen kann. In manchen Fällen sind Psychopharmaka von Nutzen, in vielen Fällen Antidepressiva und gelegentlich Neuroleptika, fast nie jedoch Tranquilizer. Wird die Patientin jedoch nur mit einem Psychopharmakon abgespeist, ist kaum mit einem therapeutischen Erfolg zu rechnen. Oft ist ein Medikament erst dann von Nutzen, wenn die schwierige psychologische Aufgabe des Umganges mit der Patientin Fortschritte zeigt. Gerade bei Fällen mit verleugneter Depression ist dabei oft eine stationäre Behandlung erforderlich.

LITERATUR

(1) AUERBACH, A., D.R. SMITH: Psychosomatic problems in urology. Calif. Med. 76 (1952), 23-26.
(2) BARETT, D.M.: Psychogenic urinary retention in women. Mayo Clin. Proc. 51 (1976), 351-356.
(3) ENGLISH, O.S.: The psychosomatic approach in urology. In: Urology. 3. Aufl., Bd. III, hrsg. von M.F. Campbell. J.H. Harrison. Saunders, Philadelphia 1970.
(4) HODGKINSON, C.P.: Stress urinary incontinence: Diagnosis and treatment. Clin. Obstet. Gynec. 21 (1978), 649.
(5) JEFFCOATE, T.N.A., W.J.A. FRANCIS: Urgency incontinence in the female. Amer. J. Obstet. Gynec. 94 (1966) 604.
(6) MOLINSKI, H.: Larvierte Depressionen in Geburtshilfe und Gynäkologie. Geburtsh. u. Frauenheilk. 38 (1978).
(7) ROWAN, E.L.: Psychophysiologic disorders of micturition. J. Amer. Coll. Hlth. Ass., 23 (1975), 251-252.

DAS URETHRAL-EROTISCHE SYNDROM

Nervös bedingte urologische Symptome werden oft als das vegetative Uro-genitalsyndrom bezeichnet. Durch die Wortwahl der Überschrift soll darauf hingewiesen werden, dass eine Vielzahl von urologischen Symptomen, wie sie in der Gynäkologie häufig auftreten, pathogenetisch als Korrelat gehemmter sexueller Impulse aufzufassen sind.

DEFINITION DES SEXUELLEN IMPULSES

Die Wissenschaft hat den hypothetischen und abstrakten Begriff eines sexuellen Triebes eingeführt, um die konkreten Phänomene sexuellen Verhaltens darauf zurückführen zu können. Der Begriff eines sexuellen Impulses ist dagegen deskriptiver Natur und bezieht sich auf konkretes und empirisch fassbares biologisches Geschehen. Der sexuelle Impuls besteht zunächst aus der *Lustphysiologie* mit Vasokongestionen, Sekretionen und Muskelkontraktionen, welche durch einen bestimmten Verlauf von Spannung und deren Lösung charakterisiert sind. Diese physiologischen Abläufe gehen mit vielartigen *Sensationen* einher, u.a. auch im Bereich von Harnwulst und Urethra. Diese Sensationen wiederum sind verbunden mit psychischen *Gefühlen* und *Emotionen*, wie etwa Verlangen, Drängen, Spannung, Lust, und sie gehen mit *Vorstellungen* und *Bildern* einher, u.a. mit Zielvorstellungen. Dieser ganze psychosomatische Erlebenskomplex mündet in äußeres *Verhalten* ein, das auf Abfuhr der Spannung gerichtet ist.

Der Begriff eines solchen Antriebserlebens ist für das Verständnis des Zustandekommens vieler psychosomatischer Symptome von Nutzen, auch für die Erklärung der Pathogenese der hier zur Diskussion stehenden urologischen Symptome. Nebenbei sei bemerkt, dass der gleiche Begriff eines Antriebserlebens in Misskredit geraten ist, weil häufig eine verkürzte therapeutische Praxis davon abgeleitet wurde.

EINTEILUNG VON SEXUALSTÖRUNGEN

Es darf nicht als langatmige Abschweifung vom Thema aufgefasst werden, wenn hier zunächst eine Klassifikation der Sexualstörungen gegeben wird. Denn nur so kann verständlich gemacht werden, in welches Umfeld die Symptome des urethral-erotischen Syndroms in Wirklichkeit gehören.

Der sexuelle Impuls kann durch Angst und Konflikt in seinen psychischen und somatischen Abläufen gehemmt werden. Entsprechend der Lehre Freuds, welcher das neurotische Symptom als die Rückkehr des Verdrängten bezeichnet hat, stellen dann die Symptome der Sexualstörungen eine Manifestation dieser gehemmten sexuellen Impulse dar. Dabei ist es üblich, die Störungen der körperlichen Funktion von den Störungen des sexuellen Verhaltens und Erlebens zu unterscheiden.

Funktionelle Sexualstörungen

Die funktionellen Sexualstörungen sind durch Hemmungen der physiologischen Funktionen, also der Lustphysiologie, charakterisiert. Dabei können recht unterschiedliche Anteile des sexuellen Impulses abgewehrt werden, so dass eine Skala von ganz unterschiedlichen Symptomen entstehen kann: beim Mann Erektionsstörungen, Ejaculatio praecox, Ejaculatio retarda; bei der Frau Alibidinie, Hypolubrikation, Einschränkung von Erregbarkeit und Erlebnisfähigkeit während des Geschlechtsverkehrs, Anorgasmie, Schmerzen beim Verkehr u.a. mehr.

Störungen des sexuellen Verhaltens und Erlebens

Bei den Störungen des sexuellen Verhaltens und Erlebens nimmt zwar die Lustphysiologie einen ungestörten Verlauf und es kommt zur Erregung und zum Orgasmus. Der Patient muss sich dabei aber in einer Art und Weise verhalten, die er selbst also so leidvoll und störend erlebt, dass er um ärztliche Hilfe bittet.

Der Begriff von Störungen des sexuellen Verhaltens und Erlebens stellt ein Reizwort dar. Die Öffentlichkeit neigt nämlich dazu, über das Thema Sexualstörung in einer merkwürdig zwiespältigen Einstellung zu sprechen. Einerseits werden Sexualstörungen allenthalben mit Faszination diskutiert und in detaillierter Ausführlichkeit beschrieben. Andererseits aber wird die vorwurfsvolle Frage gestellt, wer denn überhaupt ein Recht dazu habe, bestimmte sexuelle Verhaltens- und Erlebnisweisen abqualifizierend als Störung zu bezeichnen.

Wissenschaften, welche die Natur und das Wesen der Phänomene bestimmen möchten, mögen in der Tat in Schwierigkeiten geraten, wenn sie definieren wollen, was eine Sexualstörung ist und was nicht. Im Gegensatz dazu haben wir mit der gerade gegebenen Definition von Störungen des sexuellen Verhaltens und Erlebens eine ärztliche Definition angewendet (7). Die ärztliche Definition der Sexualstörung ist operational. Der Arzt spricht nur dann von einer Sexualstörung, wenn ein Patient zu ihm kommt und von sich selbst berichtet, dass er sich durch sein sexuelles Verhalten und Erleben gestört fühlt.

Nicht der Arzt, sondern der Patient bestimmt also, ob eine Sexualstörung vorliegt und worin sie sich ausdrückt.

Unter Berücksichtigung dieser Definition lassen sich 3 Untergruppen von Störungen des sexuellen Verhaltens und Erlebens unterscheiden.

a) *Männliche und weibliche Sexualphobie*

Von männlicher und weiblicher Sexualphobie sollte gesprochen werden, wenn das Individuum infolge seiner sexuellen Erregung in krankhafte Angst gerät, und den sexuellen Kontakt entgegen den Gegebenheiten seiner äußeren und inneren Realität abwehrt. Solch abwehrendes oder ausweichendes Verhalten kann die unterschiedlichsten Formen annehmen: Vorschieben von Müdigkeit, früher oder später als der Partner zu Bett gehen; den Partner mittels Alkohol außer Gefecht setzen oder ihn durch verschiedene Mittel depotenzieren, z. B. dadurch, dass man ihn ins erschöpfende Managerdasein treibt; beim Verkehr körperlich ausweichen, im Extremfall kratzen, schreien, wegstoßen. Dabei liegen unterschiedliche psychologische Verhältnisse vor, je nachdem, ob der phobische Affekt schon bei Beginn der sexuellen Erregung auftritt und auch weiterhin bestehen bleibt, ob er durch den weiteren Ablauf des sexuellen Kontakts vermehrt oder eher vermindert wird, ob er erst nach Beginn des Verkehrs oder sogar erst bei „drohendem" Orgasmus eintritt und ob die Sexualphobie durch den Willen oder vielleicht auch durch die Stärke des körperlichen Verlangens zurückgedrängt werden kann oder umgekehrt sogar intensiviert wird.

b) *Phänomene scheinbarer Hypersexualität*

Hierher können das ständige Reden über sexuelle Dinge gehören – die sog. Erotomanie –, die subjektive Angabe einer als zwanghaft erlebten Steigerung des sexuellen Verlangens und der Erregbarkeit, Nymphomanie, Don-Juanismus, mitunter Promiskuität, Gruppensex und Orgien, Partnertausch, Pornographie und Prostitution. Ein regelmäßig wiederkehrender Sonderfall ist dabei das qualvoll vermehrte sexuelle Verlangen im Klimakterium oder Präsenium. Derartigen Phänomenen liegt häufig eine sexuelle Gehemmtheit zugrunde, welche reaktiv übertönt werden soll. Es kann sich aber auch um andere ätiologische Zusammenhänge handeln, z. B. um das Übertönen eines depressiven Affekts, was dann eine ganz andere therapeutische Vorgehensweise erforderlich macht.

c) *Störungen hinsichtlich Triebobjekt und Triebhandlung*

Mitunter leiden Patienten darunter, dass bei ihrem sexuellen Verhalten und Erleben Triebziel, Triebhandlung oder Triebobjekt verändert sind. Obgleich hier die Lustphysiologie selbst unverändert ist, liegt also eine veränderte

Triebrichtung vor, d. h. eine Störung der Qualität des Triebes. Bei Sadismus und Masochismus geht es um das Triebziel Quälen und Gequältwerden; bei Voyeurismus und Exhibitionismus um Sehen und Gesehenwerden. Abweichungen hinsichtlich des Triebobjekts liegen bei Homosexualität und bei der Befriedigung an geschlechtsunreifen Kindern oder an einem leblosen Fetisch vor. Nicht wenige der betroffenen Individuen bitten um ärztliche Hilfe.

STÖRUNGEN DER GESCHLECHTSIDENTITÄT

In letzter Zeit spricht man in der Sexualmedizin von einer dritten Gruppe von Sexualstörungen, nämlich von den Störungen der Geschlechtsidentität. Die oben dargestellten Formen abweichenden Sexualverhaltens zielen auf Lust ab. Andere sind jedoch in erster Linie auf die Kompensation einer gestörten Geschlechtsidentität gerichtet und höchstens zusätzlich auch auf genitale Lust.

Unter Geschlechtsidentität ist das Bild derjenigen geschlechtsgebundenen Eigenschaften und Rollen zu verstehen, die das Individuum dem eigenen Gefühl nach als mit dem eigenen Geschlecht übereinstimmend erlebt (1, 7). Das Erleben einer Geschlechtsidentität manifestiert sich daher vornehmlich in der Partnerbeziehung.

Störungen in diesem Bereich treten in der klinischen Erfahrung immer mehr hervor, v.a. natürlich in dem Zustandsbild der Transsexualität. Aber auch darüber hinaus scheinen in der gegenwärtig jüngeren Generation sowohl beim männlichen als auch beim weiblichen Geschlecht Störungen und Unsicherheiten hinsichtlich der Geschlechtsidentität zugenommen zu haben. Dies zeigt sich schon in der oft unsicheren Diskussion über Emanzipation und Rollenstereotypen oder in Ideologien über eine psychosoziale Identität von Mann, Frau und Unisex. Aber auch in klinischen Phänomenen wie Homosexualität und Transvestismus können Störungen der Geschlechtsidentität eine Rolle spielen.

Dieser Systematik der Sexualstörungen muss jedoch eine weitere Gruppe hinzugefügt werden.

PSYCHOSOMATISCHE SYMPTOME, WELCHE IN WIRKLICHKEIT FUNKTIONELLE SEXUALSTÖRUNGEN SIND

Die körperlichen Vorgänge der Lustphysiologie kommen erst durch das psychische Phänomen der Befriedigung zu ihrem Abschluss. Erst die seelische Zufriedenheit – eine psychische Leistung also – bringt die Liebe und die in Gang befindliche Sexualphysiologie zu ihrem Abschluss und zur Ruhe.

Wenn die psychische Befriedigung aber ausbleibt – aus welchem Grund auch immer: aus Angst, aus Hemmung, aus Unfähigkeit zur Befriedigung oder weil es sich vielleicht gar nicht um Liebe handelt – besteht die Möglichkeit, dass die in Gang gekommenen Vasokongestionen, Sekretionen, Muskelkontraktionen und die damit verbundenen Sensationen weitergehen; stundenlang, nicht selten tagelang.

Das Ausbleiben der psychischen Befriedigung kann also bedingen, dass die in Gang gekommene Lustphysiologie körperlich weitergeht und somit zu einer Symptomatik führen kann. Das Wissen um diese physiologischen Zusammenhänge erklärt die Pathogenese vieler sonst schwer verständlich erscheinender gynäkologischer und urologischer Symptome.

Eine Voraussetzung für das Auftreten dieser im Folgenden zu beschreibenden Symptomatik ist, dass Liebe und Lust da und in Gang gekommen sind. Wer überhaupt nicht mehr liebt oder unter vollständiger Frigidität leidet, kann die hier beschriebenen Symptome nicht mehr entwickeln. Die andere Voraussetzung aber ist, dass doch ein gewisses Ausmaß an neurotischer Hemmung von Lust und Liebe besteht.

In der herkömmlichen medizinischen Auffassung wird hier lediglich von einer gynäkologischen oder urologischen Symptomatik gesprochen, wobei die eingangs erwähnte Bezeichnung „vegetatives Urogenitalsyndrom" zu erkennen gibt, dass man wenigstens bei einem Teil dieser Symptome den psychosomatischen Charakter durchaus anerkennt. In Wirklichkeit handelt es sich bei den zu beschreibenden Symptomen jedoch um funktionelle Sexualstörungen im eigentlichen und wirklichen Sinn des Wortes. Bei den oben aufgeführten funktionellen Sexualstörungen besteht das Symptom im Wesentlichen darin, dass an der Lustphysiologie etwas fehlt: mangelnde Erektion, mangelnde Erregung, mangelnder Orgasmus. Bei den nachfolgend beschriebenen funktionellen Sexualstörungen besteht dagegen das Symptom nicht in fehlenden, sondern in den trotz der Hemmung verbleibenden körperlichen und psychischen Vorgängen der Lustphysiologie.

Die wissenschaftliche Nomenklatur ist also im Grunde genommen nicht ganz korrekt. Symptome, die durch den Ausfall der Lustphysiologie bedingt sind, werden funktionelle Sexualstörungen genannt, während diejenigen, die auf dem Fortbestehen der Sexualphysiologie beruhen und daher diese Bezeichnung besonders verdienen würden, als gynäkologische oder urologische, bestenfalls als psychosomatische Symptome eingeordnet werden. Diese Unlogik findet ihre Erklärung darin, dass der Patient wegen seiner psychischen Verdrängungen und wegen des rudimentären Charakters der physiologischen Vorgänge deren sexuelle Natur nicht erkennt. Der Patient selbst wie auch die Medizin wissen nicht, dass es sich in Wirklichkeit um Sexualstörungen handelt.

a) *Das pseudoinfektiöse Syndrom der Scheide*

Calor, dolor, rubor, tumor: das sind nicht nur die Erscheinungen der Entzündung, sondern ebenso auch die Erscheinungen der Lustphysiologie. Bei persistierender Lustphysiologie kann das Gebiet von Scheide und Vulva infolge vermehrter Durchblutung und vermehrter Sekretion warm und feucht bleiben. Die Wirksamkeit eines sexuellen Affekts zeigt sich auch darin, dass es gleichzeitig zu kribbelnden, pochenden und juckenden Sensationen kommen kann, welche bisweilen einen brennenden und schmerzhaften Charakter annehmen. Da es sich aber um einen verdrängten und gehemmten Affekt handelt, erkennt die Patientin meist nicht seine sexuelle Natur. Auf den rudimentären Charakter der Lustphysiologie wurde ja gerade hingewiesen. Im ausführlichen ärztlichen Gespräch aber wird der sexuelle Charakter des Affekts jedoch oft recht deutlich.

Nicht selten entwickelt sich aus dem pseudoinfektiösen Syndrom der Scheide (1, 4) sekundär eine echte Infektion. Infolge der lebhaften Sensationen im Bereich von Vulva und Scheide reagiert die Patientin oft mit Anfassen, Reiben oder Drücken. So werden leicht Erreger in ein warmes und feuchtes Milieu eingebracht, das ohnehin schon zum Angehen einer Infektion prädestiniert ist. Die resultierenden Infektionen durch Pilze oder Bakterien sprechen dann zwar prompt auf eine antibiotische Behandlung an, der aufgezeichnete circulus vitiosus aber geht weiter, und es kommt zu einer endlosen Reihe von Rezidiven. So erklärt sich die merkwürdige Feststellung, dass diese Symptome bei ein und derselben Patientin sowohl mit als auch ohne mikrobiologischen Befund auftreten können und auch, warum sich die scheinbar kausale Behandlung mit Antibiotika in diesen Fällen so oft als unzureichend erweist. Denn eine antibiotische Behandlung ist ja in Anbetracht der eigentlichen Pathogenese eine eher palliative Maßnahme. Wenn aber im Rahmen einer gleichzeitigen psychotherapeutischen Behandlung die zugrundeliegenden Ängste, Konflikte und psychischen Schwierigkeiten wie auch die interpersonellen Schwierigkeiten im Bereich von Lust und Liebe aufgegriffen werden, so können diese chronischen Krankheitsbilder sehr wohl zum Abklingen kommen.

b) *Brennende und schmerzende Sensationen in Scheide und Vulva ohne Organbefund*

Bei anderen Frauen zeigt sich die trotz Verdrängung und Hemmung verbleibende Lustphysiologie weniger in vermehrter Wärme und Feuchtigkeit des Gewebes; vielmehr kommt es an Vulva und Scheide zu subjektiven Sensationen in Form von Kribbeln, Prickeln, Klopfen, Brennen, die oft auch schmerzhaften Charakter bekommen. Es kann sich um ein äußerst qualvolles Krankheitsbild handeln, das die Frau zur Verzweiflung bringt und die gesamte Familie beeinträchtigen kann. Nicht selten tritt dieses Krankheitsbild erst im höheren Lebensalter, z. B. im Präsenium auf. Auch hier deckt das ärztliche Gespräch oft in pathogenetischer Hinsicht ein aktuelles Aufflammen sexueller Impulse auf, welche nicht selten Ausdruck eines sich aufbäumenden Lebenswillens sind.

In therapeutischer Hinsicht ist zu beachten, dass die Aktivierung sexueller, aber gehemmter Impulse im höheren Lebensalter eine Reaktion auf frustrierende interpersonelle und soziale Umstände sein kann, und dass der Ausbruch der Symptomatik außerdem auch häufig durch ein beginnendes organisches Psychosyndrom gefördert wird. Wenngleich diese brennenden und schmerzhaften Sensationen also als Korrelat der angekurbelten, aber gehemmten Sexualphysiologie anzusehen sind, so ist hier in therapeutischer Hinsicht eine bio-psycho-sozial orientierte Sprechstunde notwendig. Dann kann es sehr wohl zu Heilerfolgen kommen (2).

Der Ausdruck Pruritus vulvae ist in der Überschrift vermieden worden, weil die hier beschriebene Phänomenologie typischerweise über diese einfache Beschreibung hinaus geht. Zweifellos gehören manche, jedoch keineswegs alle Fälle von psychogenem Pruritus vulvae in die hier abgehandelte Gruppe somatischer Phänomene der „nicht zur Ruhe gekommenen" Lustphysiologie.

c) Das urethral-erotische Syndrom der Frau

Bei anderen Frauen äußert sich die in Gang befindliche, aber nicht zu Ende kommende Lustphysiologie vornehmlich in urologischen Symptomen. Herkömmliche urologische Auffassungen gehen von der Vorstellung aus, dass es sich bei der Physiologie der harnableitenden Organe lediglich um ein mechanisch arbeitendes Röhrengefüge mit relativ starr ablaufendem hydraulischem Mechanismus handelt. In einem früheren Beitrag (5) wurde hingegen dargestellt, dass die isolierte, ortsständige Physiologie des harnableitenden Systems und damit auch Harnkontrolle und Miktion tatsächlich durch den Einfluss unterschiedlicher Affekte überlagert und moduliert werden können. Harnkontrolle und Miktion müssen also nicht ausschließlich urodynamisch, sondern auch psychodynamisch untersucht werden. Um die Vielseitigkeit des affektiven Geschehens zu illustrieren, das zu einer nervösen urologischen Symptomatik führen kann, seien hier einige Zwischenüberschriften aus der zitierten Arbeit angefügt: Miktionsstörungen bei Hemmung der Lustphysiologie; Harninkontinenz bei gehemmten Affekten von Ärger und Wut; Harninkontinenz ohne Organbefund bei verleugneter Depression; Harnverhalten bei retentiven Impulsen; Harnkontrolle als interpersonelles Geschehen.

Psychosomatische Symptome im urologischen Bereich sind also außerordentlich mannigfaltig und beruhen nicht nur auf sexuellen Affekten. Aber auch die nur eine Untergruppe bildenden Symptome des urethral-erotischen Syndroms sind vielfältig. Sie sind jedoch bislang nicht einmal in rein deskriptiver Hinsicht ausreichend erfasst worden. Die folgende Aufzählung von Symptomen des urethral-erotischen Syndroms und der Versuch einer gewissen Klassifikation können daher nur einen vorläufigen Charakter haben, sollen aber zu weiterer Forschung auf diesem Gebiet anregen.

Störungen der Miktionsphysiologie

Die anatomischen Strukturen von Harnwulst, Harnröhre und Harnblase sind bei der Frau eng in die Lustphysiologie einbezogen, häufig sogar in ausgeprägter Weise. So ist es verständlich, dass es im Zusammenhang mit der Lustphysiologie zu einer Vielzahl von Miktionsstörungen kommen kann: vermehrter Harndrang und, was nicht dasselbe ist, häufiges Wasserlassen oder auch imperativer Harndrang, was mitunter klinisch als eine Art von Inkontinenz imponiert. Ferner kommen Harndrang bei fehlender Blasenfüllung und auch schmerzhafte Sensationen beim Wasserlassen vor. Während der Schilderung solcher Symptome ist in der Patientin eine zurückgehaltene erotische Ausstrahlung – Übertragung – wirksam, die sich meist auch in den biographischen Angaben andeutet. Andere Frauen halten – wiederum nicht immer ganz frei von einer versteckten lustvollen Komponente – das Wasser zurück und klagen über mangelnde Leerung der Harnblase, über Tröpfeln oder über komplette Harnsperre und manchmal über langsamen und schlaffen Harnfluss.

Ein Teil dieser Symptomatik wird mitunter dem klinischen Bild der Reizblase zugeordnet. Diese Bezeichnung wäre für das Erfassen der geschilderten Symptomatik aber irreführend, denn die Harnblase selbst ist ja gar nicht krank. Und außerdem erstreckt sich das Gesamt der nervösen Symptomatik weit über den Bereich der Harnblase hinaus. Entsprechend der hier dargestellten Pathogenese handelt es sich ja in Wirklichkeit auch gar nicht um eine kranke Harnblase, sondern um eine verdeckte funktionelle Sexualstörung.

Um Missverständnissen vorzubeugen sei betont, dass das klinische Bild einer ausgeprägten psychogenen Harninkontinenz in der Mehrzahl der Fälle anders zustande kommt. Eine psychogene Harninkontinenz kann auf so unterschiedlichen emotionalen Konstellationen beruhen, wie sie in der Aufzählung einiger Überschriften gerade angedeutet worden sind, wobei zahlenmäßig die dort ebenfalls erwähnte verleugnete Depression im Vordergrund steht. Häufig entsteht eine Harninkontinenz auch durch die Wirksamkeit gehemmter Hingabeimpulse. Impulse und Affekte der Hingabe sind zwar etwas anderes als Lustphysiologie, haben aber ebenfalls eine Beziehung zum Erleben von Lust und Liebe und können die ortsständige organgebundene Physiologie der Miktion überlagern und modifizieren, was – falls ein solcher Vergleich erlaubt ist – jeder Hundeliebhaber leicht beobachten kann.

Irritierende Sensationen und Blutungen von nicht abgeführter Vasokongestion

Nicht hinreichend abgeführte Lustphysiologie kann nicht nur zu Miktionsstörungen führen, sondern auch zu vielerlei irritierenden Sensationen und

Blutungen, die ebenso auf nicht zurückgehende Vasokongestion zurückzuführen sind.

Wer die Anatomie des Gräfenberg-Spots und des Trigonum vesicae vor Augen hat, wird das nicht so verwunderlich finden. Der Gräfenberg-Spot ist eine erotisch empfindsame, hochsensible Stelle der Vagina, welche nur durch eine Gewebsschicht von 3 oder 4 mm Dicke vom Trigonum vesicae getrennt ist. Die sich am Gräfenberg-Spot abspielende Lustphysiologie und Vasokongestion greift also leicht auf das Trigonum vesicae über, zumal wenn die Vasokongestion infolge mangelnder Befriedigung nicht hinreichend abgeführt werden kann.

So können Reizgefühle in der Blase entstehen, die von der nicht abgeführten Sexualspannung herrühren. Je nach Persönlichkeit können diese Reizgefühle in unterschiedlichen Worten und Bildern dargestellt werden. Sie können an Intensität zunehmen und als schmerzhaft erlebt werden, wobei manche Frauen den Ausdruck „hoher Schmerz" gebrauchen. Diese Reizgefühle und Schmerzen dauern nicht selten viele Stunden, ja Tage über den Verkehr hinaus an.

So erklärt sich aber auch ein weiteres Symptom, dass es nämlich nach dem Verkehr mitunter zu blutig tingiertem Urinabgang kommen kann. Es ist ja nicht verwunderlich, dass ein so stark hyperämisches Gewebe Blut in den Urin übertreten lassen kann, insbesondere natürlich nach Verkehr, auch ohne Erreichen eines Orgasmus, denn dieser würde ja die Vasokongestion zum Abklingen kommen lassen. Die geschilderten Reizgefühle und Blutungen führen mitunter zu Diagnosen wie „abakterielle Zystitis", „Pseudozystitis", oder „Pseudourethritis".

URETHRALE PERSÖNLICHKEITSSTRUKTUR

In der Psychoanalyse wird eine urethrale Persönlichkeitsstruktur beschrieben, die sich durch bestimmte psychische Charakteristika darstellt, welche auf frühkindliche Gegebenheiten zurückzuführen sind und außerdem typische psychische Folgen mit sich bringen. Das alles ist ein weites Feld, das aber in erster Linie den Psychoanalytiker interessiert. Die vorliegende Arbeit, die ja lediglich die Symptome der nicht „zum Abschluss gebrachten Lustphysiologie" beschreiben will, kann nur die diesbezüglichen Charakteristika der urethralen Persönlichkeit berücksichtigen. Frauen mit urethraler Persönlichkeitsstruktur sind u.a. durch eine urethrale Erotik gekennzeichnet. Das sexuelle Erleben konzentriert sich vornehmlich auf den urethralen Bereich von Harnwulst, Urethra und Harnblase. Sowohl körperlich erlebtes Verlangen als auch Erregbarkeit, Lustgefühle und Orgasmus können mehr oder weniger vollständig dort lokalisiert sein. Bisweilen sind sexuelle Erregung und Orgasmus überhaupt nur möglich, wenn es zu gezielter örtlicher urethraler Stimulation kommt.

Das aber hat zur Folge, dass sich das gesamte Denken und Fühlen mehr oder weniger um diesen Punkt dreht, was wiederum das Sexualverhalten der Frau und ihr interpersonelles Verhalten im einzelnen stark beeinflussen kann. Um nur ein Beispiel zu nennen: die an den Mann gestellte Erwartung, diese eine betreffende Stelle zu finden und zu stimulieren.

Die Beschreibung der urethralen Persönlichkeit ist fast identisch mit den gerade dargestellten Symptomen des urethral-erotischen Syndroms, was auch für die weiter aufzuführenden Symptome gilt. Die nicht zu Ende geführte Sexualphysiologie kann sich im pseudoinfektiösen Syndrom der Scheide oder in brennenden, schmerzhaften Sensationen in Scheide und Vulva ohne Organbefund manifestieren. Zum urethral-erotischen Syndrom kommt es vornehmlich dann, wenn Züge einer urethralen Persönlichkeitsstruktur vorliegen.

IRRITIERENDE SENSATIONEN OHNE ORGANBEFUND

Diese Persönlichkeitsstruktur und die hier diskutierte Pathophysiologie machen es verständlich, dass es auch zu irritierenden Sensationen ohne Organbefund kommen kann: mannigfache Sensationen wie Kribbeln, Pochen, Jucken, Zusammenziehen und Kneifen im Bereich von Urethra, Harnwulst und Harnblase. Wenn die Frau in einer Liebesbeziehung steht und immer wieder sexuell angeregt wird, es aber gleichzeitig nie zu einer hinreichenden Abfuhr und Befriedigung kommen kann, können diese Sensationen sich bis zu einer ausgeprägten Schmerzhaftigkeit steigern. Derartige urethrale Sensationen können trotz ihres irritierenden und schmerzhaften Charakters bisweilen mit einem verdeckt lustvoll erlebten Harndrang einhergehen. Viele derartige Krankheitsbilder haben sich in der ärztlichen Praxis als äußerst therapieresistent erwiesen und könnten doch relativ einfach zum Abklingen gebracht werden, wenn der Arzt die hier aufgezeichneten Zusammenhänge erkennen und das therapeutische Gespräch danach ausrichten würde.

STÖRUNGEN DES MIKTIONSVERHALTENS

Schließlich gibt es auch Störungen des Miktionsverhaltens, bei denen die Miktionsphysiologie selbst nicht beeinträchtigt ist: bei jeder Sexualerregung zur Toilette laufen; Wasserlassen oder Tröpfeln beim Verkehr, wobei mitunter auch die oben erwähnten gehemmten Hingabesehnsüchte eine Rolle spielen können; Wasserlassen oder Tröpfeln nach dem Verkehr, das stundenlang anhalten kann. Andere Frauen täuschen sich selbst und anderen das Vorliegen einer Harninkontinenz vor, um ständig katheterisiert zu werden. Regelmäßiger Katheterismus über lange Zeiträume geht mitunter mit angenehmen

Sensationen einher, worauf ungern verzichtet wird. Fast alle Gynäkologen werden Patientinnen kennen wie jene Frau, die immer gleich 20 Katheter zu Hause vorrätig hatte, um sich damit – man möchte fast sagen – ergötzen zu können. Es ist außerordentlich schwer, solche Patientinnen mit dem Hinweis auf die Infektionsgefahr von ihrem Katheterismus abzubringen.

MISCHFÄLLE

Es braucht kaum betont zu werden, dass die Symptome des pseudoinfektiösen Syndroms der Scheide, die brennenden und schmerzenden Sensationen in Scheide und Vulva ohne Organbefund und die Symptome des urethral-erotischen Syndroms gleichzeitig vorkommen können, handelt es sich doch bei allen diesen Symptomen um eine gleichartige Pathogenese. Schon in dem Handbuch von *Stöckel* soll sich der Hinweis finden, dass bei Pruritus vulvae manchmal auch Miktionsstörungen zu finden sind. Noch komplizierter wird die klinische Aufgabe dadurch, dass das Vorhandensein von organisch bedingten urologischen Symptomen nicht vor funktionellen Sexualstörungen schützt, und umgekehrt.

Viele der aufgeführten Symptome müssen jedoch nicht unbedingt auf einem Persistieren der Lustphysiologie beruhen, sondern können auch auf anderen pathogenetischen Wegen zustande kommen. Die genaue Beschreibung des Symptoms, das gleichzeitige Vorliegen anderer nervöser Symptome und das eingehende ärztliche Gespräch erlauben aber meist eine sichere Beurteilung und damit auch eine erfolgreiche Therapie.

Hier wäre noch anzumerken, dass sich eine persistierende Lustphysiologie auch in anderen Symptomen äußern kann. Dabei sei auf eine bestimmte Untergruppe von Unterleibsschmerzen ohne Organbefund (4) und auf Symptome beim Mann hingewiesen, wie etwa der sog. Prostatismus und mancherlei Schmerzen im Bereich von Hoden und Perineum.

Abschließend wird auf einige eigene Arbeiten hingewiesen, da manche Einzelheiten der hier vorgetragenen Zusammenhänge dort näher ausgeführt worden sind und aus diesen Arbeiten Passagen in den obigen Text übernommen wurden.

LITERATUR

(1) HERTZ, D.G., H. MOLINSKI: Psychosomatik der Frau, Entwicklungsstufen der weiblichen Identität in Gesundheit und Krankheit. Springer, Berlin - Heidelberg - New York, 1980.
(2) MOLINSKI, H.: Sexuelles Verlangen und Hormonstatus. Z. Psychosom Med Psychoanal 14:221, 1968.

(3) MOLINSKI, H.: Don-Juanismus und Nymphomanie. Sexualmed 8: 186-188, 1979.

(4) MOLINSKI, H.: Unterleibsschmerzen ohne Organbefund und eine Bemerkung zum pseudoinfektiösen Syndrom der Scheide. Gynäkologe 15: 207-215, 1982.

(5) MOLINSKI, H.: Zur Psychosomatik von Blasenentleerungsstörungen. In: Petri E. (Hrsg) Gynäkologische Urologie. Thieme, Stuttgart - New York, 1983.

(6) MOLINSKI, H.: Sexualstörungen der Frau. Sexualmed 12: 135-136, 182-185, 1983.

(7) MOLINSKI, H.: Das Werden einer Frau, Entwicklungsstufen der weiblichen Geschlechtsidentität. In: Gindorf R., Haeberle E.J. (Hrsg) Sexualität als sozialer Tatbestand; theoretische und empirische Beiträge zur Soziologie der Sexualitäten, de Gruyter, Berlin - New York (im Druck).

DAS URETHRAL-EROTISCHE SYNDROM: EINE AUSWERTUNG VON 135 KRANKENBLÄTTERN MIT UNKLAREN BESCHWERDEN IM BEREICH DER GYNÄKOLOGISCHEN UROLOGIE

Jeder Gynäkologe trifft in seiner täglichen Arbeit auf eine große Zahl von Patientinnen mit unklaren Beschwerden und Symptomen im urologischen Bereich. Diese Störungen können in außerordentlich mannigfaltiger Form und Gestalt vorgetragen werden, und sind bislang nicht einmal in rein deskriptiver Hinsicht hinreichend erfasst und geordnet worden. Daher bleibt die Frage unentschieden, ob nicht hinter der Bezeichnung ‚unklare Beschwerden im Bereich der gynäkologischen Urologie' unterschiedliche klinische Einheiten verborgen liegen, die man voneinander abgrenzen sollte, um eine gezieltere Therapie zu ermöglichen. Dabei lässt die klinische Beurteilung keinen Zweifel darüber, dass ein großer Anteil dieser unklaren urologischen Beschwerden nervöser Natur ist und eine psychosomatisch orientierte Vorgehensweise erfordert.

Für einige nervöse Symptome aus der gynäkologischen Urologie hat der Verfasser dargestellt, dass sie – pathogenetisch gesehen – als somatisches Korrelat zu den unterschiedlichsten neurotisch verformten Affekten und Antrieben zustande kommen können. Psychogene Harninkontinenz kann z. B. als Korrelat zu gehemmten Hingabeaffekten zustande kommen, aber auch als somatisches Korrelat zu gehemmten Affekten von Ärger und Wut, oder bei verleugneter Depression (*Molinski* 1978; 1983; 1990).

Klinische Beobachtungen zu einem urethral-erotischen Syndrom

Aufgrund weiterer Beobachtungen hat der Verfasser darüber hinaus auch die klinische Einheit eines urethral-erotischen Syndroms zur Diskussion gestellt (*Molinski* 1984). Das urethral-erotische Syndrom ist dadurch gekennzeichnet, dass neben nervös bedingten urologischen Symptomen gleichzeitig auch psychosomatische Symptome im Bereich von Scheide und Vulva vorliegen, die Begleiterscheinung einer funktionellen Sexualstörung sind. Denn das urethral-erotische Syndrom kommt dadurch zustande, dass eine gehemmte Lustphysiologie die physiologischen Vorgänge im Bereich der harnableitenden Wege überlagert und damit zu einer nervösen urologischen Symptomatik führt. Die außerordentliche Mannigfaltigkeit der urologischen und sexuellen

Symptomatik wird in einem gesonderten Abschnitt weiter hinten detailliert beschrieben.

Die anatomischen Strukturen von Harnröhre, Harnblase und Harnwulst sind bei der Frau in individuell unterschiedlichem Ausprägungsgrad in die Lustphysiologie einbezogen. Bei einem Teil der Frauen ist die sexuelle Erlebnisfähigkeit durch eine besondere Ausprägung dieser urethralen Erotik gekennzeichnet. Konstitutionell oder persönlichkeitsbedingt konzentriert sich hier die sexuelle Erlebnisfähigkeit fast überwiegend auf die Urethra, aber auch auf Harnwulst und Harnblase. Mitunter dreht sich das gesamte Denken und Fühlen so weitgehend um diesen Punkt, dass davon das Sexualverhalten der Frau stark beeinflusst sein kann. Diese urethrale Erotik stellt aber eine der Voraussetzungen für das Auftreten der Symptomatik des urethral-erotischen Syndroms dar.

Eine zweite Voraussetzung für das urethral-erotische Syndrom besteht darin, dass die Persönlichkeitsstruktur der betreffenden Frau zwar durch neurotisch bedingte sexuelle Gehemmtheit charakterisiert ist. Dabei ist es aber wichtig, dass es sich nur um eine partielle, nicht aber um eine umfassende sexuelle Gehemmtheit handelt. Die betreffende Frau bleibt also weitgehend liebesfähig; die Physiologie von Lust und Liebe kommt in Gang und verläuft zum großen Teil in dem erwähnten Bereich der harnableitenden Wege. Infolge der Gehemmtheit bleiben die körperlichen Vorgänge der Lustphysiologie jedoch unentfaltet und rudimentär. Diese rudimentäre und nicht zum Abschluss kommende Lustphysiologie wird von der Patientin vor allen im Bereich der harnableitenden Wege wahrgenommen und als Symptom geklagt. Kürzer gesagt: die Patientin mit einem urethral-erotischen Syndrom ist im Bereich von Lust und Liebe stärker urethral stigmatisiert; sie liebt, und die Lustphysiologie kommt in Gang; aber die Lustphysiologie verläuft gehemmt, und diese gehemmt verlaufende Lustphysiologie stellt die Symptomatik des urethral-erotischen Syndroms dar.

FRAGESTELLUNG

Die in den oben erwähnten Arbeiten dargestellten pathogenetischen Zusammenhänge und die darauf beruhende Abgrenzung klinischer Einheiten sind von der Literatur kaum aufgegriffen worden. So bleibt die Frage offen, ob sich nicht in der Gruppe der unklaren urologischen Symptome recht unterschiedliche klinische Einheiten verbergen. Das gilt insbesondere auch für das urethralerotische Syndrom, wobei in der neueren psychosomatischen Literatur sogar ausdrücklich festgestellt wird, dass bei miktionsgestörten Frauen keine tiefer reichenden Störungen der sexuellen Erlebnisfähigkeit vorliegen würden.

In der vorliegenden Untersuchung soll daher der klinische Eindruck von der Existenz eines solchen urethral-erotischen Syndroms als Hypothese aufgefasst werden, und es soll mittels einer Analyse meiner alten Krankenblätter überprüft werden, ob sich dieser klinische Eindruck bestätigen lässt oder nicht.

Charakterisierung und Auswahl der Krankenblätter

Während meiner Tätigkeit an der Psychosomatischen Abteilung der Universitäts-Frauenklinik Düsseldorf habe ich bei einer größeren Anzahl von Krankenblättern jedes Mal eine Liste von Stichworten angelegt, die mir für den jeweiligen Fall relevant erschienen: Diagnose, Symptome und subjektive Klagen, einige wichtig erscheinende bio-psycho-soziale, lebensgeschichtliche oder interpersonale Probleme und Auffälligkeiten, bisweilen auch Stichworte zur psychodynamischen Beurteilung.

Diese Stichwortliste von meist 8 bis 35 Eintragungen pro Krankenblatt richtete sich also nach keinem vorgegebenen Schema und nach keiner speziellen wissenschaftlichen Fragestellung, sondern es wurden nur diejenigen Punkte erfasst, die mir im konkret vorliegenden Fall klinisch relevant oder interessant erschienen.

Dabei schwebte mir vor, dass ich vielleicht eines Tages ausrechnen wollte, ob sich im Bereich der gynäkologischen Psychosomatik immer wiederkehrende Cluster von Symptomen und Stichworten herauskristallisieren lassen. In diesem Rahmen steht auch die hier vorgelegte Untersuchung.

Die Krankenblätter selber beziehen sich vorwiegend auf gynäkologische Patientinnen in ambulanter oder stationärer Psychotherapie, die sich meist über etliche Wochen oder Monate erstreckte. Da die Krankenblätter – ebenso wie die Stichwortlisten – nur für klinische Zwecke und nicht für irgendwelche konkreten wissenschaftlichen Fragestellungen angelegt worden waren, haben sie den Vorteil, keinen Bias hinsichtlich der hier untersuchten Fragestellung aufzuweisen. Bei der Erstellung der Krankenblätter war also weder nach urethralem, noch nach sexuellem und genitalem Erleben gezielt nachgefragt worden. Dennoch handelt es sich, der wissenschaftlichen Orientierung der Abteilung entsprechend, um recht genaue und gründliche Eintragungen. Übrigens stammt der größte Teil der hier ausgewerteten Krankenblätter aus einer Zeit, bevor an den Begriff eines etwaigen urethral-erotischen Syndroms überhaupt gedacht worden war.

Aus einer größeren, nicht näher ausgezählten Menge solcher alten Krankenblätter wurden 135 Fälle herausgesucht, die Stichworte zur gynäkologischen Urologie enthielten. Auslesekriterium war also lediglich die Tatsache, ob Stichworte zur gynäkologischen Urologie aufgezeichnet waren. Die jeweilige klinische Diagnose war unterschiedlich und ging in die Auswahl der Krankenblätter nicht ein.

WIE OFT KOMMEN BEI NEUROTISCHEN STÖRUNGEN GLEICHZEITIG AUCH SEXUALSTÖRUNGEN VOR?

Diese 135 Fälle wurden daraufhin überprüft, ob neben den gynäkologisch-urologischen Symptomen gleichzeitig auch Stichworte über Symptome, Störungen, Auffälligkeiten im Bereich von Sexualität, Lust und Liebe aufgezeichnet worden waren. Dabei fanden sich nur in 43 Fällen neben urologischen Störungen gleichzeitig auch Störungen im Bereich des sexuellen Erlebens. Bei 2/3 der Fälle mit gynäkologisch-urologischer Symptomatik ließen sich also keine Symptome im erotisch-sexuellen Bereich nachweisen, in einem Drittel der Fälle aber doch. Für diese Gruppe ist die gestellte Hypothese also positiv zu beantworten: Ja, es gibt in der Tat die klinische Einheit eines urethral-erotischen Syndroms.

WELCHE ARTEN VON UROLOGISCHEN UND SEXUELLEN SYMPTOMEN KOMMEN BEIM URETHRAL-EROTISCHEN SYNDROM VOR?

Um diese Frage empirisch beantworten zu können, wurden aus der Gruppe der 43 Krankenblätter 20 Krankenblätter herausgenommen – die Auswahl erfolgte dem Zufall folgend – und detailliert ausgewertet. Die folgenden Ergebnisse beruhen also nicht mehr lediglich auf der Auswertung der Stichwortlisten, sondern auf einer eingehenden Auswertung der Krankenblätter selber.

Dabei wurden zunächst alle urologischen Symptome und Auffälligkeiten und ebenso alle sexuellen Symptome und Auffälligkeiten, die in den Krankenblättern vorkamen, aufgelistet, wobei weitgehend diejenigen sprachlichen Formulierungen niedergeschrieben wurden, die die Patientinnen selber gebraucht hatten.

Dabei zeigte es sich, dass sich hinter den urologischen Symptomen in Wirklichkeit pathologische Phänomene sehr unterschiedlicher Natur verbergen.

Störungen der physiologischen Funktionen

a) In den Krankenblättern fanden sich einmal die unterschiedlichsten Störungen der Miktionsphysiologie: vermehrter Harndrang, imperativer Harndrang, häufiges Wasserlassen, Harndrang bei fehlender Blasenfüllung: ein Teil dieser Symptomatik imponiert mitunter klinisch als eine Art von Harninkontinenz; schmerzhafte Sensationen beim Wasserlassen, das Gefühl einer mangelnden Leerung der Harnblase, Tröpfeln, komplette Harnsperre und manchmal langsamer, schlaffer Harnfluss, sowie noch manche anderen Formen von Störungen des Miktionsvorganges, wie etwa Wasserlassen beim GV.

b) Es kamen aber auch ganz andere somatische Symptome vor: blutig tingierter Urin nach dem GV, Schmerzen oder Reizgefühle in der Gegend der Blase und Urethra, die Stunden oder Tage über den GV hinaus anhalten können, eine Anamnese von vorausgegangenen ärztlichen Diagnosen wie etwa abakterielle Zystitis, Pseudozystitis oder Pseudourethritis. Derartige Symptome sind teilweise auf nicht abgeführte Vasokongestion zurückzuführen – z. B. Diapedese-Blutungen aus der dünnen Gewebsschicht zwischen Scheide und Blase (heraus) –, teilweise aber auch auf muskuläre Kontraktionen. Bei einem Teil dieser Symptome mag es sich aber auch um rein mentale Wahrnehmungen handeln, die der folgenden Gruppe angehören. Die drei hier beschriebenen Gruppen sind im konkreten Einzelfall nicht immer eindeutig voneinander abzugrenzen.

Irritierende Vorstellungen und Sensationen ohne Organbefund

Manche Patientinnen verbinden den urologischen Bereich mit den verschiedensten abnormen Phantasien. Vorstellungen und Befürchtungen. Der ständige Gedanke an die Harnröhre, z. B. der Gedanke auf der Harnröhre zu sitzen, wird zum quälenden Gefühl, tatsächlich auf der Harnröhre zu sitzen; oder der Gedanke an eine zu enge Harnröhre wird zur subjektiven Wahrnehmung einer zu engen Harnröhre. In Wirklichkeit handelt es sich hier also nicht um eine Störung körperlicher Funktionen, sondern um eine rein psychische Symptomatik, also um mentale Inhalte.

Auch ein Teil der irritierenden Sensationen, abnormen Körpergefühle und Reizgefühle kommt nicht als Korrelat zu physiologischen Vorgängen zustande, sondern stellt in Wirklichkeit rein psychische, mentale Erscheinungen dar: z. B. Sensationen, die die Patientin der Harnröhre oder Harnblase zuschreibt, welche als unbeschreiblich bezeichnet werden oder mit den merkwürdigsten Formulierungen vorgetragen werden; nicht selten Brennen oder Schmerzen in der Harnröhre, welches z. B. genau an der Harnröhrenöffnung erlebt wird, und welches mitunter, aber keineswegs immer, während oder auch nach der Miktion oder dem Geschlechtsverkehr angegeben wird, welches aber auch tagsüber oder nachts ohne erkennbaren Anlass erlebt werden kann. Die Mannigfaltigkeit der Erscheinungen und der Sprachbilder kann hier nicht wiedergegeben werden.

Störungen des urethralen Verhaltens

Bei einem weiteren Teil der Symptome im urologischen Bereich handelt es sich weder um Störungen der Physiologie noch um rein psychische Phänomene, sondern um motorische Verhaltensweisen, denen der Charakter einer medizinischen Symptomatik zukommt; z. B. regelmäßiger Katheterismus über lange Zeiträume ohne objektive Notwendigkeit; ständiges Anfassen des

Harnröhrenausganges, eine gewisse Art des Sitzens auf dem Stuhl oder gewisse Bewegungen, wobei die Patientin selber nicht wissen mag, dass es sich um habituelle urethrale Onanie handelt; merkwürdiges symptomartiges Verhalten beim Urinieren, wobei bisweilen auch der Ort und der Zeitpunkt eine Rolle spielen. Bisweilen muss die Patientin beim Geschlechtsverkehr gezielte urethrale Stimulation veranlassen, damit sexuelle Erregung und Orgasmus zustande kommen.

Auch bei den sexuellen Symptomen und den Auffälligkeiten im Bereich von Scheide und Vulva zeigte sich derselbe Unterschied zwischen somatischer Symptomatik und psychisch-mentalen Phänomenen ohne organische Grundlage.

In einem weiteren Untersuchungsschritt wurden daher die folgenden 4 Rubriken gebildet:

1. Urologische Symptome und Auffälligkeiten psychisch-mentaler Natur ohne organische Grundlage							*4 von 20 Fällen*
2. Urologische Symptome und Auffälligkeiten als somatische Begleiterscheinung gestörter physiologischer Funktionen				*17 von 20 Fällen*
3. Sexuelle Symptome und Auffälligkeiten im Bereich von Scheide und Vulva, die in Wirklichkeit psychisch-mentale Phänomene ohne organische Grundlage darstellen.									*8 von 20 Fällen*
4. Sexuelle Symptome und Auffälligkeiten im Bereich von Scheide und Vulva, die somatische Begleiterscheinung von gestörten physiologischen Funktionen sind.										*18 von 20 Fällen*

Wenngleich diese Zahlen noch kein gesichertes Ergebnis darstellen, so weisen sie doch auf eine Reihe von Zusammenhängen hin.

Interessant ist die Beobachtung, dass die urologische Symptomatik in 17 Fälle aus Störungen der Physiologie besteht, in knapp 4 Fälle aber Symptome psychisch-mentaler Natur vorliegen. Da 2mal mentale und gleichzeitig auch physiologische Symptome vorliegen, bleiben nur 2 Fälle mit urologischer Symptomatik rein mentaler Natur.

Hinsichtlich der sexuellen Symptome an Scheide und Vulva verhält es sich ähnlich: in 2 Fällen liegt ausschließlich eine mentale Symptomatik vor, in 6 Fällen liegen sowohl mentale als auch somatische Funktionsänderungen vor, in 12 Fällen aber ausschließlich körperliche Symptome gestörter Physiologie.

Da sich die beiden Gruppen von ausschließlich mentaler Symptomatik im urologischen Bereich und ausschließlich mentaler Symptomatik im Bereich von Vagina und Vulva nicht überschneiden, gibt es in den 20 untersuchten Fällen also keinen Fall, in dem ausschließlich Symptome psychischer Natur vorgelegen hätten. Dennoch bleibt die bemerkenswerte Tatsache bestehen, dass in 2 Fälle fast nur Symptome psychisch-mentaler Natur vorliegen.

Das ist aber von praktisch-klinischer Bedeutung. Denn eine psycho-neurotische und eine organ-neurotische Symptomatik erfordern natürlich eine unterschiedliche Form der Anamneseerhebung und ein unterschiedliches diagnostisches und therapeutisches Vorgehen. Das soll an einem Fall aus der gynäkologischen Sexuologie illustriert werden. Eine Patientin suchte den Gynäkologen mit der Angabe auf, der Verkehr sei schmerzhaft, und sie würde dabei zusammenkrampfen. So war es durchaus naheliegend, dass der Gynäkologe von der Diagnose eines Vaginismus ausging. Von diesem angstvoll verkrampften und vermeidenden Verhalten – einer psychischen Symptomatik also – kann aber natürlich nicht auf das Vorliegen eines Vaginismus, also auf eine reflektorische Verkrampfung des Beckenbodens geschlossen werden. Das psychische Symptom eines verkrampften Vermeidens erfordert jedoch eine ganz andere therapeutische Vorgehensweise als es für eine reflektorisch eintretende Verkrampfung des Beckenbodens gilt.

Diese Unterscheidung kann aber in der praktischen therapeutischen Arbeit leicht übersehen werden. Denn die Patientinnen mit erotischem Urethralsyndrom erleben ihre eigenen psychisch-mentalen Symptome – also ihre Gedanken, Vorstellungen und Sensationen ohne Organbefund – so, als wenn es sich dabei um wirkliche körperliche Vorgänge handeln würden. Und sie tragen diese Wahrnehmungen auch so vor, dass der Arzt diese Beurteilung teilen möge. Diese praktischen Gegebenheiten bedingen es übrigens, dass die Behandlung einer doch rein psychisch-mentalen Symptomatik oft unausweichlich die Aufgabe des Gynäkologen selber bleibt und kaum an einen Psychotherapeuten abgegeben werden kann.

Hinsichtlich der sexuellen Symptomatik dieser 20 Patientinnen mit urethralerotischem Syndrom fällt auf, dass fast nur somatische und/oder psychischmentale Symptome geklagt werden, die Begleiterscheinungen einer gestörten Lustphysiologie sind. Es handelte sich also im Wesentlichen um funktionelle Sexualstörungen. Dagegen wurden keine Fälle von gestörtem sexuellem Verhalten beobachtet, etwa in Form von Sexualphobie, scheinbarer Hypersexualität, oder von sexuellen Abweichungen. Auch wurden keine Störungen der Geschlechtsidentität beobachtet.

Auch dieser Befund unterstützt also die Hypothese, dass die Symptome des urethral-erotischen Syndroms Korrelat zu gehemmter Lustphysiologie sind. Um diese Hypothese jedoch noch einer weiteren Überprüfung zu unterziehen, sollte in einem weiteren Schritt überprüft werden, inwieweit die 20 ausgewerteten Krankenblätter Auskunft zu den antreibenden Kräften geben können.

WELCHE ANTREIBENDEN KRÄFTE SIND BEIM URETHRAL-EROTISCHEN SYNDROM ZU BEOBACHTEN?

Aus den Krankenblättern wurden diejenigen Affekte und Antriebe herausgezogen, die von den Patientinnen selber im psychotherapeutischen Gespräch thematisiert worden waren und die einen anhaltenden und dominanten

Stellenwert im Leben der betreffenden Patientinnen zeigten. Da diese Affekte auch dem Arzt gegenüber und in der Übertragung eine Rolle spielten, ist anzunehmen, dass diese Affekte auch hinter der Erkrankung und hinter den Symptomen stehen dürften.

Nicht wurden antreibende psychische Kräfte verrechnet, die lediglich gefolgert werden können. Darum wurden auch im Krankenblatt verzeichnete Beurteilungen des Arztes wie etwa ,aggressiv gehemmt', ,sexuell gehemmt' nicht verrechnet. Es wurden also eher zu wenig als zu viel antreibende Kräfte verrechnet. Das gilt insbesondere für den Bereich von Liebe, Eros, Sexualität. Denn die Krankenblätter waren ja nicht, wie schon erwähnt, auf Forschung angelegt worden, und es war nie eine gezielte Sexualanamnese sozusagen abgefragt worden.

1. Lust, Liebe, sexuelles Erleben   *8 von 20 Fällen*
2. Tendenz zum Rückzug, spärliches Verlangen nach Sozialkontakten und spärliche libidinöse Ausrichtung wurden von den Patientinnen selber zum Thema gemacht.   *4 von 20 Fällen*
3. Deprimierte und depressive Affekte (meist unterhalb einer medizinischen Diagnose von Depression)   *14 von 20 Fällen*
4. Aggressives Erleben   *8 von 20 Fällen*
5. Hypochondrische Affekte   *5 von 20 Fällen*
6. Passive Erwartungshaltung und Vorwurfshaltung   *1 von 20 Fällen*
7. Angst   *3 von 20 Fällen*
8. Getriebene, nervöse, gequälte und aufgeregte Affekte   *5 von 20 Fällen*
9. Zwanghafte Impulse, Perfektionsdrang   *5 von 20 Fällen*
10. Misstrauische und paranoide Affekte   *3 von 20 Fällen*

Die Auswertung ergibt also, dass nur in 8 von 20 Fällen erotische und sexuelle Affekte direkt zur Diskussion gestellt worden sind. Dagegen werden in 14 Krankenblättern deprimiert-depressive Affekte und in 8 Krankenblättern aggressive Affekte in den Vordergrund gerückt. Wenn man dabei die Überschneidungen von depressiven und ärgerlichen Affekten berücksichtigt, bleiben 18 Blätter mit deprimiert/ärgerlichen Affekten, die psychopathologisch gesehen verwandt sind und ineinander übergehen können. Wenn die Korrelation zu den 8 Fällen mit erotisch sexuellen Affekten hergestellt wird, kommt man zu folgendem Ergebnis:

- In 2 Fällen werden ausschließlich erotische und sexuelle Affekte als dominierend erkennbar;
- in 6 Fällen sind gleichzeitig depressiv-ärgerliche und auch erotisch-sexuelle Affekte wirksam;
- in 11 Fällen aber werden ausschließlich depressiv-ärgerliche Affekte erkennbar. Wir haben somit den überraschenden Befund, dass der dominierende Affekt

in 17 Fällen, also in der großen Mehrzahl der Fälle, depressiv-ärgerlicher Natur und sehr viel seltener erotisch-sexueller Natur ist. Löst das nicht Zweifel aus, ob es wirklich berechtigt ist, von einem urethral-erotischen Syndrom zu sprechen, selbst wenn die oben nachgewiesene Verbindung von urethralen Symptomen und nervösen Symptomen im Gebiet von Scheide und Vagina nicht bezweifelt werden kann? Wie ist dieses Problem zu verstehen?

Eine genaue Überprüfung sowohl der Symptome im Gebiet von Scheide und Vulva als auch der deprimiert-ärgerlichen Affekte führt zu der Einsicht, dass bei der Frau mit urethral-erotischem Syndrom in Wirklichkeit mehr Liebe wirksam ist, als der Befund erkennen lässt.

Zwar ist es richtig, dass diese Patientinnen in den Krankenblättern nicht viel von Liebe sprechen. Aber aus der oben diskutierten Gegenüberstellung von mentaler und somatischer Symptomatik wissen wir, dass es sich bei Patientinnen mit urethral-erotischem Syndrom um Individuen handelt, die vorwiegend körperlich und weniger psychisch erleben. Wenn sich also, wiederum in der großen Mehrzahl (in 18 Fällen), somatische Symptome funktioneller Sexualstörungen finden, ist es offensichtlich, dass bei diesen Patientinnen sehr wohl erotisch-sexuelle Affekte vonstatten gehen, wenn auch in einer bewusstseinsferneren Form. Funktionelle Sexualstörungen können ja nur auftreten, wenn die Physiologie der Lust in Gang gekommen ist.

Der erwähnte überraschende Befund bedeutet also in Wirklichkeit: zwar ist viel deprimierter ärgerlicher Affekt vorhanden, aber doch auch viel Liebe.

Eine genauere Betrachtung der deprimiert ärgerlichen Affekte führt zu derselben Einsicht. Zwar ist eine voll entfaltete depressive Symptomatik durch die ‚Niederdrückung‘ vieler psychischer und somatischer Funktionen gekennzeichnet und dabei oft auch durch eine Niederdrückung von Libido und Lustphysiologie. Dementsprechend finden sich bei der typischen Depression eher Symptome von Mangel an sexuellem Verlangen und Erleben, also von Frigidität im engeren Sinn des Wortes. Die deprimiert ärgerlichen Affekte des urethral-erotischen Syndroms stellen aber noch nicht das volle klinische Bild einer depressiven Erkrankung dar und könnten höchstens als unvollständige Depression bezeichnet werden, denn es fehlen Symptome wie depressive Denkinhalte, depressive Leere, psycho-physischer Rückzug. Daher können trotz der ärgerlich deprimierten Affekte Liebe und Lustphysiologie weiterhin vonstatten gehen, wenn auch in einer beeinträchtigten Form.

Die genauere Untersuchung der in den Krankenblättern verzeichneten erotisch-sexuellen und deprimiert-ärgerlichen Affekte bestätigt also den 2. Teil der hier zu überprüfenden Hypothese, dass nämlich die Symptome des urethral-erotischen Syndroms tatsächlich Korrelat zu gehemmter und rudimentär ablaufender Lustphysiologie sind.

Zur Frage einer eventuellen konversionshysterischen Symptomatik

Gewissermaßen als Gegenprobe sollte überprüft werden, ob sich nicht dennoch Hinweise dafür finden, dass ein Teil der urethralen und sexuellen Symptome in Wirklichkeit konversionshysterischer Natur ist und dadurch zustande kommt, dass unbewusste Vorstellungen und Befürchtungen durch eine pantomimeartige Körpersprache bildhaft dargestellt werden.

Denn die weiter vorne erwähnte Mannigfaltigkeit mancher Sensationen, Vorstellungen und Sprachbilder könnte ein Hinweis auf eine derartige konversionshysterische Pathogenese der Symptome sein.

Eine gerichtete Überprüfung der 20 Krankenblätter ergab jedoch in keinem Fall Hinweise auf hysterische Züge in der Persönlichkeitsstruktur wie etwa demonstrative Tendenzen, planlos-aktives Verhalten, panerotisierende Tendenzen usw. Weder im gegenwärtigen Befund, noch in der Vorgeschichte fand sich eine Begleitsymptomatik, die einen Konversionscharakter zu erkennen gegeben hätte. Übrigens drückten auch die oben erwähnten mannigfaltigen sprachlichen Ausdrücke eher den Charakter der somatischen Sensationen aus und muteten nicht demonstrativ an.

Dieser negative Befund bestätigt also, dass die Symptomatik des urethralerotischen Syndroms als Affektkorrelat und nicht als eine hysterische Symptomatik aufzufassen ist. Diese Aussage schließt natürlich nicht aus, dass irgendeine andersartige urologische Symptomatik sehr wohl hysterischer Natur sein könnte.

Zur Frage einer eventuellen urethralen Persönlichkeitsstruktur

In der frühen psychoanalytischen Literatur wurde – insbesondere auch von *O. Fenichel* und *H. Schultz-Hencke* – viel von urethralen Trieben, urethralem Antriebserleben und von einer urethralen Persönlichkeitsstruktur gesprochen, die dann u. a. auch für mancherlei urologische Störungen verantwortlich gemacht wurden. Die psychologischen Zusammenhänge dieses urethralen Erlebensbereiches können hier nur stichwortartig angedeutet werden: Lustgefühle, aber auch Ängste, die mit Fließenlassen aber auch mit Hingabetendenzen verbunden sein können: das Bedürfnis, frei und beliebig urinieren zu dürfen, wobei eine Beziehung zum Thema der Willkür und zu dem Bedürfnis zur Freiheit von Zwang beschrieben wird; Schamgefühle und die Thematik von Geltung, Ehrgeiz und Erfolg u. a. mehr.

Es war naheliegend, nachzuprüfen, ob sich in den 20 Krankenblättern diesbezügliche Angaben und Hinweise finden würden. Zwar waren in 2 Krankenblättern unterdrückte Hingabeimpulse erkennbar, darüber hinaus aber fand sich nichts, was den in der frühen psychoanalytischen Literatur beschriebenen Zügen urethralen Erlebens oder einer urethralen Persönlichkeitsstruktur entsprechen würde und evtl. zur Erklärung der Symptomatik des urethral-erotischen Syndroms herangezogen werden könnte.

Dieser Befund entspricht der weiteren historischen Entwicklung der psychoanalytischen Theorie, in der heute kaum noch von einem urethralen Erlebensbereich die Rede ist. Ich habe aber erst unlängst im Kollegenkreis einen Fallbericht gehört, in dem doch eine urologische Symptomatik im Zusammenhang mit einer Ehrgeizproblematik und Perfektionismus gesehen worden war.

ZUSAMMENFASSUNG

Zusammenfassend stellen die vorgetragenen Befunde also eine Bestätigung beider Teile der eingangs aufgestellten Hypothese dar.

In einer beachtlichen Anzahl der Fälle mit nervösen urologischen Symptomen, wie sie im Bereich der gynäkologischen Praxis zur Beobachtung kommen, finden sich gleichzeitig auch psychoneurotische und/oder psychosomatische Symptome im Bereich von Vulva und Scheide. Es ist berechtigt und nützlich, diese Gruppe als klinische Einheit herauszustellen und als urethral-erotisches Syndrom zu bezeichnen.

Beim urethral-erotischen Syndrom liegt konstitutionell bedingt eine besondere Ausprägung eines Urethral-Erotizismus vor, wobei dieses Wort aber nur bedeutet, dass die anatomischen Strukturen und Funktionen der harnableitenden Wege hier in einem besonders ausgeprägten Ausmaß in die Lustphysiologie miteinbezogen sind.

Es handelt sich um Frauen, bei denen deprimiert-ärgerliche Affekte eine dominierende Rolle spielen, ohne dass es dabei zu einem vollen depressiven Rückzug gekommen wäre.

Deshalb sind Liebesfähigkeit und Lustphysiologie weitgehend erhalten, wenngleich sehr wohl eine gewisse sexuelle Gehemmtheit vorliegt. Es ist zu vermuten, dass schon die prämorbide Persönlichkeitsstruktur durch gewisse Hemmungen im sexuellen Bereich gekennzeichnet ist, was aber nicht näher überprüft worden ist. Der während der Symptomatik vorliegende deprimiert-ärgerliche Affekt hemmt die Liebe und die Lustphysiologie und wird damit zur auslösenden Ursache dafür, dass die Lustphysiologie nur noch rudimentär abläuft und die Gestalt einer funktionellen Sexualstörung annimmt.

Da sich die rudimentär ablaufende Sexualphysiologie weitgehend auch an den urethralen Strukturen abspielt, umfasst die resultierende Symptomatik sowohl den Bereich von Vulva und Scheide als auch den Bereich der harnableitenden Wege.

LITERATUR

(1) MOLINSKI, H.: Larvierte Depressionen in Geburtshilfe und Gynäkologie. Geburtsh. u. Frauenheilk. 38; 199-202, 1978.

(2) MOLINSKI, H.: Zur Psychosomatik der Blasenentleerungsstörung. In: Petri E. (Hrsg) Gynäkologische Urologie. Georg Thieme Verlag. Stuttgart-New York. S. 221-226, 1983.

(3) MOLINSKI, H.: Das urethral-erotische Syndrom. In: Jürgensen O., Richter D. (Hrsg) Psychosomatische Probleme in der Gynäkologie und Geburtshilfe. Springer Verlag. Berlin-Heidelberg-New York-Tokio. S 84-93, 1984.

(4) MOLINSKI, H.: Zur Psychosomatik von Inkontinenz und Blasenentleerungsstörungen. In: Ober K.G., Thomsen K. (Hrsg) Spezielle Gynäkologie, I Bd III/1. Georg Thieme Verlag. Stuttgart-New York. S. 7.24-7.26, 1985.

(5) MOLINSKI, H.: Psychosomatische Aspekte der gynäkologischen Urologie. In: Beck L., Bender H.G. (Hrsg) Klinik der Frauenheilkunde und Geburtshilfe. Bd. 9. Gutartige gynäkologische Erkrankungen II. Urban & Schwarzenberg; München-Wien-Baltimore, S. 99-103, 1990.

TEIL III

SEXUALMEDIZIN

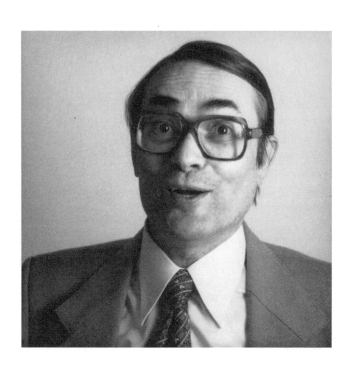

DIE BEHANDLUNG VON WEIBLICHEN SEXUALSTÖRUNGEN IN DER SPRECHSTUNDE DES PRAKTISCHEN ARZTES

Hinsichtlich der Therapie von Sexualstörungen der Frau befindet der praktische Arzt sich herkömmlicherweise in einem Dilemma. Denn einerseits verspürt er die Notwendigkeit, den vielen Patientinnen, welche in ihm den zuständigen und kompetenten Fachmann sehen, gerecht zu werden; andererseits verspürt er oft eine eigene therapeutische Hilflosigkeit.

Hier aber zeichnet sich gegenwärtig eine Änderung ab. Denn Akzentverschiebungen in unseren theoretischen Auffassungen haben neue therapeutische Möglichkeiten eröffnet, die auch im Rahmen der Sprechstunde des praktischen Arztes Anwendung finden können. Ja, die Sprechstunde des praktischen Arztes bietet für einen Teil der Patientinnen sogar bessere Möglichkeiten, als es für formale Psychotherapie gilt.

Welche Sexualstörungen der Frau zeigen sich in der Sprechstunde des praktischen Arztes?

1. *Funktionelle sexualstörungen*

Bei den funktionellen Sexualstörungen handelt es sich um Störungen der Physiologie der Lust. Das sexuelle Verlangen und Erleben kann aus Angst, Scham, Ekel oder Schuldgefühlen abgelehnt werden. Dabei können unterschiedliche Anteile des sexuellen Impulses abgewehrt werden und die Abwehr kann unterschiedliche Stärke haben. So kann als Resultat dieses abgestuften Abwehrkampfes eine ganze Skala von unterschiedlichen Symptomen auftreten.

Alibidinie

Das sexuelle Verlangen fällt aus. Der Ausfall betrifft entweder das körperliche Verlangen oder das emotionale Verlangen oder das bloße willentliche Verlangen. So kann es z. B. sein, dass das emotionale Verlangen ausfällt, gleichzeitig aber körperliches Verlangen sehr wohl erlebt wird. Es kann auch genau umgekehrt sein. Es kann sein, dass emotionales und körperliches Verlangen ganz oder teilweise erhalten sind, dass die Frau aber ihr Verlangen vom Willen her verleugnet: sie will nicht, weil sie vielleicht anderen Zielen nachgehen möchte oder weil sie den Mann nicht liebt. Gleich einleitend wird deutlich, dass diese unterschiedlichen Formen von Alibidinie in Wirklichkeit recht unterschiedliche Phänomene darstellen, welche mit unterschiedlichen psychischen Problemen einhergehen und auch unterschiedliche therapeutische Vorgehensweisen erfordern.

Bei der primären Alibidinie überwiegen oft unbewusste persönliche Konflikte; bei der sekundären Alibidinie überwiegen meist interpersonale Konflikte, welche erst im Verlaufe der Partnerschaft aufgetreten sind.

Hypolubrikation

Trockenheit der Scheide ist ein Korrelat der Alibidinie. Es kann aber auch sein, dass das emotionale und das willentliche Verlangen ausfallen, dass aber die Lustphysiologie in Form von Lubrikation dennoch in Gang gekommen ist. Denn rein körperlich sind hier die sexuelle Erregung und die Liebe sehr wohl vorhanden, nur ist die psychische Wahrnehmung des in Gang befindlichen sexuellen Erlebens ausgefallen.

Es kann auch sein, dass das körperliche und das emotionale Verlangen vollkommen ausfallen und dass korrelativ dazu eine Hypolubrikation vorliegt, dass die Frau aber aus ihrer Willenseinstellung heraus dennoch den Verkehr aufrecht erhalten möchte. Sie kann sich vormachen, dass diese Willensausrichtung ein Beweis für verbliebenes sexuelles Verlangen sei.

Einschränkung von Erregbarkeit oder Erlebnisfähigkeit während des Verkehrs

Eine Frau kann mit, aber auch ohne vorheriges Verlangen während des Verkehrs sexuell erregbar sein. Trotz bestehender Alibidinie kann also die sexuelle Erregbarkeit während des Verkehrs erhalten sein. Umgekehrt kann es vorkommen, dass das sexuelle Verhalten da war, die sexuelle Erregbarkeit während des Verkehrs aber ausfällt. Auch kann es sein, dass nach anfänglicher Erregbarkeit während des Verkehrs die weitere Erlebnisfähigkeit völlig abbricht.

Diese unterschiedlichen zeitlichen Abläufe stellen wiederum eine unterschiedliche Psychologie dar. Eine Frau kann z. B. aus Angst oder Schuldgefühlen zunächst eine Alibidinie haben. Der personale Kontakt in der direkten sexuellen Begegnung und die Liebe überrennen aber die Angst und die Schuldgefühle, so dass es im weiteren Ablauf des Verkehrs auf einmal doch zu Erregbarkeit und Erlebnisfähigkeit kommt. In einem solchen Fall sind weniger die Liebe und die personale Beziehung beeinträchtigt; vielmehr handelt es sich um ganz persönliche Ängste vor der Sexualität.

Genau umgekehrt aber kann zunächst durchaus Libido da sein; im Ablauf des Verkehrs aber steigen im Erleben der Frau alle möglichen Dinge hoch und die sexuelle Erregbarkeit und Erlebnisfähigkeit werden plötzlich abgebrochen.

Anorgasmie

Trotz Alibidinie, Hypolubrikation oder Einschränkung von Erregbarkeit und Erlebnisfähigkeit kann es mitunter im Verlauf des Verkehrs zu Orgasmus kommen. Umgekehrt kann es sein, dass trotz Verlangen, Erregbarkeit und Erlebnisfähigkeit kein Orgasmus eintritt. Im letzteren Fall beziehen sich die zugrundeliegenden Ängste weniger auf den sexuellen Kontakt an sich, sondern auf den Verlust der eigenen Kontrolle und der Hingabefähigkeit.

Eine Frau kann Orgasmus haben und erleben und dennoch unbefriedigt bleiben. Das kann eintreten, wenn der Partner nicht Zuwendung oder Liebe geben kann. Es kann auch eintreten, wenn die Patientin dadurch bedrückt ist, dass sie weiß, dass der Partner nicht befriedigt ist. In diesem Fall ist die Beeinträchtigung der sexuellen Erlebnisfähigkeit der Frau also nicht etwa ein Zeichen einer eigenen Liebesstörung, sondern im Gegenteil Folge ihrer Liebe zum Mann.

Schmerzen beim Verkehr

Es sind drei Formen von Schmerzen beim Verkehr zu unterscheiden. Brennende Schmerzen beim tiefen Einführen infolge Hypolubrikation sind physiologisch und psychologisch gesehen anders zu beurteilen als Schmerzen beim tiefen Eindringen oder Schmerzen unmittelbar nach dem Verkehr. Psychologische Voraussetzung für die letzten beiden Gruppen ist es, dass die Lustphysiologie zwar in Gang gekommen, andererseits aber doch gehemmt ist. Schmerzen beim tiefen Eindringen des Penis oder nach dem Verkehr treten also nur auf, wenn die Lustphysiologie partiell erhalten ist.

Reaktionsbildung in Form von Sexualphobie

Ausweichendes oder abwehrendes Verhalten kann die unterschiedlichsten Formen annehmen: Vorschieben von Müdigkeit, früher oder später als der Partner zu Bett gehen, den Partner zu Alkohol verführen, beim Verkehr körperlich ausweichen, im Extremfall kratzen, schreien, wegstoßen. Auch hier deutet ein unterschiedlicher zeitlicher Verlauf wiederum auf inhaltlich unterschiedliche Ängste hin. Es ist ein Unterschied, ob die Reaktionsbildung schon vor Beginn der sexuellen Erregung auftritt und ob sie dann durch den weiteren Ablauf des sexuellen Kontaktes vermehrt oder umgekehrt vermindert wird; ob sie überhaupt erst während des sexuellen Verkehrs oder unter Umständen sogar erst bei drohendem Orgasmus eintritt; ob die Sexualphobie entweder durch den Willen oder durch doch einsetzendes Verlangen zurückgedrängt werden kann oder genau umgekehrt intensiver wird.

Im Gegensatz zu den bisher besprochenen Symptomen handelt es sich – nach streng wissenschaftlicher Klassifikation – bei den Phänomenen der Sexualphobie nicht mehr um eine Störung der Lustphysiologie, sondern um eine Störung des sexuellen Verhaltens und Erlebens. Ebenfalls im Gegensatz zu den bisher besprochenen Phänomenen ist das Symptom hier Korrelat zu den abwehrenden Kräften und nicht mehr Korrelat zum sexuellen Impuls .

Reaktionsbildung in Form von Vaginismus

Hier geht die Abwehr reflektorisch vonstatten und die zugrundeliegenden Ängste und Befürchtungen sind bewusstseinsferner.

Genaue Deskription des Symptoms als Einstieg in die zugrundeliegende Psychologie

Aus der obigen Darstellung geht hervor, dass unterschiedliche Anteile des sexuellen Impulses auf eine unterschiedliche Art und Weise abgewehrt werden können. Die genaue Deskription des Symptoms spiegelt daher die Form des Abwehrkampfes, das Erleben der Patienten, den psychischen Konflikt, recht genau wider. Damit aber ist die genaue Deskription des Symptoms ein guter Ausgangspunkt für das ärztliche Gespräch. Denn die Deskription des Symptoms spiegelt ja das unbewusste konflikthafte Erleben der Patientin wider.

Durch die genaue Deskription der Symptome kann man übrigens auch ablesen, wovor die Patientin Angst und wovor sie weniger Angst hat. Bei Angst vor dem Verlangen tritt am ehesten Alibidinie oder Hypolubrikation ein. Wenn es lediglich Angst vor der Erregung ist, dann kann zunächst durchaus Verlangen da sein, aber bei der Erregung während des Verkehrs wieder schwinden. Liegt Angst vor beiden vor, liegen auch beide Symptome vor. Wenn es sich um Angst vor der Hingabe handelt, kann eine Frau mitunter sogar starke Libido, ausgeprägte Erregbarkeit und Erlebnisfähigkeit während des Verkehrs haben und es tritt dennoch eine Anorgasmie auf. Natürlich kann die Anorgasmie auch mit den vorangegangenen Ängsten und Symptomen vergesellschaftet sein.

Die genaue Deskription des Symptoms zeigt auch, wie die Angst abgewehrt wird. Wie aus obiger Darstellung hervorgeht, kann die Abwehr nur das willentliche, auch das emotionale oder sogar das körperliche Erleben betreffen.

Die Abwehr kann während des Verkehrs zunehmen, dann kann es trotz anfänglichen Verlangens zu Erlebnisunfähigkeit oder zur Sexualphobie und Aversion kommen. Die Abwehr kann aber auch im Verlaufe des Verkehrs abnehmen. So kann der Verkehr von der willentlichen Einstellung her zunächst gemieden werden, im Verlaufe des körperlichen Kontaktes aber wird die Angst überwunden.

Diese Aufzählung zeigt, wie falsch es ist, die funktionelle Sexualstörung der Frau einfach als Frigidität zu bezeichnen. Hundert Frauen mit funktioneller Sexualstörung haben hundert verschiedene Formen der funktionellen

Sexualstörung. Man darf sagen: Jeder Fall von funktioneller Sexualstörung der Frau sieht anders aus bei einer anderen Frau.

Eine solche genaue Deskription des Symptoms aber überschreitet nicht den Rahmen und die Möglichkeiten der Sprechstunde des praktischen Arztes. Er muss nur den Mut zum Gespräch lernen. Er wird dann das zugehörige Erleben der Patientin leicht ins Gespräch bringen können; um nur ein Beispiel zu nennen: ob der Affekt, welcher das phobische Verhalten auslöst, mehr Angst, Schuldgefühl oder Ekel ist.

2. Organneurosen, welche in Wirklichkeit funktionelle Sexualstörungen sind

Die therapeutischen Aufgaben des niedergelassenen Arztes beschränken sich jedoch nicht auf die funktionellen Sexualstörungen im üblichen Sinne des Wortes. In der Gynäkologie beruhen einige psychosomatische Symptome darauf, dass die Lustphysiologie nicht zur Befriedigung und zum Stillstand kommt. Die Lustphysiologie besteht im Wesentlichen aus Vasokongestion, Muskelkontraktionen und Sekretionen sowie aus der Lösung der Spannungszustände. Wenn die Lustphysiologie zwar in Gang kommt, die Befriedigung und die Lösung, also das Wieder-abklingen der Vorgänge der Lustphysiologie infolge der psychischen Hemmungen ausbleiben, können die folgenden Symptome entstehen: Brennen und Jucken in der Scheide und im Vulvagebiet ohne Organbefund; übermäßige Scheidensekretion ohne mikrobiologischen Befund; Reizblase, Harninkontinenz ohne Organbefund, pseudourethritische Symptome, schmerzhafte Sensationen beim Wasserlassen und gelegentlich weite Scheide beim Verkehr.

Wir fassen diese Symptome unter den folgenden vier diagnostischen Überschriften zusammen:

a) Pseudoinfektuöses Syndrom der Scheide,
b) urethralerotisches Syndrom
c) Brennen und ähnliche Parästhesien in Scheide und Vulva. Dabei ist zu bemerken, dass keineswegs alle Fälle von Pruritus vulvae die hier aufgezeichnete Pathogenese haben.
d) Weite Scheide.

Von der Praxis her handelt es sich um Störungen der Organfunktion, also um psychosomatische Störungen. Streng wissenschaftlich gesehen aber handelt es sich um funktionelle Sexualstörungen. Da die Symptome auf einem Anhalten der Lustphysiologie beruhen, besteht hier der Ausdruck funktionelle Sexualstörung sogar mit größerem Recht als etwas bei der sogenannten Frigidität.

Gerade bei den als psychosomatische Symptome larvierten funktionellen Sexualstörungen ist eher der niedergelassene Arzt als der Fachpsychotherapeut gefordert; und zwar insbesondere innerhalb der gleich noch zu erwähnenden bio-psycho-sozial orientierten Sprechstunden.

Bei diesen Organneurosen liegt übrigens die psychische Störung nicht selten mehr beim Partner, also beim NichtSymptomträger, als bei der Symptomträgerin selber. Der Partner bringt dabei ständig sexuelle Erregung in Gang ohne die Frau befriedigen zu können.

3. Störungen des sexuellen Verhaltens und Erlebens

Außer den funktionellen Sexualstörungen sieht der niedergelassene Arzt auch viele Fälle von Störungen des sexuellen Verhaltens und Erlebens. Obgleich es sich dem Namen nach um ein nervenärztliches Problem handelt, ist oft doch eher der niedergelassene Arzt aufgerufen diesen Frauen gerecht zu werden. Denn der Weg zum Nervenarzt oder zum Psychotherapeuten wird nicht selten verweigert.

3a) *Phänomene scheinbarer Hypersexualität*

Hierher gehören das ständige Reden über sexuelle Dinge, die sogenannte Erotomanie; die subjektive Angabe einer Steigerung von sexuellem Verlangen und Erregbarkeit; Nymphomanie, Don-Juanismus, mitunter Promiskuität, Gruppensex, Partnertausch, Pornographie oder Prostitution. Ein regelmäßig wiederkehrender Sonderfall ist ein qualvoll vermehrtes sexuelles Verlangen im beginnenden Senium.

Bei derartigen Phänomenen liegt fast immer in Wirklichkeit eine sexuelle Gehemmtheit zugrunde, welche übertönt werden soll. Es kann sich aber auch um das Übertönen eines depressiven Affektes handeln, was dann eine ganz andere therapeutische Vorgehensweise erfordert.

Bei einem Teil der Fälle hat der Arzt kaum die Möglichkeit heilend in dem Sinne zu wirken, dass die Sexualstörung aufgehoben würde. Aber auch hier hat der Arzt wichtige therapeutische Aufgaben und oft auch erhebliche Möglichkeiten; und sei es nur, indem er die Patientin oder das Paar nicht allein lässt und sie in ihrem gestörten Lebensablauf begleitet. Dasselbe gilt auch für die folgende Gruppe von Störungen.

3b) *Störungen hinsichtlich Triebobjekt und Triebhandlung*

Wenngleich die Frage um den Krankheitswert dieser Störungen umstritten ist, gibt es doch nicht wenige Patienten, die unter ihrem abweichenden Sexualverhalten leiden und den Arzt um Hilfe bitten. Diejenigen lesbischen Frauen z. B., welche unter ihrem sexuellen Erleben nachhaltig leiden, gehen nicht selten zum Gynäkologen oder auch zum niedergelassenen Allgemeinarzt und erwarten von ihm eine begleitende Hilfe in ihren Lebensschwierigkeiten; selbst wenn sie selber eine Heilung weder wollen noch für möglich halten. Ähnliches gilt insbesondere auch für sadomasochistische Interaktionen und Kollusionen. Bei anderen Arten von abweichendem Sexualverhalten wird meist eher der Nervenarzt aufgesucht.

4. Störungen der Geschlechtsidentität

Auf die Störungen der Geschlechtsidentität sind wir erst in jüngeren Jahren in stärkerem Maße aufmerksam geworden, seit nämlich so viele Transsexuelle um geschlechtsumwandelnde Operationen bitten. Von diesen Beobachtungen her wird es deutlich, dass es auch viele andere Störungen der Geschlechtsidentität gibt. Diese Frauen brauchen ebenfalls oft eine begleitende Führung durch den niedergelassenen Arzt.

5. Das Lebensschicksal bei nicht heilbarer Sexualstörung

Bei chronischem Ausfall der sexuellen Erlebnisfähigkeit können bei der Patientin , bei ihrem Mann und bei den Kindern mannigfaltige nervöse Störungen auftreten: Psychoneurosen, psychosomatische Störungen, Verhaltensstörungen und Störungen in der sozialen Anpassung. Die sogenannte Frigidität und die damit verbundene Glücklosigkeit können für die gesamte Familie viel Leid und Not nach sich ziehen. Auch hier kann der niedergelassene Arzt durch eine sachgemäße Begleitung der Patientin eine nützliche therapeutische Tätigkeit ausüben.

Welche therapeutischen Wege stehen dem niedergelassenen Arzt heute zur Verfügung?

Hinsichtlich der Therapie von Sexualstörungen der Frau zeichnet sich gegenwärtig eine Änderung ab. Denn Akzentverschiebungen in unseren theoretischen Auffassungen haben neue therapeutische Möglichkeiten eröffnet, die auch im Rahmen der Sprechstunde des Allgemeinmediziners Anwendung finden können.

Eine Akzentverschiebung in den theoretischen Auffassungen in den Sozialwissenschaften hat die sexualmedizinischen Möglichkeiten des niedergelassenen Arztes erweitert.

Aus der Darstellung der Symptome der funktionellen Sexualstörungen ist schon hervorgegangen, dass deren Ursache in einem Konflikt zwischen Impuls und Abwehr liegt. Der sexuelle Impuls ist ein umfassender biologischer Vorgang, der aus physiologischen Abläufen und begleitendem Erleben und Verhalten zusammengesetzt ist. Verlangen und Wunsch, Vorstellung, Emotion, deren physiologischen Korrelate oder der Handlungsanteil des sexuellen Impulses können aus Angst abgewehrt werden. Diese Angst stammt weitgehend aus der frühkindlichen Erfahrung und hat dementsprechend zum großen Teil prägenitale Erfahrungsbereiche zum Inhalt: Konflikte um Kontakt, Selbstsicherheit geben und nehmen, Selbstbehauptung, Unterwerfung, Trotz, Reinlichkeit, Schauen und Beschautwerden und anderes mehr.

Wenn aber Störungen in der prägenitalen Entwicklung und damit persönliche intrapsychische Konflikte eine entscheidende ursächliche Rolle spielen, müsste eine klassische psychoanalytische Behandlung des Symptomträgers die Methode der Wahl sein.

Es ist daher eine Überraschung, dass bei funktionellen Sexualstörungen eine psychoanalytische Behandlung oft keine Beseitigung des Symptoms mit sich bringt. Diese enttäuschenden Erfahrungen beziehen sich jedoch hauptsächlich auf jene Fälle in denen die funktionelle Sexualstörung eher eine Monosymptomatik darstellt; wenn der Patient also ausschließlich wegen der funktionellen Sexualstörung um Behandlung bittet. Wenn der Patient dagegen wegen einer umfassenderen psychoneurotischen oder psychosomatischen Symptomatik um Behandlung bittet und die funktionelle Sexualstörung mehr den Stellenwert einer Begleitsymptomatik hat, verschwindet bei einer psychoanalytischen Behandlung mit der neurotischen Symptomatik meist auch die funktionelle Sexualstörung.

Dazu kommt eine zweite Überraschung. Die psychoanalytische Behandlung kann nämlich durchaus positiv verlaufen sein; es ist zu einer Bewältigung der infantilen Konflikte und zu einer Befreiung der Persönlichkeit gekommen; und dennoch besteht die funktionelle Sexualstörung fort.

Wie kommt es, dass eine kausale Therapie so häufig nicht zum Erfolg führt?

Harry Stuck Sullivan und die interpersonale Psychiatrie lehren, dass ein neurotisches Symptom nicht hinreichend aus den Gegebenheiten des isolierten Individuums heraus zu verstehen ist, sondern nur unter Berücksichtigung der interpersonalen Verzahnung mit dem anderen; dass das neurotische Symptom also nicht privater, sondern interpersonaler Natur ist. Gerade die Lustphysiologie macht es deutlich, wie sehr der Mensch selbst in physiologischer Hinsicht ein kommunales Wesen ist. Denn das in Gang kommen seiner Erektion hängt ja weitgehend davon ab, ob auch bei ihr die Lust und Liebe in Gang gekommen sind und umgekehrt. Erektion und Lustphysiologie kommen nur in einer interpersonalen Situation zustande, wobei es freilich genügen kann, dass das andere Individuum in der Phantasie da ist. – Daher ist die Aussage von *Masters und Johnson* berechtigt, dass eine Sexualstörung immer eine Störung des Paares und nicht lediglich eine Störung des individuellen Symptomträgers ist.

Die Verursachung eines neurotischen Symptoms wird also nicht mehr lediglich so gesehen, dass in der auslösenden Versuchungs- oder Versagungssituation abgewehrte und gehemmte Impulse mobilisiert werden. Vielmehr wird auch die wechselseitige Verzahnung mit der Bezugsperson im Sinn der kommunalen Psychologie und Physiologie beachtet. Es hat also eine Verschiebung des theoretischen Akzentes stattgefunden: weiter weg von der infantilen Genese und dem innerpsychischen Konflikt und mehr hin zu der interpersonalen Situation im Hier und Jetzt.

Diese Akzentverschiebung hat erhebliche therapeutische Konsequenzen mit sich gebracht. Dabei soll nicht abgehandelt werden inwieweit dadurch Modifikationen in der Vorgehensweise des Fachpsychotherapeuten bedingt werden. Wohl aber soll gezeigt werden, dass der praktische Arzt gerade infolge dieser Akzentverschiebung sehr vielen Sexualstörungen in seiner Sprechstunde gerecht werden kann.

1. *Übende Verfahren*

Die Methode nach *Masters und Johnson* erfordert herkömmlicherweise einen umfangreichen Aufwand, welcher die Möglichkeiten des niedergelassenen Gynäkologen überschreitet. Denn es handelt sich um ein ausgeklügeltes Programm mit großem zeitlichen Einsatz und institutionalisierten Vorgehensweisen, welche unter anderem auch die Zusammenarbeit mit einem Ko-Therapeuten erforderlich machen. An dieser Stelle soll nur angedeutet werden, dass der Verfasser eine Modifikation entwickelt hat, welche von einem niedergelassenen Kollegen allein durchgeführt werden kann und viele der aufwendigen Voraussetzungen der traditionellen Vorgehensweise von *Masters und Johnson* reduziert (1). Die Praktikabilität dieser Modifikation in der Ein-Mann-Praxis ist in einer Gruppe von Ärzten aus dem Rheinland und aus Flandern bestätigt worden (2).

Diese Vorgehensweise soll hier nicht näher beschrieben werden, denn es handelt sich dabei keineswegs um die wichtigste praktische Möglichkeit des Gynäkologen.

Wohl aber soll erwähnt werden, dass gerade diese Vorgehensweise einen neuen Phänomenbereich zur Beobachtung gebracht hat. Wenn der Arzt das Gespräch auf die detaillierte Beschreibung des Erlebens und Verhaltens während des Übens am Vortag fokussiert, kommt man zu einem Phänomenbereich, welcher als die larvierte Sexualstörung bezeichnet werden kann. Die Patientin mag z. B. geheime Verhaltensweisen im Bett haben, durch die sie den Mann depotenziert; oder der Mann mag umgekehrt geheime Verhaltensweisen praktizieren, die ihr die Möglichkeit zum sexuellen Erleben nehmen. Diese larvierte Sexualstörung ist ein zwar geheimes, aber dennoch manifestes Verhalten. Die larvierte Sexualstörung ist einerseits Folge der unbewussten Konflikte und andererseits unmittelbare Ursache der Symptome der funktionellen Sexualstörung.

Das Aufdecken und Aufgreifen dieser larvierten Sexualstörung gibt aber im konkreten Fall gute therapeutische Möglichkeiten. Indem die larvierte Sexualstörung im ärztlichen Gespräch beschrieben wird, werden unbewusstes gegenwärtiges Erleben und die dazugehörigen weit zurückreichenden Vorstellungen und Konflikte bewusst.

Das verhaltenstherapeutisch orientierte Verfahren nach *Masters und Johnson* verzichtet auf die Zielsetzung der auf Konfliktlösung ausgerichteten Psychotherapie und will auf direktem Weg neue manifeste Interaktionen einüben. Dieser scheinbar prinzipielle Unterschied zwischen Verhaltenstherapie und psychoanalytisch orientierter Psychotherapie wird durch die angedeutete Modifikation des Verfahrens überwunden. Denn das übende Verfahren wird durch die Deskription zu einem Verfahren, welches gleichzeitig unbewusstes gegenwärtiges Erleben und die dazugehörigen Erinnerungen sowie Einsicht umfasst.

Es sei zusammenfassend wiederholt: Der scheinbar prinzipielle Gegensatz erstens zwischen interpersonaler und intrapsychischer Theorie sowie zweitens zwischen übenden und auf Einsicht beruhenden Verfahren werden zu sich wechselseitig ergänzenden Akzentsetzungen relativiert.

2. Das ärztliche Gespräch

Das einfache ärztliche Gespräch ist die bei weitem wichtigste Vorgehensweise. Es besteht das Paradoxon, dass die so intensive psychoanalytische Therapie bei den funktionellen Sexualstörungen weitgehend enttäuscht hat; dass aber das einfache ärztliche Gespräch, infolge der Akzentverschiebung in den theoretischen Auffassungen, sehr viel mehr bringen kann als früher. Das ärztliche Gespräch geht nicht mehr so sehr auf die individuelle Genese des Symptomträgers, sondern auf die Interaktion mit dem Partner ein.

Die Gesprächsführung ist bisweilen mehr aufdeckend; bisweilen mehr informierend und ratgebend; bisweilen auch leitend und führend. Der Partner ist meistens, jedoch keineswegs immer mit anwesend. Wenn der Partner nicht mit anwesend ist, so bleibt er doch indirekt mit einbezogen. Denn die Gesprächsführung bleibt immer interpersonal und weniger intrapsychisch orientiert.

Inhaltlich kann hier nur auf einige häufig wiederkehrende Themen hingewiesen werden. Die Frau hat z. B. eine funktionelle Sexualstörung, weil sie in Wirklichkeit einen anderen Mann liebt; oder sie erwartet sexuelle Lust ohne Liebe, das aber gelingt ihr nicht. Die aufzugreifende Psychopathologie liegt bei den funktionellen Sexualstörungen mitunter mehr bei dem Nichtsymptomträger als bei dem Symptomträger selber. Die Frage lautet dann: wie macht er sie frigide? Wie macht sie ihn impotent?

Die Frau muss sich wohl und sicher fühlen, um sexuell erlebnisfähig zu sein. Dazu müssen für unterschiedliche Frauen unterschiedliche soziokulturelle

Voraussetzungen gegeben sein: soziale und gesellschaftliche, weltanschauliche und religiöse Aspekte müssen hier hinreichend berücksichtigt werden.

Die praktische Frage heißt dann: wegen welcher Gegebenheiten fühlt sich die Patientin nicht wohl oder sicher? Was können der Mann und die Frau zusammen tun, um diese Umstände zu beeinflussen?

In anderen Fällen muss einem Mangel an Wissen und Aufklärung mit Information und Rat begegnet werden. Wenngleich das Nichtwissen Folge der sexuellen Gehemmtheit sein mag, können Rat und Aufklärung mitunter einen Circulus vitiosus durchbrechen.

Es sei wiederholt, dass die genaue Deskription des Symptoms oder – soweit das auch ohne übendes Verfahren möglich ist – der larvierten Sexualstörung, oft ein besonders günstiger Weg ist, um auf die zugrunde liegenden Schwierigkeiten zu sprechen zu kommen. Der Arzt sollte bei diesen Gesprächen eine optimistische und Lust und Liebe bejahende Haltung ausstrahlen.

3. Psychopharmaka

Es ist allgemein bekannt, dass bei leichteren und erst recht bei schwereren Depressionen alle möglichen Abstufungen der Impotenz, Frigidität und Anorgasmie auftreten können. Die Therapie derjenigen Sexualstörungen, die Begleiterscheinung einer Depression sind, ist identisch mit der Therapie der Depression selber und besteht oft in einer Verschreibung von Antidepressiva.

Nicht hinreichend aber wird erkannt, wie häufig funktionelle Sexualstörungen Begleiterscheinungen einer larvierten Depression sein können. Es sei betont, dass Antidepressiva hier oft prompte Hilfe bringen können.

Bei einigen Sexualstörungen kann auch die Verschreibung von Neuroleptika nützlich sein. Eine Frau kann z. B. den Gynäkologen wegen Hypersektretion der Scheide, insbesondere auch während und nach dem Geschlechtsverkehr, aufsuchen. Es kann sich herausstellen, dass der Mann hypomanisch ist, dabei die Frau ständig sexuell anstimuliert, sie aber nicht zur Befriedigung und damit zum Abklingen ihrer Lustphysiologie bringen kann. Die neuroleptische Behandlung des Nichtsymptomträgers kann die funktionelle Sexualstörung der Frau zum Verschwinden bringen.

4. Die gleichzeitig bio-psycho-sozial orientierte Sprechstunde

Psychosomatische Medizin ist nicht hinreichend verwirklicht, wenn ein psychotherapeutisch orientiertes ärztliches Gespräch oder wenn die Verschreibung von Psychopharmaka als spezialisierte Behandlungsformen praktiziert werden,wie es etwa in einer nervenärztlichen Praxis geschehen kann. Psychosomatische Medizin ist vielmehr erst verwirklicht, wenn der den somatischen Aspekt der Medizin praktizierende Arzt den psychologischen und sozialen

Aspekt mit in das Setting seiner gewöhnlichen Sprechstunde hineinnimmt und miteinander integriert.

So darf der Patient nicht einfach mit dem Antidepressivum lediglich abgespeist werden. Die Wirksamkeit des Antidepressivums ist um so größer, wenn im Sinne einer gleichzeitig bio-psycho-sozial orientierten Sprechstunde auch ein hinreichender therapeutischer Kontakt mit dem Patienten hergestellt, und wenn die psychischen und sozialen Schwierigkeiten auch gleichzeitig aufgegriffen werden. Auch in dem Fall des hypomanischen Patienten ist es natürlich von entscheidender Bedeutung, dass die Gesamtproblematik im ärztlichen Gespräch aufgegriffen und therapeutisch beeinflusst wird. Viele Patienten mit Sexualstörungen sind überhaupt erst im Rahmen einer solchen gleichzeitig bio-psycho-sozial orientierten Sprechstunde therapeutisch erreichbar. Eine detaillierte Beschreibung des Vorgehens in dieser Art von Sprechstunde würde den Rahmen des vorliegenden Beitrages sprengen.

5. Überweisungen zum Psychotherapeuten

Trotz der dargestellten Möglichkeiten kann der praktische Arzt natürlich nicht allen Fällen von Sexualstörung in seiner Sprechstunde gerecht werden.

Eine in der Selbstbehauptung schwer gestörte Frau z. B. kann nicht hingabefähig und damit auch nicht sexuell erlebnisfähig sein. Bei einem derartigen prägenitalen Hintergrund für die funktionelle Störung ist am ehesten die Behandlung durch den psychoanalytischen Fachmann angezeigt. Denn nur wenn eine solche aggressiv gehemmte Frau es im Verlaufe intensiver Psychotherapie lernt, ein Gefühl der Stärke zu entwickeln, statt zu meinen, dass sie ihren Mann bekämpfen und ihn besiegen müsse, braucht sie beim Verkehr nicht mehr durch betonte Bewusstheits- und Aufmerksamkeitszuwendung die Kontrolle aufrechtzuerhalten.

Zu den therapeutischen Möglichkeiten des praktischen Arztes kann also auch die mitunter schwierige Aufgabe einer sachgerecht durchgeführten Überweisung gehören.

LITERATUR

(1) MOLINSKI, H.: Düsseldorf: Die fokussierende Deskription, Praktische Hinweise für die Behandlung funktioneller Sexualstörungen aus analytischer Sicht, Sexualmedizin 5, 712-716 (1976).

(2) HÖFFKEN, BEUSEN, DMOCH, MOLINSKI, NIJS: Modifizierte Paartherapie, Die tiefenpsychologische Variante der „Masters & Johnson Therapie", Sexualmedizin 11, 501-504 (1982).

(3) HÖFFKEN. Mülheim: Zwei-Wochen-Paartherapie. Der Versuch die Libido einer Frau wiederzuerwecken, Sexualmedizin 11, 501-504 (1982).

DIE FOKUSSIERENDE DESKRIPTION

PRAKTISCHE HINWEISE FÜR DIE BEHANDLUNG FUNKTIONELLER SEXUALSTÖRUNGEN AUS ANALYTISCHER SICHT

Ich möchte von einer klinischen Erfahrung ausgehen, die ich wohl mit anderen Kollegen teile. Ursprünglich hatte ich viele Jahre lang funktionelle Sexualstörungen mittels der klassischen psychoanalytischen Methode behandelt, und die Erfolge waren in vielen Fällen unbefriedigend. Diese enttäuschenden Erfahrungen beziehen sich jedoch hauptsächlich auf jene Fälle, in denen die funktionelle Sexualstörung eher eine Monosymptomatik darstellt, wenn der Patient also ausschließlich wegen der funktionellen Sexualstörung gekommen war. Wenn die funktionelle Sexualstörung dagegen Begleitsymptomatik einer umfassenderen psychoneurotischen oder psychosomatischen Symptomatik gewesen war, brachte eine typische psychoanalytische Behandlung in der Regel bessere Resultate.

Wie viele andere fing ich vor einigen Jahren an, funktionelle Sexualstörungen nach der Methode von *Masters* und *Johnson* zu behandeln. Dabei hatte ich überraschend gute Erfolge. In der Hand des psychoanalytisch orientierten Arztes erfuhr die Methode nach Masters und Johnson jedoch unversehens, ich möchte sagen fast automatisch, gewisse Modifikationen, über die erst nachträglich reflektiert wurde. Diese Modifikationen beruhen zum allerwenigsten darauf, dass ich die Behandlung im Rahmen einer Ein-Mann-Praxis – also ohne weiblichen Ko-Therapeuten – durchführen musste und wollte, eine Beschränkung, die sich übrigens als kein nennenswerter Nachteil erwies. Die Modifikationen beruhen vielmehr auf der Beobachtung, dass die Methode nach Masters und Johnson vertieft und noch wirkungsvoller gestaltet werden kann, wenn die Dimension des Aufdeckens geheimer und mehr oder weniger unbewusster Verhaltensweisen mit hineingenommen wird. Wenn ich mich über die Behandlung funktioneller Sexualstörungen aus analytischer Sicht äußere, habe ich also nicht die Methode der psychoanalytischen Therapie im Sinn, wohl aber das Aufdecken unbewussten Verhaltens und Erlebens.

FOKUSSIERENDE DESKRIPTION DES ÜBENS

Im äußeren Rahmen halte ich mich weitgehend an Masters und Johnson. Ich dränge darauf, dass das Ehepaar Urlaub nimmt und lasse es fünfmal wöchentlich kommen. Falls zwingende Gegebenheiten es verlangen, verzichte ich jedoch auf die Forderung nach Urlaub und begnüge mich mit drei oder vier Sitzungen. Nach eingehenden Vorgesprächen in gemeinsamen und getrennten Sitzungen wird das übende Verfahren nach Masters und Johnson durchgeführt.

Der Arzt muss das Paar suggestiv zum Erfolg mitreißen. Er muss eine das Paar warm machende und die Sexualität bejahende Atmosphäre ausstrahlen. In manchen amerikanischen, insbesondere kalifornischen Schulen verdrängen elaborierte aufwärmende Techniken fast alle anderen Aspekte der Methode. Demgegenüber soll betont werden, dass die gleichzeitig aufrechterhaltene sachliche Distanz den Erfolg fördert. Ähnlich wie bei Masters und Johnson beschreiben mir die Patienten das Üben vom Vortag ausführlich. Im Gegensatz zu Masters und Johnson wird dabei aber die ganz ausführliche Deskription des psychologischen Aspektes während des Übens zum Fokus des gesamten therapeutischen Verfahrens, statt nur eine beiläufige Beachtung zu erfahren. Dabei handelt es sich – zumindest zunächst – nicht um Tiefenpsychologie:

- Es werden keine Deutungen und Erklärungen zum Unbewussten oder zur infantilen Genese gegeben;
- Es wird lediglich eine genaue Beschreibung des Erlebens und Verhaltens während des Übens herausgearbeitet.
- Das ist aber gleichbedeutend mit einer ungewöhnlich genauen Beschreibung der Sexualstörung selber.

Dabei kann man eine für die therapeutische Praxis wichtige Beobachtung machen: Die genaue Deskription des Verhaltens und Erlebens während des Übens gibt fast dieselbe Information, die in einer psychoanalytischen Behandlung durch das deskriptive Aufarbeiten der Übertragung gewonnen wird. Die von Masters und Johnson erhobene Forderung, dass eine zu intensive Übertragung auf den Therapeuten vermieden werden, dass sich das Interesse vielmehr auf den Partner erstrecken sollte, bleibt erfüllt.

Die vorgeschlagene Methode kann also durchaus vom Gynäkologen oder Allgemeinarzt durchgeführt werden. Darin liegt ja gerade ihr praktischer Nutzen. Das schließt nicht aus, dass der psychoanalytische Arzt kaum auf den zusätzlichen Hinweis verzichten will, dass dasjenige Verhalten und Erleben, um das es beim Üben geht, auch in der gegenwärtigen Übertragungssituation eine Rolle spielt.

Die larvierte Sexualstörung

Diese Deskription der geheimen Interaktionen und Verhaltens-sowie Erlebensweisen führt zu einem Phänomenbereich, der zwischen dem manifesten Symptom und jenen tief unbewussten Motiven, Ängsten und Konflikten liegt, welche in der psychoanalytischen Literatur abgehandelt werden.

Ein Beispiel: Gegenstand des therapeutischen Gespräches waren nicht etwa die tiefe Beschädigungsangst oder die inzestuösen Phantasien, aus denen heraus der betreffende Mann in seiner Potenz beeinträchtigt war. Aber die Frau beschreibt, dass sie durch eine bestimmte Art des Lachens immer alles lächerlich machen würde; und dass sie auf diese Art und Weise auch beim Üben und beim Verkehr die Rolle derjenigen spielen müsse, die nichts ernst nimmt. So kommen ihre depotenzierenden Verhaltensweisen zum Vorschein. Nach einer Woche des Übens sagt sie zu ihrer eigenen Überraschung: „Ich habe meinen Mann wahrscheinlich ausgesucht, weil er schwächer ist. Und ich muss immer alles nicht ernst nehmen, weil ich ihn schwächer machen will. Ich habe ein großes Geltungsbedürfnis und das will ich über ihn geltend machen." In den folgenden Tagen lernt sie, während des Übens ihr depotenzierendes Verhalten durch ein Verhalten zu ersetzen, welches mit der Erektion des Mannes pfleglich umgeht, und eine seit drei Jahren nicht vollzogene Ehe kann im Verlaufe einer Behandlung von drei Wochen vollzogen werden.

Ich nenne diese geheimen Verhaltensweisen die larvierte Sexualstörung. Dieser Ausdruck bezieht sich nicht etwa auf unbewusste Phantasien oder Konflikte. Bei der larvierten Sexualstörung handelt es sich um manifestes Verhalten, wenn auch geheimes manifestes Verhalten. Die Konflikte, die zu diesem geheimen manifesten Verhalten führen, sind noch etwas anderes.

Die geheimen Interaktionen und Verhaltens- und Erlebensweisen, welche ich die larvierte Sexualstörung nenne, stehen zwischen dem manifesten Symptom und den tief unbewussten Ängsten und Konflikten. Die Deskription führt zu einer Diagnose: Es wird herausgearbeitet, welche wechselseitigen Verhaltensweisen und Interaktionen zu der Symptomatik führen. Nicht herausgearbeitet werden die tief unbewussten Ängste und Konflikte. Das Bemühen um eine auch in diesem Sinne vollständige Diagnose würde bei der vorgeschlagenen Vorgehensweise eher Schaden als Nutzen bringen.

Nach *Watzlawick* (1969) hat jede Kommunikation einen Inhalts- und einen Beziehungsaspekt. Sie definiert also, wie der Sender die Beziehung zwischen sich und dem Empfänger sieht, und ist in diesem Sinn seine persönliche Stellungnahme zum anderen. Das gilt natürlich in besonders starkem Maße für die sexuelle Kommunikation. Die larvierte Sexualstörung besteht darin, dass der evtl. schädigende Beziehungsaspekt vom Partner aufgenommen wird und dass dieser darauf reagiert; worauf der erstere Partner wiederum zurückreagiert. Watzlawick schreibt weiter: „Die verhaltensmäßige Bedeutung eines Symptoms ist also die, dass es andere in einer Weise beeinflusst, die es dem Patienten ermöglicht, sich von der Verantwortung für diese Beeinflussung freizusprechen." Auch dieser Satz gilt für die funktionellen Sexualstörungen im allgemeinen und für die eben genannte Patientin im speziellen: Sie schien sich keiner Verantwortung für seine Impotenz bewusst.

Der angedeutete Fall zeigt einige weitere Dinge auf. Manche vertreten die Meinung, eine Behandlung nach Masters und Johnson würde am Grundkonflikt nichts ändern und habe deshalb nur einen beschränkten therapeutischen Wert. Diese Kritik gilt selbst für das strenge Vorgehen nach Masters und Johnson nur in eingeschränktem Maße. Sie gilt bestimmt nicht, wenn man den Akzent auf die genaue Beschreibung des Verhaltens und Erlebens während des Übens legt. Ohne den Umgang mit der larvierten Sexualstörung handelt es sich freilich öfters um ein Überspielen des Symptoms als um eine Heilung. In einem Teil der Fälle wird durch die vorgeschlagene Vorgehensweise der Grundstein für eine nachfolgende intensivere psychotherapeutische Behandlung gelegt. Diese kann von einem anderen Arzt, von einem Fachpsychotherapeuten durchgeführt werden.

Ferner zeigt der angedeutete Fall, dass sich für das Üben ein neuer Aspekt ergibt. Zwar wird zunächst das übende Verfahren nach Masters und Johnson in praktisch unveränderter Form durchgeführt. Das Herausarbeiten der larvierten Sexualstörung erfordert aber in vielen Fällen, dass zusätzlich ein individuelles, auf die spezielle Problematik abgestimmtes Üben gefunden werden muss. Ich habe z. B. die eben angedeutete Patientin gefragt, was sie während des Übens üben müsse, um ihr nicht ernst nehmendes Verhalten zu korrigieren: Sie wählte sich als Gegenstand des übenden Verlernens ihr Lachen aus. Den Mann fragte ich, was er in das Üben einbringen müsse, um die Aufgabe der Frau zu erleichtern: Er wollte sie sofort darauf aufmerksam machen, wenn sie wiederum eher eine Rolle spielt, als sie selbst zu sein.

Die genaueste Deskription des Verhaltens und Erlebens beim Üben führt oft zu wirklichen Geheimnissen, wie man sie selbst in psychoanalytischen Behandlungen – weil da meist nicht so detailliert nachgefragt wird – nur schwer zu hören bekommt. Obgleich es sich um manifestes Verhalten handelt, sind diese Dinge selbst den Betroffenen selber meist verschleiert.

Einige weitere Beispiele von larvierter Sexualstörung seien wenigstens kurz angedeutet. Die Patientin beschreibt, dass sie sich während des Übens nicht anerkannt, nicht bejaht fühlt, wodurch ihr Selbstwertgefühl beeinträchtigt werde. Erst anlässlich der Deskription des realen Verhaltens während des Übens wird ihr klar, dass diese Dynamik die gesamte eheliche Beziehung färbt. Sie beschreibt, dass sie als Reaktion darauf beim Verkehr Desinteresse vortäusche. Der Mann aber reagiert gegen ihre in Wirklichkeit gar nicht vorhandene Frigidität.

In einem anderen Fall entdeckten beide Ehepartner während des Übens geheime aggressive Verhaltensweisen von Seiten des Mannes; in der manifesten Persönlichkeit waren derartige Züge auf den ersten Blick nicht zu erkennen. Überhaupt spielen geheime sadistische oder masochistische Verhaltensweisen häufig eine Rolle.

Beim genauen Beschreiben des realen Verhaltens während des Übens entdeckt der eine Partner, dass er durch sein Verhalten ganz deutlich zum Ausdruck bringen möchte, eine wie positive und liebevolle Beziehung er habe.

Hier tritt der Beziehungsaspekt der Kommunikation so stark in den Vordergrund, dass sich eine larvierte Sexualstörung anbahnt. Ein solches Beispiel zeigt übrigens eine Gefahr mancher populärer Ideologien über eine optimale Sexualität auf.

Manchmal zeigt die Deskription des Übens, dass der eine oder auch beide Partner überhaupt keine Kommunikation wollen und nur in der Sexualstörung eine Ausrede dafür zu finden suchen, jegliche Kommunikation vermeiden zu dürfen. Sexualphobien, Depressionen, der nicht erfüllte Wunsch nach Sicherheit und vieles andere können zu geheimen Verhaltensweisen beim Verkehr im Sinne einer larvierten Sexualstörung führen.

Methodologische Bemerkungen

Sind funktionelle Sexualstörungen durch die intrapsychische Dynamik des Symptomträgers bedingt? Müssen also mittels eines psychoanalytischen Verfahrens das tief Unbewusste, die inneren Konflikte und die infantile Genese des Symptomträgers aufgedeckt werden?

Oder sind die funktionellen Sexualstörungen ein interpersonales Phänomen in dem Sinne, dass die Art der konkreten Partnerbeziehung die Entfaltung der Lustphysiologie hemmt? Muss also nicht auf den sehr viel direkteren Wegen nach Masters und Johnson ein adäquates interpersonales Milieu hergestellt werden, so dass es zur Entfaltung der Lustphysiologie kommen kann?

Die detaillierte Deskription des Verhaltens und Erlebens während des Übens vereinigt beide Zielsetzungen. Das übende Verfahren wird im gleichen Atemzug ein Verfahren, welches unbewusstes gegenwärtiges Erleben, assoziativ dazu gebrachte Erinnerungen und Einsichten umfasst. Der scheinbar prinzipielle Gegensatz zwischen a) interpersonaler und intrapsychischer Theorie sowie b) zwischen übendem Verfahren und auf Einsicht beruhendem Verfahren wird zu sich wechselseitig ergänzenden Akzentsetzungen relativiert.

Der Umstand, dass die äußere Form der vorgeschlagenen Methode eher verhaltenstherapeutisch als psychoanalytisch anmutet, darf über diese Einsicht nicht hinwegtäuschen. Die äußere Form und das *Setting* sind hier eher als eine Frage der Strategie aufzufassen. Ein rein psychoanalytisches Setting ist für die funktionellen Sexualstörungen weniger günstig: Der intrapsychische Gesichtspunkt und der Blick in die Vergangenheit werden gegenüber dem – während des Übens zur Geltung kommenden – interpersonalen Gesichtspunkt zu überwiegend begünstigt. Eine solche Modifikation der Methode nach Masters und Johnson kann unerwartete Erfolge bringen. Aber sie erfordert vom Arzt einen ungewöhnlichen persönlichen Einsatz. Kaum ein Arzt dürfte die emotionale Kapazität haben, um eine derartige Behandlung routinemäßig und bei mehreren Fällen gleichzeitig durchführen zu können. Ich bin – wohl mit anderen

(*Metzler-Raschig, Reiche u. Sigusch*, 1976) – der Meinung, dass Sexualmedizin höchstens in Ausnahmefällen als ein eigenständiges und abgegrenztes Fach praktiziert werden sollte. Wohl aber sollten viele Allgemeinpraktiker, Gynäkologen, Urologen, Psychotherapeuten sich für diese zusätzliche Aufgabe schulen.

Aufdeckend-beratendes Gespräch

Glücklicherweise erfordern viele Fälle von funktioneller Sexualstörung weniger aufwendige Vorgehensweisen. Ein übendes Verfahren mit oder ohne die angegebene Modifikation ist entweder nicht nötig oder nicht möglich. Ein aufdeckendes Gespräch aber ermöglicht es dem Patienten, eine notwendige Umorientierung vorzunehmen.

Eine 17jährige Patientin hatte in großer Beängstigung um sofortige psychotherapeutische Hilfe gebeten, weil sie seit acht Tagen frigide sei. Auf die Frage, wie sie denn zu dieser Befürchtung komme, sagt sie, in den letzten acht Tagen habe sie nicht nur mit dem Verlobten, sondern auch mit drei anderen Männern Verkehr gehabt, und sie sei dabei immer erlebnisunfähig gewesen. Die Patientin wird erstens gefragt, ob es nicht vielleicht schwer sei, dass die Lustphysiologie in Gang kommen könne, wo keine Lust und Liebe sei; und sie wird zweitens gefragt, ob ihr Problem nicht vielleicht darin liegen würde, dass sie es nicht schaffe, eine befriedigende Partnerbeziehung herzustellen. Auf die letztere, ihr Problem umlagernde Frage antwortet sie voller Empörung, ihr Verlobter würde vorwurfsvoll seinen Backenabszess auf ihre Vaginalflora zurückführen. Ein Jahr nach diesem einmaligen Gespräch berichtet sie, dass sie erst nach dem Gespräch gemerkt habe, in einer wie unbefriedigenden Beziehung sie gelebt habe; inzwischen sei sie glücklich verheiratet und sexuell voll erlebnisfähig.

Andere Frauen sind sexuell nicht erlebnisfähig, weil sie sich in ihrem sozialen Umfeld nicht wohl fühlen oder etwa wegen weltanschaulicher Differenzen mit dem Ehemann des Gefühls der Sicherheit entbehren. Eine Lehrerin aus dem schönen Südtirol z. B. fühlte sich in dem nebeligen Dorf am linken Niederrhein nicht wohl, zumal ihr Mann emotional von seinen Sportfreunden absorbiert war. Diese Frau konnte es in wenigen Gesprächen lernen, ihre Verhältnisse so zu regeln, dass sie und der Mann wieder eine wechselseitig befriedigende Sexualbeziehung haben konnten.

Auch bei derartig aufdeckend-beratenden Gesprächen geht es also um mehr oder weniger unbewusste Motive, Ängste, Konflikte. Aber es geht nicht um den Phänomenbereich des geheimen manifesten Sexualverhaltens, welches ich die larvierte Sexualstörung genannt habe; und es geht auch nicht um die tief unbewussten intrapsychischen Ängste und Konflikte des Symptom-Trägers sowie deren infantiler Genese. Im Gegenteil, auch diese scheinbar so einfachen thera-peutischen Gespräche sind erst möglich geworden, seit statt dessen der inter-personale Gesichtspunkt eine größere Beachtung gefunden hat.

Derartige zu Aufdeckung-führenden Gespräche können in einem doppelten Setting durchgeführt werden. Der Arzt kann den Patienten in formaler Kurz-therapie behandeln. Der Allgemeinarzt und etwa der Gynäkologe können der-artige Gespräche aber auch begleitend zu der somatischen Diagnostik und Therapie innerhalb ihrer traditionellen Sprechstunde durchführen.

Dabei kann das Gespräch von Mal zu Mal über Wochen und Monate fort-entwickelt werden. Gerade die letztere Vorgehensweise ist in der Hand eines psychosomatisch orientierten Arztes oft sehr erfolgreich. Sowohl bei der for-malen Kurztherapie als auch bei der die Praxis begleitenden Gesprächs-führung sollte häufig – aber keineswegs immer – der Partner mit einbezogen werden.

PSYCHOANALYTISCHE BEHANDLUNG

Andere Fälle freilich sind keiner der hier dargestellten Vorgehens-weisen zugänglich.

Eine Patientin z. B., die wegen ihres gestörten Verhältnisses zum Ehemann in psychoanalytische Behandlung gegangen war, hatte beim Verkehr oft die Phantasie, sie sei wie eine Festung, die von den feindlichen Armeen überrannt wird. Ihre funktionelle Sexualstörung war überwiegend durch prägenitale Ängste und Konflikte und weniger durch die Interaktion mit ihrem Mann bedingt. Wer sich nicht selbst behaupten kann, kann Hingabe nicht wagen. Diese Patientin musste es nicht etwa lernen, den vermeintlichen Angreifer, den Mann, bekämpfen und besiegen zu können. Als sie im Verlaufe der psychoana-lytischen Behandlung lernte, ein Gefühl der eigenen Stärke zu entwickeln, brauchte sie beim Verkehr nicht mehr auf dem Quivive zu sein; sie brauchte nicht mehr durch betonte Bewusstheit um Aufmerksamkeitszuwendung die Kontrolle aufrechterhalten. Bei einem derartigen prägenitalen Hintergrund für die funktionelle Sexualstörung dürfte am ehesten die Behandlung durch den psychoanalytischen Fachmann angezeigt sein. Ich weiß nicht zu beurtei-len, inwieweit der Allgemeinarzt oder der Gynäkologe es lernen kann, die hier beschriebenen Wege der Behandlung für funktionelle Sexualstörungen zu handhaben.

Einerseits neige ich zu der Meinung, der Allgemeinarzt und der Gynäkologe können vielen funktionellen Sexualstörungen gerecht werden, ohne wesentlich aus dem Rahmen ihrer üblichen Praxis herauszutreten. Andererseits sind jedoch neurosenpsychologische Kenntnisse, die erst erworben werden müssen, notwendig.

Es stellt sich also die Frage, welche Dinge der interessierte Praktiker hinzu-
lernen muss, um der Aufgabe gerecht werden zu können. Die Antwort auf diese
Frage ist ja auf den Mainzer Fortbildungskursen für Psychosomatik in Geburtshilfe und Gynäkologie strittig. Sie muss für die Behandlung funktioneller Sexualstörungen anders ausfallen als für eine psychosomatische Orientierung im
traditionellen gynäkologischen und geburtshilflichen Aufgabenbereich.

LITERATUR

(1) METZLER-RASCHIG, M., R. REICHE u. V. SIGUSCH: Sexualmedizinische Fortbildung
    für Ärzte. Sexualmedizin 5, 405 (1976).
(2) WATZLAWICK, P., J.H. BEAVIN u. D.D. JACKSON: Menschliche Kommunikation.
    Bern, Stuttgart, Wien: H. Huber, 1969.

MODIFIZIERTE PAARTHERAPIE

DIE TIEFENPSYCHOLOGISCHE VARIANTE DER „MASTERS & JOHNSON-THERAPIE"

K.-D. HÖFFKEN, W. DMOCH, L. BEUSEN, P. NIJS, H. MOLINSKI[*]

Der Gynäkologe William H. Masters führte das Fehlen aussichtsreicher Behandlungsmethoden für sexuelle Funktionsstörungen auf die unzureichende Erforschung der Lustphysiologie zurück. 1954 startete er ein Experiment zur Erforschung der sexuellen Funktionen des Menschen. Die Ergebnisse ermunterten ihn zur klinischen Anwendung, und so begann er 1959, gemeinsam mit der Psychologin Virginia E. Johnson, die Entwicklung seiner erfolgreichen Therapiemethode, die hier noch einmal kurz zusammengefasst wird.

Die larvierte Sexualstörung ist manifestes Verhalten, das zwischen den unbewussten Ängsten und Phantasien und der funktionellen Sexualstörung liegt: Aus unbewussten Motiven verhalten die Patienten sich so, dass die Entfaltung der Lustphysiologie wechselseitig gestört wird. Beim täglichen Beschreiben des Übens werden diese unbewussten pathologischen Interaktionen in Worte gefasst, und dadurch gelingt der therapeutische Einstieg. *H. Molinski* beschrieb erstmals dieses verborgene Verhalten zwischen unbewusster Ätiologie und funktioneller Sexualstörung und führte den Begriff „larvierte Sexualstörung" in die Literatur ein. Zwar spielt das Beschreiben des Übens auch bei *W.H. Masters* und *V.E. Johnson* eine gewisse Rolle, das „Entlarven" ist unserer Technik vorbehalten. Der scheinbare Gegensatz zwischen psychoanalytischer und Verhaltenstherapie ist hier relativiert. Die Technik kombiniert auf Einsicht und auf Übung beruhende Verfahren in einer für die Therapie funktioneller Sexualstörungen sinnvollen Weise. Fast möchten wir noch einen Schritt weitergehen und sagen, dass unser Vorgehen gleichzeitig als eine Anwendung der Psychoanalyse und auch als Form der Verhaltenstherapie angesehen werden kann.

DIE BEHANDLUNGSERGEBNISSE UNSERER ARBEITSGRUPPE

Wir behandelten 38 Paare, darunter 18, in denen beide Partner Symptomträger waren.

[*] Mitglieder der Flämisch-Rheinischen Arbeitsgruppe.

Mithin handelt es sich um 56 Personen mit funktionellen Sexualstörungen. *Tabelle 1* zeigt die Erfolgsquoten. gegliedert nach Paaren und Personen (Symptomträgern), und berücksichtigt auch die Teilerfolge. Diese Gruppe taucht in der Statistik von *Masters u. Johnson* nicht auf, sie verdient aber u. E. besondere Beachtung: Wenn ein Paar sieben Jahre wegen Dyspareunie die Ehe nicht vollziehen konnte und nun in zwei Wochen lernt, schmerzfrei und mit Lust eine Immissio penis vorzunehmen, allerdings ohne orgastische Reaktion der Frau, so kann man nicht von einem Misserfolg reden, zumal wir wissen, dass die orgastische Reaktion oft im Laufe der nächsten Wochen eintritt. Ähnliches gilt, wenn bei einem Paar mit Anorgasmie und Ejaculatio praecox, letztere verschwindet und die Frau präorgastisch wird.

Aber der Teilerfolg bezieht sich nicht nur auf die Symptomatik, sondern auch auf die Paarbeziehung. So kamen zwei Körperbehinderte, Mitte 20, die viele Jahre einsam und zurückgezogen gelebt und sich dann gefunden hatten. Er war impotent. Sein Symptom blieb, aber sie lernten, ohne Leistungsdruck miteinander Zärtlichkeiten zu genießen. Sie bestätigten in der Jahreskatamnese, dass ihnen die zwei Wochen viel gebracht hätten.

Wie fallen die Erfolgsraten auf?

Angeführt werden sie von 100% bei den sieben Vaginismusfällen, gefolgt von 50% für die Anorgasmien (mit 26 Fällen die größte Gruppe). Impotenz und Ejaculatio praecox haben eine besonders hohe Rate von Teilerfolgen, so dass sie mit 40% nur eine geringe Erfolgs-, aber mit 20% auch eine geringe Misserfolgsrate haben.

TABELLE 1

	Erfolg	Teilerfolg	Mißerfolg
Eigene Paartherapie	58%	21%	21%
Masters-Johnson	81%		19%

In *Tabelle 1* vergleichen wir unsere Erfolgsstatistik mit der von *Masters u. Johnson*, die – wie bereits gesagt – Teilerfolge nicht aufschlüsselt. Vergleichen wir die direkte Misserfolgsrate (21% / 18%), so besteht kein wesentlicher Unterschied. Hinsichtlich der direkten Erfolgsraten bleiben wir jedoch gut 20% hinter den Amerikanern zurück. Welchen Sinn hat aber dann überhaupt eine tiefenpsychologische Modifikation? Wenn die direkten Erfolge mit der Originalmethode wesentlich besser sind, wird sich mancher fragen, weshalb er eine Alternative ergreifen soll. Dazu ist anzumerken:

* Wir arbeiten ohne Ko-Therapeuten, und unsere Methode ist nicht an Institutionen gebunden. Unsere Methode kann vom niedergelassenen Arzt in seiner Praxis allein angewandt werden.
* *Masters u. Johnson* betonen selbst, eine optimale Klientel zu haben, d. h. Paare, die schon vorher ziemlich genau wussten, um was es in dieser Therapie geht.

Wie die Situation bei uns ist, soll der Ausspruch eines Paares verdeutlichen: „Wir wollen nur geholfen kriegen und machen dafür alles mit."

* *Masters u. Johnson* haben im Laufe eines Jahrzehnts große Erfahrungen gesammelt. Im ersten Jahr ihrer Arbeit dürften die Ergebnisse auch deutlich magerer gewesen sein. Wir halten es für gut möglich, dass unser Vorgehen mit zunehmender Erfahrung und Entwicklung, besonders bei Patienten mit schwerer neurotischer Begleitsymptomatik, der ursprünglichen Methode überlegen ist. Mindestens aber können damit viele Paare erreicht werden, die sonst ohne Therapie geblieben wären.

In Anpassung an die Erfordernisse der freien Praxis, waren wir hinsichtlich Behandlungsdauer, Frequenz der therapeutischen Sitzungen sowie der beruflichen und familiären Entlastung, der sogenannten Isolierung, flexibel. Das Setting von *Masters u. Johnson* wurde von den Kollegen unserer Arbeitsgruppe in unterschiedlichem Ausmaß modifiziert. Aus dieser Vielfalt prognostische Schlüsse zu ziehen, ist schwierig und kompliziert. Trends lassen sich jedoch ablesen (*Tabelle 4*).

Dreiwöchige Behandlungen haben hier eine direkte Erfolgsrate von 80%, zweiwöchige hingegen nur von 40%. Man könnte also erwägen, die reguläre Behandlungsdauer von zwei auf drei Wochen zu erhöhen. Berücksichtigt man aber, dass in unseren jeweils 30% Teil- und Misserfolgen bei den zweiwöchigen Behandlungsdauern die Paare enthalten sind, die resigniert die Behandlung zu Ende geführt oder vielleicht sogar abgebrochen haben und bei der hohen Erfolgsrate dreiwöchiger Behandlungen gerade umgekehrt diejenigen Paare anzutreffen sind, die in Übereinstimmung mit dem Therapeuten aufgrund des bisherigen Verlaufs noch ein Stück weiterarbeiten wollen, zögert man, die reguläre Behandlungsdauer zu verlängern. Man stellt sich vielmehr die Frage nach der prognostischen Relevanz der sozialen Isolierung (*Tabelle 5*), die ja eng mit der Behandlungsdauer verbunden ist.

Wesentliche Elemente der Zwei-Wochen-Paartherapie von Masters u. Johnson

1. Sexuelle Funktionsstörungen sind immer auch Sache einer Partnerschaft und nie nur einer Person. Deshalb wird die Ehe oder die Partnerschaft behandelt.
2. Sexualstörungen sind Kommunikationsstörungen. Der Therapeut ist Katalysator der Kommunikation. Wechselseitiges Verstehen und Mitteilen der Bedürfnisse sind wichtige therapeutische Akte.
3. Lustentfaltung ist ein autonomer physiologischer Vorgang. Er kann nicht aktiv herbeigeführt werden. Lernziel ist, für dieses physiologische Geschehen optimale Voraussetzungen.

4. Leistungs- und Versagensängste sind bei allen Formen sexueller Funktionsstörungen von größter Bedeutung. Nicht-leistungsbezogenes Verhalten beider Partner ist zu üben.
5. Die Behandlungen werden von Teams aus einem männlichen und einem weiblichen Therapeuten durchgeführt. Anlass, dies zu erproben, war der Gedanke, dass ein Mann die Dysfunktion einer Frau et vice versa nie ganz verstehen kann.
6. Je nach Form der Störung, Persönlichkeit der Partner und Dynamik der Partnerschaft, werden spezielle Instruktionen vom Therapeuten gegeben.
7. Während der zwei Wochen wird täglich geübt, und es finden täglich therapeutische Sitzungen statt.

Erweiterung der Methode

Wie viele andere, begann auch *Hans Molinski*, sexuelle Funktionsstörungen nach *Masters u. Johnson* zu behandeln, und er hatte ebenfalls überraschend gute Erfolge, obgleich er allein – also ohne weiblichen Ko-Therapeuten – arbeitete. In der Hand des Psychoanalytikers erfuhr die Methode unversehens eine Erweiterung. Die genaue Beschreibung des manifesten Verhaltens beim täglichen Üben führt in einen Bereich, der zwischen Symptomatik und dem tief unbewussten Konflikterleben liegt und der zum therapeutischen Feld wurde. Geheime Interaktionen, die dem Paar und zunächst auch dem Therapeuten verborgen sind, gehören diesem Zwischenbereich an. *Molinski* spricht daher von larvierten *Sexualstörungen* und nennt das Vorgehen, das sie zu Tage fördert, die *fokussierende Deskription*.

Zuvor aber noch eine Bemerkung zur maximalen Behandlungsdauer: Bleibt man hinsichtlich der Beendigung einer solchen Therapie flexibel, so dauern immerhin 30% der Paarbehandlungen über drei Wochen, aber nur 5% über drei Monate. Jenseits der dritten Woche wurden wöchentlich eine bis zwei therapeutische Sitzungen abgehalten. Die direkte Erfolgsrate beträgt jenseits der dritten Woche immerhin noch 50%, während ausgesprochene Misserfolge schon jenseits der zweiten Woche große Ausnahmen sind.

Keine Kompromisse schließen

Die soziale Isolierung der Paare während der Therapie ist keine conditio sine qua non für den Behandlungserfolg. Etwa die Hälfte unserer Behandlungen wurde ohne diese aufwendige Maßnahme durchgeführt und brachte respektable Erfolge. Ein Vergleich der Erfolgsraten lässt jedoch ihre erhebliche prognostische Relevanz erkennen. Es sollte also immer angestrebt werden, dass die Partner, soweit sie im Beruf stehen, zwei Wochen Urlaub nehmen und ihre Kinder solange zu Verwandten oder Freunden geben.

Wenn dieses Arrangement ernsthafte Schwierigkeiten bereitet, so ist es besser, auf diese Form der Paartherapie zu verzichten. Es hat wenig oder keinen Sinn, einem Paar Kompromisse im Sinne einer solchen partiellen sozialen Isolierung abzuringen: Bei solchen Paaren liegt die Erfolgsrate am niedrigsten.

Faustregeln für Prognose und Indikation

Die tiefenpsychologische Modifikation der von *Masters u. Johnson* beschriebenen Therapiemethode ist bei allen Paaren mit funktionellen Sexualstörungen angezeigt, die nicht zu krank sind und die einander hinreichend lieben. Zu dieser Faustregel – sie liegt unseren weiteren Ausführungen zugrunde – kamen wir auch in unserer Arbeitsgruppe.

Zunächst ist zu betonen, dass eine neurotische Symptomatik bei einem oder beiden Partnern prognostisch nicht ungünstig zu bewerten ist. Die ziemlich selten monosymptomatischen funktionellen Sexualstörungen sind keineswegs leichter kurabel. Anders ist die Situation, wenn die Entfaltung der Lust oder die damit verbundenen Gefühle von Angst, Scham und Ekel das seelische Gleichgewicht ernsthaft bedrohen. Nicht selten sehen wir Patienten mit narzisstischen Neurosen, bei denen nur schwer vorausgesagt werden kann, ob die Entfaltung der Lust das labile psychische Gleichgewicht eher bedrohen oder festigen wird.

Angstfrei zu Lieben

Ein 40jähriger Gymnasiallehrer musste vor zehn Jahren zweimal mehrere Wochen psychiatrisch stationär behandelt werden. Die Diagnose lautete Schizophrenie. Mehrere Jahre bekam er Neuroleptika und arbeitete in seinem Beruf mit halber Stundenzahl.

Vor sechs Jahren kam er in tiefenpsychologische Behandlung. Er war durch Phobien, Antriebs- und Kontaktstörungen beeinträchtigt, außerdem litt er an einer primären Alibidinie. Als die Psychotherapie nach fünf Jahren nur spärliche Erfolge gebracht hatte, wurde ihm eine Variante von Molinskis Methode vorgeschlagen. Zögernd ging er darauf ein. Er wurde nicht sexuell erlebnisfähig, aber er lernte, angstfrei Zärtlichkeit und körperliche Nähe mit seiner Frau ertragen, was acht Jahre lang nicht möglich war. Seither griff auch die Psychotherapie. Vor einem Jahr wollte er sich noch vorzeitig pensionieren lassen. Heute ist er fast symptomfrei, ein engagierter, bei Kollegen und Schülern angesehener Lehrer.

Wir haben die Erfahrung gemacht, dass diese Patienten selbst – vielleicht ohne es klar zu wissen – spüren, ob sie es wagen können oder nicht. Daraus wurde die Regel abgeleitet: zögerndes Angebot, auf keinen Fall drängen, Rückzüge wohlwollend akzeptieren.

Wesentlich problematischer ist die Indikationsstellung bei den psychosomatischen Krankheiten: Ein 50jähriger Mann kommt wegen sekundärer Impotenz zum Vorgespräch, bei dem eine Zwei-Wochen-Paartherapie vereinbart wird. Am Tag nach dem Vorgespräch bekommt er einen Herzinfarkt.

Ähnliche Erfahrungen machten wir bei einer Patientin mit Colitis ulcerosa: Nach dem Vorgespräch, in dem eine Paartherapie vereinbart wurde, kam es zu einem neuen Krankheitsschub.

Besteht der Verdacht auf psychosomatische Krankheiten, so sollte der Arzt immer zurückhaltend sein, auch wenn der Patient sich um eine Behandlung müht.

Selbst bei Psychosekranken kann nach Abklingen der produktiven Symptomatik diese Methode in Kombination mit tiefenpsychologischer Behandlung sehr segensreich sein, wie ein Beispiel zeigt:

* Unsere Methode kann bei sorgfältiger Indikationsstellung auch bei schwersten psychischen Störungen angezeigt sein.
* Eine Kombination mit tiefenpsychologischer Behandlung ist möglich.
* Der therapeutische Wert darf nicht nur an der Symptombeseitigung gemessen werden, wie es bei *Masters* u. *Johnson* geschieht.

Die Krankheiten unserer Patienten zu beurteilen und ihr Ausmaß abzuschätzen, ist unsere Alltagsarbeit. Die Liebe zweier Menschen zueinander zu beurteilen, ist für uns ungewohnt, aber wir müssen es aus prognostischen Gründen versuchen.

Den größten Teil unserer Misserfolge machen die Fälle aus, in denen nicht einer der Partner „zu krank" ist, sondern das Paar. Diese „gemeinsame Krankheit des Paares" wird beim Suchen und Finden neuer Möglichkeiten im wechselseitigen Miteinander oft zum unüberwindlichen Hindernis. Was der eine erreicht, macht der andere zunichte. *Jürg Willi* nennt solche gemeinsamen Erlebnismuster in Zweierbeziehungen „Kollusionen" und bringt sie in ein psychodynamisches Konzept. Wesentlich besser sind die therapeutischen Möglichkeiten, wenn es bei den Partnern – auch wenn beide Symptomträger sind – zu keinem Zusammenspiel der neurotischen Struktur gekommen ist, sondern wenn das Verbindende der Beziehung in den gesunden Persönlichkeitsbereichen liegt.

Zwei-Wochen-Paartherapie
Der Versuch, die Libido einer Frau wiederzuerwecken

Die 22jährige Patientin mit einer sekundären Alibidinie, Anorgasmie und Abwehr gegen jede zärtliche Berührung wurde von einem Kollegen überwiesen, bei dem sie viele Monate auf ein Untersuchungsgespräch gewartet hatte. Sie ist verheiratet und hat eine zweijährige Tochter. Ihr Mann ist Mechaniker, sie war als Verkäuferin tätig, jetzt ist sie Hausfrau. Der überweisende Kollege

hatte das Paar bereits darüber informiert, dass eine zweiwöchige Übungs-
behandlung erfolgen werde. Der Ehemann müsse also Urlaub nehmen und das
Töchterchen zu Verwandten oder Freunden gegeben werden.

Am gleichen Tag noch ruft der Ehemann an. Er versichert seine Bereitschaft,
Urlaub zu nehmen und mitzumachen; die Tochter könne zwei Wochen bei der
Oma bleiben. Das Paar bekommt kurzfristig einen Termin für ein Vorgespräch.
Sie erscheinen pünktlich; es sind einfache, freundliche Leute. Beide sehen gut
aus, wirken frisch und vital. Sie waren Nachbarskinder und seit vielen Jahren
miteinander befreundet. Vor etwa drei Jahren gingen sie eine intime Beziehung
ein, und nach einigen Anfangsschwierigkeiten habe es dann etwa ein Jahr lang
mit der Sexualität geklappt, auch noch nach Eintritt der Schwangerschaft, so
erfahre ich. Da sie ohnehin entschlossen waren zu heiraten und auch die
Eltern beiderseits ihre Beziehung akzeptierten, gab es keine Probleme; im fünften Schwangerschaftsmonat haben sie dann geheiratet. Seither sei die Sexualität
wie erstorben.

Sie meint, nicht wegen der Heirat sei es so gekommen, sondern weil die
Schwangerschaft anfing sichtbar zu werden. Zunächst hatten sie gehofft, nach
der Geburt würde das Begehren wiederkommen, aber es wurde nur noch
schlimmer. Ekel und Abscheu kamen hinzu. Er meint, manchmal sei es ja
schwer, mitunter kriege er die Wut, dann mache er eine Faust in der Tasche.
Aber die Ehe sei doch wichtiger als die Sexualität, besonders nachdem das
Kind da wäre. Sie betont, dass sie nicht nur mitkomme, um den Mann nicht
zu verlieren, sondern dass ihr viel daran liege, die sexuelle Erlebnisfähigkeit
wiederzugewinnen.

Wir vereinbaren für die Zwei-Wochen-Paartherapie einen Termin in zwei
Monaten. Das Ehepaar akzeptiert sofort und hält den Termin dann auch ein.

Am ersten Tag lassen wir uns von beiden Partnern getrennt die Lebensgeschichte erzählen.

Am zweiten Tag stellen wir ihnen – ebenfalls getrennt – Fragen zur sensori-
schen Wahrnehmung.

Am dritten Tag beginnt das Übungsprogramm mit einem gemeinsamen
Gespräch, und von nun an finden in aller Regel nur noch Paargespräche statt.
Damit lehnen wir uns weitgehend an das Setting von *Masters u. Johnson* an. In
diesem ersten gemeinsamen Gespräch fragt die Frau, ob es mit der Sexualstörung zusammenhänge, dass sie ihren Mann nicht nackt sehen möchte. Wir bestätigen: "Freilich, die Lust ist stark, sie drängt nach Befriedigung und Entfaltung,
deswegen müssen Sie sich schützen, indem Sie den Mann nicht einmal ansehen
mögen." Sie muss darüber lachen und bestätigt zum Erstaunen des Ehemanns
das Drängen der Lust. Dann geben wir die Instruktionen für die erste Übung.
* Besprechung des äußeren Rahmens, in dem das Üben stattfinden soll; der
  Raum in der Wohnung, die Temperatur und Lichtverhältnisse.

* Am Nachmittag und am Abend sollen sie sich jeweils nackt zusammenlegen und geschehen lassen und wahrnehmen, was sich spontan entfaltet. Brüste und Geschlechtsorgane sollen dabei nicht berührt werden.
* Wenn bei einem der Partner Unbehagen auftritt, sollen sie sofort eine Pause machen und – wenn es nicht verschwindet – aufhören.

Wir fragen die Frau, wie sie sich jetzt fühlt. Sie sagt: „Ich werd' es schon schaffen". Aus dieser Formulierung schließe ich auf Leistungsängste, was von der Frau lebhaft bestätigt wird und den Ehemann erneut überrascht.

Am folgenden Donnerstag

Beide kommen vergnügt und sagen, dass die erste Übung recht gut geklappt hat. Aber schon nach 10 Minuten seien die Gefühle weggegangen und beim zweiten Üben haben sie gar nicht beginnen können, weil die Abneigung zu stark gewesen sei. Wir schlagen vor, dass wir uns genau vergegenwärtigen, wie die Gefühle gekommen und in welchem Augenblick sie weggegangen seien, und bitten die Frau, dies zu beschreiben. Sie sagt: „Plötzlich setzte er sich auf, drückte mich heftig und wollte mich küssen – dann war nichts mehr".

Wir betonen, sie beide haben die Erfahrung gemacht, dass die Lust in der Frau durchaus vorhanden ist und nach Entfaltung drängt und nicht, wie sie befürchteten, verschüttet war. Er habe gegen die Abmachung verstoßen, indem er plötzlich aktiv wurde, ohne auf die Gefühle der Frau zu achten, und dabei sei die Erregung weggegangen. Aber das sei nicht so schlimm. Aus Fehlern könne man am besten lernen, denn nun sei ja beiden ganz deutlich geworden, wie seine plötzliche Aktivität bei der Frau die Lust vertreibt. Sie mögen wie gestern wieder zweimal üben, aber noch nicht weitergehen.

Freitag

Sie kommen mit guter Stimmung wieder. Es habe beide Male gut geklappt, etwa zehn bis fünfzehn Minuten, aber die Frau konnte nicht anfangen. Sie berichtete: „Wenn er sich nicht rührt und ich soll ihn streicheln, das ist ja wie ein Brett, dann regt sich ja gar nichts". Wir sagen: „Wenn Ihr Kind schläft, streicheln sie es nicht, weil Sie es nicht wecken wollen, aber Sie würden es sicher gern tun, es ist keinesfalls wie ein Brett". Sie antwortet: „Da haben Sie recht, beim Kind ist es ganz anders". Wir sagen: „Bei Ihrem Mann scheinen Sie sich gegen Ihre Gefühle zu sträuben".

Dann fragen wir wieder, was in dem Moment war, als die Gefühle weggingen: Wieder waren es plötzliche heftige Aktivitäten des Mannes, wie jetzt deutlich wird, als er stärker erregt wurde. Diesmal wird nicht nur sein Verstoß gegen die Abmachung angesprochen, sondern auch ihre Angst vor Erregung und Gewalt.

Samstag

Beide Übungsperioden haben gut geklappt. Die Gefühle seien nicht wegge-gangen, es sei sogar deutliche sexuelle Erregung aufgetreten. Sie haben ihr Zusammensein auf 30-40 Minuten ausgedehnt. Sie signalisieren die Bereit-schaft, jetzt einen Schritt weiterzugehen. So heben wir unser „Verbot" Brüste und Geschlechtsorgane zu berühren auf, betonen aber, dass noch keine Koitus-versuche unternommen werden sollen. Dann sprechen wir noch einmal ihre Furcht vor Gewalt an, die an den ersten beiden Übungstagen zum Verschwin-den der Gefühle führten und die auch bei der heutigen Deskription wieder deutlich wird. Wir fragen, ob es in ihrem Leben etwas mit Gewalt und Sexua-lität gebe. Sie sagt: „Als wir ein Jahr auseinander waren, hatte ich einen anderen Freund. Zwei- oder dreimal habe ich mit ihm geschlafen, dabei hat er mir immer Gewalt angetan, dann habe ich Schluss gemacht." Unser Hinweis, dass es bei ihrem Mann vielleicht etwas Ähnliches, wenn auch viel weniger ausgeprägt und verborgen, geben könne, wird von ihr zwar nachdrücklich zurückgewiesen, sie scheint aber dadurch sehr beunruhigt. Er jedoch bekennt schuldbewusst, dass er seine Frau verspottet habe, wenn es nicht geklappt habe („das ist ja heute wieder mal 'ne Glanzleistung gewesen oder so"), und er fügt hinzu, Spott sei ja auch etwas Gewalttätiges.

Sonntag

wird nach vier Übungstagen pausiert. Es findet auch kein therapeutisches Gespräch statt.

Montag

Sie berichten, dass der Austausch von Zärtlichkeiten für beide erfreulicher, länger und intensiver gewesen ist. Die Berührung der Brust habe sie sehr erregt und sie habe die Erregung genießen können, dann habe sie sein Glied gestrei-chelt und dabei seien die Gefühle verschwunden. Unsere Vermutung, sie habe gefürchtet, er würde sie in seiner Erregung mit Gewalt koitieren wollen, bestä-tigte sie sofort, und er fügt hinzu: „Natürlich, es fällt mir wie Schuppen von den Augen. Sie sagte ja auch in diesem Augenblick: Nicht, dass du jetzt richtig kommen willst".

Wir geben nun die Instruktion, dass sie wechselseitig ihre Genitalien zärtlich berühren und pausieren, sobald sich bei der Frau das erste Unbehagen meldet.

Dienstag

Beide sind begeistert, es hat wunderbar geklappt, und sie ist einverstanden, jetzt den nächsten Schritt zu tun und Koitusversuche zu unternehmen. Dazu schlagen wir die Hockstellung vor, bei der der Mann auf dem Rücken liegt und sich nicht bewegt. Die Frau hockt über ihm und kann also durch ihre eigene Bewegung das Glied in sich aufnehmen oder den Versuch stoppen, sobald Unbehagen oder Angst auftritt. Über den äußeren Ablauf erhalten sie genaue Information und Instruktion.

Mittwoch

Es habe wunderbar geklappt. Sie habe in der Hockstellung das Glied ganz langsam in sich aufgenommen. Die Erregung sei zwar dabei weggegangen, aber es seien weder Angst noch Unbehagen aufgetreten. Es sei schön gewesen, das Glied des Mannes in sich zu spüren. Dann habe sie gemeint: „Jetzt möchte ich lieber auf dem Rücken liegen". Jetzt sei die Erregung bei der Einführung des Gliedes nicht weggegangen. In ihren Beckenbewegungen seien beide noch sehr zurückhaltend gewesen, aber nach einer Weile sei es zum beiderseitigen gleichzeitigen Orgasmus gekommen.

Donnerstag

Sie hätten seit der letzten Sitzung zweimal geübt, und es sei immer besser geworden. Beide hätten ihre Bewegungen nicht mehr zu bremsen brauchen.

Freitag

Wieder zwei Übungen mit beiderseits voll befriedigendem Verkehr. Dem kurzen Bericht folgt ein betretenes Schweigen. Schließlich sagt er: „Ich weiß nun, was meine Frau so still und ängstlich macht. Sie hat es mir erzählt, aber ich soll es Ihnen nicht sagen und meine, es trotzdem tun zu sollen". Sie ist blass und sehr erregt, lehnt die Mitteilung zunächst strikt ab. Nach ein paar Minuten Widerstandsbearbeitung stimmt sie zu, dass er erzählt: Im vierten oder fünften Schuljahr sei sie während des Unterrichts genital erregt gewesen. Sie habe das wohl selbst herbeigeführt, nicht manuell, sondern indem sie eine bestimmte Lage eingenommen habe. Die Lehrerin habe das gemerkt und sie voller Empörung vor der Klasse angeprangert. Dann habe sie die Eltern zu sich bestellt, die hätten sich auch furchtbar aufgeregt, sie heftig geprügelt und moralische Vorwürfe gemacht. Sie habe jahrelang nicht daran gedacht. Gestern sei es ihr mit Angst und Schrecken wieder eingefallen, und sie habe es ihm mit starkem Widerstreben erzählt.

Damit endet die Zwei-Wochen-Paartherapie. Die Jahreskatamnese bestätigt die Stabilität des Erfolges.

ZUR ÄTIOLOGIE FUNKTIONELLER SEXUALSTÖRUNGEN

Bei den Sexualstörungen handelt es sich um Störungen der Physiologie und des Erlebens von Lust. Ursächlich liegt ein Konflikt zwischen Impuls und Abwehr zugrunde. Der sexuelle Impuls ist ein umfassender biologischer Vorgang, welcher aus physiologischen Abläufen und begleitendem Erleben und Verhalten zusammengesetzt ist. Verlangen und Wunsch, Vorstellung und Emotion, deren physiologische Korrelate oder der Handlungsanteil des sexuellen Impulses können aus Angst abgewehrt werden und eine verzerrte Form annehmen.

Diese Angst stammt weitgehend aus frühkindlicher Erfahrung und hat dementsprechend zum großen Teil prägenitale Erfahrungsbereiche zum Inhalt: Konflikte um Kontakt, Selbstsicherheit, um Geben und Nehmen, um Selbstbehauptung, Unterwerfung, Trotz, Reinlichkeit, Schauen und Beschautwerden u.a. mehr.

Wenn es aber um Störungen in der infantilen und auch postinfantilen Entwicklung und um persönliche innerpsychische Konflikte geht, müsste eine klassische psychoanalytische Behandlung des Symptomträgers die Methode der Wahl sein.

Es ist daher eine Überraschung, dass bei funktionellen Sexualstörungen eine psychoanalytische Behandlung oft keine Beseitigung des Symptoms mit sich bringt. Diese enttäuschende Erfahrung bezieht sich jedoch hauptsächlich auf jene Fälle, in denen die funktionelle Sexualstörung eher eine Monosymptomatik darstellt; wenn der Patient also ausschließlich wegen der funktionellen Sexualstörung um Behandlung bittet. Wenn der Patient dagegen wegen einer umfassenderen psychoneurotischen oder psychosomatischen Symptomatik um Behandlung bittet, und wenn die funktionelle Sexualstörung mehr den Stellenwert einer Begleitsymptomatik hat, verschwindet bei einer psychoanalytischen Behandlung mit der neurotischen Symptomatik meist auch die funktionelle Sexualstörung.

Dazu kommt eine zweite Überraschung. Die psychoanalytische Behandlung mag zwar nicht zum Verschwinden der funktionellen Sexualstörung geführt haben, sie kann aber, abgesehen davon, durchaus positiv verlaufen sein: Es ist zu einer Bewältigung der infantilen Konflikte und zu einer Befreiung der Persönlichkeit gekommen; der Patient fühlt sich erneut stark und wohl. Und dennoch besteht die funktionelle Sexualstörung fort.

Das führt zu der Frage: Wie kommt es, dass eine kausale Therapie so häufig nicht zum Erfolg führt?

Harry Stuck Sullivan und die interpersonale Psychiatrie lehren, dass ein neurotisches Symptom nicht hinreichend aus den Gegebenheiten des isolierten Individuums heraus zu verstehen ist; dass das Symptom vielmehr nur unter Berücksichtigung der interpersonalen Verzahnung mit dem anderen zu verstehen ist, dass das neurotische Symptom also nicht privater, sondern interpersonaler Natur ist.

Gerade die Sexualstörungen untermauern diese Sicht der interpersonalen Psychiatrie. Denn gerade die Lust macht deutlich, wie sehr der Mensch, selbst in physiologischer Hinsicht ein kommunales Wesen ist, wie sehr die physiologischen Vorgänge des einen die Physiologie des anderen beeinflussen können. Ihr Verlangen und Erleben, insbesondere das In-Gang-kommen ihrer Lustphysiologie löst bei ihm eine Erektion und die Physiologie der Lust aus, und umgekehrt.

Erektion und Lustphysiologie kommen nur in einer interpersonalen Verzahnung zustande, wobei es freilich genügen kann, dass das andere Individuum in der Phantasie da ist.

Weiter unten wird ein Fall vorgestellt, bei dem die interpersonale Verzahnung sogar noch nach dem Tod eines Partners zu einer Symptomatik in Form von Hypersexualität führt. Die Aussage von *Masters und Johnson*, dass eine Sexualstörung immer eine Störung des Paares und nicht lediglich eine Störung des individuellen Symptomträgers ist, ist berechtigt.

Die Verursachung eines neurotischen Symptoms erfordert also eine doppelte Sicht.

- Einerseits werden in der auslösenden Versuchungs- oder Versagungssituation, Impulse und gleichzeitig auch Ängste mobilisiert, so dass die Impulse abgewehrt werden müssen.
- Andererseits muss aber auch die wechselseitige Verzahnung mit der Bezugsperson im Sinne der kommunalen Psychologie und Physiologie beachtet werden.

Zurück zu dem Fall, dass die psychoanalytische Behandlung vielleicht gut verlaufen ist, die Impotenz aber geblieben ist. Wie kommt das? Er mag ursprünglich erhebliche Ängste vor einem verbietenden Vater gehabt haben, welche die Entfaltung seines sexuellen Erlebens gehemmt haben mögen. Er mag diese Ängste in der Behandlung überwunden haben. Aus seiner ursprünglichen Angst heraus hatte er aber eine Frau geheiratet, welche ihm aus eigenen Schwierigkeiten heraus keine Erektion bereitet; welche ihn vielleicht sogar zusätzlich depotenziert hat. Der nach der analytischen Behandlung persönlich befreite Mann ist aber weiterhin mit dieser wenig erektiven oder gar depotenzierenden Frau verzahnt: seine Lustphysiologie wird nicht angeregt: es bleibt bei dem Mangel an Erektion.

Jetzt hat aber in unserem Denken eine Verschiebung des theoretischen Akzents stattgefunden: weiter weg von der infantilen Genese und dem innerpsychischen persönlichen Konflikt und mehr hin zu der interpersonalen Situation im Hier und Jetzt.

Diese Akzentverschiebung hat erhebliche therapeutische Konsequenzen mit sich gebracht. Bei dem eben erwähnten Ehepaar werden wir heute eher sofort die pathologische interpersonale Verzahnung aufgreifen. Dazu stehen uns die unterschiedlichsten Vorgehensweisen zur Verfügung. Die persönlichen intrapsychischen Konflikte werden erst später aufgegriffen werden. Das Aufgreifen der intrapersonalen Konflikte hatte in unserer therapeutischen Vorgehensweise früher eine zentrale Stellung und ist heute mehr an den Rand gerückt.

Ich kann an dieser Stelle nicht die konkreten therapeutischen Konsequenzen abhandeln, welche sich aus dieser Akzentverschiebung unserer theoretischen Auffassung ergeben.

Ich möchte Ihnen aber zwei Fälle schildern, welche den interpersonalen Charakter, sowohl der Lustphysiologie als auch der Symptome, illustrieren.

Eine 19jährige Patientin bittet um eine operative Verengung der Scheide. Sie und auch der 40 Jahre alte Verlobte schildern, dass die Scheide so weit sei, dass weder er noch sie etwas beim Verkehr spüren würden. Außerdem würde eine ganz übermäßige Scheidensekretion hinzukommen. Es würde immer „nur so flutschen". Beiden kommt es im Interview darauf an zu betonen, dass sie krank sei und operiert werden müsse. Zum Beweis seiner sexuellen Gesundheit führen sie auf, dass er ja eine Liste derjenigen Frauen geführt habe, mit denen der Verkehr bei ihm geklappt habe. Leider habe er bei etwas über 400 die Übersicht verloren.

Was ist die Ursache ihrer Symptomatik? Er kann sie augenscheinlich in sexuelle Erregung versetzen. Er kann sie aber wegen seiner eigenen psychischen Behinderung nicht zur Befriedigung bringen. In einem späteren Interview sagt die Patientin dementsprechend auch, dass er sie oft, trotz der weiten Scheide, zu körperlich empfundenem Orgasmus bringen würde; sie sei aber vom Verkehr dennoch unbefriedigt, weil sie wahrnehme, dass der Verlobte nicht befriedigt ist.

Sie wird also sexuell erregt. Ihre sexuelle Erregung hingegen kommt aber wegen seiner Störung nicht zum Ende und zur Befriedigung: die Scheide bleibt weit und feucht erregt. Sie aber meint: nicht er, sondern sie sei krank. Sie lässt sich von ihm zur Therapie einen Vibrator schenken, da dadurch doch ein dem Verkehr förderliches Trainieren der Beckenbodenmuskulatur erfolgen könne.

Woher aber kommt seine Pathologie? Es liegt eine bislang nicht diagnostizierte Hypomanie vor.

Eine andere Patientin ist 24 Jahre alt. Das Ehepaar schildert eine ganz übermäßige Hypersekretion beim Verkehr. Da sei es doch ganz selbstverständlich, daß er Ekel empfinde und in seiner Erektionsfähigkeit gestört sei.

Auch in diesem Fall ist es so, dass die Frau den Mann in Liebe begehrt und von ihm sexuell erregt wird. Wiederum ist es aber so, dass er ihr aus seiner Problematik heraus keine Befriedigung geben kann, so dass ihre Erregung nie zum Ende kommt. Auch in diesem Fall – das ist aber keineswegs immer so – liegt es wiederum an einer schweren psychiatrischen Erkrankung des Mannes. Erst im Verlaufe einiger Interviews stellte sich heraus, dass er an Straßenecken erlebt, wie vom Dach herunter Elektroschocks auf ihn herabgeschossen werden. Er kann seine psychotische Symptomatik so weit verbergen, dass er im Beruf und in der Familie nicht aufgefallen ist. Aber aus seiner psychischen Behinderung heraus kann er die Frau nicht befriedigen.

In beiden Fällen spielen in der Ätiologie sowohl biologische als auch psychologische und soziale Momente eine Rolle. In beiden Fällen ist eine gleichzeitig bio-psycho-sozial orientierte Vorgehensweise angezeigt. Bei den beiden psychiatrisch kranken Männern sind Psychopharmaka angezeigt. Die Patienten können aber nicht lediglich mit einem Psychopharmakon abgespeist werden. Vielmehr muss die wechselseitige psychologische Verzahnung aufgegriffen werden. Fehlbeurteilungen und Verzerrungen müssen korrigiert werden. Bei einem 19jährigen Mädchen ist das soziale Umfeld mitzubeeinflussen, denn es ist zu einem nachhaltigen Zerwürfnis mit dem Vater gekommen. Bei dem schizophrenen Patienten ist die berufliche Situation zu beeinflussen, denn er ist im aktiven Polizeidienst tätig. Ich darf ihnen sagen, dass in beiden Fällen die gleichzeitig bio-psycho-sozial orientierte Vorgehensweise zu befriedigenden therapeutischen Resultaten geführt hat.

Hypersexualität bei alternden Frauen ohne endokrinologische Verursachung stellt – wie oben schon angedeutet – oft noch ein Symptom aus der interpersonalen Verzahnung mit dem Verstorbenen dar.

Das sexuelle Verlangen und Erleben nimmt im Alter ab. Dieses resultiert z.T. aus endokrinologischen Faktoren. Darüber hinaus spielen aber auch biologische und soziale Faktoren eine entscheidende Rolle.

Es kommt aber auch vor, dass es bei Frauen im Aller von 65-76 Jahren plötzlich zu einer ganz intensiven Steigerung des libidinösen Erlebens und Verlangens kommen kann.

Eine 70jährige Frau hatte seit einem Jahr ein unerträglich starkes geschlechtliches Verlangen, das mit intensiven Sensationen am Genitale einherging. Zu ihrem eigenen Entsetzen fühlte sie sich immer wieder versucht, auf der Straße Männer einfach anzusprechen.

Differentialdiagnostisch wurde zunächst an die Möglichkeit eines Sexualhormone produzierenden Tumors gedacht. In einer eingehenden endokrinologischen Untersuchung wurden 8 unterschiedliche Harnsteroide und 5 unterschiedliche Plasmasteroide bestimmt. Die Hormonproduktion erwies sich nicht nur als altersentsprechend niedrig, sondern, sie lag sogar an der unteren Grenze des durchschnittlichen Wertes für 70jährige Frauen.

Die plötzlich vermehrte Libido konnte also nicht auf hormonaler Grundlage erklärt werden. Sie wurde aber verständlich, wenn man die Patientin unter neurosen-psychologischen Gesichtspunkten studierte.

Als Konzertpianistin und Ehefrau eines Mannes von Position und Ansehen hatte diese Patientin ein vielseitiges und reichhaltiges Leben geführt. Eine eigentliche Zufriedenheit und Befriedigung war ihr aber immer versagt geblieben. Denn in ihrer passiv-oralen Erwartungshaltung war sie letztlich von der Aktivität und Zuwendung der anderen abhängig geblieben, statt selbständig planend zugreifen und gestalten zu können.

Als sie nach dem Tod des Ehemannes noch mehr auf die eigene Initiative angewiesen war, ließ sie ihre Gaben und Interessen verkümmern. Wegen ihrer neurotischen Hemmungen konnte sie diejenigen Möglichkeiten im Leben, die ihr durchaus gegeben waren, nicht realisieren. Dabei war sie an sich weiterhin von Vitalität und geistiger Regsamkeit gekennzeichnet.

Wenige Wochen vor Beginn der Symptomatik starb dann noch ihr gleichaltriger Freund im Altersheim. Gerade weil ihr Leben der eigenen passiv-oralen Erwartungshaltung wegen ungesättigt und unerfüllt geblieben war, flammten jetzt Appetenz und Lebenswille reaktiv umso mehr auf. Sie legte noch mehr Wert auf ihre Kleidung als zuvor, kaufte sich elegante Stücke; bereitete eine Reise in einen eleganten Badeort vor und konnte kaum in die Stadt gehen, ohne Geld auszugeben.

Sie hatte ganz leichte Zeichen einer beginnenden Hirnarteriosklerose, wodurch ihr Steuerungsvermögen gegenüber den vermehrt auftretenden oralen Impulsen vermindert wurde.

Der in der auslösenden Situation aufbegehrende Lebensdrang äußerte sich hauptsächlich in Form der angedeuteten oralen Wünsche. Da sie aber aus ihrer oralen Hemmung heraus ihr ganzes Leben nicht gelernt hatte, selbständig für ihre eigenen Wünsche einzutreten, musste ihr aufbegehrender Lebensdrang in andere Bahnen gelenkt werden.

Schon *Freud* hat darauf aufmerksam gemacht, dass oft sekundär ein zweiter Trieb besondere Bedeutung erlangt, wenn ein erster Trieb frustriert wird. Insbesondere sexuelles Erleben ist oft der Weg, über den andere Antriebsbereiche – wie z. B. Ehrgeiz oder eben auch Oralität – zur Befriedigung drängen. Die Stellvertretung von sexuellem Erleben für gehemmtes orales Verlangen wird bei dieser Patientin durch die Überzeugung erleichtert, dass sie erblich bedingt zur Hypersexualität im hohen Alter neigen könne, denn ihr greiser Onkel habe von seiner sehr viel jüngeren 3. Frau sexuell kaum befriedigt werden können.

Die Therapie berücksichtigte sowohl die biologischen Faktoren, also die beginnende Hirnarteriosklerose, als auch die psychischen und sozialen Faktoren. Es wurde mit Erfolg versucht, eine Belebung ihrer verschütteten Interessen im Rahmen ihres Altersheims zu erreichen.

Ich habe in den letzten 20 Jahren etwa 15 derartige Fälle behandelt. In etwa der Hälfte der Fälle war ein befriedigender Behandlungserfolg zu erzielen.

In anderen Fällen äußert sich die Hypersexualität im Alter in körperlichen Symptomen wie etwa unerträgliche Schmerzen an der Klitoris, ohne dass der

Patientin selber das sexuelle Aufbegehren als solches bewusst werden würde. Eine andere 70jährige Frau fühlte sich in ihrem expansiven Lebensstil von ihrem Mann eingeengt. Die libidinöse Ausstrahlung war im Interview unübersehbar. In ihrer Frustration fiel sie in einen deutlich sichtbaren Trancezustand, und im Sinne einer Aufmerksamkeitsverschiebung konzentrierte sie ihre Aufmerksamkeit auf den Genitalbereich, der dann schmerzte. Sie sagte: „Im Gehen (also wenn sie aktiv ist) habe ich überhaupt keine Schmerzen. Im Sitzen ist es manchmal unangenehm, aber wenn ich mich abends auf das Bett setze und mich danach hinlege, sind die Schmerzen unerträglich".

Auch hier handelt es sich also um einen Fall von reaktiver Hypersexualität im Alter, wobei der Patientin aber durch Aufmerksamkeitsverschiebung und tranceartiger Bewusstseinslage der sexuelle Charakter ihres Erlebens selber nicht bewusst wird.

Ich habe dargestellt, dass diese Fälle von Hypersexualität im Alter triebdynamisch zu erklären sind, und dass in einem großen Anteil der Fälle eine erfolgreiche Therapie möglich ist; insbesondere wenn man die zusätzliche Komponente einer beginnenden Hirnarteriosklerose mitbehandelt. Aber die weitere Beschäftigung mit derartigen Fällen zeigte: man versteht die Symptomatik dieser Frauen besser, wenn man auch das Bild berücksichtigt, das diese Frauen von ihrer eigenen Weiblichkeit, und das sie von der Männlichkeit haben. Das Bild der eigenen Weiblichkeit ist ja identisch mit der Geschlechtsidentität; die Vorstellung nämlich: ‚Weil ich eine Frau bin, bin ich so und so'. Das Bild vom eigenen Geschlecht, also die Geschlechtsidentität und das Bild vom anderen Geschlecht verhalten sich immer komplementär und kompensatorisch. Darum bleibt ja die eigene Libido so fest mit dem Bild vom Gegengeschlecht verbunden. Das ist auch der Grund dafür, warum die Beziehung zum 1. Geliebten und zu der 1. Geliebten oft durch das ganze Leben hindurch so beständig bleibt. Die Aufgabe der von mir geschilderten Patientinnen liegt darin, dass sie sich psychisch von dem Bild ihres verstorbenen Mannes lösen müssen. Doch was heißt lösen? Das kann nicht etwa vergessen oder verleugnen heißen. Lösen heißt: diese Patientinnen müssen die Realität ihres Verlustes erkennen und zu einem schmerzlichen Verzicht ja sagen.

Nicht wenige Fälle von Depressionen, anderen nervösen Symptomen und nicht geglücktem Lebensverlauf beruhen darauf, daß z. B. eine junge Frau hintergründig in der Liebe zu ihrem 1. Freund verharren muss, weil die psychische Beziehung zu ihm für sie unauflösbar bleibt.

Zusammenfassend möchte ich sagen: Eine plötzliche Zunahme der Libido im hohen Alter braucht nicht hormonell bedingt zu sein. Sie kann genauso rein psychologisch verursacht sein, Therapeutische Hilfe ist in vielen Fällen möglich.

PSYCHOSOMATISCHE SYMPTOME, WELCHE IN WIRKLICHKEIT FUNKTIONELLE SEXUALSTÖRUNGEN SIND

Die allgemeine Neurosenpsychologie zeigt, dass beides in eine nervöse Symptomatik eingehen kann: Sowohl der durch Verdrängung und Hemmung unsichtbar gewordene Anteil des Impulses, als auch derjenige Anteil des Impulses, welcher trotz der Hemmung auch weiterhin wirksam geblieben ist. Als Beispiel sei diejenige Persönlichkeitsstruktur angeführt, welche durch Gehemmtheiten im aggressiven Erlebensbereich gekennzeichnet ist. Infolge der weitgehenden Hemmung aller aggressiven Impulse fehlt einerseits die Fähigkeit zu einer leicht von der Hand gehenden Selbstbehauptung und es finden sich Züge von Gefügigkeit und Unterwürfigkeit. Gleichzeitig aber können die gehemmten und aufgestauten aggressiven Impulse in der Form des Symptoms Jähzorn aus der Verdrängung hervortreten.

Ähnlich liegen die Verhältnisse im Bereich der funktionellen Sexualstörungen. Ängste und Konflikte können die Entfaltung von Lust und Liebe hemmen. Das Erleben von Lust und die damit verbundene Lustphysiologie laufen dann nur noch rudimentär ab. Das, was an dem freien Ablauf der Lustphysiologie fehlt, wird als funktionelle Sexualstörung bezeichnet: Alibidinie, mangelnde Erektion, mangelnde Lubrifikation, Mangel oder Aussetzen von sexueller Erregbarkeit während des Verkehrs, Anorgasmie. Das Symptom besteht hier also ähnlich wie in der oben beschriebenen Persönlichkeitsstruktur zunächst einmal in dem Fehlenden.

Was aber wird aus denjenigen Anteilen der Lustphysiologie, welche trotz Verdrängung und Hemmung in Gang gekommen sind? Die Beantwortung dieser Frage soll von der Darstellung eines Falles ausgehen, bei dem sowohl die Ärzte als auch die Patientin selber lediglich das Vorliegen einer schwer verständlichen organischen Störung in Betracht zogen. Nicht aber wurde in Erwägung gezogen, daß es sich vielleicht um eine funktionelle Sexualstörung handeln könne.

Eine nicht ganz 19jährige Patientin bat um eine die Scheide verengende Operation. Denn die Scheide sei so weit, dass weder er noch sie beim Verkehr etwas spüren würden, zumal beim Verkehr außerdem noch eine übermäßige Scheidensekretion eintreten würde.

Im Gespräch mit dem Arzt übernimmt zunächst der 40jährige Verlobte das Wort: „Wenn das Glied drin ist, ist keinerlei Reibung da. Und bei ihr ist kein Interesse da. Am Anfang war zweimal ihre Scheide eng. Als ich Spaß hatte, da wurde sie ganz sauer auf mich deswegen und sie sagte: „Stöhne nicht so!" Sie stößt mich immer weg. In der Scheide ist keine Hitze, keine Reibung, nichts. Und extrem viel Flüssigkeit. Und sie macht einen Rolladen runter zwischen ihr und mir. Es ist wie eine spanische Wand zwischen uns." Er habe der Patientin einen Vibrator geschenkt, damit so ein dem Verkehr förderliches Trainieren der Beckenbodenmuskulatur vorgenommen werden könne. Falls eine die Scheide verengende Operation abgelehnt werden sollte, könnte doch vielleicht ein orthopädischer Apparat zur Einengung der Scheide eingeführt werden oder es könne doch vielleicht eine elektrisierende Behandlung zur Stärkung der vaginalen Muskulatur vorgenommen werden.

Der Verlobte zeigt also in dem Interview eine Distanzlosigkeit; kommt dabei in einer ideenflüchtigen Art und Weise schnell von einem Thema auf das andere; er zeigt einen mangelnden Realitätsbezug und er hat therapeutische Omnipotenzgefühle. Kurzum, der Verlobte hat eine hypomanische Symptomatik.

Die Patientin selber liebt ihren Verlobten und möchte ihn schützen. So beteuert sie, dass es nur an ihr liegen könne, nicht an ihm; darum müsse sie operiert werden. Zum Beweis führt sie an, dass er es ja besser wissen müsse; denn er habe mit vielen Frauen geschlafen und eine Strichliste geführt, wobei er aber leider bei der Nummer 438 die Übersicht verloren habe. Ferner beschreibt sie, dass sie bei jedem Verkehr Orgasmus habe, nicht selten sogar dreimal: „Das Jucken wird immer stärker, das Stoßen tut gut, ein Klopfen in der Scheide, das geht über in ein Klopfen, lustvoll, und das wirkt sich auf den ganzen Körper aus. Ich weiß dann nicht, wo der Fuß und wo die Hand ist." Obgleich die Patientin also einen körperlichen Orgasmus beschreibt, betont sie, dass sie nach dem Verkehr seelisch unbefriedigt bleibt: „Ja, weil ich spüre, dass er nicht befriedigt ist in meiner Scheide. Ich bin vom Orgasmus nicht befriedigt, wenn ich nicht weiß, dass er befriedigt ist."

Beide Partner sind also beim Verkehr nicht befriedigt. So wundert es nicht, dass beide noch weitere Symptome aufweisen. Sie habe Schmerzen beim Verkehr, wenn er mit dem Penis gegen den Uterus komme. Er habe während und nach dem Verkehr Schmerzen im Skrotum und im Bereich des Dammes. Außerdem sei er seit Monaten in eine fast unerträglichen Spannung versetzt.

Hinsichtlich der Liebe und der Lustphysiologie stellten sich bei diesem Paar also die folgenden Zusammenhänge heraus. Die Patientin liebt ihren Verlobten und sie wird von ihm so stimuliert, dass die Lustphysiologie in Gang kommt: Es kommt zu einer Erweiterung der Scheide und zu einer Lubrikation. Der Mann aber ist infolge seiner hypomanischen Verfassung nicht in der Lage, selber Befriedigung zu erleben oder zu geben. Nur so sind seine Promiskuität und seine Strichliste zu verstehen. Nur so kommt seine Schilderung eines frigiden Erlebens bei seiner Verlobten zustande, obgleich diese körperlichen Orgasmus erlebt. Die mangelnde Befriedigung bei ihm führt dazu, dass seine Lustphysiologie in Form von Vasokongestion nicht zu Ende kommt, so dass Schmerzen im Bereich von Hoden und Prostata resultieren. Da auch bei ihr die Lustphysiologie angeregt wird, sie aber wegen seiner psychischen Erkrankung ebenfalls nicht zur Befriedigung kommen kann, geht auch bei ihr die Lustphysiologie weiter und es kommt zu den Symptomen von scheinbarer Scheidenerweiterung und Hypersekretion. Die Empfindlichkeit des Uterus dürfte ebenfalls auf nicht abgeführte Blutanschoppung zurückzuführen sein.

Die Patientin kam also mit dem scheinbar rein gynäkologischen Symptom einer zu weiten Scheide. Auch die Hypersekretion und die Druckempfindlichkeit des Uterus wurden als eine unklare organische Störung aufgefasst. In Wirklichkeit sind diese scheinbar rein gynäkologischen Symptome nichts anderes als in Gang gekommene Lustphysiologie, welche wegen ausbleibender Befriedigung nicht zu Ende geführt werden kann. Es handelt sich also um Symptome einer funktionellen Sexualstörung par excellence, wobei das Symptom auf der Dennoch-Wirksamkeit des neurotisch gehemmten Affektes beruht.

Diese Zusammenhänge werden nur deutlich, wenn die ärztliche Haltung sowohl auf die interpersonalen Zusammenhänge als auch auf die Wechselfälle der Affektphysiologie ausgerichtet ist.

Die – übrigens erfolgreiche – Therapie bestand in der medikamentösen Behandlung des hypomanischen Zustandes des Mannes, wobei erst *Imap* und später ein Antidepressivum gegeben wurde. Im Verlaufe der medikamentösen Behandlung wurden dann auch die verwickelten persönlichen und emotionalen Beziehungen sowie auch Verwicklungen in der Realität besprochen, wobei die Rache der Patientin an ihrem Vater eine Rolle spielte. Dabei wurden dann auch die sexuellen Ängste, Verdrängungen und Hemmungen der Patientin selber deutlich, welche in dem oben geschilderten Bild zunächst nur indirekt gefolgert werden konnten.

Es sei noch einmal zusammengefasst, dass das oben geschilderte gynäkologische Symptom in Wirklichkeit eine Manifestation in Gang befindlicher Lustphysiologie ist, welche aber aus neurotischen Hemmungen heraus nicht zur Befriedigung kommen kann und damit auch nicht zu Ende geführt werden kann. Ein entsprechender Zusammenhang gilt für eine Vielzahl weiterer gynäkologischer Symptome. Dabei empfiehlt es sich, drei Gruppen von prototypischen Symptomen zu unterscheiden, wobei der konkrete klinische Fall mitunter Züge von allen drei Gruppen zeigen kann.

1. *Das pseudoinfektuöse Syndrom der Scheide*

Das Gebiet von Scheide und Vulva sind infolge vermehrter Durchblutung und vermehrter Sekretion warm und feucht. Die Wirksamkeit eines sexuellen Affektes zeigt sich auch darin, dass es gleichzeitig zu kribbelnden, pochenden und juckenden Sensationen kommen kann, welche bisweilen einen brennenden und schmerzhaften Charakter annehmen. Da es sich um einen verdrängten und gehemmten sexuellen Affekt handelt, erkennt die Patientin meist nicht die eigentliche Natur ihres eigenen Affektes. Im ausführlicheren ärztlichen Gespräch aber wird der sexuelle Charakter dieses Affektes oft recht deutlich.

Nicht selten resultiert das pseudoinfektuöse Syndrom der Scheide aus einer tatsächlichen Infektion. Infolge der lebhaften Sensationen im Bereich von Vulva und Scheide reagiert die Patientin oft mit Anfassen, Reiben, Drücken. So werden leicht Erreger in ein warmes und feuchtes Gebiet eingebracht, welches ohnehin schon zum Angehen einer Infektion prädestiniert ist. Die resultierenden Infektionen durch Pilze oder Bakterien sprechen dann prompt auf eine antibiotische Behandlung an, der aufgezeichnete Zirkel geht aber weiter und es kommt prompt zu einer endlosen Reihe von Rezidiven. So erklärt sich der merkwürdige Befund, dass dieselben Symptome bei ein und derselben Patientin mal mit und mal ohne einen mikrobiologischen Befund einhergehen. So erklärt sich auch, warum sich die scheinbar kausale Behandlung mittels Antibiotika in diesen Fällen als unzureichend erweist. Denn eine antibiotische Behandlung ist hier ja in Anbetracht der eigentlichen Pathogenese eine eher palliative Maßnahme, welche das notwendige psychotherapeutische Gespräch nicht ersetzen kann.

2. Brennende Sensationen in Scheide und Vulva

Bei anderen Frauen zeigt sich die trotz der Verdrängungen und Hemmungen verbleibende Lustphysiologie weniger in vermehrter Wärme und Feuchtigkeit des Gewebes, sondern in subjektiven Sensationen in Form von Kribbeln, Prickeln, Klopfen, Brennen, welche oft einen schmerzhaften Charakter annehmen. Es kann sich um ein äußerst qualvolles Krankheitsbild handeln, welches die Frau zur Verzweiflung bringt und die gesamte Familie beeinträchtigen kann. Bisweilen tritt dieses Krankheitsbild erst mit beginnendem Senium auf. Auch hier findet sich oft in pathogenetischer Hinsicht ein aktuelles Aufflammen sexueller Impulse, welche hier dann nicht selten der Ausdruck eines sich aufbäumenden Lebenswillens sind. Die in einem ersten kasuistischen Bericht dargestellten Zusammenhänge haben wir seither oft wiedergefunden (1).

In der obigen Überschrift ist der Ausdruck Pruritus vulvae vermieden worden, weil die hier beschriebene Phänomenologie typischerweise die Bezeichnung Pruritus vulvae überschreitet. Zweifellos aber gehören manche, jedoch keineswegs alle Fälle von psychogenem Pruritus vulvae in die hier abgehandelte Gruppe von somatischen Phänomenen der nicht abgeführten Lustphysiologie.

3. Urethral-erotischer Symptomenkomplex

In einer weiteren Gruppe von Symptomen äußert sich die in Gang befindliche, aber nicht zu Ende kommende Lustphysiologie vornehmlich in Form von urologischen Symptomen: schmerzhafte, oft merkwürdige Sensationen im Bereich der Harnröhre, welche übrigens bei näherem Befragen oft eine Beimischung von lustvollem Erleben zeigen; vermehrter Harndrang, Harninkontinenz.

Es sei betont, dass die drei erwähnten Gruppen von Symptomen zwar häufig den Charakter nicht abgeführter Lustphysiologie haben, dass alle diese Symptome aber auch auf anderen pathogenetischen Wegen zustande kommen können. Das ärztliche Gespräch und das Herausarbeiten der exakten Deskription des psychopathologischen Befundes erlauben da meist eine eindeutige Entscheidung. Wenn aber die hier beschriebene Pathogenese gegeben ist, ergibt sich die Möglichkeit einer gezielten Therapie, welche in sehr vielen Fällen erfolgreich ist.

LITERATUR

(1) MOLINSKI, H.: Sexuelles Verlangen und Hormonstatus, Zschr. f. Psychosomatische Medizin u. Psychoanalyse 14, 221 (1968).

SEXUALITÄT UND DEPRESSION

ENTSCHEIDUNGSHILFEN FÜR DIE MEDIKATION VON ANTIDEPRESSIVA

Sexuelles Verhalten und Erleben sind bei der Depression auf psychologischer Ebene beeinträchtigt. Die Lustphysiologie ist nicht ein privates, sondern ein interpersonales Phänomen, denn sie kommt nur in einer entweder realen oder zumindest mentalen interpersonalen Situation in Gang. Der Depressive aber ist aus tiefen Ängsten und Schuldgefühlen heraus weitgehend isoliert.

An die Stelle von nach außen gerichteter Liebe treten bei der Depression eine Beeinträchtigung des Selbstwertgefühls, passives und abhängiges Verhalten sowie Ärger und Aggression. Wenn der Depressive aber vor der Welt der Liebe und der Sympathie ausweicht in eine Welt des Hasses und der Aggression, ist es wiederum verständlich, dass die Entfaltung der Lustphysiologie beeinträchtigt ist.

Bei der schwereren Depression sind das sexuelle Verhalten und Erleben darüber hinaus auch auf biologischer Ebene beeinträchtigt. Mit zunehmender Schwere der Depression werden physiologische Funktionen wie psychomotorischer Antrieb, Appetit, Stuhlgang und eben auch die Lustphysiologie zunehmend gehemmt. Wir sprechen dann von einer sog. vitalen Depression.

Die Sexualität liegt also bei Depressionen sowohl auf der psychologischen als auch auf der biologischen Ebene darnieder. Es ist allgemein bekannt, dass bei leichteren und erst recht bei schwereren Depressionen alle möglichen Abstufungen der Impotenz, Frigidität und Anorgasmie auftreten können. Die Therapie dieser eine Depression begleitenden

Sexualstörungen ist identisch mit der Therapie der Depression und besteht oft in der Verschreibung von Antidepressiva.

Nicht hinreichend erkannt wird aber, wie häufig funktionelle Sexualstörungen Begleiterscheinung einer larvierten Depression sein können.

SOMATISCHE BESCHWERDEN

Die Literatur spricht von larvierter Depression, wenn körperliche Beschwerden, z. B. morgendliche körperliche Missempfindungen oder Schmerzen unterschiedlichster Lokalisation, an die Stelle von seelischer Bedrücktheit treten; wenn der Patient also eine psychisch-depressive Symptomatik so wenig ausdrückt, dass der Arzt sie auch nicht erkennen kann. Es würde sich also um

Depressionen handeln, welche sich lediglich durch Leibgefühle bemerkbar machen und keine psychisch depressive Symptomatik zeigen.

In Wirklichkeit äußert der Patient bei larvierter Depression sehr wohl die geläufigen depressiven Inhalte, und er zeigt ein depressives Ausdrucksverhalten. Der Unterschied zur psychiatrischen Depression ist lediglich, dass die bewusste Aufmerksamkeitszuwendung oder gar Reflektion des Patienten nicht auf den depressiven Verstimmungen liegt: Der Patient registriert seine an sich vorhandene und zu beobachtende depressive Symptomatik nicht unter dieser Überschrift. Ja, die ausdrücklich genannten depressiven Inhalte und missmutig-verdrießlichen, mürrischen und ärgerlichen Affekte werden oft einerseits genannt, dann aber expressis verbis verleugnet, wegrationalisiert oder übertönt. Man darf von einer larvierten Depression nur sprechen, wenn solche zwar vorhandenen, aber übertönten depressiven Symptome deutlich fassbar sind.

Solche larvierte Depression kann zu vielen gynäkologischen Symptomen führen; z. B. zu bestimmten Untergruppen von Unterleibsschmerzen ohne Organbefund, Harninkontinenz ohne Organbefund oder dysfunktioneller Blutungen, aber auch zu Hemmungen des sexuellen Erlebens und Verhaltens (*Molinski*, 1978).

Es ist nicht hinreichend bekannt, dass es sich in einer größeren Anzahl von funktionellen Sexualstörungen um derartige larvierte Depressionen handelt. Die Zahl der mit Antidepressiva zu behandelnden Sexualstörungen ist also sehr viel größer als die Zahl der offenkundig depressiven Patienten. Wenn der Arzt die Diagnostik und Therapie solcher larvierten Depressionen erlernt, kann er sehr vielen Sexualstörungen gerecht werden.

KOMPENSATION DURCH HYPERSEXUALITÄT

Bei offenkundiger und larvierter Depression findet man aber auch genau umgekehrt die unterschiedlichsten Phänomene von Hypersexualität (*Molinski*, 1979).

Es gibt vielerlei Verhaltensweisen, die der Abwehr von Depression dienen können: übermäßiges Essen und damit Fettsucht, Alkohol- und Drogenabhängigkeit, Anklammern an andere Leute, Telefonitis und Logorrhö. Oft handelt es sich um zwangsartige Verhaltensweisen ohne zwanghafte Persönlichkeitsstruktur, wobei man unkorrekter Weise gerne den Ausdruck Manie gebraucht: Dipsomanie, Egomanie, Kleptomanie, Megalomanie, Pyromanie, Trichotillomanie.

Zu diesen Verhaltensweisen können auch Nymphomanie, Don-Juanismus, Promiskuität, Gruppensex, Partnertausch und andere hypersexuellen Phänomene gehören. Der Depressive und der sexuell Gehemmte können der nicht erreichbaren Befriedigung dadurch nachjagen, dass sie Geschlechtsverkehr immer häufiger oder immer intensiver suchen. Aber immer wieder ist alles vergeblich. Die genannten Phänomene der Hypersexualität stellen also meist den Versuch einer Kompensation von sexueller Gehemmtheit oder Depression dar. Nur scheinbar handelt es sich um Hyper-, in Wirklichkeit um Hypo-Sexualität.

Nymphomanie und Satyriasis sind das krankhaft gesteigerte und unersättliche Bedürfnis einer Frau oder eines Mannes nach Geschlechtsverkehr, welches mehrfach täglich, kaum aufschiebbar, zur Befriedigung drängt, so dass oft ein kritikloses und unbeherrschtes Verhalten resultiert. Hier erstreckt sich die sexuelle Gehemmtheit hauptsächlich auf die Orgasmus-Fähigkeit. Verlangen und Lustphysiologie kommen also sehr wohl in Gang; aber es kommt beim Verkehr zu keiner hinreichenden Abfuhr der Erregung. Gerade weil die Lustphysiologie durchaus in Gang gekommen ist und nach Befriedigung drängt, verlangt der Patient in schneller Abfolge immer wieder nach Verkehr.

Promiskuität und Don-Juanismus stellen häufig einen Versuch dar, Depressionen abzuwehren. Ein Gefühl der Leere und der Einsamkeit sowie die Beeinträchtigung der sexuellen Erlebnisfähigkeit sollen dadurch übertönt werden, dass ständig ein neuer Geschlechtspartner gesucht wird, von dem endlich die Befriedigung erhofft wird. Bei Don-Juanismus handelt es sich um eine Untergruppe von Promiskuität, nämlich um die Promiskuität eines ganz bestimmten Männertyps. Der Don Juan wirkt durch Äußerlichkeiten, durch einen Hauch von Extravaganz, durch Aktivität und dynamische Kontaktfreudigkeit sexuell anregend und erweckt Erwartungen. Aber er ist selber nur zu flüchtigen und unbeständigen Beziehungen fähig, und er enttäuscht die Frau.

Auch bei einem Teil der Fälle von Hypersexualität, welche übrigens für das Individuum selber und den Partner äußerst quälend werden kann, ist also ebenfalls eine antidepressive medikamentöse Behandlung angezeigt.

Depressionen führen also häufig zu einer Beeinträchtigung des sexuellen Verhaltens und Erlebens, aber auch zu Phänomenen einer scheinbaren Hypersexualität. Einerseits ist nicht richtig, einer psychotherapeutischen Grundhaltung zuliebe ein Antidepressivum zu verweigern, wo dieses prompt Hilfe bringen kann. Andererseits hilft ein Antidepressivum oft nicht, wenn es lediglich gebraucht wird, um den Patienten schnell „abzuspeisen". Die volle Wirksamkeit zeigen Antidepressiva oft erst, wenn sie innerhalb einer interpersonal und psychosozial orientierten Sprechstunde verschrieben werden.

LITERATUR

(1) MOLINSKI, H.: Larvierte Depressionen in Geburtshilfe und Gynäkologie, Geburtsh. u Frauenheilk. 38, 199-202 (1978).

(2) MOLINSKI, H.: Nymphomanie und Don-Juanismus. Sexualmedizin 8, 186-188 (1979).

NYMPHOMANIE UND DON-JUANISMUS

DIE DISKORDANZ GESCHLECHTSSPEZIFISCHER UNERSÄTTLICHKEIT

Bei den funktionellen Sexualstörungen – Störungen von Libido, sexueller Erregbarkeit, Erektion, Lubrikation, Orgasmus – ist der Ablauf der Lustphysiologie gestört: sie kommt gar nicht erst in Gang, oder sie ist in ihrem Verlauf gehemmt. Dementsprechend ist das manifeste sexuelle Verhalten und Erleben durch Hemmungen und Ausfälle gekennzeichnet.

Bei Erotomanie, Nymphomanie, Don-Juanismus, Zwangsonanie, Promiskuität, Gruppensex und Orgien, Partnertausch, Pornographie, Prostitution ist das manifeste sexuelle Verhalten und Erleben dagegen genau umgekehrt durch Hypersexualität gekennzeichnet.

Die Betrachtung von Phänomenen der Hypersexualität soll sich hier auf Nymphomanie und Don-Juanismus beschränken. Nymphomanie und Don-Juanismus werden, abgesehen von dem Geschlechtsunterschied, oft als entsprechende Begriffe aufgefasst. In Wirklichkeit aber sind dies diskordante Begriffe.

- Im Falle der Nymphomanie handelt es sich um eine Steigerung der körperlichen Vorgänge der Lustphysiologie.
- Im Falle des Don-Juanismus dagegen handelt es sich um ein psychisches Phänomen, nämlich um eine besondere Art des Umgangs mit dem Sexualobjekt.

Man spricht von Nymphomanie, wenn bei der Frau ein exzessiver Drang nach Koitus vorliegt, der körperlich empfunden wird, bei dem die Lustphysiologie in Gang gekommen ist, der nicht befriedigt werden kann und daher unersättlich ist. Das Bedürfnis nach Verkehr stellt sich tags und nachts unentwegt ein und drängt kaum aufschiebbar zur Befriedigung. So kommt es oft zu einem kritiklosen und unbeherrschten Verhalten, welches mitunter Mannstollheit genannt wird. Der entsprechende Zustand gesteigerter körperlicher sexueller Erregung wird beim Mann Satyriasis genannt.

Der Begriff Don-Juanismus bezieht sich dagegen auf eine bestimmte Gruppe männlicher Promiskuität. Der Don Juan ist der sog. Schürzenjäger, welcher viele Frauen verführt und eine Liebesaffäre nach der anderen hat. Er wirkt durch Äußerlichkeiten, durch einen Hauch von Extravaganz, durch Aktivität und dynamische Kontaktfreudigkeit sexuell anregend und weckt Erwartungen. Aber er ist nur zu flüchtigen und unbeständigen Beziehungen fähig und er enttäuscht die Frau, *D. Richter* hat diesen Männertyp schön beschrieben (1978).

Nymphomanie braucht nicht mit Promiskuität einherzugehen und Don-Juanismus geht kaum je mit gesteigerter Lustphysiologie einher.

ÄTIOLOGIE

Die unterschiedlichen Phänomene der Hypersexualität werden in der Literatur eher verstreut abgehandelt. In ätiologischer Hinsicht werden organische Ursachen, Enttäuschungen, Ersatzbefriedigung, depressive Zustände und Mangel an sexueller Befriedigung genannt (*Freedman, Kaplan u. Sadock,* 1975). Im Folgenden sollen diejenigen Zusammenhänge geschildert werden, die in den eigenen Krankenblättern von Nymphomanie und Don-Juanismus sichtbar wurden: ca. 20 Fälle von Nymphomanie, ca. zehn Fälle von Don-Juanismus.

Dabei hat sich gezeigt, dass die unterschiedlichen Phänomene der Hypersexualität – einschließlich der oben erwähnten, hier aber nicht näher abgehandelten – in ätiologischer Hinsicht manches gemeinsam haben. Welche spezielle Form von Hypersexualität eintritt, hängt jedoch von Umfang und Art der Hemmungen und von der Art der Reaktionsbildungen ab, ist also nicht nur ein Triebphänomen, sondern auch eine Ich-Äußerung.

Reaktionsbildung auf sexuelle Gehemmtheit

Von wenigen Fällen rein organischer Ursache abgesehen, findet sich bei den Phänomenen der Hypersexualität fast immer eine Hemmung der sexuellen Erlebnisfähigkeit. Der oder die sexuell Gehemmte kann der nicht erreichbaren Befriedigung dadurch nachjagen, dass Geschlechtsverkehr immer häufiger oder immer intensiver gesucht wird. Aber immer wieder ist alles vergeblich. Der Umstand, dass es sich in Wirklichkeit um Manifestationen eines gehemmten, aber nicht zur Ruhe kommenden sexuellen Impulses handelt, weist darauf hin, dass die Zunahme der sexuellen Triebäußerungen nicht etwa als Ausdruck eines starken oder gar verstärkten Triebes aufzufassen ist. Auch die vermehrten Triebäußerungen sind Symptom der Hemmung.

Bei der Nymphomanie erstreckt sich die sexuelle Gehemmtheit hauptsächlich auf die Orgasmus-Fähigkeit. Sie ist entweder völlig anorgastisch oder aber sie ist zumindest trotz vielleicht sogar multipler Orgasmen unfähig, eine Befriedigung zu erfahren. Die Lustphysiologie kommt also sehr wohl in Gang; aber selbst durch Geschlechtsverkehr kann es nicht zu einer hinreichenden Abfuhr der Erregung kommen und die gequälte Patientin drängt auf neuen Verkehr.

Nymphomanie geht deshalb nicht selten mit bestimmten psychosomatischen Symptomen einher. Das Fortbestehen des körperlichen Verlangens und der leichten Erregbarkeit kann zu schmerzhaften Sensationen infolge muskulärer Spannungen und nicht abgeführter Vasokongestion führen, zu Hyperlubrikation, zu vermehrter Durchblutung des Genitales, auch zu Juckreiz. Manche Fälle von pseudoinfektiösem Syndrom der Scheide und auch manche Fälle von Miktionsstörungen können hierher gehören.

Beim Don-Juanismus handelt es sich um eine Reaktionsbildung anderer Art. Aus dem Gefühl der eigenen Behinderung im sexuellen Erleben und Verhalten – oft in Form einer weitgehenden aber nicht absoluten Potenzschwäche – sucht der Don Juan sich selber und den anderen ein nicht vorhandenes Ausmaß von Potenz vorzutäuschen.

Abwehr von Depression

Es gibt vielerlei Verhaltensweisen, die der Abwehr von Depression dienen: übermäßiges Essen und damit Fettsucht; Alkohol- und Drogenabhängigkeit; Sucht; Anklammern an andere Leute; Telefonitis und Logorrhoe. Oft handelt es sich um zwangsartige Verhaltensweisen ohne zwanghafte Persönlichkeitsstruktur, wobei man inkorrekterweise gerne den Ausdruck Manie gebraucht: Dipsomanie, Egomanie, Kleptomanie, Megalomanie, Monomanie, Pyromanie, Trichotillomanie. Und zu derartigem Abwehrverhalten gegen Depression können eben auch Erotomanie, Nymphomanie, Don-Juanismus und andere Formen der Hypersexualität gehören.

Gelegentlich ist Nymphomanie mit einem intensiven Kinderwunsch verbunden. Auch hier soll das Kind eine depressive Leere ausfüllen.

Ersatzbefriedigung

Die Phänomene der Hypersexualität sind jedoch nicht nur als Manifestation des gehemmten und nicht zur Ruhe kommenden sexuellen Impulses oder als Reaktionsbildung auf das Erleben der Hemmung zurückzuführen. Z. T. handelt es sich vielmehr um Ersatzbefriedigung für Frustrationen aus anderer Quelle und damit – vom Motiv her gesehen – um Pseudosexualität.

Es sei an den typischen Weiberheld erinnert, dessen Ehrgeiz enttäuscht ist, weil er im Beruf oder im Studium gerade kein Held ist. Don-Juanismus soll hier zur ersatzweisen Bestätigung des eigenen Selbst dienen.

Nymphomanie in der Menopause wird in der Literatur auf die Befreiung von Konzeptionsangst zurückgeführt. Unsere eigenen Fälle einschließlich dreier Fälle im Alter von 68 bis 70 Jahren zeigen einen ganz anderen Zusammenhang: mangelnde Befriedigung in fast allen Lebensbereichen und zusätzliche soziale Vereinsamung infolge des Abgangs von Angehörigen und Freunden. Der sich aufbäumende Lebenswille kann ersatzweise zu einer Belebung des sexuellen Verlangens einschließlich einer Belebung der Lustphysiologie führen.

Suche nach dem Bild des Gegengeschlechts

Hypersexualität als Ersatzbefriedigung und Hypersexualität als Abwehr von Depression kann man unter einem gemeinsamen Motiv zusammenfassen: Hypersexualität als ein verzweifeltes Mittel auf der Suche nach Intimität und Liebe. Zwar wird die genitale Lust gesucht, aber nicht in erster Linie um der Lust als solcher willen, sondern als ein Mittel zur Zuwendung von Seiten einer Verkörperung des komplementären und kompensatorischen Bildes vom Gegengeschlecht. Es sei an die doppelte Bedeutung des Eigenschaftswortes sexuell erinnert. Einerseits bezieht es sich auf genitales Erleben, andererseits auf das Erleben in Bezug auf das Bild des Gegengeschlechts.

So kann Nymphomanie von der Geschlechtsreife an bis tief in die Menopause oder sogar das Senium hinein auftreten, wenn die biologischen Grundlagen des Sexualtriebes schon längst vermindert sind. Das Verlangen nach der Beziehung zum Bild des Mannes führt hier zu einer exzessiven Ankurbelung der Lustphysiologie.

Gerade der Don-Juanismus stellt nicht selten die nie endende Suche nach der Verkörperung des für den betreffenden Mann geltenden Idealbildes der Frau dar. Das gilt insbesondere für die Fälle von Don-Juanismus mit weniger stark ausgeprägter Potenzstörung.

In anderer Sprechweise können Nymphomanie und Don-Juanismus also auch Manifestationen eines nicht gelösten Ödipuskomplexes ein. So wundert es nicht, dass bei hypersexuellen Phänomenen auch Hass auf das andere Geschlecht eine Rolle spielen kann. Das gilt für Don-Juanismus mehr als für Nymphomanie.

Psychose

Bei einem erheblichen Anteil unserer Patientinnen mit Nymphomanie, teilweise auch bei stark ausgeprägtem Don-Juanismus, lag eine Hypomanie vor, in einigen Fällen eine Manie und gelegentlich auch eine Schizophrenie. Nymphomanie und Don-Juanismus sollten also differentialdiagnostisch auch immer an eine eventuelle Psychose denken lassen.

Dementsprechend zeigen nicht wenige Fälle von Nymphomanie und Don-Juanismus auch deutliche narzisstische Züge. Nicht nur beim psychotischen Patienten mit Nymphomanie und Don-Juanismus sind die interpersonalen Bezüge und der emotionale Anteil der Sexualität beeinträchtigt. Die Nymphomane und der Don Juan nehmen den Partner oft so wenig wahr, dass es sich um ein fast autoerotisches Verhalten handeln kann. Der Partner kann nur als ein Mittel zu eigenen Zwecken und nicht als eine Person mit eigenen Rechten und Gefühlen erlebt werden.

Übrigens zeigen Frauen mit Nymphomanie, welche also ununterbrochen einem Mann nachjagen, nicht selten deutlich ausgeprägte lesbische Züge: ein weiteres narzisstisches Kennzeichen.

In zwei Fällen von Don-Juanismus bei Psychose – einmal Hypomanie und einmal paranoide Psychose – hatten die Frauen, die ja nie zur Befriedigung kommen konnten, psychosomatische Symptome wie Hypersekretion, Brennen und Jucken in der Scheide und in einem Fall eine angeblich zu weite Scheide, weswegen auf Operation gedrängt wurde. In beiden Fällen nahmen die Frauen übrigens die Schuld für das mangelnde Glück in der Beziehung auf sich, und in dieser Meinung wurden sie von den Männern bereitwillig unterstützt.

Mangelnde Ich-Stärke

Ein weiterer ätiologischer Faktor können Störungen von Ich und Über-Ich sein; u. a. z. B. ein Mangel an Triebkontrolle infolge mangelnder Ich-Stärke.

Organische Ursachen

Eine Steigerung des sexuellen Erlebens und Verhaltens kann gelegentlich rein organisch verursacht sein; z. B. durch virilisierende Tumoren der Nebennierenrinde oder durch den exzessiven Gebrauch von Drogen oder Medikamenten wie Haschisch, Kokain, Testosteron u. a. m. Unter den eigenen Fällen findet sich lediglich ein Fall von plötzlich auftretender Nymphomanie bei Epilepsie. Die Korrektur der antiepileptischen Verschreibung hat prompte Befreiung gebracht.

In mehreren Fällen von Nymphomanie spielte dagegen eine ganz leichte, eben beginnende Hirnarteriosklerose eine mit verursachende Rolle. Hier verursacht der organische Faktor nicht etwa direkt eine sexuelle Erregung, vielmehr kommen durch eine Schwächung der kontrollierenden Ich-Funktionen untergründige psychische Faktoren stärker zur Geltung.

THERAPIE: IM VORDERGRUND DAS GESPRÄCH

Die Erkennung der jeweiligen ätiologischen Zusammenhänge hat in vielen Fällen einen erfolgreichen therapeutischen Einstieg ermöglicht. Im therapeutischen Gespräch geht es weniger um die hypersexuellen Verhaltensweisen an sich, sondern um Behinderungen des sexuellen Erlebens und Verhaltens oder um das Unglück und die Isolierung, aus der heraus eine sexuelle Ersatzbefriedigung notwendig wird. In manchen Fällen wird ein therapeutisches Gespräch erst möglich oder nützlich, wenn gleichzeitig Antidepressiva gegeben werden. Bei beginnender Hirnarteriosklerose werden therapeutische Gespräche und eine Einflussnahme auf die familiäre und soziale Situation der Patientin oft erst wirksam, wenn gleichzeitig eine medikamentöse Behandlung der zerebralen

Mangel-durchblutung erfolgt. In Fällen von Psychose, welche der Umgebung oft verborgen geblieben ist, steht natürlich eine antipsychotische medikamentöse Behandlung im Vordergrund.

LITERATUR

(1) FREEDMAN, A.M., H.E. KAPLAN u. B.J. SADOCK: Comprehensive Textbook of Psychiatry. Bd. 2, S. 1507/8, 1543. Baltimore: Williams & Wiekins (1975).
(2) RICHTER, D.: Die Adnexitis in psychosomatischer Sicht. Therapiewoche 49, 9508-9522 (1978).

KANN BALINT-ARBEIT BEI DER THERAPIE VON FUNKTIONELLEN SEXUALSTÖRUNGEN HELFEN?

Die Beantwortung der Frage, ob und inwieweit Balint-Gruppen für die Behandlung funktioneller Sexualstörungen eine Hilfe darstellen können, muss von zwei realen Gegebenheiten ausgehen: davon nämlich, wie die Behandlung funktioneller Sexualstörungen konkret vonstatten geht, und auch davon, was in einer Balint-Gruppe geleistet werden kann bzw. nicht geleistet werden kann.

Welche therapeutischen Wege stehen Tür die Behandlung funktioneller Sexualstörungen zur Verfügung?

PSYCHOANALYSE

Historisch gesehen verdanken wir die ersten therapeutischen Erfolge bei funktioneller Sexualstörung der Psychoanalyse. Trotz aller späteren Weiterentwicklungen der therapeutischen Möglichkeiten bleibt die Psychoanalyse auch heute noch für einen Teil der Patienten mit funktioneller Sexualstörung die Methode der Wahl. Um nur ein Beispiel zu nennen: eine in der Selbstbehauptung schwer gestörte Frau kann nicht hingabefähig und damit auch nicht voll sexuell erlebnisfähig sein. Wenn eine funktionelle Sexualstörung auf einem derartigen prägenitalen Hintergrund beruht, ist am ehesten die Behandlung durch einen psychoanalytischen Fachmann angezeigt. Denn nur durch die Auseinandersetzung mit ihren unbewussten Vorstellungen und Ängsten kann diese aggressiv gehemmte Frau ein hinreichendes Gefühl eigener Stärke entwickeln. Dann aber braucht sie nicht mehr beim Verkehr die bewusste Kontrolle aufrechtzuerhalten, um gegenüber allen vermeintlichen Gefahren gewappnet zu sein. Auch braucht sie dann nicht mehr aus einer defensiven Haltung heraus zu meinen, ihren Mann bekämpfen und besiegen zu müssen.

In die Entstehung einer funktionellen Sexualstörung gehen immer zwei Faktoren ein: Störungen in der eigenen Persönlichkeitsstruktur, die nur durch ein therapeutisches Aufarbeiten der individuellen Psychogenese des Patienten günstig beeinflusst werden können, und interpersonale sowie sozio-kulturelle Faktoren, die eine therapeutische Auseinandersetzung mit den gegenwärtigen Interaktionen erfordern. Die therapeutische Vorgehensweise variiert je nach der Gewichtsverteilung dieser beiden Faktoren. Wenn die Hemmungen und psychischen Veränderungen des betreffenden Individuums selber ganz im

Vordergrund stehen, ist am ehesten eine psychoanalytische oder psychoanalytisch orientierte Psychotherapie angezeigt.

VERHALTENSTHERAPIE

Um den Aufwand einer psychoanalytischen Behandlung zu reduzieren, wurden verhaltenstherapeutische Wege entwickelt. Das verhaltenstherapeutisch orientierte Verfahren nach *Masters* und *Johnson* verzichtet auf die Zielsetzung einer auf Konfliktlösung ausgerichteten Psychotherapie und will auf direktem Weg neue manifeste Interaktionen einüben. In anderen verhaltenstherapeutisch orientierten Schulen wurden Wege zur direkten sexuellen Stimulierung entwickelt. Und schließlich wird auch die klassische Verhaltenstherapie bei funktionellen Sexualstörungen eingesetzt.

Es soll hier nicht näher ausgeführt werden, wie sich inzwischen der scheinbar prinzipielle Gegensatz zwischen aufdeckenden und übenden Verfahren vielerorts relativiert. Aber es sei betont, dass der Behandlung funktioneller Sexuatstörungen mittels der beiden angeführten Verfahren formaler Psychotherapie Grenzen gesetzt sind. Das gilt schon allein aus rein zahlenmäßigen Erwägungen. Denn es muss ja ein psychotherapeutischer Fachmann mit spezialisierter Ausbildung zur Verfügung stehen. Darüber hinaus kann sich lange nicht jeder Patient mit funktioneller Sexualstörung dazu entschließen, einen „Psycho"-Fachmann aufzusuchen, um sich einer offensichtlichen „Psycho"-Behandlung zu unterziehen.

DAS ÄRZTLICHE GESPRÄCH IN DER GLEICHZEITIG BIO-PSYCHO-SOZIAL ORIENTIERTEN SPRECHSTUNDE

Die größte Anzahl der Patienten mit funktionellen Sexualstörungen wendet sich an den Hausarzt, an den Arzt für Allgemeinmedizin, an den Gynäkologen, an den Internisten, an den Andrologen. Schon allein aus diesem Grund ist das ärztliche Gespräch in der gleichzeitig bio-psychosozial orientierten Sprechstunde die verbreitetste und praktisch wichtigste Behandlungsmöglichkeit für funktionelle Sexualstörungen geworden.

Die praktischen Möglichkeiten und die Wirksamkeit der gleichzeitig bio-psycho-sozial orientierten Sprechstunde sind durch eine erweiterte Krankheitslehre erheblich gefördert worden. Die Verursachung eines neurotischen Symptoms wird heute nicht mehr lediglich so gesehen, dass in der auslösenden Versuchungs- und/oder Versagungssituation abgewehrte und gehemmte Impulse mobilisiert werden. Vielmehr wird auch die wechselseitige Verzahnung mit der Bezugsperson im Sinne einer interpersonalen Psychiatrie oder im Sinne einer kommunalen Psychologie mit beachtet. Es hat also eine Verschiebung des theoretischen Akzentes weiter weg von der infantilen Genese und dem innerpsychischen Konflikt und mehr hin zu der interpersonalen Situation im Hier und Jetzt stattgefunden. Diese Akzentverschiebung in der Theorie hat erhebliche therapeutische Konsequenzen und bringt es mit sich, dass das ärztliche Gespräch in der gleichzeitig bio-psychosozial orientierten Sprechstunde sehr vielen Patienten mit funktioneller Sexualstörung gerecht werden kann. Es wäre reizvoll, bei der Darstellung der Möglichkeiten dieser Sprechstunde zu verweilen. Da es hier aber lediglich um die Frage des Stellenwertes der Balintgruppen geht, begnüge ich mich mit einigen Andeutungen.

Das ärztliche Gespräch geht nicht mehr so übergewichtig fast nur auf die individuelle Psychogenese des Symptomträgers ein, sondern auch auf die aktuelle Interaktion mit dem Partner. Dadurch, dass der Patient nicht das Bewusstsein hat, zu einem spezialisierten Sexualtherapeuten zu gehen, wird es vermieden, die Sexualstörung als ein isoliertes Ding für sich zu sehen, für die eine thematisch eingeengte Sexualtherapie zuständig sei.

Schon das Milieu der allgemeinen ärztlichen Sprechstunde drückt aus, dass es nicht lediglich um die Therapie einer Sexualität oder Psychosexualität, sondern um die Therapie einer Person geht. Auch wird die Sicht vermieden, dass es eine sogenannte männliche Sexualstörung gäbe, in der dann natürlich hauptsächlich der Mann zu behandeln sei, und dass es umgekehrt eine sogenannte weibliche Sexualstörung geben würde, bei der die Frau behandelt werden müsse. Vielmehr wird in der gleichzeitig bio-psychosozial orientierten Sprechstunde bei einem Patienten mit funktioneller Sexualstörung dessen gesamte personale und interpersonale Situation im Vordergrund stehen. Es wird also nicht eine funktionelle Sexualstörung behandelt, sondern ein Paar, bei dem Behinderungen im Bereich von Lust und Liebe aufgetreten sind.

Die Gesprächsführung ist bisweilen mehr aufdeckend, bisweilen mehr informierend und ratgebend, bisweilen anleitend und führend. Besonders betont werden muss die Bedeutung der genauen Deskription der jeweiligen funktionellen Sexualstörung, weit dabei oft die zu Grunde liegenden psychischen Schwierigkeiten ganz deutlich ablesbar werden und auch in Worten ausgedrückt werden. Der psychosomatisch orientierte Arzt fragt oft, wie er die schwierige Aufgabe bewältigen soll, vom somatischen Befund zur psychischen Problematik zu kommen. Für die funktionellen Sexualstörungen liegt die Antwort nicht selten in der genauen Deskription der vorliegenden Symptomatik. Der Partner ist meistens, jedoch keineswegs immer, mit anwesend. Wenn der Partner nicht anwesend sein kann oder soll, so bleibt er doch in absentia mit einbezogen. Denn die Gesprächsführung bleibt immer interpersonal und weniger intrapsychisch ausgerichtet. Inhaltlich kann hier nur auf einige häufig wiederkehrende Themen hingewiesen werden. Die Frau hat z.B. eine funktionelle Sexualstörung, weil sie in Wirklichkeit einen anderen Mann liebt, vielleicht noch ihren ersten Liebhaber, oder sie erwartet sexuelle Lust ohne Liebe. Das aber gelingt ihr nicht. Die aufzugreifende Psychopathologie hegt bei den funktionellen Sexualstörungen mitunter mehr bei dem Nichtsymptomträger als bei dem Symptomträger selber. Die Frage lautet dann: „Wie macht er sie frigide? Wie macht sie ihn impotent?".

Die Frau muss sich wohl und sicher fühlen, um sexuell erlebnisfähig zu sein. Dazu müssen für unterschiedliche Frauen unterschiedliche sozio-kulturelle Voraussetzungen gegeben sein: Soziale und gesellschaftliche, weltanschauliche und religiöse Aspekte müssen hier hinreichend berücksichtigt werden. Die praktische Frage heißt dann: „Wegen welcher Gegebenheiten fühlt sich die Patientin nicht wohl oder sicher? Was können der Mann und die Frau zusammen tun, um diese Umstände zu beeinflussen?"

In anderen Fällen muss einem Mangel an Wissen und Aufklärung mit Information und Rat begegnet werden. Wenngleich das Nichtwissen Folge einer sexuellen Gehemmtheit sein mag, können Rat und Aufklärung mitunter einen Circulus vitiosus durchbrechen. Der Arzt sollte eine optimistische und Lust und Liebe bejahende Haltung ausstrahlen. Er sollte die scheinbar in sich selber paradoxe Haltung eines teilnehmenden Beobachters haben: distanziert wie ein Beobachter und dennoch teilhabend an dem Anliegen des Patienten. Ich habe also angedeutet, dass für die Behandlung funktioneller Sexualstörungen sowohl unterschiedliche Arten formaler Psychotherapie, als auch das ärztliche Gespräch in der gleichzeitig bio-psycho-sozial orientierten Sprechstunde zur Verfügung stehen. Dabei stellt sich die Frage, ob der Arzt die Fähigkeit zur Anwendung dieser therapeutischen Möglichkeiten durch die Teilnahme an einer Balintgruppe erwerben kann.

Was ist eine Balintgruppe?

Eine Gruppe von vielleicht zehn praktizierenden Ärzten trifft sich einmal wöchentlich oder einmal alle 14 Tage mit einem kompetenten psychotherapeutischen Fachmann. Dabei geht es nicht etwa um eine Falldiskussion im traditionellen Sinn des Wortes. Das Lernziel der Gruppe ist vielmehr, die Fähigkeit zur emotionalen Eigen- und Fremdwahrnehmung zu entwickeln und zu üben. Zu diesem Zweck sprechen die Ärzte über alle möglichen Dinge, die in der Praxis stattgefunden haben, aber insbesondere diskutieren sie darüber, was während der Praxis zwischen ihnen und dem individuellen Patienten interpersonal vonstatten gegangen ist.

Manchmal entwickelt sich eine Balintgruppe so, dass die Besprechung der Fälle selber die Zielrichtung des Gespräches wird. Dann aber handelt es sich nicht mehr um eine Balintgruppe im eigentlichen Sinn des Wortes, sondern um ein medizinisches Fachgespräch.

Manchmal entwickelt sich eine – in diesem Falle ebenfalls nur angebliche – Balintgruppe so, dass die persönliche Psychogenese und Psychodynamik der teilnehmenden Ärzte die Zielrichtung des Gespräches wird. Auch dann handelt es sich nicht mehr um eine eigentliche Balintgruppe, sondern um eine Selbsterfahrungsgruppe. Zwar bringt eine Balintgruppe immer ein Stück Fallbesprechung und ein Stück Selbsterfahrung mit sich. Die Zielrichtung der Balintgruppe aber ist die subtile Erfassung und Besprechung der Arzt-Patienten-Interaktionen.

Kann der Arzt die Behandlung funktioneller Sexualstörungen in einer Balint-Gruppe erlernen?

Diese Frage muss zunächst verneinend beantwortet werden. Zum ärztlichen Handeln ist vor allem Wissen, Wissenschaft, Voraussetzung. Wer funktionelle Sexualstörungen behandeln will, muss sich ein hinreichendes Wissen über allgemeine Psychopathologie erwerben. Darüber hinaus muss er spezielle Neurosenlehre lernen. Schließlich muss er sein therapeutisches Instrumentarium erlernen, gleichgültig, ob es sich um Psychoanalyse, Verhaltenstherapie oder um die gleichzeitig bio-psycho-sozial orientierte Sprechstunde handelt.

All das lernt man in einer Balintgruppe nicht. *Dr. Clyne* aus London, einer der ursprünglichen Vorreiter in der Balintarbeit, hat in seiner Lehrtätigkeit immer wieder nachhaltig darauf hingewiesen, dass Wissensvermittlung innerhalb einer Balintgruppe der oben beschriebenen Zielsetzung einer Balintgruppe nur schadet. Als ein zusätzlicher Weg aber kann die Balintgruppe einen entscheidenden Beitrag zur Entwicklung der therapeutischen Kompetenz des Arztes leisten, insbesondere auch bei dem Vorliegen funktioneller Sexualstörungen. In diesem Zusammenhang seien vier besonders wichtige Möglichkeiten einer Balintgruppe hervorgehoben.

1. In einer Balintgruppe wird der Arzt zunehmend aufgeschlossen für die schon erwähnte emotionale Eigen- und Fremdwahrnehmung. Dadurch erweitert sich seine diagnostische Kompetenz, wie mittels vieler Beispiele überzeugend dargestellt werden könnte. Durch die Erweiterung der Fähigkeit zur emotionalen Eigen- und Fremdwahrnehmung wird der gesamte Stil der Praxis verändert.

2. In einer Balintgruppe erwirbt der Arzt eine vertiefte Einsicht in die interpersonale Natur von Krankheit, Gesundheit und Therapie.

3. In einer Balintgruppe erhält der Arzt einen vertieften Einblick in Menschenschicksale und damit auch in die Ätiologie von Erkrankungen.

4. In einer Balintgruppe lernt der Arzt langsam seine eigenen menschlichen und ärztlichen Haltungen und vielleicht auch Fehlhaltungen kennen, die einen Einfluss auf seine therapeutische Arbeit haben. Die langsame Milderung

ungünstiger persönlicher Haltungen ist ein besonders wichtiger Effekt von Balintgruppen.

Nur ein Beispiel sei kurz angedeutet: In einer Balintgruppe stellte ein Arzt einen Fall von Sexualstörung zur Diskussion:

> *Alle Einzelheiten der vita sexualis waren mit der Patientin detailliert erörtert worden. Nun blieb der Arzt trotzdem ratlos. Er wusste nicht recht, wie er der Patientin gerecht werden sollte. Da wurde er von einem der Gruppenteilnehmer gefragt: „Haben Sie die Patientin mal nach der Liebe gefragt?" Es ist wörtlich zu nehmen, wenn ich sage, dass der behandelnde Arzt daraufhin vor Schreck erstarrte. Er rief stammelnd aus: „Nein, nein! Das kann ich nicht fragen. Ich praktiziere in einer kleinen Stadt. Was sollen denn die Leute von mir sagen! "*

Es ist offensichtlich, dass dieser durchaus engagierte Sexualtherapeut in seiner therapeutischen Kompetenz durch eigene Haltungen beeinträchtigt ist.

Die Haltungen und manchmal auch Fehlhaltungen, um die es geht, haben oft mit Aktivität und Passivität, mit Nähe und Distanz zu tun; auch damit, dass der Arzt vielleicht den Patienten in seine eigenen Gesundheitsvorstellungen zu pressen sucht, oder ob er den Patienten gewähren lassen kann. Eine besondere Untergruppe der für die therapeutische Tätigkeit relevanten Haltungen sind die neurosenpsychologisch determinierten Übertragungen und Gegenübertragungen.

All das also und vieles mehr kann durch die Teilnahme an einer Balintgruppe erreicht werden. Vieles davon kann eigentlich nur in einer Balintgruppe erreicht werden, wenn man von einer persönlichen Analyse absieht. Wer die Behandlung funktioneller Sexualstörungen durchführen möchte, sollte sich also erstens das entsprechende Wissen und die entsprechenden Fertigkeiten aneignen. Er sollte zweitens an einer gut geführten Balintgruppe teilnehmen. Natürlich kann man auch primär über die Teilnahme an einer Balintgruppe einsteigen, nur sollte man nicht meinen, sich damit begnügen zu können. Übrigens meine ich, dass auch fertige Psychotherapeuten und Sexualtherapeuten Nutzen von der Teilnahme an einer Balintgruppe haben können.

WORTE DER WEISHEIT

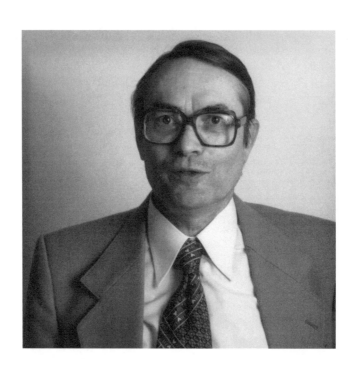

ÄRZTLICHE AUFKLÄRUNG

H. Molinski*, Stefanie Selhorst und Annegret Molinski

Das Thema Patientenaufklärung steckt voller Konflikte und unterschiedlicher Bedeutungen. Aufklärung ist zugleich eine ärztlich-therapeutische Aufgabe, eine juristische Vorschrift, ein Postulat der Gesellschaft und ein ethisches Problem. Das Dilemma der ärztlichen Aufklärung besteht darin, dass sie kaum je gleichzeitig die Anforderungen aller Positionen erfüllen kann.

Betrachten wir die Interessen der 3 Gruppen: Patient, Arzt und Gesellschaft im einzelnen.

WAS IST DAS INTERESSE DES PATIENTEN?

Er will Heilung von seiner Krankheit, soweit das möglich ist. Er will Linderung seines Leidens. Er will rücksichtsvoll, und man kann sagen sanft, geführt und entängstigt werden. Er will, dass der Arzt dabei auf seine eigene Schwäche Rücksicht nimmt und ihn nicht überfordert. Er will bzw. soll sein weiteres Leben planen können. Und vor allen Dingen sei betont, er ist ein Mensch mit seinen Widersprüchen: Der eine strebt aus Resignation, aus suizidalen Tendenzen, aus neurotischem Konflikt vielleicht dem Tod zu, und sein unbewusster Auftrag an den Arzt lautet vielleicht, dass er nicht geheilt werden will. Der andere möchte sich vielleicht vor allen Dingen Leid ersparen. Wieder ein anderer hat eine heroische oder realitätsausgerichtete Orientierung. Man kann also lediglich vom Interesse des einzelnen Patienten sprechen.

WAS IST DAS INTERESSE, DAS ZIEL DES ARZTES?

Er will Heilung und Linderung bringen. Das oberste Gesetz seines Handelns ist jedoch nicht einmal das Heil des Patienten und auch nicht der Wille des

---

* Der Autor verstarb am 20. April 1994. Dieser Aufsatz ist posthum von seiner Tochter Stefanie Selhorst und seiner Frau Annegret fertiggestellt worden. Ihnen lagen ca. 180 Diktate mit seinen Gedanken zu diesem Thema und eine „vorläufige Gliederung" vor. Auf einem Zettel stand folgende Notiz: „Alle, die beigetragen haben, kann ich nicht nennen: Balint, Juristen, Philosophen, Kollegen, Patienten, Freunde und Bekannte ... außerdem beiläufige Bemerkungen, auf die ich hingehört habe..."

Patienten. Er möchte dem Patienten vor allen Dingen keinen Schaden zufügen.
So schreibt ein Balintgruppenteilnehmer:

> „... die Aufklärung soll keine zusätzliche Angst erzeugen ... Vermehrte Angst
> könnte das Heilungsgeschehen nachhaltig negativ beeinflussen...".

Was ist das Interesse der Gesellschaft?

Die Frage der Aufklärung ist eingebettet in das gesellschaftlich vertretene
Postulat auf das Recht, zu wissen, also ein Informationsrecht. Die Überzeugung von der Gültigkeit eines sehr weitgehenden Informationsrechts aller über
alles ist verbreitet. Das Recht auf Information ist in einem breiten gesellschaftlichen Rahmen zu sehen, nicht nur in der Medizin. Der mündige Bürger,
der Fernsehzuschauer, der Zeitungsleser, alle sind von diesem Recht überzeugt.
Sie verteidigen es in einer emanzipierten Haltung. Die Allgemeinheit hat z.B.
auch das Gefühl, ein Recht darauf zu haben, Skandale über das Privatleben der
Persönlichkeiten des öffentlichen Lebens zu kennen.

Der geistige und gesellschaftliche Rahmen, in dem die Aufklärung stattfindet

Die neue Situation in der Medizin, insbesondere in der Reproduktionsmedizin, ist, dass alles mehr oder weniger machbar ist, und sei es dadurch, dass
man sich einen Fachtechniker in Form eines Arztes in den Dienst stellt.

Das führt zu einer anderen psychologischen Haltung und damit zu einem
neuen psychischen Konflikt: „Bin ich der autonome Macher, oder soll ich noch,
muss ich noch, kann ich das noch zulassen, war mir widerfährt?"

Hinzu kommt noch ein Wandel des Bildes, das die Öffentlichkeit vom Arzt
hat und das der Arzt von sich selber hat. Die Öffentlichkeit hat ein hohes
Bild vom Arzt. Gleichzeitig gibt es aber viel Negativismus in Bezug auf dieses
Bild.

Sowohl die Allgemeinheit als auch die Ärzte selber möchten das Bild vom
sog. Halbgott in Weiß abschaffen. Und dennoch möchten oder müssen sogar
viele Patienten im Arzt einen Übervater, eine Übermutter sehen können.

Natürlich hat derjenige, der krank und schwach ist und leidet, den Wunsch,
dass sein Arzt alles weiß und kann und sogar das kann, was gar nicht möglich
ist. Kurzum: es wird verlangt, dass der Arzt ein Halbgott ist. Dafür aber rächt
der Patient sich nicht allzu selten vor Gericht.

Innerhalb dieses hochambivalenten emotionalen Rahmens findet also die
Aufklärung statt. Die heutige befreite, emanzipierte Gesellschaft liegt in der
historischen Aufklärung begründet.

Kant schreibt 1783: „Aufklärung ist der Ausgang des Menschen aus seiner selbst-
verschuldeten Unmündigkeit. Unmündigkeit ist das Unvermögen, sich seines
Verstandes ohne Leitung eines anderen zu bedienen. Selbstverschuldet ist diese
Unmündigkeit, wenn die Ursache derselben nicht am Mangel des Verstandes,
sondern der Entschließung und des Mutes liegt, sich seiner ohne Leitung eines
anderen zu bedienen. Sapere aude! Habe Mut, dich deines eigenen Verstandes zu
bedienen, ist also der Wahlspruch der Aufklärung.
Faulheit und Feigheit sind die Ursachen, warum ein so großer Teil der Menschen,
nachdem sie die Natur längst von fremder Leitung freigesprochen (naturaliter
majorennes), dennoch gerne zeitlebens unmündig bleiben; und warum es anderen
so leicht wird, sich zu deren Vormündern aufzuwerfen. Es ist so bequem, unmündig zu sein. Habe ich ein Buch, das für mich Verstand hat, einen Seelsorger, der
für mich Gewissen hat, einen Arzt, der für mich die Diät beurteilt, usw.: so brauche
ich mich ja nicht selbst zu bemühen. Ich habe nicht nötig, zu denken, wenn ich
nur bezahlen kann; andere werden das verdrießliche Geschäft schon für mich
übernehmen" (1),

Nach dem Kant-Begriff von Aufklärung geht es also nicht nur um eine Kultur des Verstehens und des Denkens, sondern um die vorausgehende Entscheidung und den Mut, sich des eigenen Verstandes zu bedienen. Dabei ist es ja so
bequem, unmündig zu sein. So sagt schon Kant. Und manch ein Patient denkt
und fühlt: „Ich brauche nicht zu denken, wenn ich nur einen Arzt dafür habe."
   In vielerlei Hinsicht kann man sich heute Ratschläge von Fachleuten für
Geld holen, um seine Angelegenheiten nicht mehr selber durchdenken zu müssen. Je mehr Expertenwissen man sich gegen Geld einkauft, desto stärker entmündigt man sich selber. Der Ruf nach dem Recht auf Information wider-
spricht dieser Tendenz. Ein Widerspruch, der nicht in der ärztlichen Aufklärung
begründet liegt, sie aber weitestgehend in seiner Konflikthaftigkeit bestimmt.
   Aufklärung, d. h. der aufgeklärte Zustand, ist nach Kant erst gegeben, wenn
der Mensch den eigenen Mut aufbringt, die Dinge kritisch zu beurteilen und
dementsprechend zu entscheiden.
   Eine solche Aufklärung kann der Ärzt natürlich überhaupt nicht geben. Man
kann sich nur selber durch Arbeit und durch Mut aufklären. Darum spricht
Kant ja auch von selbstverschuldeter Unmündigkeit, aus der die Aufklärung
herausführen soll.
   „Ich kläre den Patienten auf." In diesem Sinne kann der Arzt das überhaupt
nicht leisten. Genauso wenig, wie man irgend jemanden in den Zustand der
Emanzipiertheit versetzen kann. Die Eltern, der Staat, niemand kann einen
anderen emanzipieren. Frei und unabhängig ist man nur, wenn man selber die
entsprechende psychische Leistung erbringt.
   Der Arzt kann also nicht in dem Sinne aufklären, dass er den Patienten in
einen aufgeklärten Zustand versetzt. Er kann lediglich informieren, was nur
eine Voraussetzung dafür sein kann, dass der Patient sich selber entschließt,
aufgeklärt zu sein. Wenn der Arzt die Verpflichtung hat, Informationen zu
geben, ist damit nicht gesagt, dass er die Verpflichtung hat, Aufklärung zu

geben. Die evtl. juristische Frage, ob der Arzt „aufgeklärt hat", wie der Ausdruck ja immer heißt, kann eben nur daran gemessen werden, ob die Information gegeben worden ist; nicht aber daran, ob der Patient den Mut hatte, die Information verstehen zu wollen. Der Arzt hat die Verpflichtung, Information zu geben, er hat aber nicht die Verpflichtung, und er hat in vielen Fällen überhaupt nicht die Möglichkeit, den Patienten aufgeklärt zu machen.

Denn trotz Information sind viele Patienten tatsächlich nicht aufgeklärt,

- weil sie selber den Mut nicht aufbringen,
- weil sie selber intellektuell dazu nicht in der Lage sind,
- weil sie selber dazu emotional nicht in der Lage sind (z.B. wegen Abspaltung oder Verdrängung).

Nur eine schmalspurig verstandene Aufklärung im Sinne eines intellektuellen Vorgangs ist einer rechtlichen Überprüfung und Beurteilung zugänglich. Die Aufklärung, die der Patient selber sucht, will und erarbeitet (nach Kant), ist mehr. Man kann nicht aufgeklärt gemacht werden, wie man auch nicht emanzipiert werden kann. Man kann nur sich selber aufgeklärt machen, indem man die Aufklärung sucht, indem man sie will.

Der ärztliche Aufklärungsalltag

Der Arzt ist i. allg. in einer normalen geistigen und psychischen Verfassung. Er weiß und versteht, was los ist. Sehr viele Kranke hingegen sind in einer mehr oder weniger regredierten Verfassung. Das Vorhandensein von heftigen und insbesondere auch chronischen Schmerzen beeinträchtigt den Intellekt und die Aufnahmefähigkeit des Patienten für das, was ihm gesagt wird. Oft nimmt er nur vermindert wahr, was der Arzt sagt. Schon allein deshalb, ist der angeblich mündige Patient, der gleichberechtigt neben dem Arzt steht, in der Realität selten anzutreffen. Beide sind in einer unterschiedlichen geistigen und emotionalen Verfassung. Und damit können sie nur Unterschiedliches leisten.

Der Arzt müht sich selbstverständlich, so zu sein, wie es die Umgebung – also die öffentliche Meinung – von ihm erwartet. Er verhält sich also oft so, als ob der Patient nicht in diesem regredierten Zustand wäre.

Ist es eine angemessene Aufklärung, wenn der Arzt dem Patienten sagt: „Ihre Krankheit ist schlimmer als Sie denken!"? Ist es richtig, Wenn der Arzt die Abwehr des Patienten zerschmettert? „Ihre Abwehr macht, dass Sie die Dinge gar nicht richtig und realistisch sehen!"

Es geht um die Rechte des Patienten, auch um seine Selbstbestimmung, seine Würde. Aber es geht auch um den Schutz des schwachen Patienten. Darf man sagen: Weil der starke Patient von allen seinen Berechtigungen Gebrauch machen muss, darf oder muss der Arzt, dem schwachen Patienten etwas zumuten, was dieser gar nicht will oder kann?

Das Postulat des mündigen Patienten macht die Menschen de facto noch lange nicht allesamt mündig. Haben die „Schwachen" kein Recht darauf, dass sie so sind, wie sie sind?

> Eine Patientin war in der Düsseldorf Frauenklinik wegen Mamma-Ca in Behandlung. Es ging um die Frage des Pro und Contra von Zytostatika. Wie sind die Chancen mit und ohne Zytostatika? Wo sind die Risiken, die Nebenwirkungen? Der Gynäkologe ließ sie an allen Überlegungen teilnehmen.
> Sein ärztliches Tun machte er also nicht nur von seinen eigenen medizinischen Kenntnissen und Beurteilungen abhängig. Er erfüllte auch die Erwartungen der mündigen Patientin und der Gesellschaft, die meint, dass nämlich die Patientin ausführlich zu Wort kommen und in die Diskussion einbezogen werden müsse. Trotz dieser im Sinne der gesellschaftlichen Forderung „vorbildlichen" Aufklärung war die Patientin von all dem Gerede hin und her in eine ungünstige Verfassung geraten. Sie sagte zum Arzt:, „Ich gehe lieber zum Schamanen, zum Händeaufleger."

Was ist, wenn die Selbstbestimmung von Patienten gar nicht geleistet werden kann? Ist es wirklich Selbstbestimmung, wenn gesellschaftliche Stimmung, Angehörige und das Rechtssystem ihn zwingen, sich eine Aufklärung anzuhören, die er gar nicht will ?

> Auf einer chirurgischen Station war ein ca. 40jähriger kaufmännischer Angestellter in stationärer Behandlung. Nach der Operation des Primärtumors wurde der Patient als Folge schnell wachsender Lebermetastasen zusehends schwächer. Einerseits war er über seinen Zustand aufgeklärt und kannte seinen Befund. Andererseits sprach er so, als ob seine Kräfte noch entscheidende Lebensmöglichkeiten offen ließen, und er wollte sein Geld für eine Weltreise einsetzen. Die Ärzte unterstützten ihn in dieser Haltung und behandelten ihn gleichzeitig roborierend und palliativ. Eine selbsternannte Gruppe junger Sterbehelfer besuchte ihn regelmäßig und hielt ihm vor Augen, dass er moralisch verpflichtet sei, in einer ethischen Haltung zu sterben. Die Ärzte des Krankenhauses konnten die jungen Leute nicht davon abbringen, denn diese meinten ein verbrieftes Recht auf Seelsorge auszuüben. Der Patient aber kam für einige Wochen täglich zu einem Nervenarzt in einem anderen Krankenhaus, konnte sich vor Angst und Anspannung nicht setzen, zitterte mit Armen und Beinen und bot ein Bild von Angst und Schrecken, wie man es kaum je sehen wird. Wogegen er in einer subjektiv befriedigenden, wenn auch als euphorisch zu bezeichnenden Gemütsverfassung gewesen war, solange er den Ärzten seine Vorbereitungen für eine Weltreise darlegen konnte. Die jungen Leute mahnten derweil die moralische und juristische Pflicht des Arztes zur Aufklärung des Patienten an. Der Patient selber aber geriet plötzlich in die oben beschriebene von Angst, Schrecken und Versteinerung gekennzeichnete Verfassung.

In seiner Berufsausübung sieht der Arzt die Aufklärungspflicht ganz anders, als es das Gesetz und die Öffentlichkeit tun. Er möchte einem schwachen und oft behinderten Menschen gerecht werden.

Manch ein Arzt in Deutschland entschließt sich aus Selbstschutz zu einer mehr defensiven Verhaltensweise. Andere Ärzte mögen so verwirrt sein, dass sie das ganze Problem lieber verdrängen und nichts tun. Die Realität aber ist, dass sich manche Rechtsanwälte geradezu auf Anklagen wegen Nichtaufklärung spezialisieren, ebenso Patientenschutzbünde und Selbsthilfeverbände für bestimmte Krankheiten. Die Bedrohung des Arztes in Deutschland ist aber noch nicht so groß wie in den USA, wo die ärztliche Tätigkeit weitgehend behindert wird.

Aufklärung und die damit verbundene Dokumentation tragen zur Entpersönlichung des Arzt-PatientenVerhältnisses bei. Sie führt mitunter zur unpersönlichen Versachlichung und Bürokratisierung und kann also u.U. die Ziele der psychosomatischen Medizin beeinträchtigen, obgleich umgekehrt auch gilt – und das wird später aufgezeigt –, dass Aufklärung ein Anliegen der psychosomatischen Medizin ist.

Zum Schutz des schwachen Patienten und des Arztes muss darauf hingewiesen werden, dass es gewichtige Gründe und sogar Rechte gibt, die der Forderung nach Aufklärung Grenzen setzen. Man konnte sagen, in einem solchen Fäll müsse der Arzt eben auch das dokumentieren. Freilich würde auch dadurch der Patient in seiner Menschenwürde beeinträchtigt. Im Protokoll des Arztes, im Denken des Arztes, würde er so zu einer Minusvariante degradiert.

AUFKLÄRUNG VERSUS THERAPIE?

Ein defensiv ausgerichteter Arzt mag auf die Rechtspraxis reagieren, indem er detailliert aufklärt, so wie es das Gesetz angeblich verlangt. Er leistet damit Dienst nach Vorschrift. Jemand, der in seine Entmündigung einwilligt, wird aber niemals gute Arbeit leisten können. Im Fall des Arztes bedeutet „gute" Arbeit therapeutischen Dienst am Patienten.

Aufklärungspflicht ist verbunden mit der Notwendigkeit, alles, was man getan und gesagt hat, im Krankenblatt zu protokollieren. Da die konkret angemessene Aufklärung meist stufenweise vonstatten geht, oft über einen längeren Zeitraum, dabei oft nur in Andeutungen und Denkmöglichkeiten gesprochen werden kann und eine Aufklärung ja nie vollständig und umfassend genug ist, als dass nicht immer noch mehr verlangt werden könnte, ist es faktisch unmöglich, befriedigende und den Arzt schützende Protokolle zu führen. Wie sollen da gerichtliche Gutachten angefertigt werden, in denen Stellung dazu genommen wird, ob der Arzt richtig aufgeklärt hat?! Schon allein darum mag sich mancher dazu gedrängt fühlen, schonungslos aufzuklären und das dann klipp und klar im Krankenblatt zu vermerken.

Aber nicht nur die öffentliche Meinung, die Verbände, Selbsthilfegruppen und die Rechtspraxis sorgen für die Maßregelung der ärztlichen Berufsausübung. Auch der ärztliche Stand selber leistet dieser Tendenz Vorschub.

Ärztliche Entscheidung per Anforderung wird von den wissenschaftlichen Gesellschaften und Kommitees erwartet, die das DSM-III (2) geschrieben haben. Auf dem „37. Winter Meeting" der „American Academy of Psychoanalysis" im Dezember 1993 in New York wurde kritisiert, dass der Arzt ungebührlich bei seiner Erstellung einer Diagnose gegängelt würde, so dass er eigentlich in seinem ärztlichen Denken unfrei würde. Das DSM-III würde jetzt aber sogar auch Behandlungen vorschreiben.

Die ärztliche Aufklärung – das ist unbestritten – ist eine heikle und äußerst sensible Angelegenheit, jedoch sind die Probleme nicht juristisch zu lösen. Im Gegenteil, mit juristisch reflektiertem Aufklärungsverhalten kann der Arzt die Therapie sogar behindern.

> Die Mutter einer 17jährigen magersüchtigen Patientin, eine Lehrerin, hat mich gefragt, ob – wenn die Behandlung bei einem Kollegen weitergeführt würde – ein Rückfall auftreten könne. Die Mutter zielte auf eine ihr angeblich nicht zur Verfügung stehende Information ab. Natürlich weiß sie ganz genau, dass man von niemandem je sagen kann, dass er eine Erkrankung nie bekommen könne. Sie weiß also die richtige Antwort ganz genau, verschleiert das aber. Wer im Interview so heimtückisch fragt, erweckt beim Arzt den Eindruck, dass hier eine Anklage wegen nicht erfolgter Aufklärung folgen könnte, zumal sie im Interview über alle Vorbehandler anklagend spricht. Eine solche Verhaltensweise ist aus 3 Gründen ein Therapiehindernis: 1. Sie will, dass der Arzt entweder nicht vertrauenswürdig ist, weil er ja selbst sagt, es kann ein Rückfall kommen, oder 2. weil er unehrlicherweise behauptet, es könne keinen Rückfall geben. 3. Sie geht von der Vorstellung aus, dass Medizin und Arzt so mächtig sind, dass sie das Kranke einfach wegmachen können, ohne dass die Patientin etwas dazu tun muss.

Die Aufgabe des Arztes ist es, solche Therapiehindernisse zu erkennen und so aufzugreifen, dass eine Behandlung trotz dieses Widerstandes möglich wird. Dabei aber würde er durch eine juristisch reflektierte Aufklärung gehindert.

EINIGE AUFKLÄRUNGSSITUATIONEN IN DER GYNÄKOLOGIE

Man kann nicht über Aufklärung ganz allgemein reden, sondern muss in den verschiedenen ärztlichen Situationen Unterschiedliches über Aufklärung sagen.

Fachbereiche der Gynäkologie

Geburtshilfe. Eingriffe während Schwangerschaft und Geburt müssen häufig sehr schnell gehen, so dass die Aufklärung unter Druck stattfinden muss. Die Frau ist dabei selber nicht selten in einer veränderten Bewusstseinslage und Gemütsverfassung, auch ihre Beurteilungsfähigkeit ist mitunter eingeschränkt. In einer solchen Situation sind meist alle überfordert, nur nicht der Jurist, der Monate später die Akten studiert.

Folgende Situation: Blasensprung, CTG (tachycard). Es muss entschieden werden, ob man das Kind spontan kommen lassen kann. In eine operative Entbindung muss die Patientin innerhalb von 10 Min. einwilligen. Die meisten Frauen entscheiden sich für Kaiserschnitt. Diese Patientin aber lehnte das ab; unvernünftigerweise, wie die Ärzte meinten. „Kaiserschnitt will ich nicht noch einmal haben." Sie hatte bei der 1. Geburt in der 30. Woche einen Kaiserschnitt gehabt.

Darf man eine solche Patientin mit „Aufklärung" behelligen, die einer Gewalt gleichkommt und sie zur Einwilligung zum Kaiserschnitt nötigt, wenn die klinische Situation nicht absolut zwingend ist? Andererseits ist die Patientin in der Not des Gebärens emotional stark beeinträchtigt.

In diesem Fall ging es nicht um die Frage, ob aufgeklärt wurde, sondern es war die Frage, wie die Patientin aufgeklärt werden sollte. Aber wie der Jurist das hinterher beurteilen wird, das ist eine Frage, die beim Arzt real einfach mitschwingt. Das führt unweigerlich zu einer bewussten oder untergründigen Verunsicherung des Arztes, und damit auch der Patientin.

Fertilitätssprechstunde. Viele meinen, sie hätten Anspruch auf volle Gesundheit, auf einen perfekten Behandlungsverlauf und ein optimales Resultat. Der Anspruch lautet: Der Arzt muss alles wegmachen können, was mir nicht passt. Er muss alles verschaffen können, was ich will. Gerade bei unerfülltem Kinderwunsch, z. B. auch bei heterologer Insemination, verhalten sich Ehepaare, insbesondere die Frauen, oft völlig kritiklos und fast getrieben.

Dabei stellt sich aber die Frage: Soll, ja muss der Arzt auf evtl. psychosoziale Folgeerscheinungen hinweisen? Oder darf er es umgekehrt gerade nicht? Wenn er es für richtig und konstruktiv hält, auf die Folgeerscheinungen nicht einzugehen, dann kann es ihm geschehen, dass irgendein Rechtsanwalt ihn für den unglücklichen weiteren Verlauf der Ehe anzeigt und der Richter dieser Klage stattgibt. Zumindest ist der Arzt unsicher, ob nicht so etwas geschehen könne.

Der Arzt muss entscheiden, ob er auf Möglichkeiten folgender Verläufe hinweist:

- Die Entscheidung und der Wunsch der Frau nehmen vielleicht in diesem konkreten Fall faktisch keine Rücksicht auf die Wünsche des Mannes.
- Bei der Frau kann es zum Wunsch und zur Tendenz kommen, den Mann fallen zu lassen.
- Eine 3. Person tritt in die Ehe ein, nämlich der Arzt. Sowohl die Frau als auch der Mann werden ihn zu einem inneren Objekt machen. Die Frau mag den Arzt als den eigentlichen Vater ihres Kindes wünschen. (Ein Arzt hat mir einmal die fast 40 Fotos derjenigen Kinder gezeigt, die er per heterologer Insemination gezeugt hatte.)
- Der Ehemann mag sich belastet fühlen. Er könnte es hinterher doch nicht akzeptieren, dass da ein Kind ist, das nicht von ihm ist. Es hat weder seine

biologische Substanz, noch hat er das Kind gezeugt. Sein Selbstwertgefühl ist beeinträchtigt. Die Ehe zerbricht.

Wenn alle diese Punkte abgeklärt werden, spricht man meist aber nicht mehr von Aufklärung, sondern von einer therapeutischen Führung des Ehepaares. Was aber ist der Unterschied? Und was ist, wenn das Paar hinterher den Verlauf doch unter dem Gesichtspunkt nicht erfolgter Aufklärung sieht?

Im Rahmen der Fertilitätssprechstunde stellt sich übrigens auch die Frage, ob der Arzt aufklären muss, wenn eine Heilung kontraindiziert ist oder kein Leidensdruck, kein Wille zur Behandlung besteht. Psychogene Infertilität ist häufig nicht eigentlich ein Symptom, sondern sie hat einen Sinn. So schreibt I. Rechenberger in ihrem Aufsatz „Psychosomatische Infertilität. Der männliche Anteil" (3). „Aus tiefenpsychologischer Sicht ist eine psychosomatische Infertilität ein Nein zu einem Kind. Der beratende Arzt kann zur Klärung und zur Entscheidungsfindung des Paares beitragen. Wer aber kann darüber befinden, welche Konsequenzen für sein Handeln der Arzt daraus ableitet? Im Einzelfall können ein Helfen oder Versagen von Hilfe ein unlösbarer gleichrangiger Konflikt sein."

Pränatale Diagnostik. Wenn eine Frau schwanger ist – erst recht, wenn sie schon älter ist –, wird der Arzt ihr alle möglichen Untersuchungen zur Diagnostik verordnen, ob sie es will oder nicht. Sie kann natürlich ablehnen, aber sie wird den Druck des Arztes und den moralischen Druck anderer spüren, dass sie sich doch untersuchen lassen müsse. Der Arzt muss schon aus Selbstschutz darauf drängen, denn wenn nachher ein behindertes Kind geboren wird, kann er angeklagt werden. Selbst wenn seine Patientin zu ihm steht und nicht klagt, dann klagt vielleicht trotzdem der Ehemann. Er mag zu Hause sagen, dass er natürlich kein krankes Kind großziehen wolle.

Manche Frauen werden die Freiheit zur eigenen Entscheidung und die Freiheit zum Schwangerschaftsabbruch haben wollen. Andere Frauen werden darunter leiden, wenn Arzt, Öffentlichkeit und Ehemann schön von vornherein jeden Gedanken daran, ein krankes Kind aufzuziehen und anzunehmen, ablehnen. Für diese Frauen ist die Aufklärung über eine Missbildung und die Möglichkeit zur Abtreibung mit Zwang verbunden.

Die Freiheit der Frau zur Entscheidung gegen ein Kind ist in vielen Fällen nur eine theoretische Freiheit. In Wirklichkeit können manche Frauen, die ein behindertes Kind annehmen würden, ihren eigenen Wunsch, ihre eigene Tendenz gerade nicht mehr durchführen. Manch ein behandelnder Gynäkologe klärt in diesem Fall über die Möglichkeit von Missbildungen gerade im fortgeschrittenen Lebensalter auf, obgleich er selber ebenso wie die Patientin entsprechende Konsequenzen daraus ablehnen würde.

Phasen im Krankheitsverlauf am Beispiel von Ca

Das Thema Aufklärung bleibt während des gesamten Krankheitsverlaufs akut. Es ist keinesfalls mit der ursprünglichen Diagnose und der Information über den Therapieplan abgeschlossen. Art und Inhalt der Aufklärung ändern sich im Verlauf der Krankheit mit der sich ändernden Prognose.

Der Patient mit Ca spürt, dass bei ihm etwas nicht stimmt. Er kommt, bildlich gesprochen, an die Grenzen seines Ichs, nicht nur durch seine eigene Wahrnehmung, sondern obendrein noch durch die Diagnose des Arztes.

Die Aufklärung, die in Frage kommt, wenn der Arzt erkennt, dass der Patient bald sterben wird, ist interessanterweise ein Punkt, der viel diskutiert worden ist. Es fragt sich, ob man den Patienten aufklären muss oder nicht, damit er seine beruflichen, finanziellen und persönlichen Dinge rechtzeitig regeln kann, wie z.B. Verfügungen treffen oder ein Testament schreiben; auch damit er Gelegenheit hat, sich mit seinem Tod auseinanderzusetzen. Gerade hier werden die Dinge nicht selten übertrieben gesehen. Als wenn ein siechender Patient, der immer schwächer wird, nicht selber genau wüsste, dass ihm Kraft und Bewusstsein schwinden. Kann man an Krebs sterben, ohne dass man merkt, dass man stirbt? Abgesehen von plötzlichen und unvorhergesehenen Situationen, über die der Arzt natürlich auch nichts weiß und gar nicht aufklären kann.

Besonders bei Krebserkrankungen ist der Wille zu leben oder sich aufzugeben von entscheidender Bedeutung. Die daraus resultierende Aufgabe des Arztes ist es, dem Patienten Hoffnung zu geben, was mitunter mit seiner Verpflichtung zur Prognoseaufklärung, die meist nach der Operation stattfindet, kollidiert.

> Eine Frau erzählte mir, dass eine Bemerkung des Arztes es ihrem Mann schwer gemacht habe. Nach der Operation wegen Darm-Ca sei ihr Mann in einer guten Verfassung gewesen, zumindest rein subjektiv. Es stand die Frage an, ob eine Nachbehandlung mittels Zytostatika eingeleitet werden solle. Der Patient fragte den Arzt „Welche Chance habe ich noch?" Er wollte augenscheinlich eine bestätigende und beruhigende Antwort haben. Der Arzt aber sagte: „Sie haben noch 25% Lebenschance." Sofort war der Mut und die Lebenskraft des Patienten dahin. Der Arzt rechtfertigte seine Worte nachträglich so: „Ich habe ihren Mann so eingeschätzt, dass er immer die Wahrheit wissen will und auch vertragen kann." Die Frau des Patienten meinte, der Arzt hätte lieber sagen sollen: „Sie sind gesund und kräftig, es kann alles gut gehen. Es kommt auf Ihre Kräfte an."

Bei Krebspatienten findet häufig ein schneller Wechsel zwischen 2 Bewusstseinsebenen statt: Realität und Verleugnung. Während der Verleugnung regelt der Patient oft ganz bedacht und planmäßig seinen Nachlass.

Diese Verleugnung ist nicht nur negativ zu beurteilen, wie es manche tun (vgl. den Fall mit den Sterbehelfern). Die Verleugnung hat auch einen psychosozialen und sogar einen biologischen Sinn. Nur dank der Verleugnung ist mancher Sterbende in der Lage, alle seine Dinge bedacht und zielgerichtet zu ordnen. Eine alte ärztliche Erfahrung ist: Wer sich aufgibt, stirbt. Nur solange Hoffnung da ist, lebt man. Das gilt weitgehend rein biologisch, interpersonal und psychosozial. Diese Hoffnung darf der Arzt dem Patienten nicht nehmen. Dieser Aspekt der Aufklärung gilt übrigens keineswegs nur für moribunde Patienten.

Oft klärt der Arzt so auf, dass er es wohl sagt, aber nicht mit exakter Deutlichkeit. Der Patient kann sich der Aussage des Arztes dann doch entziehen. Danach aber ist natürlich eine böswillige Klage immer noch möglich. Wieweit ein Arzt inhaltlich tatsächlich aufgeklärt hat, kann man am allerwenigsten den Aussagen eines Patienten entnehmen, der Krankheit verleugnen muss.

AUFKLÄRUNG ALS ABGESTUFTE THERAPEUTISCHE INTERVENTION

Eine ungünstige und abrupt verlaufende Sexualaufklärung kann ein Kind von den Eltern entfremden. Entsprechendes gilt bei der Aufklärung über Krankheiten für die ArztPatienten-Beziehung. Bei der Sexualaufklärung wird das Kind i. allg. nicht von den Eltern in einem einzigen aufklärenden Gespräch informiert. Man lässt es selber forschen. Das heranwachsende Kind erarbeitet sich gewissermaßen die Information schrittweise selber. Das Kind bekommt die Aufklärung also nicht serviert, sondern wird unterstützt, während es daran arbeitet. Aufklärung in diesem Sinne hält immer automatisch das für das Kind bzw. den Patienten günstige Tempo ein. Es ist ein interpersonaler Prozess, wo beide Seiten etwas beitragen und leisten müssen. Das Akzeptieren der Krankheit z.B. kann dem Patienten nicht gegeben werden, sondern muss erarbeitet werden.

Im Rahmen der Aufklärung als abgestufte therapeutische Intervention muss auch der Patient Verantwortung übernehmen. Er muss zu erkennen geben, was er selber will, was er seiner eigenen Selbsteinschätzung nach vielleicht nicht kann, vielleicht nicht will. Denn in Wahrheit ist der Patient dann entmündigt und nicht emanzipiert, wenn der Arzt zuviel Verantwortung übernimmt. Er kann ihm nur erleichternde Vorbedingungen geben, indem er z.B. bereit ist zu informieren. Der Arzt, der therapeutisch abgestuft interveniert, stellt sich immer auf die Bewusstseinslage des Patienten ein. Er schwingt im doppelten Bewusstsein mit hin und her: im Wahrhaben-Wollen und im Verleugnen.

Das geschieht in der Sprechstunde beiläufig und nicht als abgesonderter Akt. Eine so praktizierte Aufklärung bietet dem Patienten effektive Hilfe in der Not. Eine Leistung, die manche Ärzte nicht als solche anerkennen und damit auch nicht erbringen können.

Nach einem Vortrag über helfende Begleitung bei ungünstiger Prognose fasste eine Ärztin die Situation nach Abschluß der kurativen Behandlung folgendermaßen zusammen: „Wir können hier nicht mehr helfen." Die Ärztin hatte den Inhalt des Vortrags völlig verstanden und akzeptiert, und dennoch sagte sie obigen Satz. Sehr tief war es in ihr Denken eingeprägt: Ärztliches Helfen ist nur die Beseitigung einer biologischen Erkrankung. Das aber ist falsch, denn auch helfende Begleitung ist Therapie. Das denkt und fühlt sie auch, jedoch kann sie es nicht aussprechen. Das bedeutet dass sie die Aufgabe der helfenden Begleitung nicht optimal ausführen kann.

Ein Arzt, der das Sterben selber als biologische Grundsituation annehmen kann, hilft dem Patienten, ohne es zu merken und ohne einen Aufwand im Sinne eines Psychoprogrammes zu betreiben.

Wenn der Arzt mit dem Patienten redet und ihn dabei anschaut, zwischenmenschlichen Kontakt ermöglicht, gibt er ihm das, was das Menschsein ausmacht. Worüber aber redet er? Der Patient selber sagt ihm nicht nur, worüber er reden soll, sondern weitgehend, was er sagen soll. Der Arzt muss erst gehört haben, was der Kranke sagt. Wenn er auf das antwortet, was er kann, dann leistet er mehr, als er denkt.

AUSBLICK

Die Gründe, die gegen eine zunehmende Verrechtlichung der ärztlichen Aufklärung sprechen, sind also mannigfaltig:

1. Die oben beschriebene Praxis der Aufklärung als abgestufte therapeutische Intervention erfordert vom Arzt soziales Engagement, Mitmenschlichkeit und Mitgefühl, zu dem ihn letztendlich nicht Staat, Gericht, Verfassung, Fachverbände und Selbsthilfegruppen zwingen können, sondern lediglich sein eigenes Gewissen.

2. Eine Verrechtlichung der interpersonalen Beziehungen zwischen Arzt und Patient führt zur Unsicherheit beim Arzt, das bedeutet für den Patienten weniger menschlichen Kontakt. Und das in einer Situation, in der er Hilfe und Begleitung braucht. Die Verrechtlichung schadet also letztendlich dem Patienten.

3. Ein weiteres Problem, das nur der Arzt und nicht das Gesetz lösen kann, ist, der Individualität des Einzelnen gerecht zu werden. Dies gilt insbesondere bei der heutigen Kulturvielfalt in Deutschland. Gerade in Sterbesituationen, in denen der Patient Antwort auf letzte Fragen sucht, sind Weltanschauung und Glaube wichtig. Der Arzt muss weitgehend von der subjektiven Sicht und Haltung des Patienten ausgehen. Er sollte eine wachstumsfördernde Treibhausatmosphäre schaffen bzw. zulassen.

So wurde aufgezeigt, dass es für Aufklärung kein allgemeingültiges Konzept geben kann. Es liegen immer neue Situationen mit immer anderen Menschen vor. Daher darf der Arzt nicht so stark durch das Gesetz festgelegt werden.

4. Aufklärung ist ein Teil der Therapie, und hier muss auch der Rechtsgrundsatz der Therapiefreiheit gelten. Es gilt, die Freiheit des ärztlichen Gewissens zu schützen.

Wenn die ärztliche Tätigkeit durch die Rechtsprechung mehr geschützt wird, dann geht es dabei nicht nur um den Schutz des Arztes, sondern in erster Linie gerade auch um den Schutz des Patienten.

LITERATUR

(1) KANT, I. (1978): Werke XI. Schriften zur Anthropologie. Geschichtsphilosophie und Pädagogik I, Suhrkamp, Frankurt/Main, S. 53.
(2) WITT, H.U. (Dt Bearbeitung und Einführung), SASZ H., ZAUDIG M., KOEHLER K. (1991): Diagnostisches und Statistisches Manual Psychologischer Störungen, 3. korrigierte Aufl. Beltz, Weinheim Basel.
(3) RECHENBERGER, I. (1993): Psychosomatische Infertilität. Der männliche Anteil. Med Report 5:5.

SCHULD UND VERSÖHNUNG IN DER SÄKULARISIERTEN GESELLSCHAFT DER BUNDESREPUBLIK

Einführung

Der Stellenwert von Schuld und Versöhnung ist in so unterschiedlichen Religionen wie Buddhismus, Judentum, Islam und Shintoïsmus sehr unterschiedlich. Es ist auch deutlich, dass das Erleben von Schuld, aber auch das Erleben von Versöhnung universal verbreitet sind, wobei beiden aber in unterschiedlichen Religionen und damit auch in unterschiedlichen Kulturen ein recht unterschiedlicher Stellenwert zugemessen wird.

Mit der Fragestellung dieses Beitrages möchte ich eine veränderte Sicht einführen. In diesem Beitrag soll nämlich erörtert werden, welchen Stellenwert Schuld und Versöhnung bei demjenigen haben, der in einer säkularisierten Welt lebt.

Der Begriff Säkularisierung kommt von dem Wort saeculum, welches im Kirchenlatein den weltlich-staatlichen Bereich bezeichnet. Dieser weltlich-staatliche Bereich ist dem geistlich-kirchlichen Bereich gegenübergestellt. Säkularisierung heißt also Verweltlichung und bedeutet eine diesseitig orientierte Ausrichtung, die an Stelle einer jenseitig orientierten Ausrichtung getreten ist; die Welt wird als selbständig und autonom aufgefasst; sie wird nicht als auf Gott bezogen aufgefasst.

I. Schuld

1. Leben wir in der BRD wirklich in einer säkularisierten Welt?

Stimmt die in der Überschrift vorgegebene Behauptung, dass wir in der BRD in einer verweltlichten Welt leben?

Fast alle Beobachter dürften sich einig sein, dass die Ordnung des öffentlichen Lebens in der BRD tatsächlich weitgehend säkularisiert ist. Das gilt insbesondere für das Berufsleben, für die Gesetze hinsichtlich Ehe und Familie, für Presse, Rundfunk und Fernsehen. Andere aber machen die Einwendung, nur der Staat sei säkularisiert, nicht aber die Gesellschaft; die persönliche Ausrichtung vieler Bundesbürger würde weiter vom Glauben an Gott und von der Kirche geprägt sein; wir würden in der BRD wohl in einer pluralistischen Gesellschaft, aber nur eingeschränkt in einer säkularisierten Gesellschaft leben.

In meiner Bewertung ist aber auch der persönliche Bereich in der Bundesrepublik sehr weitgehend säkularisiert. Man denke nur an die weitgehende Liberalisierung hinsichtlich Sexualität, eheähnlicher Gemeinschaften auf Probe u. a. mehr. Dennoch sollte uns der erwähnte Einwand nicht übersehen lassen: die säkularisierte Welt ist in der Tat durch eine Verminderung von subjektiv anerkannten Schuldgefühlen gekennzeichnet.

Das Individuum erlebt kaum noch Verpflichtungen, sondern an erster Stelle Rechte und Berechtigungen. Das gilt insbesondere der Allgemeinheit gegenüber, dem Staat, dem Arbeitgeber, Institutionen gegenüber. Das gilt insbesondere im finanziellen Bereich, z. B. im Umgang mit Versicherungen.

Einschränkend ist zu sagen, dass diese Verminderung des Gefühls von Verpflichtungen – deren Übertretung ja zu Schuldgefühlen führen kann – weniger ausgeprägt ist, wenn es sich um die Ebene persönlicher interpersonaler Beziehung handelt. Nur sehr eingeschränkt werden jedoch Grenzen im sexuellen Bereich anerkannt. Alles erscheint erlaubt, was der eigenen Selbstverwirklichung, der eigenen Emanzipation dient. Die eigene Emanzipation und die eigene Selbstverwirklichung sind fast das oberste Gesetz geworden.

Es soll hier die Vermutung ausgesprochen werden, dass diese Bewusstseinsveränderung damit zu tun hat, wer oder was als oberste Instanz erlebt wird. Zwei Umstände spielen dabei eine Rolle.

Solange der Mensch eine größere Abhängigkeit von Natur, Krankheit, Krieg oder Not spürte, hatte er oft auch eine ängstlichere Beziehung Gott gegenüber. So war man eher gewillt, darauf zu achten, ob man den Geboten Gottes folgt oder nicht. Heute aber fühlen wir nur noch eine verringerte persönliche Abhängigkeit, und Gott ist damit weniger wichtig geworden. Gott wird vielleicht noch als ein weit entfernter Schöpfer des Weltalls erlebt. Die oberste Instanz für unser Wohlergehen ist aber nicht mehr Gott, den wir durch das Einhalten seiner Gebote zufriedenstellen müssen, sondern das sogenannte soziale Netz.

Darüber hinaus ist im demokratischen Staat doch das Volk zum Souverän geworden. Das Volk, also wir selber, bestimmen, was Gesetz ist und was nicht Gesetz sein soll. Wie aber können wir uns schuldig fühlen, wenn wir doch selber das Recht haben, in unseren Gesetzen zu bestimmen, dass wir in sexuellen Dingen, in ehelichen Dingen, in allen Dingen eine größere Freiheit haben? Ist es nicht für unser modernes Bewusstsein, ist es nicht für uns als Souverän geradezu eine Beleidigung, uns zumuten zu wollen, dass wir uns schuldig fühlen sollen?

2. *Rückkehr der Schuldgefühle aus der Verdrängung*

Im persönlichen Leben scheinen also Schuldgefühle nur noch eine verminderte Rolle zu spielen. Sie scheinen aus dem persönlichen Bereich weitgehend geschwunden zu sein.

Es wäre aber ein großer Irrtum, wenn man sich diesem Eindruck wirklich vorschnell hingeben wollte. Denn es gibt eine ganze Reihe von Phänomenen, welche darauf hinweisen, dass Schuldgefühle in einer versteckten Form weiterwirken. Schuldgefühle sind in der säkularisierten Welt vielleicht genauso umfangreich wie eh und je. Sie sind nicht etwa verschwunden, sondern sie wirken in einer verleugneten und oft auch in einer verdrängten Form weiter.

a) *Im persönlichen Bereich*

Ein in der Ausbildung befindlicher Assistenzarzt sollte bei einer Patientin eine gewisse technische Untersuchungsmethode durchführen, nämlich eine Lymphographie. Da das viel Zeit und Mühe kostet, lehnte er die Untersuchung mit empörtem Affekt ab: Diese Untersuchungsmethode habe er schon so oft durchgeführt; das könne er schon, das brauche er also jetzt nicht mehr zu lernen. Seine Empörung über die Zumutung, dass er etwas machen solle, wovon er keinen persönlichen Nutzen mehr habe, wurde kaum verborgen. Dabei zeigte er keinerlei Äußerung von Schuldgefühl über seine egoistische und pflichtverletzende Haltung. d. h. aber nicht etwa, dass sein Erleben wirklich frei von dem Thema Schuld gewesen wäre, in seinem Erleben hatte der Oberarzt sich schuldig gemacht, weil dieser nämlich empörender Weise solch ein Ansinnen an ihn stellt. Nicht er der Assistenzarzt, fühlte sich schuldig. sondern der andere hatte sich ihm gegenüber schuldig gemacht.

Eine Religionslehrerin. welche ihr eigenes Kind für so durch und durch unschuldig hält und welche es für ganz selbstverständlich hält, dass der Priester nicht an sein Gelübde gebunden ist, ist empört über die Unmoral ihres Ehemannes, der eine außereheliche Beziehung aufgenommen hatte.

Ein junger Mann, welcher meinte, dass er mit Sünde „nichts am Hut hat", äußert sich gleichzeitig empört über die Unmoral von Großverdienern.

In allen drei Beispielen erlebt der einzelne bei sich selber bzw. bei seinem eigenen Kind so gut wie keinerlei Schuld, gleichzeitig wird aber die Umwelt als nachhaltig schuldhaft erlebt. Das Erleben von persönlicher Schuld ist reduziert. Das verdrängte eigene Schuldgefühl wird aber auf den anderen projiziert und kehrt da mit in einer überwertigen und in einer die Realität verzerrenden Art und Weise in das Bewusstsein zurück.

b) *Im politischen Bereich*

Ganz deutlich zeigt sich diese Rückkehr des Verdrängten im politischen Bereich. In großer Häufigkeit arbeiten politische Stellungnahmen und Kommentare nur eingeschränkt mit Sachargumenten, um so nachhaltiger aber mit moralischer Verurteilung und Schuldzuweisung. Der Politiker der anderen Partei wird weniger wegen seiner andersartigen Interessenlage kritisiert, sondern er wird zuerst und vor allem als schlecht und unmoralisch hingestellt. Der Zuhörer, der natürlich ebenso wie der Kommentator selber als rein und frei von Schuld gilt, soll nach dem Fernsehbericht moralisch empört sein, und er ist es dann auch oft genug. Wenn für Hungergebiete gesammelt wird, ist die Werbung nicht selten darauf ausgerichtet, in dem Angesprochenen persönliche Schuldgefühle zu erwecken. Er soll ein persönliches Schuldgefühl erleben, wenn es in anderen Ländern Armut Unwissenheit und Rückstand gibt. Nicht die zurückgebliebenen Länder, Völker und Stämme haben etwas versäumt, sondern diejenigen Völker sind schuldig, die sich selber eine fortentwickelte Wirtschaft und Kultur aufgebaut haben, so spricht manch eine Zeitung.

Der politische Kommentar und die Werbung gehen also weitgehend von der Überzeugung aus: da, wo im privaten Leben die Schuldgefühle zu fehlen scheinen, da ist das Individuum dennoch nur allzu leicht bereit, auf die Erweckung von Schuldgefühlen anzusprechen: Ein solcher Mechanismus kann natürlich nur dann wirken, wenn in dem scheinbar schuldlosen Individuum in Wirklichkeit doch Schuldgefühle eine nachhaltige Rolle spielen.

c) *In der nervenärztlichen Praxis*

Die angeführten Beispiele zeigen, wie sich die aus der Verdrängung zurückkehrenden Schuldgefühle im alltäglichen persönlichen Bereich und auch im politischen Bereich manifestieren. Erst recht aber zeigt sich die Rückkehr der scheinbar verminderten Schuldgefühle bei dem so zahlreichen Krankengut in der nervenärztlichen Praxis. In weitem Ausmaß dreht sich das psychotherapeutische Gespräch um Schuldgefühle: übrigens bei vielen Patienten, welche anfänglich völlig frei von Schuldgefühlen erscheinen. Schuldgefühle liegen vielen nervösen Symptomen zugrunde, auch vielen gescheiterten Lebensschicksalen, wie an einem weiteren Beispiel gleich noch angedeutet werden soll.

Wenn es um die Rolle von Schuldgefühlen in der nervenärztlichen Praxis geht, genügt es nicht, nur ganz pauschal von Schuldgefühlen schlechthin zu sprechen. Vielmehr müssen einige Unterscheidungen vorgenommen werden.

Nach der psychoanalytischen Theorie hat nervöse Erkrankung viel mit Verdrängung zu tun. Ursache der Verdrängung können sowohl Ängste als auch Schuldgefühle sein.

Vergleichsweise sei zunächst die psychoanalytische Theorie der Angstneurose ganz kurz skizziert. Ein kleines Kind mag in einem familiären Milieu aufwachsen, in dem alle Äußerungen von Lust und Liebe tabuisiert sind und unterdrückt werden. Das Kind mag diese Haltung der Eltern internalisieren; d. h., es nimmt die verbietende Instanz, welche ursprünglich außen lag, in sich selber auf. Wenn sich bei diesem Individuum dann später Impulse von Lust und Liebe und Sexualität melden, tritt sofort Signalangst auf. Diese kleinen Angstsignale führen dazu, dass Lust, Liebe, Sexualität verdrängt werden und verdrängt bleiben. Wir haben jetzt den neurotisch gehemmten Menschen vor uns. Wenn nun dieser neurotisch gehemmte Mensch in eine auslösende Situation gerät, in der die verdrängten sexuellen Impulse dennoch mobilisiert werden, bricht die Angst als Symptom hervor. Von dem Augenblick an also liegt die Symptomatik einer Angstneurose vor.

Die eben erwähnte Signalangst ist leise und unauffällig, eben nur ein kleines inneres Signal. Die Angst als Symptom der Angstneurose ist voluminös, überwältigend, und sie kann das gesamte Bewusstsein überschwemmen.

Dieselbe Unterscheidung gilt auch für Schuldgefühle: Schuldgefühle als Ursache der Verdrängung und Schuldgefühle als offenkundiges Symptom.

Die notwendige Aufgliederung der Schuldgefühle geht jedoch sehr viel weiter.

Es gibt *real begründete Schuldgefühle*, die z. B. auftreten können, wenn ein Individuum ohne relevante psychische Behinderungen eine helfende Tat unterlässt, so dass der andere zu schwerem Schaden kommt.

Es gibt *Schuldgefühle ohne personales Verschulden*, wobei es sich z. T. um unausweichliche, schicksalhafte Schuld handelt. Zwei Beispiele seien angeführt:

Bei einem jungen Mann hatten chronische Schulgefühle, von denen er aber zunächst nichts sagen konnte, zu einem depressiven Versagenszustand geführt, so dass er in allen Lebensbereichen schwer beeinträchtigt war, u. a. auch in seiner Berufsausübung. Seinem bewussten Erleben wurden diese Schuldgefühle erst zugänglich, als er sich in einer langen. intensiven psychotherapeutischen Behandlung schrittweise immer weitergehend aussprechen konnte. Als fünf jähriger Junge hatte er, während die Kinder allein in der Wohnung waren, durch Spielen mit Streichhölzern einen Zimmerbrand verursacht, wobei sein kleinerer Bruder zu Tode kam. In der – nach der Auffassung des Patienten gut gemeinten – Absicht, jeglichem Aufkommen von Schuldgefühlen vorzubeugen, haben die Eltern ihm keine Vorwürfe gemacht, und sie haben das Ereignis in späteren Jahren nie wieder erwähnt. Dennoch hat der Umstand, dass er schuldig geworden war, ohne dass ihm irgend jemand eine personale Schuld vorwerfen könnte, seine weitere Entwicklung verstümmelt. In seinen untergründigen Vorstellungen stellten seine neurotischen Behinderungen die von dem toten Bruder verlangte Sühne und Bestrafung dar.

Die Erörterung des Themas Versöhnung vorwegnehmend sei hier schon angeführt: die Therapie konnte nicht allein darin bestehen, dass der Patient die ja nur teilweise irrationale Natur seiner Schuldgefühle erkennt: vielmehr musste er auch zu einer Versöhnung mit seinem Bruder und mit sich selbst kommen.

Ein Arzt hatte seit Jahrzehnten nur noch als Forscher im Labor gearbeitet. So konnte er einem Unfallverletzten nicht mehr sachgemäß helfen. Unausweichlich hatte er Schuldgefühle darüber, dass er der Aufgabe nicht gewachsen gewesen war. Aber ist es wirklich ein personales Verschulden, wenn er in seiner Spezialisierung nicht alle Fähigkeiten des ärztlichen Berufes aufrechterhalten konnte?

Vielleicht hatte Goethe ähnliche unausweichliche schicksalhafte Schuld vor Augen, wenn er in den folgenden Versen „himmlische Mächte" anspricht:

> Ihr führt ins Leben uns hinein,
> Ihr lasst den Armen schuldig werden.
> Dann überlasst ihr ihn der Pein,
> denn alle Schuld rächt sich auf Erden.

Die bis heute nicht abgeklungene Diskussion der Frage nach Existenz oder Nichtexistenz einer Kollektivschuld wird dadurch erschwert, dass manche dabei an eine ganz personale Schuld jedes einzelnen denken, andere aber an den Umstand, dass es auch Schuld ohne personales Verschulden geben kann.

Ferner gibt es *neurotische Schuldgefühle*. Diese sind u.a. dadurch gekennzeichnet, dass sie unrealistisch begründet sind. Manch einer hat z. B. Schuldgefühle, nur weil er nun selber erwachsen geworden ist und damit seinen Eltern auf einer veränderten Ebene begegnen müsste.

Bei den neurotischen Schuldgefühlen sind nun wiederum die schon erwähnten *signalartigen Schuldgefühle* zu erwähnen, die die Ursache von Verdrängung werden können. Davon zu unterscheiden sind die manifesten und deutlicheren *Schuldgefühle als Symptom*.

Es gibt *unbewusste und verdrängte Schuldgefühle*, von denen der Patient auf Anhieb nichts sagen kann, welche aber zu vielerlei nervösen Symptomen führen können. Unbewusste Schuldgefühle können bei Depressionen, bei paranoiden Neurosen. bei Zwangsneurosen eine Rolle spielen, auch bei der durch unterschiedliche Hemmungen charakterisierten neurotischen Persönlichkeitsstruktur und bei vielen anderen nervösen Lebensverläufen.

Im Gegensatz zu den unbewussten Schuldgefühlen gibt es natürlich auch *bewusste Schuldgefühle*. Da das Individuum sich mit bewussten Schuldgefühlen auch bewusst auseinandersetzen kann, sind die pathologischen Folgeerscheinungen im allgemeinen geringer. Psychologen und Unfallchirurgen haben festgestellt, wer nach einem Unfall ein gutes Gewissen hat, wird schneller gesund; wer sich dagegen Vorwürfe macht, braucht erheblich mehr Zeit zur Genesung; wer das Ereignis als eigentlich vermeidbar und wer das Geschehen als eine Folge des eigenen Versagens ansieht, muss mit einem längeren Krankenhausaufenthalt rechnen.

Schließlich gibt es *verleugnete Schuldgefühle*. Diese nehmen eine gewisse Mittelstellung zwischen den unbewussten und bewussten Schuldgefühlen ein.

Alle diese unterschiedlichen Arten von Schuldgefühlen erfordern ein jeweils unterschiedliches nervenärztliches und psychotherapeutisches Vorgehen.

3. Eine Definition von Schuldgefühlen

Über alle diese Unterscheidungen hinaus ist aber noch eine weitere Unterscheidung zu machen, welche freilich von S. *Freud* und seiner Schule nicht anerkannt wird, nämlich eine Unterscheidung zwischen *Gewissensangst* einerseits und dem *Gefühl von Schuld im wörtlichen Sinn des Wortes*. Beide Erlebensmöglichkeiten unterscheiden sich sowohl in ihre phänomenologischen Erscheinungsform als auch hinsichtlich der theoretischen Auffassung von ihrer Entstehung.

Nach S. *Freud* kommen Schuldgefühle aller Art – die gerade angeführte Unterscheidung bleibt aber unberücksichtigt – folgendermaßen zustande. Die Eltern drohen dem Kind für ein bestimmtes Verhalten bzw. Fehlverhalten eine Strafe an. Diese Strafe stellt im wesentlichen Liebes-entzug bzw. Liebesverlust dar. Das Kind internalisiert das verbietende äußere Objekt in das eigene Über-Ich. Schuldgefühle bestehen nun nach *Freud* in der Angst, mit der das Ich des Individuums auf das drohende Über-Ich reagiert. Anders ausgedrückt: Schuldgefühle bestehen in der Furcht vor der internalisierten Androhung von Liebesverlust, falls das betreffende Verhalten praktiziert wird. Eine Patientin z. B. hatte sich sowohl im persönlichen als auch im beruflichen Bereich überall in einem geradezu absurden Ausmaß unterworfen und angepasst. Ihr Tageslauf war dadurch beeinträchtigt, dass sie viel Zeit investieren musste, um sich vor eventuellen Fehlern zu sichern. Sie sagte, dass sie das nur aus Schuldgefühlen tun würde. Ganz in Übereinstimmung mit *Freuds* Auffassung von Schuldgefühlen betonte sie dabei, dass ihre Schuldgefühle nur auf Angst vor Strafe beruhen würden.

Ohne alle Frage gibt es diesen Erlebensbereich der Angst vor Strafe, der Gewissensangst. Die obige Patientin ahnte, dass es aber auch noch ein andersartiges Erleben geben würde, welches sie jedoch nur in der Verneinung ausdrücken konnte.

Sie fügte nämlich oftmals spontan hinzu, ihre sogenannten „Schuldgefühle" würden keineswegs auf dem Gefühl einer Verantwortung beruhen und auch nicht darauf, dass sie erkennen würde, irgendwie schuldig geworden zu sein.

Michael Friedman schreibt also zu Recht, er würde nicht glauben können, dass diese Über-Ich-Angst dasselbe sei, was Menschen im allgemeinen meinen, wenn sie von einem Schuldgefühl sprechen. Schuldgefühle im wörtlichen Sinn des Wortes entstehen nach *Friedman* dann, wenn das Individuum sein eigenes Verhalten als schädlich für den signifikanten anderen erkennt. Er führt solche Schuldgefühle auf altruistische Motivationen zurück, wie man sie selbst in der Tierherde beobachten würde. Es ist dieses Konzept der altruistischen Motivationen, warum *Freud* schon 1919 in der Auseinandersetzung mit *W. Trotter* eine Auffassung, wie sie jetzt *Friedman* vertritt, abgelehnt hat *(Michael Friedman, Toward a Reconceptualization of Guilt, Contemporary Psychoanalysis, Vol. 21, No.4, 1985)*.

In Übereinstimmung mit *Friedman* vertritt der Verfasser die Auffassung, dass es rein phänomenologisch notwendig ist, Angst vor Strafe, die Gewissensangst genannt werden kann, von Schuldgefühlen zu unterscheiden. Das Erleben „Ich habe mich anders verhalten, als die internalisierte, verbietende Beziehungsperson es von mir verlangt, und jetzt habe ich Angst vor Strafe" unterscheidet sich von dem Gefühl „Ich habe mich schuldig gemacht".

Zur Erklärung dieser Schuldgefühle im wörtlichen Sinn des Wortes braucht man jedoch nicht unbedingt auf das Konzept von altruistischen Motiven zurückzugreifen, wie Friedman es tut. Das Tier in der Herde mag vielleicht soziale Triebe haben. Beim Menschen sprechen wir eher von Gemeinschaft und Gemeinschaftssinn. Nach der Auffassung des Verfassers ist es daher besser, eine zwar ähnliche, aber doch andersartige Erklärung für das Entstehen von Schuldgefühlen zu geben: *Schuldgefühle entstehen, wenn durch eigenes Verhalten der signifikante Andere so geschädigt wird, dass die Gemeinschaft aufgehoben ist.* Schuldgefühle wurzeln in zerstörter Gemeinschaft.

Diese Erklärung von Schuldgefühlen enthält einerseits sowohl Elemente der Angst vor Liebesverlust nach *Freud*, andererseits aber auch Elemente der altruistischen Motivation nach *Friedman*. Diese psychologische Erklärung von Schuldgefühlen entspricht übrigens dem Wortstamm des religiösen Begriffs der Sünde. Das Wort ,Sünde' kommt ja von dem Wort ,Sonderung'. Das Wort ,Sonderung' aber bedeutet Trennung, Aufhebung der Gemeinschaft.

Es sei zusammenfassend wiederholt, wenn wir Über-Ich-Angst und Schuldgefühle phänomenologisch und genetisch unterscheiden, kommen wir zu einer besseren Einsicht über den eigentlichen Inhalt des Schuldgefühls: nämlich Sonderung, Zerstörung der Gemeinschaft.

4. *Einige Bemerkungen zur Empirie über Schuldgefühle in der nervenärztlichen Praxis*

Eingangs wurde schon erwähnt, dass der Verfasser sieben Monate lang zu jedem Patienten, der von ihm gesehen worden ist, Notizen darüber gemacht hat, ob dabei etwas über die beiden Themen Schuldgefühle und Versöhnung zur Beobachtung gekommen ist. Zwar handelt es sich dabei nicht um eine statistisch auswertbare Untersuchung. Dennoch soll einiges davon hier mitgeteilt werden.

a) Man sollte – wie ja schon erörtert – eigentlich meinen, dass in einer durch Säkularisation und Emanzipation charakterisierten Welt Schuldgefühle weitgehend überwunden sind. Das muss aber zu der zweiten Vermutung führen, dass nämlich Angst und nicht etwa Schuldgefühle als häufigste Ursache der Verdrängung und der Symptombildung anzutreffen sind. Daher war es für den Verfasser überraschend bei der nachträglichen Durchsicht der Notizen feststellen zu müssen, dass bei der ganz überwiegenden Mehrzahl der Patienten dennoch die Wirksamkeit von Schuldgefühlen zu beobachten war. Die Eintragung „Keine Beobachtungen über Schuldgefühle" fand sich nur in wenigen Fällen und hauptsächlich nur dann, wenn ich mit den Patienten lediglich ein oder zwei oder dreimal gesprochen hatte, also bei unvollständigen Krankengeschichten.

b) Die folgenden drei Fallskizzen sollen zeigen, wie zunächst unbewusste Schuldgefühle im Laufe einer psychotherapeutischen Behandlung langsam bewusst werden.

Eine 30jährige Frau, Mutter von drei Kindern, war in psychotherapeutische Behandlung gekommen, da sich ihr Mann eine Freundin genommen hatte, so dass die Patientin ihre Ehe bedroht sah. Sie selber und auch ihr Mann kamen beide aus einem behüteten und privilegierten Familienmilieu, wo in sozialer, emotionaler und religiöser Hinsicht eine stabile Verankerung gegeben schien. Beide haben sich in der Gymnasialzeit und im Studium progressiven, sozialkritischen und politisch-emanzipatorischen Gruppen angeschlossen, um dort recht aktiv mitzuwirken. Die Patientin gab an, dabei mehr im Schlepptau des Freundes gegangen zu sein und innerlich eher der konservativ-katholischen Haltung ihres Elternhauses anzugehören. Das Recht auf freie Liebe erschien beiden als mehr oder weniger selbstverständlich. Zu Beginn der psychotherapeutischen Behandlung fing die Patientin zu ihrer eigenen Überraschung eine intensive homosexuelle Beziehung an. Diese Beziehung und die Aussichten auf eine eigenständige Berufsausübung wurden für sie im Verlauf der fortschreitenden Behandlung so wichtig, dass sie immer wieder in Erwägung zog, ob es nicht für ihre eigene Entwicklung besser sei, wenn im Falle einer Ehescheidung die Kinder mit dem Mann gingen.

All das wurde der Patientin zu Beginn der Behandlung und auch im bisherigen Verlauf der Behandlung lediglich als ein emanzipatorischer Lebensstil erlebt, und es fanden sich keinerlei Hinweise auf die Wirksamkeit etwaiger Schuldgefühle. Wir sehen hier also einen Fall ohne subjektive Schuldgefühle, ganz entsprechend dem eingangs erwähnten Rückgang von manifesten Schuldgefühlen in der säkularisierten Welt. Nachdem sie sich inzwischen sieben Monate lang im psychotherapeutischen Gespräch mehr und mehr entfaltet hat, scheinen ihr im gegenwärtigen Zeitpunkt doch ganz leise Zweifel zu dämmern.

In den folgenden beiden Fällen kann man sehen, wie die ursprünglichen unbewussten Schuldgefühle langsam in das Bewusstsein zurückkehren.

Eine etwa 40jährige Frau manipuliert an der linken Brust, so dass das Gewebe abstirbt und anschließend immer wieder operativ entfernt werden muss. Das geht so weit, dass die sich vorwölbende Brust inzwischen durch eine nach unten gehende Eindellung ersetzt ist. Diese Frau vernichtet sich selber, und zwar an einem Organ, das eine enge Beziehung zum sexuellen Erleben hat.

Sie führt die Manipulationen an der Brust in einer versteckten Art und Weise durch und weiß eigentlich selber nicht, was sie tut.

Im Verlauf der ärztlichen Gespräche berichtet sie aber von einer früheren sexuellen Beziehung zu einem angeheirateten Onkel, in der sie sich selber inzestartiges und prostitutionsartiges Verhalten vorwirft. Die Schuldgefühle haben dadurch zwar einen weitergehenderen Zugang zum bewussten Erleben der Patientin gefunden, sie können von der Patientin aber nicht in einen Zusammenhang mit ihrem selbstzerstörerischen Manipulieren an der Brust gebracht werden.

Ein ca. 30jährige Patientin war wegen Zwangsgedanken in psychotherapeutische Behandlung gekommen. Sie hatte das Gefühl, von einem inneren Tyrannen besessen zu sein. In einer bestimmten Behandlungsstunde gegen Ende der Therapie fasste die Patientin spontan zusammen: erst im Verlauf der psychotherapeutischen Behandlung habe sie ihr schlechtes Gewissen deutlich gemerkt; inzwischen aber sei das schlechte Gewissen durch Trauer abgelöst; die Dinge, die bei ihr früher ein schlechtes Gewissen ausgelöst haben, würden heute bei ihr Trauer darüber auslösen, wie alles so gekommen sei. Gleichzeitig habe sie eine größere geistige Unabhängigkeit gewonnen und dadurch sei das schlechte Gewissen inzwischen verringert.

In der darauffolgenden Stunde bringt die Patientin einen Traum. „Es geht wieder um das Thema Geld. Scheckheft. Ich habe alles zusammen verloren. Das darf man ja gar nicht alles zusammen haben. Jetzt ist das die Strafe. Ich dachte: Wie konntest Du nur! Ich habe mich selber beschimpft. Wie kann man das nur machen! Wie kann man nur so dumm sein!" Ich sagte der Patientin, dass sie in Beantwortung der letzten Stunde etwas träumen würde, wofür sie Strafe verdient. Überraschenderweise antwortete die Patientin, die Selbstvorwürfe und die Strafe im Traum würden doch nichts mit Schuld oder Schuldgefühlen zu tun haben! Der Umstand, dass sie sich selber als strafwürdig und als schuldig erlebt, wird von ihr verleugnet, ja die Schuldgefühle sind ihr in dieser zweiten Behandlungsstunde wieder unbewusst, so, als wenn die vorausgegangene Behandlungsstunde nie stattgefunden hätte. Und dennoch erzählt die Patientin in dieser zweiten Behandlungsstunde, auf welche Art und Weise ihr zu Hause Schuldgefühle eingeimpft worden seien.

In den letzten beiden Fällen liegen also zu Beginn der Behandlung keine bewussten Schuldgefühle vor. Im Verlaufe der Behandlung kehren die Schuldgefühle aber schrittweise aus der Verdrängung zurück.

c) Abschließend soll die schon erwähnte Sammlung von Fallnotizen auf Hinweise zum Inhalt der Schuldgefühle abgetastet werden. Dabei wurden aber nur die weiblichen Patienten berücksichtigt. Ein Vergleich über etwaige geschlechtsspezifische Unterschiede hinsichtlich des Inhalts der Schuldgefühle kann bei einer so unsystematisch durchgeführten Sammlung von Fällen nicht durchgeführt werden. Auch wird in der folgenden Zusammenstellung nicht zwischen den unbewussten Schuldgefühlen, die als Ursache der Verdrängung wirken, und den manifesten Schuldgefühlen, die als Symptom auftreten, unterschieden.

In der überwiegenden Anzahl der Fälle beziehen sich die Schuldgefühle auf den Bereich der Liebe.

Die Schuldgefühle beziehen sich häufig auf Promiskuität, Ehebruch, Interruptio, unfriedliches Verhalten dem Partner gegenüber.

Frauen, die in ihrem realen Verhalten ganz auf ihren Partner ausgerichtet sind, können enorme Schuldgefühle darüber haben, dass sie sich als verheiratete Frau von anderen Männern sexuell angesprochen fühlen.

Häufig beziehen sich Schuldgefühle auf das Vorliegen einer eigenen Sexualstörung, wie etwa einer Beeinträchtigung des sexuellen Verlangens und Erlebens. Gerade die Schuldgefühle im Zusammenhang mit Sexualstörungen zeigen, dass es nötig ist, Schuldgefühle auf ganz unterschiedlichen psychischen Ebenen zu betrachten. Nicht selten sind ja die Sexualstörungen selber schon durch Schuldgefühle, die aus der Kindheit stammen, bestimmt oder mitbestimmt. Diese Schuldgefühle sind der bewussten Reflexion meist schwer zugänglich. Nachdem dann die Symptome gestörten sexuellen Verhaltens und Erlebens aufgetreten sind, reagiert die Frau nicht selten mit Schuldgefühlen auf ihre Frigidität, wie sie ihre Behinderung nennen mag. Nicht selten handelt es sich dabei um echte Schuldgefühle, denn sie weiß ja, dass sie ihrem Partner nicht gerecht wird, und sie erlebt eine Beeinträchtigung der Gemeinschaft. Nicht selten aber handelt es sich eher um die Angst vor den ungünstigen Folgen für die Frau selber, die sie dann auch als Schuldgefühle bezeichnen mag.

Die Schuldgefühle können sich auch darauf beziehen, dass die betreffende Frau meint, ihren Eltern oder Kindern nicht gerecht zu werden; dass die Frau z. B eines ihrer Kinder nicht liebt oder dass sie sich um ihre gerade verstorbenen Eltern nicht genügend gekümmert habe.

Wiederholt kommt in der Sammlung Schuldgefühle über eigene Berufsarbeit vor. Dabei bezieht sich das schlechte Gewissen meist nicht auf die Berufsarbeit an sich, sondern auf die eigene Überzeugung, dem Mann und den Kindern nicht gerecht zu werden.

5. *Zusammenfassung*

Da in der säkularisierten und gleichzeitig auch emanzipierten Welt weniger Notwendigkeit erlebt wird, äußere verbietende Instanzen zu internalisieren – und das schließt Gott mit ein –, sollte eine Verminderung der Schuldgefühle erwartet werden. Die Beobachtung zeigt aber eine Widersprüchlichkeit des Befundes. Teilweise erscheint die säkularisierte Welt tatsächlich durch eine Verringerung persönlicher Schuldgefühle charakterisiert zu sein. Andererseits aber finden sich in der säkularisierten Welt im persönlichen Bereich, im öffentlichen Bereich von Politik und Presse und in der nervenärztlichen Praxis zahllose Phänomene, die in Wirklichkeit eine Projektion von Schuldgefühlen oder die Rückkehr verdrängter Schuldgefühle darstellen. Der Umstand, dass Schuldgefühle in der säkularisierten Welt ebenso verbreitet sein dürften, wie es früher der Fall war, wird verständlich, wenn man die Unterschiedlichkeit zweier Phänomene erkennt. Angst vor Strafe nämlich, die man auch Gewissensangst nennen kann, und echte Schuldgefühle, wenn man durch eigenes Verhalten den signifikanten anderen so geschädigt hat, dass die Gemeinschaft aufgehoben ist, sind unterschiedliche Phänomene. Angst vor der Strafe, auch vor der Strafe Gottes, mag in der säkularisierten Welt verringert sein. Die quälende Besorgnis, dem anderen und damit der Gesellschaft mit ihm geschadet zu haben, aber bleibt.

II. Versöhnung

Schuldgefühle sind quälend, und sie können zerstörerisch wirken. Das betreffende Individuum möchte sie loswerden. Dazu wird häufig der Weg des Verleugnens, seltener der Weg des Verzeihens und noch seltener der Weg der Versöhnung ein geschlagen.

1. Verleugnung

Sehr viele Menschen versuchen es, Schuldgefühle einfach zu übersehen, wegzureden, zu vergessen, zu verschweigen, zu verdrängen, sie auf die Umwelt zu projizieren. Mittels der Verleugnung möchte man sich alle peinliche Selbstkritik ersparen und die Schuldgefühle in einem direkten Angang einfach wegschaffen.

Eine Verleugnung von Existentem kann aber natürlich nicht gut klappen und er fordert obendrein noch einen hohen Preis, wie ja durch den ganzen vorliegenden Beitrag hindurch aufgezeigt worden ist. Die Eltern des Brandstifters z. B. haben alles verschwiegen, Schuldgefühle haben den Jungen aber dennoch – oder viel leicht gerade deshalb – psychisch krank gemacht. Die unbewusst gehaltenen Schuldgefühle kehren auf den vielen geschilderten Wegen aus der Verdrängung zurück. Wenn alles Böse auf das Umfeld projiziert wird, kann es zu einer nachhaltigen Verzerrung der Realität kommen und auch zu einem gleich noch zu erwähnenden Erlösungsglauben, nämlich Erlösung durch Veränderung der Umwelt.

2. Verzeihen und Vergebung

Vergebung heißt, nicht mehr nachtragen wollen, nicht mehr übelnehmen wollen, auf Rache und Strafe verzichten. Man verhält sich so, als wenn die reale oder vermeintliche Schuld nun aufgehoben, nicht mehr existent sei. Hier handelt es sich also nicht mehr um einen direkten Angang gegen die Schuldgefühle, sondern um einen direkten Angang gegen die Schuld. Wenn die Schuld dann aber eigentlich nicht mehr existent ist, kann man doch auch keine Schuldgefühle mehr haben, so wird gehofft.

Und doch besteht auch hier eine Unvollständigkeit. Eine Patientin sagt: „Ich kann zu jemandem sagen, dass ich verzeihe. Aber ich kann nicht sagen, dass ich vergesse." Diese Frau war nicht etwa böswillig nachtragend, sie war durchaus gutwillig, aber sie war realistisch. Das schuldhafte Verhalten hat ja tatsächlich stattgefunden, und dieses Faktum bleibt bestehen.

Eines jedoch hat sich wohl geändert: die Einstellung zu dem schuldhaften Verhalten ist eine andere geworden. Das ist schon sehr viel. Zweifellos spielten Verzeihen und Vergebung auf dem Weg zur Befreiung von Schuldgefühlen eine wichtige Rolle. Doch das Verzeihen allein genügt nicht, es muss noch mehr geschehen.

3. *Versöhnung*

Der Unterschied zwischen Vergebung und Versöhnung ist begrifflich nicht leicht zu fassen; nicht so sehr, weil es Übergänge gibt, sondern weil der Akt der Vergebung oft offenkundig geschieht, ein vielleicht darauf folgender Akt der Versöhnung aber leise und unbemerkt verlaufen mag. Umgekehrt gibt es aber sehr wohl auch Vergebung ohne einen nachfolgenden Akt der Versöhnung, worauf etwas später zurückzukommen sein wird.

Wenn Schuldgefühle das Korrelat zu zerstörter Gemeinschaft sind, dann muss die Überwindung von Schuldgefühlen in der Wiederherstellung der Gemeinschaft liegen.

Das Wort Versöhnung kommt nicht etwa von dem deutschen Wort ‚Sohn'. Es kommt vielmehr von dem Wortstamm ‚Sühne' und bedeutet, sich zu versühnen, Versühnung. Wer macht eigentlich die Versöhnung, der Schuldige oder das Opfer? Sagt der Schuldige: „Ich habe mich mit dem Opfer versöhnt", oder sagt das Opfer: „Ich habe mich mit dem Schuldigen versöhnt"? In Wirklichkeit ist es so, dass beide zusammen sich versöhnen. Versöhnung geschieht in wechselseitiger Verzahnung. Versöhnung ist ein interpersonales Geschehen. Beide Seiten tun dabei jedoch Unterschiedliches.

Der Schuldige tut Sühne. Er nimmt also nicht lediglich eine Vergebung an, sondern er tut etwas. Mittels dieses Tuns anerkennt er seine Schuld dem Opfer gegenüber. Er nimmt also einen veränderten Standpunkt ein.

Sühne ist nicht etwa identisch mit Strafe. Sühne ist etwas, was der Schuldige selber machen muss. Strafe ist etwas, was er erleidet und was von außen gemacht wird. Freilich kann der Schuldige, eine Strafe als Sühne einsetzen und hinnehmen.

Das Opfer macht etwas anderes, es nimmt die Sühne an. Damit ist der Akt des Verzeihens verbunden.

Beide zusammen schließen dann einen neuen Pakt, sie stellen die Gemeinschaft wieder her. Das aber ist die Versöhnung. Das lateinische Wort für Versöhnung, reconciliatio, weist auf eben diese Aussage hin, dass die Überwindung der Schuldgefühle nämlich in der Wiederherstellung der Gemeinschaft besteht. Denn das lateinische Verb reconcilio heißt ‚wiederherstellen‘. Der alte Zustand der Gemeinschaft wird wiederhergestellt. So kommt die Verschuldung wieder ins reine.

Unterschiedliche Sprachen unterstreichen unterschiedliche Aspekte dieses Aktes. Während das lateinische Wort die Tätigkeit des Wiederherstellens herausstellt, betont das griechische Wort diallagä dagegen den Wechsel, den Umstand also, dass es bei der Versöhnung zu etwas Neuem kommt. Das griechische Wort betont, dass es bei Opfer und Schuldigem zu einem Wechsel des Standpunktes kommt und damit zu einem Bündnis, zu einem Vergleich, zu einer Friedensstiftung.

Diese Darstellung der Versöhnung bleibt ganz im innerweltlichen und im psychologischen Bereich. Die religiöse Frage nach der Rolle von Gott bei der Versöhnung wird gleich noch aufgegriffen werden.

Rückblickend seien noch einmal Vergebung und Versöhnung gegenübergestellt. Vergebung ist eine Voraussetzung für Versöhnung. Mit der Leistung der Wiederherstellung der Gemeinschaft geht Versöhnung aber weit über Vergebung hinaus.

Ebenso wie das Lateinische und das Griechische weiß auch die deutsche Umgangssprache um den interpersonalen Charakter der Versöhnung. Man spricht nur eine einzige Person an und sagt: „Du musst dem und dem verzeihen!“, man spricht aber zwei oder mehrere Personen an und sagt: „Ihr müsst Euch wieder versöhnen! Ihr müsst wieder miteinander sprechen!“

Die Wiederherstellung der Gemeinschaft ist identisch mit einem verbindenden Tun und Handeln. Das gilt nicht in diesem Ausmaß auch für die Vergebung. Man kann nämlich sehr wohl dem anderen vergeben, nicht mehr nachtragend sein und auf Rache verzichten; aber man spricht nicht viel mit ihm, man geht ihm aus dem Weg.

Bei der bloßen Vergebung besteht eine Tendenz, sich so zu verhalten, als wenn die Schuld des anderen nicht mehr existent wäre. Bei der Versöhnung besteht weniger Notwendigkeit, die faktische Existenz der Schuld zu relativieren. Bei einer Versöhnung kann die Gemeinschaft wiederhergestellt und dann auch weiter praktiziert werden, obgleich die Schuld nicht übersehen wird. Man kann sagen: „Ich rufe den Freund ‚trotzdem‘ wieder an.“

4. *Versöhnung unter Mithilfe von Religion und Psychotherapie*

Vergebung und Versöhnung sind psychische Leistungen, die dem Menschen zwar möglich sind, aber sie fallen ihm oft schwer, manchmal sehr schwer. Mit der Hilfe Gottes gelingt die Versöhnung leichter. Auch die Psychotherapie kann helfen.

Ein grundlegender Unterschied besteht darin, dass Religion und Psychotherapie auf Schuldgefühle unterschiedlichster Art ausgerichtet sind. Die Religion will reale Schuld, die also im freiwilligen und bewussten Fehlverhalten wurzelt, korrigieren. Die Psychotherapie will dagegen neurotische Schuldgefühle korrigieren, also unrealistisch begründete Schuldgefühle, die im unfreien und unbewussten Verhalten sowie Realitätsverzerrungen wurzeln.

Religion und Psychotherapie unterscheiden sich auch durch eine unterschiedliche Reihenfolge der Schritte im Umgang mit Schuldgefühlen. Die Religion strebt als ersten Schritt die Versöhnung an. Gott liebt die Menschen, und er ist zur Versöhnung bereit. Nach der Versöhnung aber braucht der Gläubige sich nicht mehr schuldig zu fühlen. Die Schuldgefühle werden also erst in einem zweiten Schritt abgebaut.

Die Versöhnung findet auf diesem Weg übrigens primär mit Gott statt und erst dann mit dem bisherigen realen Gegner. Das bringt übrigens einen manchmal entscheidenden Vorteil mit sich. Denn so kann der Schuldige auch dann den Zustand der Versöhnung erreichen, wenn der andere unerbittlich im Hass verharrt. Die Wiederherstellung der Gemeinschaft mit Gott schützt den Schuldigen davor, dass ein sich unerbittlich verweigernder Gegner die Macht hat, ihn in der schlimmen psychischen Verfassung von Schuldgefühl und Bruch der Gemeinschaft zu belassen.

Die Psychotherapie geht dagegen in ersten therapeutischen Schritten mit den Schuldgefühlen um, um erst in einem zweiten Schritt zu einer Befreiung von Schuldgefühlen zu kommen. Das hängt mit dem gerade erwähnten Umstand zu sammen, dass die Psychotherapie auf neurotische und unrealistisch begründete Schuldgefühle abzielt. Die Psychotherapie will daher die neurotischen Schuldgefühle erst langsam eine bewusstere Form und Gestalt annehmen lassen. Gleichzeitig werden schrittweise Hemmungen, Verkrustungen, Realitätsverzerrungen abgebaut, und der Patient findet zu seinem eigentlichen Selbst. Dann erst ist der Patient überhaupt in der Lage, zu seinen Schuldgefühlen kritisch Stellung zu nehmen. Neurotisch bedingte Schuldgefühle werden schwinden. Real begründete Schuldgefühle werden bleiben. Der eine Patient mit real begründeten Schuldgefühlen wird in seiner Schuld verharren, während der andere Patient eventuell allein, vielleicht aber auch mit Hilfe seiner Religion zu einer Versöhnung kommen kann.

Psychotherapie kann also einen Abbau von pathologischen Schuldgefühlen bewirken. Psychotherapie kann diejenige Befreiung der Persönlichkeitsstruktur bewirken, durch die das Individuum überhaupt erst im religiösen Sinn des Wortes schuldfähig wird. Und Psychotherapie kann das Individuum mitunter auf die Versöhnung im Sinne der Wiederherstellung der Gemeinschaft vorbereiten.

Schwerer im Umgang mit Schuldgefühlen hat es derjenige, der nur auf sich allein gestellt ist.

Die einen empfinden, dass es eine Versöhnung überhaupt nicht geben kann. Eine Patientin z. B., die ganz ein Kind der säkularisierten Welt ist, sagt: „Versöhnung, davon halte ich nicht viel, das bringt nichts. Schuld ist Schuld und durch nichts aus der Welt zu schaffen. Schuld kann man nur ertragen und vielleicht bekennen."

Andere verleugnen ihre Schuldgefühle und nehmen zu der geschilderten Verdrängung und Projektion der Schuld auf die Umwelt Zuflucht. Wenn aber dadurch das bewusste Erleben persönlicher Schuld verringert ist und wenn statt dessen die Umwelt als mir gegenüber schuldig erlebt wird, dann resultiert daraus nicht selten ein veränderter Erlösungsglaube. Folgerichtigerweise ist es ja der andere, der sich ändern muss, die Umwelt, die Gesellschaft. An die Stelle von eigener Schuld und Versöhnung tritt die sozialkritische Tat, die eine bessere Gesellschaft schaffen wird, welche nicht mehr so verderblich und schuldhaft wirkt. Derjenige aber, der diese erneuernde Tat vollbringt, der Erlöser also, ist das sozialkritische Individuum selber.

Abschließend greife ich noch einmal das Thema des Beitrages auf: Schuld und Versöhnung in der säkularisierten Welt der Bundesrepublik. Die säkularisierte Welt konnte den Menschen nicht von Schuldgefühlen befreien, auch in der säkularisierten Welt ist der Mensch auf Vergebung und Versöhnung angewiesen. Glücklicherweise sind Vergebung und Versöhnung psychische Leistungen, die dem Menschen möglich sind. Aber sie fallen ihm oft schwer, manchmal sehr schwer.

GESELLSCHAFT FÜR PRAKTISCHE SEXUALMEDIZIN: ANSPRACHE

Vortrag von Herrn Prof. Dr. med. H. Molinski, dem ersten Präsidenten, anlässlich der Eröffnung der ersten wissenschaftlichen Sitzung der Gesellschaft am 13. Juni 1980 in Heidelberg.

Seit je spiegelt sich in Kunst, Literatur, Philosophie und Religion das geschlechtliche Wesen des Menschen wider. Wir sehen da die verschiedensten Versuche und Wege, die mit der Sexualität verbundenen Probleme einer Lösung zuzuführen. Denn Geschlechtlichkeit ist unausweichlich mit Konflikt verbunden. Neuerdings ist selbst die politische Diskussion mit dem Thema der Sexualität verbunden: bisweilen in der Absicht, die Sexualität und die mit ihr verbundenen menschlichen Schwierigkeiten in den Dienst politischer Zielsetzungen zu stellen.

Genau umgekehrt ist die traditionelle Schulmedizin vor dem sexuellen Aspekt des Menschen eher ausgewichen. Die ärztliche Tätigkeit sollte freigehalten werden von der Belastung durch eine Stellungnahme in emotionalen und weltanschaulichen Fragen.

Dieser Standpunkt war aber nicht durchzuhalten. Die konkrete Sprechstundensituation erlaubte es dem praktizierenden Arzt einfach nicht, sich der Aufgabe der Hilfeleistung in sexuellen Schwierigkeiten zu entziehen. Dabei hat der praktizierende Arzt oft die Rolle eines heimlichen Korrektivs zu übermäßig einschränkenden Kräften in der Kultur gespielt. Schließlich brachte es der naturwissenschaftlich-technische Fortschritt selber mit sich, dass auch die Schulmedizin in die Erörterung sexueller Probleme eintreten musste. Das galt zuerst für die Kontrazeption. Noch kurz nach dem 2. Weltkrieg war es ein kühner Schritt, wenn einige Universitäts-Frauenkliniken anfingen, kontrazeptive Methoden in das Vorlesungsprogramm aufzunehmen. Dann kamen die erweiterten diagnostischen und therapeutischen Möglichkeiten der Infertilitätssprechstunde, und wiederum konnte die Schulmedizin der Erörterung sexueller Fragen nicht länger ausweichen. Gynäkologen, Andrologen, Urologen, Hautärzte waren gefordert. Hinzu kamen die erweiterten Kenntnisse und therapeutischen Möglichkeiten in Psychiatrie, Neurosenlehre und Psychosomatik, Methoden zur Behandlung funktioneller Sexualstörungen sowie forensische Probleme und Gutachtertätigkeit. Viele unterschiedliche ärztliche Gruppen haben also angefangen, auf dem Gebiet der Sexualmedizin zu arbeiten; jede Fachrichtung für sich und mehr oder weniger isoliert von den Nachbardisziplinen. In jüngerer Zeit aber kam es zu verschiedenen nationalen und internationalen Zusammenschlüssen auf einer breiteren Basis.

So war es an der Zeit, dass am 17.12.1978 die *„Gesellschaft für praktische Sexualmedizin"* gegründet wurde. Impulse dazu gingen einerseits von den vielen Praktikern aus, welche die Heidelberger Fortbildungstage für praktische Sexualmedizin besucht haben; ebenso aber von einer Reihe von Wissenschaftlern und Hochschullehrern aus den oben aufgezeichneten Disziplinen. Es geht nicht um die so umfassenden Sexualwissenschaften im weitesten Sinn des Wortes, sondern um die ärztlich relevanten Aspekte der Sexualität. Die Gesellschaft will Forschung, Lehre und Weiterbildung auf dem gesamten Gebiet der Sexualmedizin fördern. Es geht ihr dabei sowohl um den wissenschaftlichen Fortschritt als auch um den Bezug zur ärztlichen Praxis. Die Gesellschaft hofft jedoch auch auf die Mitarbeit von nichtärztlichen Persönlichkeiten, welche besondere Verdienste um die Sexualmedizin haben. Die unterzeichneten Gründungsmitglieder fordern die an einer Mitgliedschaft interessierten Kollegen auf, sich an Herrn Dr. med. Ingolf Schmid-Tannwald zu wenden.

Vorstandswahl der GPS 1983

Der Vorstand der Gesellschaft besteht z. Z. (1983) aus folgenden Mitgliedern:

> Präsident: Prof. Wille, Kiel
> Vizepräsident: Prof. Eicher, München
> Schriftführer und Kassierer: Dr. Schmid-Tannwald, München
> Beisitzer: Prof. Molinski, Düsseldorf und Dr. Vogt, München
> Kassenprüfer: H. Schestak, Wiesbaden und Dr. Nocke, München

Begrüßungsworte des neuen Präsidenten,
   Prof. Dr. med. Dr. jur. R. Wille

Gutem demokratischen Brauch entspricht es, nach der Wahl in ein Amt den Wählern für das bekundete Vertrauen und dem Vorgänger für die bisher geleistete Arbeit zu danken. Wer die Ursprünge und Anfänge unserer Gesellschaft kennt, wird auch abschätzen können, wie wichtig Distanz und Gelassenheit waren, um bei den programmatischen Gründungsversammlungen Richtung und Namen sowie Stil und Inhalt unserer Gesellschaft festzulegen. Wir alle waren uns einig, daß wir keine geeignetere Integrationspersönlichkeit finden konnten als **Hans Molinski**, der für unser frisch vom Stapel gelassenes Boot namens „Praktische Sexualmedizin" Steuermann und Gallionsfigur zugleich wurde. In den Jahren seiner Präsidentschaft gelang der Gesellschaft für Praktische Sexualmedizin die reibungslose Amalgierung mit den Zielen der Heidelberger Fortbildungstage. Sein eigener wissenschaftlicher Werdegang prädestinierte ihn für die Integration der mehr biologischen und der mehr klinisch-psychologisch eingestellten Kollegen. Völlig unprätentiös, mit einer ganz spontan anmutenden Heiterkeit gelang ihm etwa bei den Vorbereitungstreffen für eine Tagung eine

Ausgewogenheit der Programmgestaltung und die Einbindung aller Interessen. Nicht nur die erfreulich angestiegene Zahl der Mitglieder zeugt für die Richtigkeit seines Konzeptes, wichtiger noch ist der von ihm geprägte interne Führungsstil ohne jegliche Ranküne oder Rivalität.

Den Dank, den wir ihm dafür schulden, können wir nicht besser abstatten, als wenn wir versuchen, in seinem Sinne weiterzuarbeiten. Damit ist schon der Rahmen meiner Vorstellungen für die Zukunft unserer Gesellschaft abgesteckt. Inhaltlich möchte ich weiterhin auf dem jetzigen biologisch-psychologischen Fundament der Sexualmedizin aufbauen und etwas stärker die soziale und arztethische Dimension inclusive forensischer Fragen wie Insemination, sexuelle Minderheiten, sexuelle Gewalt gegen Frauen und Kinder oder die Rollenbalance zwischen den Geschlechtern betonen. Einiges steht auf dem Programm der Heidelberger Tagung 1983.

Auch wenn die meisten Teilnehmer und Mitglieder aus der ärztlichen Praxis kommen und wir unsere Vorträge an konkreten Fragen zwischen dem sexualmedizinisch orientierten Arzt und seinen Patienten ausrichten, so müssen auch methodologische Probleme ernstgenommen werden. Der Reiz unseres Aufgabengebietes liegt nicht zuletzt in der Spannung zwischen anthropologischen Grundformen menschlichen Seins und Zusammenseins einerseits und den sich stets erneuernden aktuellen Ausgestaltungen menschlicher Sexualität andererseits. Prüfstein unserer – wenn auch stets subjektiver – Erkenntnisse ist die Empirie, die nicht nur falsche, sondern auch fehlende theoretische Ansätze aufdeckt und korrigieren hilft. Hier wünsche ich mir einen fruchtbaren Dialog zwischen den Kollegen der Praxis und denen an den Universitäten. Wir wollen eine Mitgliedergesellschaft sein und bleiben, in der alle zu Wort kommen, solange nicht die wissenschaftliche Effizienz und das Gesamtinteresse beeinträchtigt wird. Für dieses Ziel wollen wir alle – Vorstand und Mitglieder – uns nach Kräften einsetzen.

Eröffnungsansprache des scheidenden Präsidenten,
Prof. Dr. med. H. Molinski,
auf der 3. wissenschaftlichen Sitzung der Gesellschaft für praktische Sexualmedizin in Heidelberg 1983

Zur Eröffnung der 3. wissenschaftlichen Sitzung der Gesellschaft für praktische Sexualmedizin möchte ich einige Bemerkungen dazu machen, dass die Sexualmedizin in so vielen Spannungsfeldern steht. In so vieler Hinsicht gibt es immer zwei Seiten und jede dieser Seiten scheint ein berechtigtes Anliegen der Sexualmedizin zu sein.

Das zeigte sich ja schon bei den Verhandlungen zur Gründung unserer Gesellschaft. Viele und dazu ganz unterschiedliche wissenschaftliche Disziplinen tragen zu dem weiten Feld der Sexualwissenschaften bei. Wir aber wollten eine Gesellschaft gründen, welche sich speziell des ärztlichen Aspektes annimmt. Der Arzt aber bedarf des Rates von Seiten anderer Disziplinen. Es gab also Gründe, die Mitgliedschaft in einer Gesellschaft für praktische Sexualmedizin auf Ärzte zu beschränken. Und doch haben wir gleichzeitig auch das Anliegen, in bestimmten Fällen diese enge Grenze zu überschreiten.

Zur Eröffnung des vorigen Kongresses der Gesellschaft habe ich von einem weiteren Gegensatzpaar gesprochen. Eine sexualmedizinische Gesellschaft muss biologisch orientiert sein und sie muss gleichzeitig psychologisch orientiert sein. Weder ein einseitiger Biologismus noch ein einseitiger Psychologismus würden den Problemen der Ätiologie und den Problemen der Therapie gerecht werden können.

Heute möchte ich ein drittes Gegensatzpaar zur Sprache bringen. Einerseits wird die Praxis der Sexualmedizin als ein untrennbarer Affekt der Allgemeinmedizin und auch vieler medizinischer Spezialfächer wie etwa der Gynäkologie, der Dermatologie oder der Urologie aufgefasst. Andererseits wird Sexualmedizin aber auch als ein eigenständiges Fach der Medizin aufgefasst, bisweilen in der Form einer spezialisierten Unterform von Psychotherapie.

Beide Seiten dieses Gegensatzpaares spiegeln sich auch in dem heute vorliegenden Programm der anschließenden Fortbildungstage für praktische Sexualmedizin wider. Einerseits werden da die Punkte angegeben, die man mittels der betreffenden Lehrveranstaltung für den Zusatztitel Psychotherapie ansammeln kann und doch ist es deutlich erkennbar, wie die Absicht und der Geist des Programms auf die Integration in die allgemeine Medizin ausgerichtet sind.

Gibt es eine Spezialpsychotherapie für Sexualstörungen? In gewisser Weise muss diese Frage bejahend beantwortet werden. Es ist unumgänglich, dass sich in der Behandlung von Sexualstörungen spezialisierte Vorgehensweisen ausgebildet haben. Andererseits aber ist dieser Umstand durchaus problematisch. Denn sobald es um Therapie geht, kann es eine geradezu pathogene Wirkung haben, wenn man isolierend Worte gebraucht wie „Ihre Sexualität …, Ihre sexuellen Probleme …"; wenn man also die Sexualität schon durch die Wortwahl und durch die therapeutische Methodik als einen zumindest relativ isolierten Erlebensbereich erklärt, welcher losgelöst vom gesamten Erlebensbereich betrachten werden könnte. Die Versöhnung zwischen spezialisierter und integraler Vorgehensweise kann nicht einfach in einem sowohl als auch bestehen. In einer ärztlichen Haltung, welche das gleichzeitig bio-psycho-sozial orientierte Gespräch betont, gibt es keine strenge Methodengläubigkeit. Vielmehr gibt es da bei Sexualstörungen so viele unterschiedliche Therapieformen, wie es Patienten gibt. Die Vorgehensweise wird von Fall zu Fall neu entwickelt. Es würde ein gesondertes Referat verlangen diese Aussage anschaulich auszuführen. Lediglich eine kleine konkrete Angabe sei angefügt: Statt nach der Sexualität zu fragen, fragen wir den Patienten wie es mit der Lust und mit der Liebe sei.

Ein weiteres Gegensatzpaar betrifft die Lebensregeln, die zur Vermeidung von sexuellen Schwierigkeiten und zur Förderung eines glücklichen Verlaufs des Lebens angepriesen werden. Die einen setzen auf eine sexuelle Zwangsmoral vom Prototyp der viktorianischen Zeit, die anderen setzen auf einen reflektionsarmen Hedonismus. In einer Falldiskussion meinten z. B. neulich einige psychoanalytische Ausbildungskandidaten, es müsse das Ziel der Therapie sein, dass die Patientin es lernt, mit „den Männern" (also ganz losgelöst von der personalen Beziehung!) sexuell besser „umgehen" (!) zu können, Die eben diskutierte Frage der therapeutischen Technik taucht hier noch einmal auf. Audiovisuelle Hilfsmittel, Massagen, rhythmische Körperbewegungen und andere therapeutische Hilfsmittel können u. U. zwar die Sinnen-**lust** fördern; aber sie sind sinn-**blind**. Meiner Ansicht nach führen beide Wege zur Entfremdung, sowohl der reflektionsarme Hedonismus als auch die sexuelle Zwangsmoral. Hinsichtlich der sexuellen Zwangsmoral ist dies durch die geschichtliche Entwicklung so deutlich geworden, dass keine weiteren Hinweise notwendig sind. Hinsichtlich eines reflektionsarmen Hedonismus aber ist zu sagen, dass es sich um eine Verarmung handeln würde, wenn die Sinnenlust eine beschränkte seelenlose Körperfunktion bliebe; wenn es sich also um eine regressive Entsublimierung handeln würde. Die Versöhnung der Widersprüche zwischen sexueller Zwangsmoral und reflektionsarmen Hedonismus findet sich am ehesten bei Verfassern wie *H.S. Sullivan, Balint, E. Fromm.*

Zusammenfassend möchte ich sagen, daß sich in der Sexualmedizin viele Gegensatzpaare und damit viele Spannungsfelder auftun. Damit hängt es zusammen, dass der Weg der Sexualmedizin durch viele Missverständnisse hindurch führt.

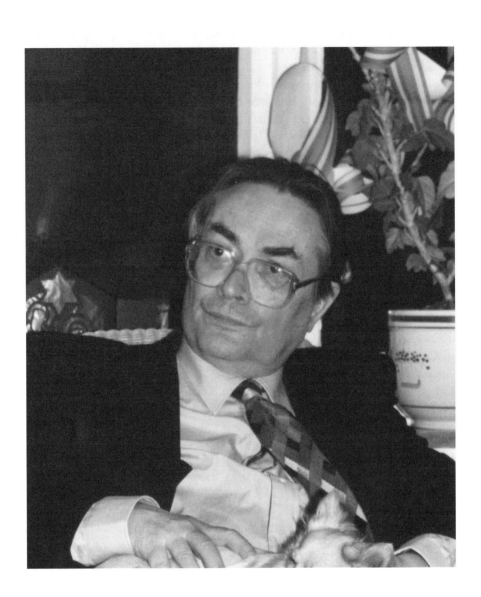

LEBENSLAUF
PROF. DR. MED. HANS MOLINSKI

Prof. Dr. med. Hans Molinski
geb. am 11.08.1923 in Berlin,
gest. am 20.04.1994 in Witlich

Studium: 1946-1951, Biologie und Medizin an der Universität Münster
Staatsexamen: 11.08.1951
Promotion: 11.01.1954 an der Medizinischen Fakultät der Universität Münster.

Ärztlicher Werdegang
– 2 ½ Jahre med. Hilfskraft am Physiologisch-Chemischen Institut d. Universität Münster;
– 1 ½ Jahre Pflichtassistent in der Inneren Medizin, Essen und Pädiatrie, Münster.

Psychiatrische Facharztausbildung
– Landesheilanstalt Münster (1957) ½ Jahr;
– Mental Health Institute Cherokee, Iowa, USA, (1957-58) 1 Jahr;
– Mental Health Institute, Poukeepsy, New York, USA (1958) ½ Jahr;
– High Point Hospital, Port Chester, New York, USA (1959-61) 2 ½ Jahre;
– Landeskrankenhaus Düsseldorf (1961) ½ Jahr;
– Nervenärztlichen Abteilung am St. Josef-Hospital, Oberhausen (1962-64) 2 Jahre
– **Januar 1965: Facharzt für Psychiatrie und Neurologie**

Psychoanalytische Ausbildung an folgenden Instituten in New York: (1958-61) u. Köln
  I) Columbia University, The Psychoanalytic Clinic for Training and Research,
 II) American institute for Psychoanalysis,
III) The William Atanson White institute of Psychiatry, Psychoanalysis + Psychology,
 IV) The New York Psychoanalytic Institute
  V) Flower and Fifth Avenue
 VI) The American Academy of Psychoanalysis
VII) ‚Institut für Analytische Psychotherapie im Rheinland e.V.', Köln
Abschlußexamen als Psychoanalytiker in Köln – Mai 1971 Lehranalytiker

Akademische Laufbahn
- Wissenschaftlicher Assistent an der Universitäts-Frauenklinik Düsseldorf (14.9.1964)
Der Direktor der Universitäts-Frauenklinik, Prof. Elert, eröffnete ihm 1964 in Theorie und Praxis ein neues Arbeitsfeld. „Sehen Sie sich die Frauenheilkunde mit den Augen ihrer Fachrichtung an!" Diese Aufgabe wurde sein Lebenswerk.
- Habilitation und Venia legendi für das Fach Psychosomatische Medizin (Dez. 1970) „Archaische Mütterlichkeit als Ursache gestörter Schwangerschaft und Geburt"-Ernennung zum Akademischen Oberrat (Dez. 1971)
- Ernennung zum Wissenschaftlichen Rat und Professor (Dez. 1973)
- Ernennung zum Wissenschaftlichen Rat und Professor für das Fachgebiet „Psychosomatik, insbesondere in Geburtshilfe und Frauenheilkunde" (17.12.79)

Mitgliedschaften
- Ehrenpräsident Deutsche Gesellschaft für Psychosomatische Geburtshilfe und Gynäkologie
- Gründungspräsident und später Ehrenpräsident der Gesellschaft für praktische Sexualmedizin
- Korrespondierendes Mitglied der Deutschen Gesellschaft für Gynäkologie und Geburtshilfe
- Fellow: The American Academy of Psychoanalysis
- Founding Fellow: The International College of Psychosomatic Medicine
- Gründungsmitglied: Deutsches Kollegium für Psychosomatische Medizin

Herausgabe bzw. Mitherausgabe von Zeitschriften und Büchern
- Journal of Psychosomatic Obstetrics and Gynecology (von Mai 1984 - Dezember 1986).

Wissenschaftliche Veröffentlichungen

I) Monographien
Molinski, H. (1972). Die unbewußte Angst vor dem Kind. Kindler Verlag, München.
  1a) Molinski, H. (1977). In blijde verwachting niet zonder last. De nederlandsche Boekhandel, Kapellen.
  1b) Molinski, H. (1981). Die unbewußte Angst vor dem Kind. Taschenbuch, in der Reihe ‚Geist und Psyche', Kindler Verlag, München.
Hertz D.G., Molinski, H. (1980). Psychosomatik der Frau – Entwicklungsstufen der weiblichen Identität in Gesundheit und Krankheit, Springer Verl., Berlin, Heidelb. N.Y.
  2a) Hertz, D.G., Molinski, H., 3. Auflage, Psychosomatik der Frau (1986).

2b) Hertz, D.G., Molinski, H., Psychosomatik der Frau – Japanische Ausgabe, Springer Verlag Berlin, Heidelberg, N.Y.

II) 148 Veröffentlichungen in Fachzeitschriften und Sammelbänden

Hier sollen nur einige aufgeführt werden:

97) Molinski, H. (1982): Unterleibsschmerzen ohne Organbefund und eine Bemerkung zum pseudoinfektiösen Syndrom der Scheide, Der Gynäkologe 15, Springer Verlag Berlin, Heidelberg, New York, S. 207-215.

112) Molinski, H. (1985): Stages in the Development of the Female Sexual Identity. In: Seksuologisch Perspektief; Liber amicorum bij het afscheid van Prof. Herman Musaph, S. 50-57.

133) Molinski, H. (1990): Psychosomatische Aspekte der gynäkologischen Urologie. In: Gutartige gynäkologische Erkrankungen II, Hrsg.: Wulf, K., Schmidt-Matthiessen, Urban & Schwarzenberg, München, S. 99-103.

137) Molinski, H. (1990): Bilder der Weiblichkeit und Symptombildung. In: Psychosom. Gynäkologie und Geburtshilfe, Hrsg.: Dmoch, W., M. Stauber, L. Beck, Springer Verlag Berlin, Heidelberg, New York, S. 56-62.

141) Molinski, H. (1991): Der psychosomatische Aspekt in der Gynäkologie, In: Praktische Gynäkologie für Studium, Klinik u. Praxis; Hrsg.: Pschyrembel, W., G. Strauß, E. Petri, de Gruyter Verlag, Berlin, New York; S. 757-763.

Wissenschaftliche Schwerpunkte

- Psychosomatische Erkrankungen während Schwangerschaft und Geburt
- Psychosomatische Erkrankungen infolge Hemmung der Lustphysiologie
- Unterleibsschmerzen ohne Organbefund
- Psychosomatische Störungen im Bereich der gynäkologischen Urologie
- Entwicklungsstufen der weiblichen Geschlechtsidentität, sowie Bilder der Weiblichkeit
- Die gleichzeitig bio-psycho-sozial-orientierte Sprechstunde des niedergelassenen Arztes, sowie Konzepte für die psychosomatische Weiterbildung des niedergelassenen Arztes
  Die Beschreibung und Lehre der gleichzeitig bio-psycho-sozial-orientierten Sprechstunde des Frauenarztes war sein besonderes Anliegen. Diese Art der Sprechstunden-Gestaltung hat er im sechswöchentlichen Turnus mit einigen Fachkollegen in den Düsseldorfer Kursen, von 1979-90 jeweils sonnabends an der Frauenklinik gelehrt.
  Er schrieb 1980 einmal an eine Kollegin: „Das Fortbildungsziel ist die gleichzeitig bio-psycho-sozial orientierte Sprechstunde des Gynäkologen und Allgemeinarztes, nicht aber die sexualmedizinische Praxis im engeren Sinne des Wortes."
- Kontaktaufnahme zu russischen Kollegen.

Nachdem er mit 58 Jahren begonnen hatte die russische Sprache zu lernen, mehrere Studienaufenthalte in Rostow am Don, Simferopol, Minsk und Moskau. Er hielt Vorlesungen über die Entwicklung der psychosomatischen Medizin in Deutschtand an den Universitäten Moskau, Rostov und Simferopol.

Auf seinen letzten Reisen beschäftigte er sich mit dem 'Frauenbild im Leninismus / Stalinismus'. Darüber hat er mit zwei älteren pensionierten Dozentinnen der Moskauer Universität während seines letzten Aufenthaltes in Moskau konferiert.

Drei Tage nach seiner Rückkehr aus Russland verstarb er.

LISTE DER AUSGEWÄHLTEN BEITRÄGE

Teil 1

1. Molinski, H. (1977), *Geburtshilflich-gynäkologische Psychosomatik*. In: Klinik der Gegenwart-Handbuch der prakt. Medizin. Urban & Schwarzenb., München, S. 700-720.
2. Molinski, H. (1974), *Psychosomatische Orientierung in Geburtshilfe und Gynäkologie*. In: Med. Monatsschrift, Wissenschaftl. Verlagsgesellschaft mbH, S. 47-48.
3. Molinski, H. (1971), *Psychosomatische Krankheiten in der Gynäkologie*. In: Schriftenreihe zur Theorie und Praxis der Med. Psychologie 17, Hippokrates-Verlag, Stuttgart, S. 124-130.
4. Molinski, H. (1971), *Psychosomatische Symptome in der Gynäkologie und deren Pathogenese*. In: Geburtshilfe und Frauenheilkunde, 31, 9, Georg-Thieme-Verl., Stuttgart, S. 859-864.
5. Molinski, H. (1978), *Das psychosomatisch orientierte Sprechstundengespräch in der Gynäkologie und Geburtshilfe*. In: Therapiewoche 28. Verl. G. Braun, Karlsruhe, S. 9486-9492.
6. Molinski, H. (1974), *Psychotherapeutisch-gynäkologische Poliklinik und das Problem der Selbstverwirklichung der Frau*. In: Erfahrungsheilkunde, Haug-Verl., S. 97-100.
7. Molinski, H., I. Rechenberger, D. Richter (1979), *Psychosomatik in der Sprechstunde des niedergelassenen Arztes – eine Utopie?* In: Deutsches Ärzteblatt 76, 50, MC Wolf GmbH, Herten, S. 3307-3309.
8. Molinski, H. (1988), *Psychologische Aspekte*. In: Praxis der gynäkologischen Balneo- und Physiotherapie, Hrsg. Schneider, J., C. Goecke, E.A. Zysno, Hippokrates-Verlag, S. 173-183.
9. Molinski, H. (1991), *Therapieformen in der Sprechstunde*. In: Praktische Sexualmedizin, Hrsg. Eicher W., H.-J. Vogt, V. Herms, Medical Tribune, Wiesbaden, S. 125-135.

Teil 2

10. Molinski, H. (1972), *Biologische Grundlage der weiblichen Psychologie*. In: Med. Monatsschrift, Wissenschaftl. Verlagsgesellsch. mbH, Stuttgart, S. 50-54.

11. Molinski, H. (1990), *Bilder der Weiblichkeit und Symptombildung*. In: Psychosomatische Gynäkologie und Geburtshilfe, Hrsg. Dmoch W., M. Stauber, L. Beck, Springer-Verlag, Berlin, Heidelberg, New York, S. 56-62.

12. Molinski, H. (1980), *Sexualität in der Adoleszenz*. In: Praktische Sexualmedizin, Medical Tribune, Wiesbaden, S. 70-77.

13. Rechenberger I., H. Molinski (1977), *Psychosomatik der Akne*. In: Fortschritt der Medizin, S. 2149-2153.

14. Molinski, H. (1971), *Zur Akzeptabilität kontrazeptiver Methoden*. In: Allgemeinmedizin, Hippokrates-Verlag, Stuttgart, S. 799-806.

15. Molinski, H. (1967), *Ovulationshemmer und das Erleben von Macht und Ohnmacht*. In: Zeitschrift für Psychosomatische Medizin und Psychoanalyse 13, 3, Vandenhoeck & Ruprecht, Göttingen, S. 212-215.

16. Molinski, H., M. Seift (1967), *Einige psychische Reaktionen bei der Einnahme von Ovulationshemmern*. In: Zeitschrift für Psychotherapie und Medizinische Psychologie, Georg–Thieme-Verlag, Stuttgart, S. 203-215.

17. Molinski, H. (1978), *Schwangerschaft als Konflikt*. In: Schwangerschaftskonfliktberatung. Ein Handbuch, Vandenhoeck & Ruprecht, Göttingen, S. 98-104.

18. Molinski, H. (1981), *Psychische Spätkomplikationen nach Schwangerschaftsabbruch*. In: Bamberger Symposium, Krone, S. 279-286.

19. Molinski, H. (1980), *Psychosoziale Hintergründe des Schwangerschaftsabbruchs heute*. In: Ärztin 27, 5, Deutscher Ärzteverl., GmbH, Köln, S. 3-10.

20. Molinski, H. (1974), *Zur Multikausalität der Hyperemesis gravidarum und verwandter Symptome*. In: Med. Monatsschrift, Wissenschaftl. Verlagsgesellsch. mbH, Stuttgart, S. 480-483.

21. Molinski, H. (1989), *Emotionale und interpersonale Aspekte der Geburt*. In: Der Gynäkologe 22; 2, Springer-Verlag, Berlin, Heidelberg, New York, S. 96-99.

22. Molinski, H. (1979), *Die Bedeutung der natürlichen Geburt*. In: Anfang gut – alles gut?, Hrsg. Schlemmer, J., Quelle & Meyer, Heidelberg, S. 39-47.

23. Molinski, H. (1968), *Bilder der eigenen Weiblichkeit, Ärger während der Geburt und Rigidität des Muttermundes*. In: Zeitschr. für Psychosomatische Medizin und Psychoanalyse 14, 2, Vandenhoeck & Ruprecht, Göttingen, S. 90-101.

24. Molinski, H. (1978), *Larvierte Depression in Geburtshilfe und Gynäkologie*. In: Geburtshilfe und Frauenheilkunde 38, 3, S. 199-202.

25. Molinski, H. (1981), *Psychologische Aspekte der Sterilität*. In: Menschliche Fortpflanzung, Hrsg. Kaiser, R., G. Schumacher, Georg-Thieme-Verl., Stuttgart, S. 279-286.

26. Molinski, H. (1985), *Psychosomatische Aspekte der Sterilitätsberatung*. In: Fertilitätsstörungen, Georg-Thieme-Verlag, Stuttgart, S. 115-122.

27. Molinski, H. (1986), *Elektive Eingriffe in der Gynäkologie – die Rolle der Patientin*. In: Operative Gynäkologie, Hrsg. Bender, H.G., L. Beck, Springer-Verlag, Berlin, Heidelberg, New York, S. 221-226.

28. Molinski, H. (1976), *Die psychische und familiäre Situation der alternden Frau unter Berücksichtigung psycho-pathologischer Verhaltensmuster.* In: Der Frauenarzt, 4, Verl. MC Wolf GmbH, Herne, S. 258-266.

29. Molinski, H. (1984), *Helfende Begleitung bei ungünstiger Prognose: die Zeit zwischen Heilbehandlung und Sterbehilfe.* In: Der Krebspatient, XVI GBK-Symposium; Juli 84, Düsseldorf, S. 65-71.

30. Molinski, H. (1992), *Pelvipathie – Die Krankheit mit den tausend Namen.* In: Sexualmedizin, Hrsg. Herms V., H.-J. Vogt, H. Poettgen, Medical Tribune, Wiesbaden, S. 9-25.

31. Molinski, H. (1982), *Unterleibsschmerzen ohne Organbefund und eine Bemerkung zum pseudoinfektiösen Syndrom der Scheide.* In: Der Gynäkologe 15, Springer-Verlag Berlin, Heidelberg, New York, S. 207-215.

32. Molinski, H. (1990), *Psychosomatische Konstellationen bei Schmerzen im kleinen Becken ohne Organbefund.* In: Gutartige gynäkolog. Erkrankungen II, Urban & Schwarzenberg, München, S. 281-286.

33. Molinski, H. (1966), Psychogener Schmerz durch Aufmerksamkeitsverschiebung. In: Zeitschrift für Psychosomatische Medizin 12, Vandenhoeck & Ruprecht, Göttingen, S. 275-282.

34. Molinski, H. (1992), *Psychosomatische Aspekte des Beckenbodens.* In: Der Beckenboden der Frau, Hrsg. Bender HG, Distler W., Springer-Verlag, Berlin, Heidelberg, New York, S. 126-137.

35. Molinski, H. (1990), *Psychosomatische Aspekte der gynäkologischen Urologie.* In: Gutartige gynäkologische Erkrankungen II, Hrsg. Wulf K, H. Schmidt-Matthiessen, Urban & Schwarzenberg, München, S. 99-103.

36. Molinski, H. (1985), Zur Psychosomatik von Inkontinenz und Blasenentleerungsstörungen. In: Gynäkologie und Geburtshilfe, Georg-Thieme-Verlag, Stuttgart, S. 724-726.

37. Molinski, H. (1985), *Das urethral-erotische Syndrom.* In: Psychosomatische Probleme in der Gynäkologie u. Geburtshilfe, Hrsg. Jürgensen, O., D. Richter, Springer-Verlag, Berlin, Heidelberg, New York, S. 84-93.

38. Molinski, H. (1993/94), *Das urethral-erotische Syndrom: eine Auswertung von 135 Krankenblättern mit unklaren Beschwerden im Bereich der gynäkologischen Urologie.* In: Psychosomatische Gynäkologie und Geburtshilfe. Hrsg. Kentenich H., M. Rauchfuß, P. Diederichs, Springer-Verl., Berlin, Heidelberg, N. Y., S. 236-245.

Teil 3

39. Molinski, H. (1986), *Die Behandlung von weiblichen Sexualstörungen in der Sprechstunde des praktischen Arztes.* In: Der Praktische Arzt, Verlag Stollfuß GmbH, Bonn, 23. Jahrg., Heft 5/86, S. 52-56; Heft 6/86, S. 35-36; Heft 7/86, S. 39-45.

40. Molinski, H. (1976), *Die fokussierende Deskription.* In: Sexualmedizin 5, Medical Tribune, Wiesbaden, S. 712-718.

41. Höffken, K.-D., L. Beusen, W. Dmoch, H. Molinski (1982), *Modifizierte Paartherapie.* In: Sexualmedizin 11, Medical Tribune, Wiesbaden, S. 501-504.

42. Molinski, H. (1996), *Zur Ätiologie funktioneller Sexualstörungen.* In: Der Gynäkologe 29, Springer-Verlag, Berlin, Heidelberg, New York, S. 391-394.

43. Molinski, H. (1983), *Psychosomatische Symptome, welche in Wirklichkeit funktionelle Sexualstörungen sind.* In: Mitteilungen der Gesellschaft für prakt. Sexualmedizin 3, MC Wolf GmbH, Herne, S. 5-6.

44. Molinski, H. (1979), *Sexualität und Depression – Entscheidungshilfen für die Medikation von Antidepressiva.* In: Sexualmedizin 8, Medical Tribune, Wiesbaden, S. 404-405.

45. Molinski, H. (1979), *Nymphomanie und Don-Juanismus.* In: Praktische Sexualmedizin.78/79, Verl. Medical Tribune, Hrsg. Herms, V., F. Conrad, Heidelberg 78.

46. Molinski, H. (1990), *Kann Balint-Arbeit bei der Therapie von Sexualstörungen helfen?* In: Prakt. Sexualmedizin, Medical Tribune, Wiesbaden, S. 64-71.

Worte der Weisheit

47. Molinski, H., Selhorst S, Molinski A (1995), *Ärztliche Aufklärung – Last oder Chance?* In: Der Gynäkologe 28; 2 Springer-Verlag, Berlin, Heidelberg, N. Y., S. 63-69.

48. Molinski, H. (1986), *Schuld und Versöhnung in der säkularisierten Gesellschaft der Bundesrepublik.* In: Schuld und Versöhnung in verschiedenen Religionen, Steyler-Verlag, Nettetal, S. 71-89.

49. Molinski, H. (1980), *Gesellschaft für praktische Sexualmedizin.* In. Mitteilungen der Gesellschaft für prakt. Sexualmedizin 3 (1983), MC Wolf GmbH, Herne, S. 3.

50. Wille, R. (1983), *Begrüßungsworte des neuen Präsidenten.* In: Mitteilungen der Gesellschaft für prakt. Sexualmedizin 3, (1983) MC Wolf GmbH, Herne, S. 3.

51. Molinski, H. (1983), *Eröffnungsansprache des scheidenden Präsidenten.* In: Mitteilungen der Gesellschaft für prakt. Sexualmedizin 3, (1983) MC Wolf GmbH, Herne, S. 4.

Nachruf

52. Wille. R., W. Dmoch (1994), *Professor Dr. med. Hans Molinski (1923-1994).* In: Sexuologie 1 (1), Gustav Fischer Verlag. Jena, S. 172-174.

NACHRUF

IN DANKBARER ERINNERUNG
AN PROF. DR. MED. HANS MOLINSKI (1923-1994)

R. Wille, Kiel; W. Dmoch, Düsseldorf

Ganz unerwartet, mitten aus einem arbeitsreichen und erfüllten Leben verstarb am 20.4.1994 Hans Molinski. Kurz zuvor war er von einem Vortrag- und Studienaufenthalt aus Rußland zurückgekehrt, zu dem ihn die Philosophische Fakultät der Universität Moskau eingeladen hatte. Seine letzten Gedanken beschäftigten sich mit dem „Frauenbild im Leninismus/Stalinismus".

Wesentliche Impulse seiner Ausbildung als Psychotherapeut und Psychiater erhielt er während eines vierjährigen Aufenthaltes in den USA. Enge und freundschaftliche Kontakte verbanden ihn mit Fachkollegen aus Holland, Belgien und Israel.

Den fest verankerten Mittelpunkt seines privaten Lebens und beruflichen Schaffens hatte der geborene Berliner in Nordrhein-Westfalen gefunden.

Unschwer nahm man seiner lebhaften Physiognomie und seinem zurückhaltenden Auftreten den „deutschen Professor" ab; wer aber bei dem vielgefragten und vielgereisten Botschafter der deutschen Psychosomatik weltmännische Attitüden erwartete, sah sich getäuscht.

Hans Molinski verkörperte etwas ganz Unverwechselbares, etwas Suggestives, dem man sich kaum entziehen konnte. Stets hatte er ein volles und interessiertes Auditorium; wenn er in der Heidelberger Stadthalle an das Mikrophon trat, hörte jeder aufmerksam seinen Beiträgen zu. Sein rhetorischer Stil und seine mimische Zuwendung zum Gegenüber hatten etwas Verblüffendes an sich, etwas zugleich Provozierendes und Entwaffnendes: Scheinbar mühelos mit intuitiver Sicherheit fand er die Klammer, die auch unterschiedliche Positionen verbindet. Schmunzelnd bewunderten wir Hans Molinski, wie er auch bei heftigsten Diskussionen die Meinungsantipoden mit konzilianter Eigenständigkeit wieder zusammen brachte, wie er sich ein Detail herausgriff, eine überraschende Frage stellte, scheinbar naiv und doch zugleich tiefsinnig verschmitzt.

Diesen Wesenszug hat Wittkower im Vorwort zu Molinskis Buch über die Psychosomatik der Frau mit „full of wisdom and common sense" charakterisiert. Das Bild eines so zutiefst undogmatischen und doch fest umrissenen Charakters, eines Mann mit so einprägsamen Eigenschaften wird in uns lebendig bleiben.

Hans Molinski war Gründungspräsident der Gesellschaft für praktische Sexualmedizin, auf den Heidelberger Tagungen für Sexualmedizin und Psychosomatik immer präsent, Promotor der Akademie für Sexualmedizin und Beiratsmitglied für die Zeitschrift Sexuologie. Wir werden ihn schmerzlich vermissen.

Hans Molinski wurde mit 17 Jahren zum Kriegsdienst in der Wehrmacht eingezogen und war an der Ostfront u.a. in Stalingrad, in Nordafrika und in Italien eingesetzt, wo er das Kriegsende erlebte. Von Italien schlug er sich allein über die Alpen nach Deutschland durch, bestand in Kiel eine Nachprüfung zum Hochschulzugang und begann das Studium der Biologie in Münster. Von dort erhielt er ein Stipendium für ein Auslandssemester in Schweden; hierbei zeigte sich das vielseitige und rege Interesse Molinskis am Menschen: Während er zusammen mit einem Hindi sprechenden Kommilitonen untergebracht war, befragte er diesen nach seinem Sprachgebrauch und schrieb eine Grammatik des Hindi. Während des weiteren Studiums in Münster schloss er das Studium der Botanik völlig, das Studium der Zoologie weitgehend ab. Gerne bezeichnete er sich als Schüler des großen Münsteraner Zoologen Rensch, der für ihn eine wissenschaftliche Assistenz-Stelle vorgesehen hatte und dem er seinen subtil beobachtenden Forschungsansatz verdankte. Aber wissenschaftliches Interesse am Lebendigen zog ihn aus dem Labor mehr zu den Menschen hin, so dass die Aufnahme des Medizinstudiums völlig folgerichtig war, das er 1951 just an seinem 29. Geburtstag mit dem Staatsexamen abschloss. Es folgten zweieinhalb Jahre Tätigkeit am Physiologisch-Chemischen Institut als Wissenschaftliche Hilfskraft und Stationen in der Inneren Medizin und der Pädiatrie. Sein erstes klinisches Interesse richtete sich auf die Pädiatrie; seine Ausbildung zum Psychiater und Psychotherapeuten begann er 1957, davon vier Jahre Ausbildung zum Psychiater und Psychoanalytiker an verschiedenen renommierten psychoanalytischen Instituten unterschiedlicher Schulen in New York.

1964 eröffnete ihm der Düsseldorfer Ordinarius Elert an der Universitäts-Frauenklinik ein neues Arbeitsfeld in Theorie und Praxis der Psychosomatik. Die Anregung hierzu war von Frau Melitta Mitscherlich gekommen, die sich konsequent gegen die Einrichtung zentraler Lehrstühle für Psychosomatik und für die Einrichtung dezentraler Abteilungen an den Lehrstühlen der verschiedenen medizinischen Fächer eingesetzt hatte.

Aus seinen unmittelbaren Studien an 1000 Gebärenden im Kreißsaal gewann er die Erkenntnisse, mit denen er noch 1970 unter Professor Beck mit dem Thema: „Archaische Mütterlichkeit als Ursache gestörter Schwangerschaft und Geburt" habilitierte. In dankenswerter akademischer Forschungsfreiheit – von ihm selbst mitunter ironisch als Narrenfreiheit bezeichnet – aber stets an die Empirie gebunden, konnte er sich seinen wissenschaftlichen Schwerpunkten widmen:

- Psychosomatische Erkrankungen infolge von Hemmungen der Lustphysiologie;
- Psychosomatische Erkrankungen während der Schwangerschaft und Geburt;
- Psychosomatische Störungen im Bereich der gynäkologischen Urologie;

- Psychosomatisch bedingte Störungen der Scheidenphysiologie;
- Pathogenetische Wege beim Zustandekommen verschiedener Formen von funktionellen Unterleibsschmerzen;
- Entwicklungsstufen der weiblichen Geschlechtsidentität sowie Bilder der Weiblichkeit;

Die Beschreibung der Lehre einer gleichzeitig biologisch, psychologisch und sozial orientierten Sprechstunde des Frauenarztes war ihm ein besonderes Anliegen, da es hier um den Import psychosomatischen Denkens in den Praxisalltag des Frauenarztes geht. Diese Art der Gestaltung der ärztlichen Tätigkeit hat er zusammen mit einigen Mitarbeitern in Kursen zwischen 1978 und 1993 mit großer Breitenwirkung gelehrt.

Von seinem unermüdlichen Engagement zeugen neben 136 wissenschaftlichen Publikationen insbesondere seine international bekannten Monographien:

„Die unbewußte Angst vor dem Kind (1972);
„Die Psychosomatik der Frau – Entwicklungsstufen der weiblichen Geschlechts-
  identität in Gesundheit und Krankheit" (1986) zusammen mit Dan Hertz;
„Bilder der Weiblichkeit und Symptombildung" (1990);
„Der psychosomatische Aspekt in der Gynäkologie" (1991).

Dabei war er getreu seinem Stil des Mit-Mensch-Seins stets bereit, auch neues Denken in seine Anschauungsweisen zu integrieren; derart ist er am psychoanalytischen Institut in Köln in seiner dialektischen Art des Denkens und Lehrens zum Praktiker der interpersonalen Psychiatrie, der sogenannten kulturellen Schule geworden; er hat stets auch fruchtbare Gedanken anderer als die der Freud'schen Schule vermittelt und erwies sich im Denken der Analytischen Psychologie von C.G. Jung ebenso zu Hause, wie etwa in der Kommunikationstheorie oder im systemischen Denken. Gerade diese beiden zuletzt genannten Ansätze ermöglichten es ihm, der Sexualtherapie neue Impulse zu geben. Von seiner geistigen Flexibilität zeugt auch, dass er sich mit 54 Jahren entschloss, die russische Sprache zu erlernen, was ihn 10 Jahre später zu einer ersten Vortragsreise befähigte, auf der er sein Fach in Rußland vertrat, wie er es seither auf vielen weiteren Reisen auf Einladung korrespondierender Kliniken und Institutionen in Rußland getan hat. Hans Molinski hinterlässt ein gewichtiges wissenschaftliches Erbe. Wegen seiner Unnachahmlichkeit als Wissenschaftler und Arzt, als Mensch und väterlicher Freund können alle, die sich seinem Lebenswerk verpflichtet fühlen, in seinem Geiste fortfahren, um mit seinen Worten zu sprechen: mit „Lust und Liebe" für die „Lust und Liebe".

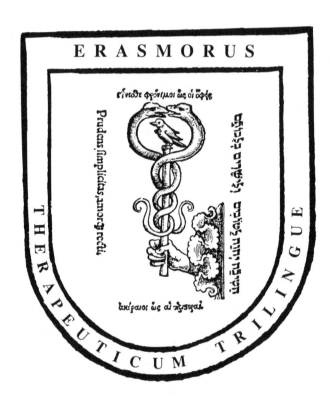

ERASMORUS

Prudens simplicitas, amor q recti.

γίνεσθε φρόνιμοι ὡς οἱ ὄφεις

ἀκέραιοι ὡς αἱ περιστεραί.

THERAPEUTICUM TRILINGUE

DIE STIFTUNG ERASMORUS

Die Stiftung: *Erasmorus* will einen Beitrag leisten zur Rehumanisierung von Mensch und Gesellschaft im Europa von morgen.

Dies geschieht auf drei Weisen: durch Information (Vorträge, Publikationen, Dokumentationszentrum), durch Weiterbildung (Seminare, Arbeitsgruppen) und durch Therapie.

Der Name Erasmorus zeigt, dass die Arbeit von zwei grossen Humanisten inspiriert ist: Desiderius Erasmus und Thomas Morus. Beide haben sich mit unermüdlicher Begeisterung eingesetzt für die Befreiung von Mensch und Gesellschaft: die Befreiung von (religiös) politischen und wissenschaftlichen Ideologien, die die wirkliche Botschaft des Evangeliums über dieses Leben missbrauchten, bis hin zu den Kriegen der Intoleranz.

Das „Collegium trilingue" (1517 in Leuven von van Busleyden gegründet) bot Erasmus die Möglichkeit, Kollegen und Studenten zu den reinen Sprachen („Dry Tonghe" = drei „Zungen"), der einzige Weg, um die Evangeliumsbotschaft über das Leben rein klingen zu lassen.*

Erasmorus: Therapeuticum trilingue hat seinen Sitz in der Altstadt von Leuven, kaum 50 meter entfernt vom damaligen Collegium trilingue. Erasmorus will entschieden und bescheiden, 500 Jahre später, beim Beginn eines neuen Jahrtausends, dieser Botschaft für Kultur, Menschenliebe und Frieden in Toleranz eine neue, moderne Gestalt geben in einer Welt von Wissenschaft und Technik, mit einem zerstückelten ethischen Bewusstsein.

Erasmorus will Wissenschaft und Kultur fördern. Erasmorus will einen Beitrag leisten zur Wiedergeburt des „Homo universalis". Die modernen Wissenschaften führen zu immer mehr Wissen, immer spezialisierter und immer schneller angetrieben durch die Fortschrittsideologie. Nur die Kultur in ihrer Vielseitigkeit führt zu mehr Weisheit, auch für den modernen Menschen, der seinen Weg in der Spannung zwischen Wissenschaft und Weisheit finden muss. Nur Weisheit ist ein sicherer Führer auf diesem Lebensweg. Diese Weisheit schmückt den Homo universalis in Bescheidenheit.

„Kulturschöpfungen vollziehen sich im verborgenen" (Max Wildiers).

Solche Weisheit entwickelt sich durch einen ehrfürchtigen Umgang mit Menschen und Welt in Toleranz.

Das Siegel von Erasmorus ist Ausdruck dieser Botschaft. Es umfasst das Endbild des Verlegers Froben von Erasmus' Buch „Das Lob der Torheit" (1515 in Basel auf Latein erschienen und illustriert van Hans Holbein d.J.). Das Symbol der doppelten Schlange und der Taube ist durch einen dreisprachigen Auftrag umgeben:

- Latein: Vorsichtig weise Einfachheit und Liebe für das Wahre.
- Griechisch: Werde weis wie die Schlangen und einfach wie die Tauben.
- Hebräisch: Seid vorsichtig wie die Schlangen und arglos wie die Tauben.

---

* Die „drei Zungen" sind die drei Sprachen: lateinisch, griechisch, hebraisch.